（中文翻译版）

华盛顿心血管病会诊手册

The Washington Manual Subspecialty Consult Series

（原书第3版）

原著者 Phillip S. Cuculich
Andrew M. Kates
主　译 杨兴生　孙静平
李俊峡　陈东风

科 学 出 版 社
北 京

图字:01-2018-4862 号

内 容 提 要

本书是由临床第一线的医生基于丰富的临床经验撰写的心血管病专科手册,共计 38 章,详论各种常见心血管疾病的一般原则、定义和病因、临床表现、诊断性测试、评估流程图、最新的临床技术及药物、多中心临床试验结果、特别注意事项等。强调会诊是本书独到之处。

本书简明实用,对我国临床医生,特别是青年医生有一定的指导和实用价值。

图书在版编目(CIP)数据

华盛顿心血管病会诊手册:原书第 3 版/(美)菲利普·库库里奇(Phillip S. Cuculich),(美)安德鲁·基茨(Andrew M. Kates)著;杨兴生等主译. —北京:科学出版社,2019.1

书名原文:The Washington Manual SubspecialtyConsult Series

ISBN 978-7-03-060078-3

Ⅰ. ①华… Ⅱ. ①菲… ②安… ③杨… Ⅲ. ①心脏血管疾病-诊疗-手册 Ⅳ. ①R54-62

中国版本图书馆 CIP 数据核字(2018)第 281461 号

责任编辑:路 弘 / 责任校对:何艳萍 张小霞

责任印制:肖 兴 / 封面设计:龙 岩

本书中提到了一些药物的适应证、不良反应和剂量,它们可能需要根据实际情况进行调整。
读者须仔细阅读药品包装盒内的使用说明书,并遵照医嘱使用,本书的作者、译者、编辑、出版者和销售商对相应的后果不承担任何法律责任。

科学出版社 出版
北京东黄城根北街 16 号
邮政编码:100717
http://www.sciencep.com
北京画中画印刷有限公司 印刷
科学出版社发行 各地新华书店经销
*
2019 年 1 月第 一 版 开本:850 mm×1168 mm 1/32
2019 年 1 月第一次印刷 印张:18 1/4
字数:475 000
定价:108.00 元
(如有印装质量问题,我社负责调换)

THE WASHINGTON MANUAL™

Cardiology **Subspecialty Consult**

Third Edition

Editors

Phillip S. Cuculich, MD
Assistant Professor of Medicine
Department of Internal Medicine
Cardiovascular Division
Washington University School of Medicine
St. Louis, Missouri

Andrew M. Kates, MD
Associate Professor of Medicine
Department of Internal Medicine
Cardiovascular Division
Washington University School of Medicine
St. Louis, Missouri

Series Editors

Thomas M. De Fer, MD
Associate Professor of Internal Medicine
Division of Medical Education
Washington University School of Medicine
St. Louis, Missouri

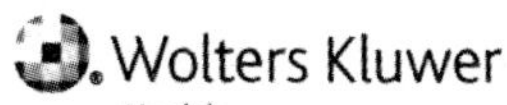

Health
Philadelphia • Baltimore • New York • London
Buenos Aires • Hong Kong • Sydney • Tokyo

CONTRIBUTING AUTHORS

原著者

Suzanne V. Arnold
Adjunct Assistant Professor of Medicine
Department of Internal Medicine
Cardiovascular Division
Washington University School of Medicine
St. Louis, Missouri

Richard G. Bach
Associate Professor of Medicine
Department of Internal Medicine
Cardiovascular Division
Washington University School of Medicine
St. Louis, Missouri

Alok Bachuwar
Clinical Fellow
Department of Internal Medicine
Cardiovascular Division
Washington University School of Medicine
St. Louis, Missouri

Sudeshna Banerjee
Clinical Fellow
Department of Internal Medicine
Cardiovascular Division
Washington University School of Medicine
St. Louis, Missouri

Preben Bjerregaard
Clinical Fellow
Department of Internal Medicine
Cardiovascular Division
Washington University School of Medicine
St. Louis, Missouri

Elisa A. Bradley
Clinical Fellow
Department of Internal Medicine
Cardiovascular Division
Washington University School of Medicine
St. Louis, Missouri

Alan C. Braverman
Alumni Endowed Professor of Cardiovascular Diseases in Medicine
Department of Internal Medicine
Cardiovascular Division
Washington University School of Medicine
St. Louis, Missouri

Angela L. Brown
Associate Professor of Medicine
Department of Internal Medicine
Cardiovascular Division
Washington University School of Medicine
St. Louis, Missouri

Ari M. Cedars
Assistant Professor of Medicine
Department of Internal Medicine
Cardiovascular Division
Washington University School of Medicine
St. Louis, Missouri

Murali M. Chakinala
Associate Professor of Medicine
Department of Internal Medicine
Pulmonary Division
Washington University School of Medicine
St. Louis, Missouri

Jane Chen
Associate Professor of Medicine
Department of Internal Medicine
Cardiovascular Division
Washington University School of Medicine
St. Louis, Missouri

Risa M. Cohen
Clinical Fellow
Department of Internal Medicine
Cardiovascular Division
Washington University School of Medicine
St. Louis, Missouri

Daniel H. Cooper
Assistant Professor of Medicine
Department of Internal Medicine
Cardiovascular Division
Washington University School of Medicine
St. Louis, Missouri

Phillip S. Cuculich
Assistant Professor of Medicine
Department of Internal Medicine
Cardiovascular Division
Washington University School of Medicine
St. Louis, Missouri

Jeremiah P. Depta
Clinical Fellow
Department of Internal Medicine
Cardiovascular Division
Washington University School of Medicine
St. Louis, Missouri

Gregory A. Ewald
Associate Professor of Medicine
Department of Internal Medicine
Cardiovascular Division
Washington University School of Medicine
St. Louis, Missouri

Mitchell N. Faddis
Associate Professor of Medicine
Department of Internal Medicine
Cardiovascular Division
Washington University School of Medicine
St. Louis, Missouri

Derrick R. Fansler
Clinical Fellow
Department of Internal Medicine
Cardiovascular Division
Washington University School of Medicine
St. Louis, Missouri

Corey G. Foster
Clinical Fellow
Department of Internal Medicine
Cardiovascular Division
Washington University School of Medicine
St. Louis, Missouri

Marye J. Gleva
Associate Professor of Medicine
Department of Internal Medicine
Cardiovascular Division
Washington University School of Medicine
St. Louis, Missouri

Chirayu Gor
Clinical Fellow
Department of Internal Medicine
Cardiovascular Division
Washington University School of Medicine
St. Louis, Missouri

Robert J. Gropler
Professor of Radiology
Department of Radiology
Nuclear Medicine Division
Washington University School of Medicine
St. Louis, Missouri

Mohammed Hadi
Clinical Fellow
Department of Internal Medicine
Cardiovascular Division
Washington University School of Medicine
St. Louis, Missouri

Ilia G. Halatchev
Clinical Fellow
Department of Internal Medicine
Cardiovascular Division
Washington University School of Medicine
St. Louis, Missouri

Christopher L. Holley
Instructor in Medicine
Department of Internal Medicine
Cardiovascular Division
Washington University School of Medicine
St. Louis, Missouri

Sudhir K. Jain
Associate Professor of Medicine
Department of Internal Medicine
Cardiovascular Division
Washington University School of Medicine
St. Louis, Missouri

Jose A. Madrazo
Assistant Professor of Medicine
Department of Internal Medicine
Cardiovascular Division
Washington University School of Medicine
St. Louis, Missouri

Majesh Makan
Associate Professor of Medicine
Department of Internal Medicine
Cardiovascular Division
Washington University School of Medicine
St. Louis, Missouri

Keith Mankowitz
Associate Professor of Medicine
Department of Internal Medicine
Cardiovascular Division
Washington University School of Medicine
St. Louis, Missouri

Sara C. Martinez
Clinical Fellow
Department of Internal Medicine
Cardiovascular Division
Washington University School of Medicine
St. Louis, Missouri

William J. Nienaber
Clinical Fellow
Department of Internal Medicine
Cardiovascular Division
Washington University School of Medicine
St. Louis, Missouri

Scott M. Nordlicht
Professor of Medicine
Department of Internal Medicine
Cardiovascular Division
Washington University School of Medicine
St. Louis, Missouri

Jiafu Ou
Assistant Professor of Medicine
Department of Internal Medicine
Cardiovascular Division
Washington University School of Medicine
St. Louis, Missouri

Ravi Rasalingam
Assistant Professor of Medicine
Department of Internal Medicine
Cardiovascular Division
Washington University School of Medicine
St. Louis, Missouri

Ashwin Ravichandran
Clinical Fellow
Department of Internal Medicine
Cardiovascular Division
Washington University School of Medicine
St. Louis, Missouri

Craig K. Reiss
Professor of Medicine
Department of Internal Medicine
Cardiovascular Division
Washington University School of Medicine
St. Louis, Missouri

Michael W. Rich
Professor of Medicine
Department of Internal Medicine
Cardiovascular Division
Washington University School of Medicine
St. Louis, Missouri

Mohammed Saghir
Clinical Fellow
Department of Internal Medicine
Cardiovascular Division
Washington University School of Medicine
St. Louis, Missouri

Joel D. Schilling
Assistant Professor of Medicine
Department of Internal Medicine
Cardiovascular Division
Washington University School of Medicine
St. Louis, Missouri

David B. Schwartz
Associate Professor of Medicine
Department of Internal Medicine
Cardiovascular Division
Washington University School of Medicine
St. Louis, Missouri

Kristen Scott-Tillery
Clinical Fellow
Department of Internal Medicine
Cardiovascular Division
Washington University School of Medicine
St. Louis, Missouri

Lynne M. Seacord
Assistant Professor of Medicine
Department of Internal Medicine
Cardiovascular Division
Washington University School of Medicine
St. Louis, Missouri

Jay Shah
Clinical Fellow
Department of Internal Medicine
Cardiovascular Division
Washington University School of Medicine
St. Louis, Missouri

Shimoli Shah
Clinical Fellow
Department of Internal Medicine
Cardiovascular Division
Washington University School of Medicine
St. Louis, Missouri

Shivak Sharma
Clinical Fellow
Department of Internal Medicine
Cardiovascular Division
Washington University School of Medicine
St. Louis, Missouri

Jasvindar Singh
Associate Professor of Medicine
Department of Internal Medicine
Cardiovascular Division
Washington University School of Medicine
St. Louis, Missouri

Timothy W. Smith
Associate Professor of Medicine
Department of Internal Medicine
Cardiovascular Division
Washington University School of Medicine
St. Louis, Missouri

Pablo F. Soto
Clinical Fellow
Department of Internal Medicine
Cardiovascular Division
Washington University School of Medicine
St. Louis, Missouri

Justin M. Vader
Clinical Fellow
Department of Internal Medicine
Cardiovascular Division
Washington University School of Medicine
St. Louis, Missouri

John Verbsky
Clinical Fellow
Department of Internal Medicine
Cardiovascular Division
Washington University School of Medicine
St. Louis, Missouri

Alan N. Weiss
Professor or Medicine
Department of Internal Medicine
Cardiovascular Division
Washington University School of Medicine
St. Louis, Missouri

Michael Yeung
Clinical Fellow
Department of Internal Medicine
Cardiovascular Division
Washington University School of Medicine
St. Louis, Missouri

Alan Zajarias
Assistant Professor of Medicine
Department of Internal Medicine
Cardiovascular Division
Washington University School of Medicine
St. Louis, Missouri

PREFACE

译者前言

《华盛顿心血管病会诊手册》自发行后，非常受欢迎，此为第 3 版，首次中文版本。此书包括最近有关心血管疾病诊断治疗研究、大规模的临床试验结果和实用的最新知识，内容翔实、分类详细、图文并茂。在有关疾病的各章中，均包含一般原则、疾病定义、分类、流行病学、病理生理学、诊断、鉴别诊断、风险分级、诊断性测试、治疗、并发症、监测和随访及预后，并对常用检查技术的原理、适应证有简明的描述，包括基本心电图、核心脏病学、超声心动图、心脏计算机断层扫描和磁共振成像、单光子发射计算机断层、冠状动脉造影、血管内超声和心内超声心动图等，并强调了临床基本知识和技能的重要性。由于内容简明实用，携带查对方便，是临床工作者可随时参考的手册。我们深信，此专科手册对我国的医护人员、医学科学研究工作者及医学生们十分有益。

原书名为 *The Washington Manual Subspecialty Consult Series——Cardiology Subspecialty Consult*，我们翻译为“华盛顿心血管病会诊手册”，简明直接，强调“会诊”是本书的独到之处。在翻译的过程中，虽力求准确，但由于译者本身的知识所限，不妥之处，敬请指正。

杨兴生

2018 年 12 月

PREFACE

原著前言

我们是《华盛顿心血管病会诊手册》第 3 版的主编和作者，非常感谢您选择我们的书，这部作为您为了解心血管疾病值得花时间读的书，有很多极好的资料供学习，我们希望，当你阅读这些章节时，会发现作者呈献给您的是一本最新的、对临床有帮助的便携式手册。

我们特别要感谢第 1 版的主编——Peter Crawford 博士所做的高水平、高智慧的指导，使此版内容有很大的增进。我们非常感谢出版社的工作人员、专科高年资住院医生及主治医生付出的努力。虽然，我们预期可从作者那里得到最好的内容，但每一章节所达到的高质量的信息和巨大的热情仍然使我们非常惊讶。

第 3 版中的每一章均由两位作者编著：一位是心血管专业的高年资住院医生，另一位是心血管疾病或肺科的临床导师。作者的组合体现了本版的重要主题：在临床一线，应用最新指南日夜工作的医生，与经验丰富的临床专家的结合。与以前的版本一样，我们刻意强调将与患者的诊断与治疗相关的最有用的信息，以易于记忆的方式，突出临床要点，并以易于阅读的图表提供给读者，而且保持手册便于携带，强调了 AHA 和 ACC 指南的内容，在每章的后面附有参考文献。我们非常鼓励读者阅读现代临床实践的建议、期刊的同行评论的文章，以及与本手册内容有关的原始补充材料的教科书。

我们特别为本版专业的深度感到骄傲。例如，为努力恢复失去的心血管体检的艺术，请我们最有才华的主任医师，作为此主题的专门章节的作者。此外，在这一版本中，已将保留射血分数的心力衰竭的临床意义，或称为舒张性心力衰竭，立为新的一章。为保持个性化医学的持续重要性，将老年人群和女性心血管疾病也另立了专门的章节。以最合乎逻辑的方式，将这些新的章节与全书的所有章节结合、简化重组。

现在对心血管疾病的兴趣，比以往任何时候都更令人激动。新的发现正在迅速地发生，并迅速地应用于临床。在近几十年，学者们集成基于符合成本-效益的循证医学的心脏病学的浓厚兴趣在增长。此过程需要连续的综合和评估最近的临床试验,并应用于临床实践。同时保持将诊断技术作为处理心血管疾病的中心。我们希望本书章节中包含的信息和热情,能为你提供满足这些挑战的手段,并成为一位更好的老师,更好的学习者和更好的医生。

Phillip S. Cuculich

Andrew M. Kates

CONTENTS

目 录

第 1 章

Chapter 1

心血管疾病的会诊方法

一、一般原则

1. 心血管专业在医学领域中有其独特性，可以考虑作为一个最值得从事的专业。

2. 心脏病学检查方法和技术的快速发展，为心脏专科医生提供了将生理学与体检技能相结合的机会，在技术不断推进的环境下，实践循证医学等因素，将给患者及其家属带来显著的不同。

3. 有许多原因，要求医生对疑有心脏问题的患者进行诊治，包括心房颤动(房颤)、心肌酶升高、负荷试验异常、心力衰竭、心动过速或过缓等。

4. 在处理可能有心脏问题的患者中，以下几点有助于了解心脏专科会诊过程的好坏和是否有效。

(1)确定转诊医师要从心脏专科的会诊中，了解什么问题。

(2)建立专科急症。

(3)自己检查(“信任，但是验证”)。

(4)了解转诊医师的关注。

(5)给出具体、简洁的建议。

(6)建立一份问题的清单。

(7)如果有可能，要求建议的数目少于 6 项。

(8)给转诊医师打电话。

(9)安排随访的时间。

5. 会诊要求表达不明确。

(1)在教学医院，可能有不熟悉患者或有关专科问题的医学生或低年资住院医师要求会诊。

(2)在社区医院，可能是护士或对患者的信息了解不多的秘书请求会诊。

(3)虽然有“转诊好”规则，应由专科医生确定转诊的原因，并需要对患者进行再评估。

6. 上述有效的会诊意见可以被修改，以适用于具体的心脏专科会诊。

7. 以下是一些应该尽可能及时回答的关键性问题，特别是需要评估的患者可能危重时。

(1)患者为什么要会诊？

(2)患者的主要问题是什么(常常与前者不同)？

(3)现在患者的生命体征如何？

(4)现在患者在何处[家里，诊所，患者检查室，急诊室，病房，手术室等候区，重症监护病房(ICU)]？

(5)存在的问题已有多久？

(6)重要检查的结果是什么？

(7)心电图显示的是什么？

8. 为了帮助回答这些问题，在评估患者时，请考虑以下问题。

(1)什么诊断性研究、方法或治疗(药物或手术)适合该患者？

(2)患者是否立即需要？

(3)为获得最好的医疗护理，该患者必须立即入住何处(如病房，加护病房)？

二、诊　断

1. 以上的问题得到回答之后，就可以开始检查和治疗。显然，完成此过程需要一定的时间，包括病史的采集及体格检查，将取决于上述问题的答案。

2. 会诊医生确定这些参数的能力会随着知识和经验的积累而增长。我们希望本手册可作为医生在医治患者时的顾问，将有助于解决他们可能遇到的不可计数的临床情况，成为有价值的资源。

三、治　疗

1. 根据病情的复杂性，对于有心脏问题患者的医疗意见，可能由医疗或咨询服务人员、培训中的心脏病专科医师、私人执业的内科医师或住院医师或有心脏病专科证书的心脏病专科医师提供。

2. 但是，提供的意见难免有个人理解的局限性。虽然本手册在心脏病的几个领域:从常见的临床表现到急性冠脉综合征,心力衰竭的多面性及电生理学的问题,心脏瓣膜病,以及它们之间的许多问题,可能提供了深入而有用的复习和综述,但绝不能替代阅读主要的文献、已发表的指南、积累的临床经验或进行心脏病专科的培训。引述希波克拉底之言:"关于疾病,养成两个习惯——帮助或者至少不要伤害"。

（原著者　Andrew M. Kates）

第 2 章

Chapter 2

心血管疾病的体检

一、一般原则

1. 体检是评估和处理已知或怀疑心血管疾病患者的基础。

2. 研究表明,随着诊断技术的数量和适用范围的增加,医生的物理诊断技术日渐退化。

3. 本章的目的是回顾体检结果对心血管疾病的重要性,并表述其应用的范围和证据。

4. 体检结果可迅速获得数据,单个的数据对诊断疾病有一定的影响,综合性结果对临床诊断有极其重要的作用。

二、一般的体格检查与心血管疾病

1. 整体的外观

(1)年龄、性别及体形是影响心血管疾病风险的非常重要的变量,并且是考虑有疾病可能性的第一个印象。

(2)痛苦的一般表现,如躁动、出汗和呕吐可能提示交感神经状态或迷走神经张力增高,也可能预示有更严重的病理情况。

(3)以往干预性措施的痕迹,如胸骨前瘢痕、心脏起搏器或置入式除颤器、血管通路的瘢痕,以及瘘管对提供病史能力有限的患者特别有用。

(4)心血管病变常见于有特征性体检表现的各种疾病症候群(表 2-1)。

表 2-1　综合征的体检所见及相关的心血管疾病

综合征	体检所见	心血管疾病
马方综合征	漏斗胸畸形，手臂跨度＞身高，腿＞躯干，扁平足，脊柱侧弯，手腕征，拇指征	二叶主动脉瓣，二尖瓣脱垂，主动脉瘤
Ehlers-Danlos 综合征	过度伸张的皮肤，过度活动的关节，萎缩性瘢痕。柔软的皮肤，高拱形腭	家族性自主神经功能障碍，二尖瓣脱垂，主动脉夹层瘤（比马方综合征少见）
Loey-Dietz 综合征	类似马方综合征，再加眼距过宽，悬雍垂裂	二叶主动脉瓣，二尖瓣脱垂，主动脉瘤
Turner 综合征	盾状胸，颈蹼，身材矮小，女性	二叶主动脉瓣，主动脉缩窄，异常肺静脉回流
Noonan 综合征	身材矮小，漏斗胸，颈蹼	肺动脉瓣狭窄，房间隔缺损，室间隔缺损
美洲豹综合征	多发性错构瘤，眼距过宽，身材矮小，隐睾	左心室肥厚，肺动脉瓣狭窄，冠状动脉扩张
Fabry 病	血管角质瘤，角膜混浊，无汗/多汗症	高血压病，心肌病
唐氏综合征	内眦赘皮褶，小下巴，巨舌症，扁平的鼻梁，单掌褶，布鲁什菲尔德斑	40%有心内膜垫缺损，30%仅有室间隔缺损

2. 眼科检查

(1)与心血管疾病相关的多种代谢紊乱表现在角膜、眼睑和视网膜病变。

(2)与年龄增长有关的角膜环是预测心血管疾病的征象。

(3)眼睑黄斑瘤提示潜在的高脂血症。

(4)糖尿病视网膜病变。

①从表现为斑点出血、硬性渗出斑、微血管瘤的轻度疾病进展到"棉絮"状斑点的中度疾病，至有血管新生的严重疾病。

②在视网膜病变，尤其是严重的视网膜病变，心血管事件、卒中和心力衰竭之间有独立的相关性。

(5)高血压性视网膜病变是预测冠状动脉心脏疾病的指征。在处理慢性高血压患者时,常规眼底检查未发现视网膜病变有附加价值。

3. 皮肤和四肢

(1)水肿

①很普遍,通过复杂的检查发现是液体从血管内转移至间质间隙的结果。

②除了静脉压升高之外,可能受低渗透状态、毛细血管完整性受损或淋巴引流受损的影响。

③确定是否有提示右心房压力升高的颈静脉搏动。

④评估肝病、肾病综合征和静脉瓣膜功能不全的特征。

⑤双下肢水肿最常见的原因是静脉功能不全,一般人群中有25%~30%的人受影响。

⑥由心力衰竭导致真正的全身性水肿罕见。

(2)甲床的表现

①在成年人中,用毛细血管再充盈和甲床苍白评估血容量不足的可靠性是有限的,并且在观察者之间的差异极大。

②杵状指可出现在多种疾病,包括发绀型先天性心脏疾病。定义为指甲折角的角度>180°,远端指骨深度>近端指骨深度和Schamroth征。

③检查所有的手指和足趾,如有不同的杵状指和发绀的征象可能提示有血管异常,如动脉导管未闭(PDA)。

(3)心血管疾病的皮肤表现

①Janeway病变、甲下线状出血及心内膜炎的Osler结节。

②胆固醇栓塞综合征的网状青斑。

③淀粉样变的丘疹性皮疹或"挤压样紫癜"。

④家族性高胆固醇血症的跟腱黄色瘤。

4. 肺的检查

(1)呼吸频率和类型:由于代谢性酸中毒或中枢神经系统对生理性压力或疼痛的反应可能反射性地增加每分通气量。在失代偿性心力衰竭的患者,需要正压通气的呼吸衰竭并不少见(3%~5%),睡眠期间的潮式周期性呼吸,在充血性心力衰竭(CHF)患者中常见,即使是治疗良好的门诊患者,其患病率也有30%。

(2)肺部听诊

①要注意有无湿啰音或哮鸣音。

②湿啰音提示肺水肿，在呼吸困难的急诊患者，预测有中度心力衰竭。

③心源性肺水肿意味着肺毛细血管楔压(PCWP)升高，在急性心力衰竭患者＞24mmHg，或慢性心力衰竭患者＞30mmHg。

④由于增生的淋巴系统引流肺部，慢性心力衰竭产生肺水肿需要有更高的压力。

⑤肺水肿可能会导致哮鸣音(心源性哮喘)。

(3)叩诊、语音震颤和胸部扩张

①叩诊不对称、语音震颤和胸部扩张是检测胸腔积液有用的方法。

②胸腔积液在心力衰竭患者中常见，可能是双侧或单侧。

③心脏损伤后综合征伴有的胸腔积液和心包积液可能是由心肌梗死(MI)、心脏手术或其他心脏创伤导致。

5. 腹部检查　注意力集中在肝和腹腔内的血管结构。

(1)肝大可能是慢性右心和中心静脉压升高的结果。

(2)搏动性肝大提示重度三尖瓣关闭不全(TR)。

(3)在右心压力增高或右心室(RV)舒张功能障碍的病例，腹水可能是由于被动性肝充血导致。

(4)心源性腹水应该考虑为限制性或缩窄性生理原因。

三、动脉脉搏的检查

1. 脉搏的特性

(1)评估脉搏的形态、时间、强度、量、大小、对称性及杂音的听诊。

(2)基本的测量顺序包括肱动脉、桡动脉、股动脉、腘动脉、足背动脉和胫后动脉。

(3)外周脉搏形态的变化可能反映主动脉病理性变化、心排血量或动静脉(AV)同步性的变化(图2-1)。

(4)脉搏持续的时间反映正常人和心力衰竭患者的心脏每搏排血量。

①有心力衰竭的患者，脉搏持续时间缩短。

②在主动脉瓣狭窄的患者，射血时间延长表明狭窄的程度严重。

③在颈动脉或桡动脉的脉搏上升速度缓慢，迟脉提示严重的主动脉瓣狭窄。

(5)交替脉常见于严重的左心室(LV)功能障碍。

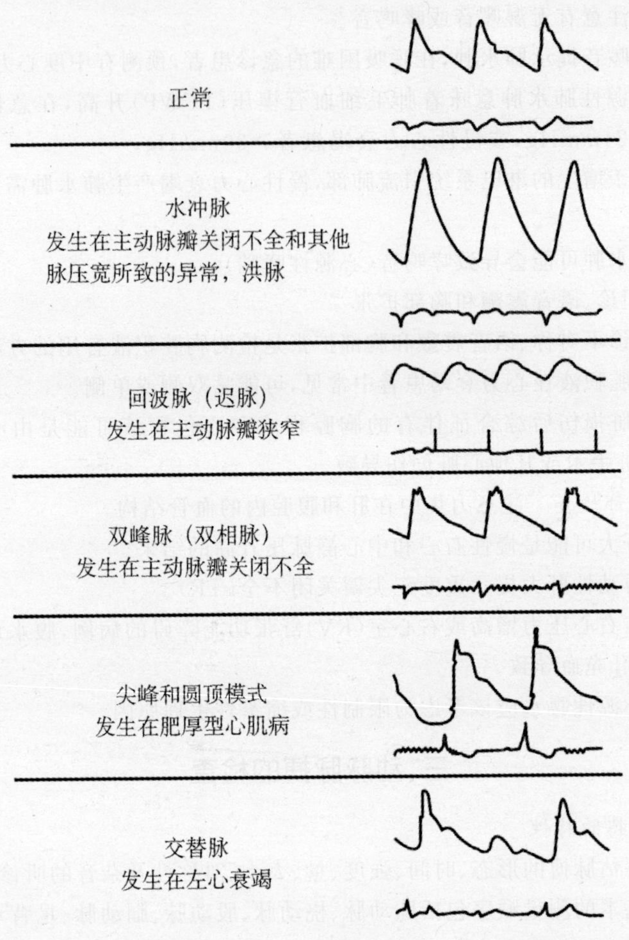

图 2-1 动脉脉搏

（改编自：Judge RD，Zuidema GD，Fitzgerald FT. Clinical Diagnosis，5th ed. Boston，MA：Little，Brown，1989：258.）

(6)双峰(双相)脉可能提示主动脉瓣关闭不全(AR)、肥厚型心肌病或败血症。

(7)脉搏不对称或迟脉可能是主动脉或大分支血管病变，如动脉瘤、夹层动脉瘤和动脉缩窄的重要线索。

①桡至桡动脉延迟提示锁骨下动脉狭窄。

②桡至股动脉延迟提示主动脉缩窄。

(8)足背动脉搏动消失在人群中可高达3%。

(9)Allen试验检验尺动脉的畅通程度。

①通常在桡动脉插管之前检测。

②让患者举起手臂并紧握拳头持续30s,试验者压迫尺动脉和桡动脉。

③释放尺动脉脉搏后,在3s,最准确的是在5s内颜色没有恢复,提示尺动脉不通畅。该试验对无功能尺动脉的敏感性为100%。

(10)腹部触诊以诊断有无主动脉瘤。对于有大动脉瘤(尤其是>4cm者)风险的患者,诊断的敏感性高。

2. 动脉杂音

(1)最佳的听诊检查是在安静的房间内,用膜形或钟形的听诊器,轻压于动脉上。

(2)颈动脉杂音

①有杂音提示短暂性脑缺血发作的风险增加4倍,卒中和心血管死亡的风险增加2倍。

②在有症状的颈动脉狭窄患者中,有1/3的人无杂音。

(3)腹部杂音

①怀疑有肾血管性高血压的患者,应考虑检查是否有腹部杂音。

②常见于各年龄段的正常人。

③舒张期和收缩期杂音是有肾血管性疾病的特征。

(4)髂动脉(脐周围区域)、股动脉、腘动脉杂音

①在已知或可疑有血管疾病的患者应考虑。

②即使在无症状的患者,股动脉杂音也提示有周围血管疾病。

四、血压的测量

1. 使用适当的技术以避免常见的错误(表2-2)。

2. 测量血压(BP)在临床上很重要。

(1)奇脉

①吸气时收缩压(SBP)下降10mmHg以上。

②袖带充气至20mmHg以上测得收缩压。一边看患者的呼吸,一边非常缓慢地减少压力。只有在呼气时能听到与在吸气和呼气时都能听到声音

时的血压有区别。

③奇脉可在多种疾病中观察到，包括：心脏压塞、心包缩窄（通常为渗出性缩窄）、限制型心肌病（罕见）、肺栓塞、心源性休克、急性心肌梗死、限制性气道疾病和张力性气胸。

表 2-2　国家肾脏基金会为对慢性肾病评估、分类和分层测量血压的实践指南

1. 患者坐在椅子上休息 5min 以上，背部靠着椅子，手臂裸露在心脏的水平
2. 测压袖带的宽度至少为上臂膀中部周围的 80%
3. 钟形听诊器放在肘窝以上 2cm 处
4. 袖带充气至 30mmHg 以上触诊收缩压，以 3mmHg/s 的速度放气
5. 错误：袖带的宽度过窄（高估血压），过宽（低估血压），患者不正确的位置，袖带放气太快，不在与眼睛平行的位置监测血压，患者在测试前休息不足

④在有心包积液时，奇脉>12mmHg 对心脏压塞诊断的敏感性高，特异性为中度。

(2)脉压(PP)和脉压增幅(PPP)

①脉压反映每搏量和动脉阻力间的相互作用。

②脉压＝收缩期血压－舒张期血压。

③脉压增幅＝脉压/收缩压。

④脉压窄见于每搏量低和主动脉瓣狭窄时。

(3)脉压宽出现在高输出的情况（如发热、妊娠、贫血、甲状腺功能亢进症和动静脉瘘）、主动脉瓣反流、主动脉夹层和颅内压增高。

(4)在充血性心力衰竭患者，如脉压窄提示预后差。

(5)可用脉压增幅评估心脏指数，脉压增幅<25%表示心脏指数<2.2L/(min · m^2)。

(6)血压和脉搏不对称

①两上肢血压不同常见，在一般人群中有 20%人的收缩压差值>10mmHg。

②阻塞性疾病的可能性不大，除非差异大（>40mmHg），并保持不变。

③虽然手臂与手臂或手臂与腿部血压显著的差异可能有助于确定急性主动脉夹层，有关夹层的大量文献表明其患病率相当低（<20%）。

④成年人，主动脉缩窄是一种罕见的高血压的次要原因。当手臂和下肢

之间的收缩压差>20mmHg时应考虑。

五、颈静脉压的评估

1. 适当的技术很重要(表2-3)。

表2-3　颈静脉脉压的评估

1. 站在患者的右侧,观察患者的右侧颈内和颈外静脉
2. 向左旋转患者的颈部30°~45°,避免过度旋转
3. 观察整个呼吸周期的颈静脉搏动的起落,用吸气时的高度评估右心房充盈压
4. 压迫闭塞近端的静脉可区分颈动脉和颈静脉的轮廓
5. 将患者体位从0°至90°以辨别静脉搏动的最大高度
6. 可用颈外静脉观察预期的静脉轮廓及随呼吸的变异
7. 颈静脉在胸骨鲁易斯角以上的高度加5cm可估测右心房压(cmH_2O, 1.36cmH_2O=1.0mmHg)

2. 可能通过下列方法与颈动脉搏动区分。

(1)双相的轮廓。

(2)随呼吸和位置的变化而改变。

(3)压迫近端静脉压消失。

3. 从胸骨角至右心房中部的距离为5cm作为患者的0°,部分直立的姿势可增加至8~9cm。

4. 在胸骨角以上颈静脉压(JYP)>3cm表示右心房压力升高。

5. 检查颈外静脉,即使在危重的患者也有高度的可靠性,可能优于观察颈内静脉。

6. 厘米水柱转换为毫米汞柱是1.36∶1。

六、颈静脉波形的评估

1. 颈静脉波形见图2-2。

2. 评估颈静脉波形可用于临床诊断,包括以下几种病变。

(1)缩窄性(限制性)。

(2)压塞性。

(3)房室不同步。

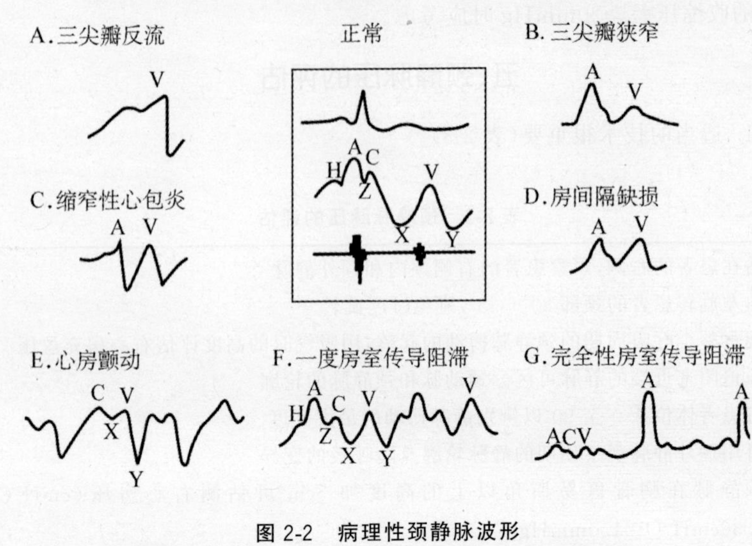

图 2-2 病理性颈静脉波形

(4)右心室心肌梗死。

3. 波形的基本组成部分如下。

(1)A 波:心房收缩波,心房颤动时没有 A 波,右心室顺应性降低或三尖瓣狭窄时 A 波增高,房室不同步时呈"大炮"状。

(2)X 下降支:心房舒张波,三尖瓣反流时减弱,心脏压塞时显著。

(3)V 波:心房静脉充盈波,三尖瓣反流和限制性心包炎时显著。

(4)Y 下降支:心室被动性充盈波,缩窄性和限制性心包炎时显著,心脏压塞时减弱。

七、腹颈(肝颈)回流的评估

1. 按压住右上腹区 15～20s,同时观察颈静脉波。

2. 阳性的定义是在按压的期间,颈静脉压的峰值上升＞3cm。

3. 这种表现说明右心室不能适应压迫时增加的静脉回流,如心包缩窄、限制,右心室梗死和左心室衰竭伴有肺毛细血管楔压升高。

4. 有呼吸困难的心力衰竭患者,提示有肺毛细血管楔压升高的可靠性高,重复性好。

八、心脏触诊

1. 将指尖放在左第 2 肋间(肺动脉)、胸骨左缘(右心室)和心尖(左心室)。

2. 正常的表现:心尖冲动在胸骨中线内 1cm 处,冲动范围<3cm,持续时间<收缩期的 2/3。

3. 无创性左心室射血分数(LVEF)的评估:心尖冲动触诊有一未触及的 S_4 和心尖冲动持续时间长(>收缩期的 2/3)提示 LVEF<40%。

4. 胸骨左旁隆起提示右心室肥厚。

5. 左侧第 2 肋间触及搏动提示肺动脉高压。

九、心脏听诊

1. 心脏听诊　参见图 2-3。

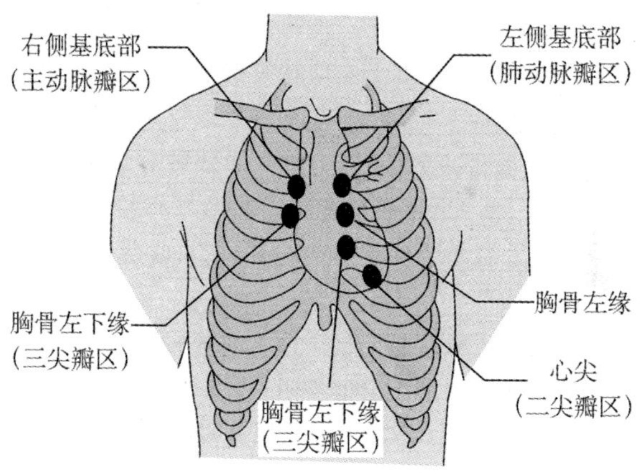

图 2-3　心脏听诊部位

2. 听诊器

(1)隔膜形

音调高的声音:S_1、S_2、反流性杂音及心包摩擦音。

(2)钟形

①低沉的声音:S_3、S_4 和二尖瓣狭窄(MS)。

②钟形的压力导致隔膜功能的改变。

3. 正常的心音

(1)第一心音(S_1)是由二尖瓣(M1)和三尖瓣(T1)关闭时的振动产生的心音。

①在心脏过度收缩、二尖瓣狭窄、PR间期短时第一心音增强。

②在收缩功能下降，长PR间期和急性主动脉反流时第一心音减弱。

③由于右束支传导阻滞和房间隔缺损(ASD)使三尖瓣关闭延迟时产生第一心音分裂。

(2)第二心音(S_2)是由主动脉瓣(A_2)和肺动脉瓣(P_2)关闭时的振动产生的心音。

①正常的主动脉压力超过肺动脉的压力;因此，主动脉瓣第二心音(A_2)先于肺动脉瓣第二心音(P_2)而且比较响亮。

②体循环性高血压时，主动脉第二心音(A_2)增强。

③肺动脉高压时，肺动脉第二心音(P_2)的增强，伴随着狭窄的吸气性分裂。

④第二心音(S_2)减弱可能由于主动脉瓣狭窄(AS)或肺动脉瓣狭窄(PS)导致。

(3)生理性第二心音(S_2)分裂:因为吸气导致肺容量增加，左心室前负荷下降，主动脉第二心音(A_2)出现较早和肺动脉第二心音(P_2)延后所致。

(4)S_2 发生在 P_2 之后导致反常第二心音分裂，吸气时使 A_2 与 P_2 更加接近。

①原因包括左束支传导阻滞，严重的主动脉瓣狭窄(AS)或肥厚型梗阻性心肌病(HOCM)伴有左心室流出道梗阻。

②固定性的第二心音(S_2)分裂表明有房间隔缺损或心室起搏。

4. 奔马律

(1)第三心音(S_3)是由心室舒张期被动充盈的振动产生。

①左侧的第三心音奔马律最好的听诊部位是在患者左侧卧位时的心尖，用钟形听诊器听诊。

②右侧的第三心音奔马律，最好的听诊部位是胸骨左下缘，在吸气的时候明显。

(2)生理性正常的第三心音可能会在年轻人、运动员或妊娠女性听到。

(3)左侧的第三心音

①对左心室功能不全和急性疾病的心力衰竭与呼吸困难患者的诊断有重要的意义。

②在以前诊断有心力衰竭的患者表明预后更差。

③在主动脉瓣关闭不全的患者，提示关闭不全为重度，但没有第三心音不排除有严重的关闭不全(AR)。

(4)右侧的第三心音

①右心室功能不全，伴右心室充盈压高。

②在急性重病患者，可能提示急性肺栓塞。

(5)第四心音(S_4)是由心室舒张的主动充盈期的振动产生。

①由于舒张期的心室顺应性的下降，例如心肌肥厚。

②在急性胸痛的患者，提示心肌缺血。

5. 喷射音　喷射音与第一心音相近，是由于左心室射血增强，主动脉或肺主动脉的快速扩张，或是由于主动脉或肺动脉瓣膜的扩张导致。

(1)在不严重和非钙化性狭窄的病变可听到。

(2)肺动脉喷射音在右侧的心音中有其独特性，因为在吸气期间减弱。

6. 收缩期喀喇音

(1)在瓣膜脱垂的患者，是由于延长的房室瓣叶和腱索突然拉紧导致。

(2)二尖瓣脱垂(MVP)

①高调的收缩中期至晚期的心音，用隔膜形的听诊器，最好的听诊位置是在心尖或胸骨左下缘。

②有时伴有反流的杂音。

③在患者做 Valsalva 动作的应变阶段，二尖瓣脱垂的喀喇音强度增加，出现得更早，在 Valsalva 动作停止后减弱并延迟。

④特征性喀喇音可诊断为二尖瓣脱垂。

⑤没有杂音的喀喇音提示临床预后较好。

7. 杂音

(1)收缩期杂音可能是良性或者是病理性的。舒张期杂音则是病理性的。

(2)功能性杂音

①强度为 1～2 级。

②位置在胸骨左缘。

③随后有一收缩期喷射音。

④伴有正常的强度心音和第二心音分裂。

⑤不伴有其他异常的心音或杂音。

⑥为评估功能性杂音,不是做超声心动图的指征。

(3)收缩早期杂音

①与心室射血相关。

②应与主动脉瓣狭窄、肺动脉瓣狭窄、急性二尖瓣关闭不全和流出道梗阻鉴别。

③主动脉瓣狭窄(AS)

a. 杂音放射至颈总动脉。

b. 在心尖部也可能听到音乐样的(Gallavardin)杂音。

c. 伴有第二心音的强度降低或颈动脉上升的速度缓慢时,峰值后移。

d. 在收缩功能减退的患者,杂音的强度假性降低。

④肺动脉瓣狭窄(PS)

a. 杂音在左侧第 2 肋间隙。

b. 吸气时增强。

c. 可能伴有瓣膜的喀喇音,或右侧心脏肥大或衰竭的其他特征。

⑤肥厚型梗阻性心肌病(HOCM)

a. 杂音很少放射至颈动脉。

b. 用改变前、后负荷的办法以鉴别肥厚型梗阻性心肌病和主动脉瓣狭窄。

c. 患者做站立到蹲下的运动后,杂音不能增强提示是肥厚型梗阻性心肌病。

(4)全收缩期杂音

①因经房室瓣的反流或心室间隔缺损(VSD)产生的杂音。

②二尖瓣关闭不全(MR)

a. 在全收缩期内左心室的压力高于心房压力。

b. 有前叶断裂时,杂音放射到左腋下和背部。

c. 有后叶断裂时,杂音放射到心脏的基底部。

d. 杂音的强度与二尖瓣反流的严重程度相关。

③三尖瓣关闭不全(TR)

a. 低音调,在胸骨左下缘最清晰。

b. 如合并有二尖瓣关闭不全难以辨别。

c. 吸气时增强。

④室间隔缺损(VSD)

a. 杂音粗糙,无放射,并可扪及震颤。

b. 在急性室间隔缺损,杂音在胸骨左缘比在心尖响亮,杂音粗糙,无放射,并可扪及震颤。

c. 如发生肺动脉高压,收缩晚期的强度减轻和消失。

(5)收缩晚期杂音:二尖瓣关闭不全时有变异。

(6)舒张期喀喇音和杂音:二尖瓣狭窄。

①舒张早期开瓣音。

②用隔膜形听诊器在胸骨左缘听到短而高亢的声音。

③主动脉第二心音(A_2)至开瓣音的时间间隔与瓣口面积的相关性差。

(7)舒张早期杂音

①主动脉瓣关闭不全

a. 吹风样,在胸骨缘渐减弱的杂音。

b. 患者坐着向前倾,呼气末时听到杂音增强。

c. 由于心搏量增加,伴有收缩期血流杂音。

d. 在心尖有舒张晚期隆隆性杂音(Austin Flint 杂音)。

②肺动脉瓣关闭不全

a. 与主动脉瓣关闭不全的杂音类似。

b. 通过吸气时杂音增强与主动脉瓣关闭不全的杂音鉴别。

(8)舒张晚期杂音:二尖瓣狭窄。

①用钟形听诊器,患者左侧卧位在心尖听得最清楚。

②伴有舒张期的开瓣音和(或)响亮的第一心音。

(9)连续性杂音

①最常见的是收缩期杂音一直延续到舒张期。

②鉴别诊断包括动脉导管未闭(PDA)(肺动脉瓣区)、动静脉瘘、静脉嗡嗡音(如颈静脉)和血管狭窄性病变。

(10)心包摩擦音

①提示心包炎。

②“粗糙”的声音。

③在窦性心律的患者,呈典型的三相特征,但双相或单相的占 50%的病例。

④没有摩擦音不足以排除诊断。

(11)心包叩击音

①易误为二尖瓣狭窄的开瓣音。

②最佳的鉴别在于缩窄性心包炎有颈静脉的阳性表现。

十、方法和顺序

以系统的方法进行体检将提高诊断率和精确性。此方法列于表 2-4。

表 2-4 按顺序进行心血管检查的方法

1. 右心压力是否增高?	预测颈静脉压
2. 右心能否处理容量?	腹(肝)颈静脉回流,有右侧第三心音
3. 右心室形态是否正常?	右心室抬举(隆起)
4. 肺动脉压力是否高?	响亮的 P_2,狭窄的 S_2 分裂,肺动脉的搏动,三尖瓣反流的杂音
5. 左心房压力是否急性升高?	湿啰音
6. 是否有左心室功能低下?	持续的心尖冲动,触诊无 S_4,脉搏持续时间短,柔和的第一心音,有第三心音
7. 是否有左心室顺应性受损?	第四心音
8. 是否有全身血管阻力增高?	四肢凉

(原著者 Justin M. Vader and Alan N. Weiss)

第 3 章

Chapter 3

基础心电图

一、一般原则

1. 一般而言,心电图(ECG)可能是医院的一项最重要及最广泛使用的检查,通常,医学院对心电图的教学不够深刻。每课之间的时间间隔过长,心电图的基础知识可能永远不会被放在首位讲授。本章并不是要弥补这些差距,或作为阅读心电图的完整指南。但是一个临床应用的实用指南,紧密结合诊断,最终的目标是帮助您在值班时能快速高效地分析心电图,解决临床问题。

2. 能帮助你的 3 个非常重要的建议。

(1)实践,实践,再实践。买一本有答案的心电图图谱。阅读网上的指南。阅览心脏病服务中心患者的心电图。避免在医学院学习时困扰你的时间间隔。

(2)每一次用同样的方法分析。每一份心电图用同样的方法分析,你将可以高效而准确地做出心电图的诊断。更重要的是你将不太可能错过细微的诊断。

(3)保存有意义的心电图。通过收集有趣的心电图,促进你对心电图的兴趣和敏感性。使你开始认识某些类型的疾病。此外,收集的心电图可有助于你在专题讨论会时参与讨论。

二、诊　断

实行 5 步法:频率、节律、心电轴、间期和损伤。

1. 频率　给予一个数字,有两种简单的方法用于确定心室率,如下。

(1)依赖于计算机的记录,看心电图的左上角(有风险,但往往正确)。

(2)默念记住 RR 间隔的距离:“300,150,100,75,60,50……”如果两个 QRS 波群间的距离为 4 个大方格,心室率是(默念:300,150,100)每分钟 75 次(BPM)。

(3)记住常用的数字(每分钟的次数)。

①60~100:窦性心律。

②40~60:交界性逸搏心律。

③35:室性逸搏心律

④150:心房扑动伴 2∶1传导。

2. 节律　窦性或其他(图 3-1)。

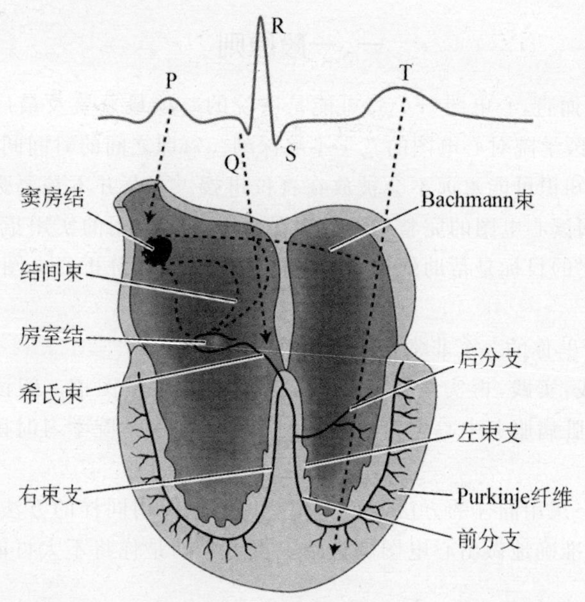

图 3-1　节律:窦性搏动心电图的组成与解剖的关系

P 波反映自窦房结下传到心房的激动;PR 间期是其信号通过房室结期间的时间;窄 QRS 波群代表激动通过希氏束-浦肯野系统导致心室协调的激动;T 波代表心室的复极

(1)回顾有关正常窦性搏动的生理功能。脉冲从窦房结开始和双心房的去极化(形成 P 波),然后激活房室(AV)结,并经过一段时间后(这段时间代表的是 PR 间期),以协调的方式,通过希氏束-浦肯野系统使心室去极化(形成 QRS 波群)。当阅读心电图时,首先是确定节律,阅读的顺序应与心脏的激动的路径相同:P 波—PR 间期—QRS 波群。

(2)正常的窦性 P 波的节律有规律。每个 QRS 波(一对一)前应该有一个 P 波。

(3)P 波的规律性和形状的显著变化可能表示有某种原因,如异位房性心动过速或多灶性房性心动过速。没有 P 波通常意味着心房纤维性颤动,虽然在严重的高钾血症时可出现心房静止。

(4)PR 间期代表通过房室结的传导。如果 PR 间期发生变化,往往是某种类型的房室传导阻滞。

(5)窄 QRS 波(<120ms,3 个小方格)表示是通过房室结激活心室。QRS 波群应在每个 P 波之后。如果 QRS 波增宽(>120ms),则可能是有心室内的缓慢传导[左束支传导阻滞(LBBB)或右束支传导阻滞(RBBB)或心室自主传导延迟]或搏动是来自心室,如提早的心室收缩或室性心动过速。图 3-1 将视觉上激动传导的概念与心脏的解剖结构相结合以便更好地理解节律。应该依据每一次心脏搏动生理学的简单概念确定节律,而不是死记硬背。

3. 心电轴　导联Ⅰ向上,导联Ⅱ向上(图 3-2)。

(1)“心电轴”是心脏去极化的主要方向。正常的方向是向下和向患者的左侧(−30°～90°)。

(2)确定心电轴是否正常需要看两个导联:导联Ⅰ和导联Ⅱ。在图 3-2 中,导联Ⅰ是在图的顶部从患者的右侧到左手。如果导联Ⅰ的 QRS 是显著的正波,导联Ⅰ的电信号的方向是朝向患者的左侧(−90°～90°)。用同样的方法,可以看导联Ⅱ,如果 QRS 是显著的正波,导联Ⅱ的电信号的方向是朝向患者的左下方(−30°～150°)。

(3)如果 QRS 波在导联Ⅰ和导联Ⅱ都是正的,该心电轴一定是在两个导联的重叠区里,即为正常的心电轴(−30°～90°)见图 3-2。

(4)如果 QRS 波在导联Ⅰ主要是正的而在导联Ⅱ是向下的,是什么心电轴?正常电信号是从患者右侧移向左侧,但现在在导联Ⅱ是相反的方向。使心电轴呈现在−30°～90°,所以答案是电轴左偏(LAD)。如果 QRS 波在导联Ⅰ主要是向下而在导联Ⅱ是向上?答案是心电轴为 90°～150°,或者说心电轴右偏(RAD)。

4. 间期　形状和宽度(图 3-3)。

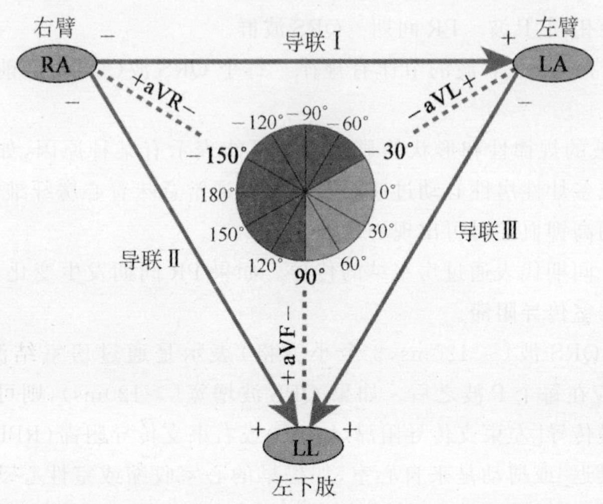

图 3-2 心电轴:艾因特霍芬三角形(Einthoven triangle)和标准 QRS 电轴(−30°～90°)

(引自:Yanowitz FG, Alan E. Lindsay ECG Learning Center. University of Utah:Intermountain Healthcare, with permission. http://library. med. utah. edu/kw/ecg)

(1)P 波:在导联 V_1 察看左心房扩大(LAE)(正常为双相,异常有一个大的负相的成分),在导联Ⅱ观察右心房增大(RAE)(两个小方格宽×两个小方格的高度。在导联Ⅱ 2×2)。

(2)PR 间期:正常的 PR 间期为 200ms(5 个小方格)。

①如果 PR 间期长,心搏之间有不同,或者不能传导到每一个 QRS 波群,则存在某种形式的房室传导阻滞。

②短的 PR 间期(＜40ms),提示存在附加的房室连接,称为沃帕魏预激(WPW)综合征。

(3)QRS 波的间期(宽度)和 QRS 波的高度。

①宽度:正常情况下,QRS 波间期为 80～120ms。如果 QRS 波的宽度＞120ms,见上文(左束支阻滞、右束支阻滞、室内传导延迟、起源于心室的心搏)。

②高度:左心室肥厚表现为高电压。确定左心室肥厚的标准有很多,但

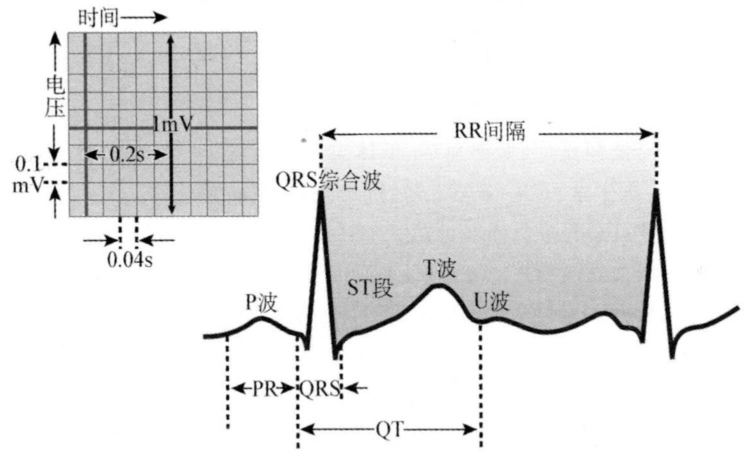

图 3-3 间期:心电图上时间间期和节段的定义,观察每个间期或节段并确定具体的病理学

P 波的大小:检查有无心房扩大[左心房扩大(LAE)在导联Ⅰ,右心房扩大(RAE)在导联Ⅱ]。PR 间期:检查有无房室传导阻滞(PR>200ms)或心室预激(PR<40ms)。QRS 波的大小:电压高提示左心室肥厚,电压低提示心包积液。QRS 波的间期:宽 QRS 波(>120ms)代表由于左束支阻滞、右束支阻滞、心室内传导阻滞(IVCD)或室性搏动导致心脏收缩的不协调。QT 间期:长 QT(LQT)间期可能是由于许多原因所致,包括"hypos""antis"先天性综合征,颅内出血或心肌缺血(见正文)。

(引自:Yanowitz, FG. Alan E. Lindsay ECG Learning Center. University of Utah:Intermountain Healthcare, with permission. http://library. med. utah. edu/kw/ecg)

常用的是导联 V_1 的深度加导联 V_5 或 V_6 的高度(>35mV 是左心室肥厚)。低电压(在肢体导联<5mV,胸前导联<10mV),也可发生在心脏和心电导联之间的物质导电很差的情况,如空气(在慢性阻塞性肺病的肺过度充气)、水(心包积液)或脂肪。

(4)QT 间期:QT 间期应以基础的心率加以纠正,用的公式是 QTc=QT 间期(ms)/RR 间期的平方(s)。

①正常的 QTc 间期,男性 440ms,女性 460ms。通常心电图功能可很好

地为你测量和计算出此数字。然而，某些 QTc 间期延长的情况，需要特别关注，需医生自己测量确定 QT 间期。

②伴有尖端扭转性室速的长 QT(LQT)间期，是一种潜在致命性的心室节律。此种长 QT 间期的原因可有下列 5 组。

a. Hypos：低钾血症、低镁血症、低体温。

b. Antis：抗生素、抗心律失常药、抗组胺药、抗精神病药。

c. 先天性：LQT 综合征参见第 27 章。

d. 脑内出血：弥漫性、深、对称、大而倒置的 T 波。

e. 心肌缺血："海浪式(Wellen waves)的波形"，特别是在导联 V_1～V_3 中看到的对称、深倒置的 T 波，典型的伴有左冠状动脉前降支近端的病变。

5. 损伤(缺血/梗死)　是做心电图最常见的原因(图 3-4)。

(1)ST 段抬高：是对急性心肌梗死(MI)典型的描述，但也可以在左心室肥厚、心包炎和室壁瘤中见到。需要注意的是，在发生 Q 波(见下文)之前的 ST 段抬高最好称为急性损伤。诊断急性心肌梗死 ST 段抬高的标准是，在两个相邻的肢体导联抬高 1mm 以上，或在两个相邻的胸前导联抬高 2mm 以上。

(2)ST 段压低：是对心肌缺血典型的描述，但也可以发生在左心室肥厚、地高辛中毒和预激综合征时。ST 段压低可代表心脏对面部位的 ST 段升高，被称为相应性的变化。

(3)T 波倒置：虽然，Wellen 波很可能疑为心肌缺血的表现，但为非特异性。

(4)Q 波：意味着先前发生的梗死已形成瘢痕。

(5)应该注意特殊表现的分布情况，因为与特定冠状动脉供血分布区一致的改变，更可能表明是真正的缺血性表现(图 3-4)。

①下壁(通常为右冠状动脉灌注区)：导联Ⅱ、Ⅲ、aVF。

②前壁(通常为左冠状动脉前降支的灌注区)：导联 V_2～V_4。

③侧壁(通常为左冠状动脉回旋支的灌注区)：导联 V_5～V_6，Ⅰ、aVL。

6. 总结

(1)当你开始学习如何阅读心电图时，要勇敢表达你所看到的。

(2)速率/节律/心电轴："速率(300、150、100)约为 75 次/分，节律是窦性，在导联Ⅰ主波向上和导联Ⅱ主波向下，则为电轴左偏(LAD)"。

(3)间期："P 波是正常的形状，所以没有心房扩大，PR 间期为 220ms，是

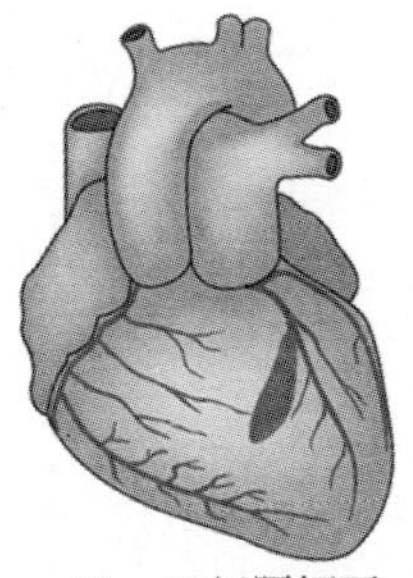

V_1、V_2间隔梗死

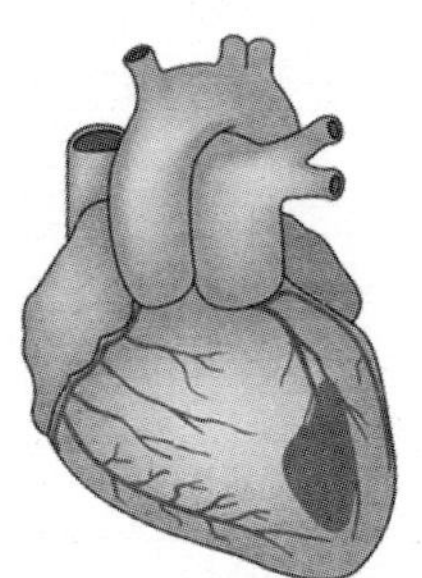

V_3、V_4前壁梗死

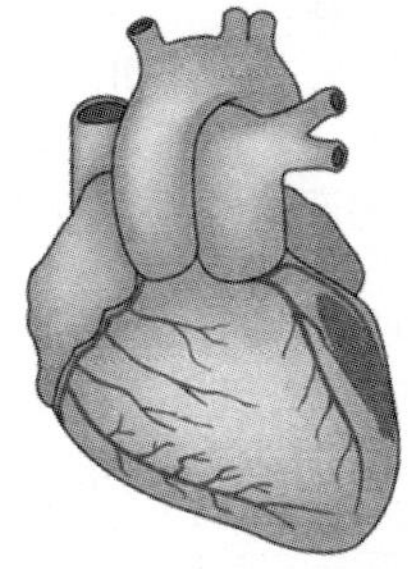

Ⅰ，aVL、V_5、V_6侧壁梗死

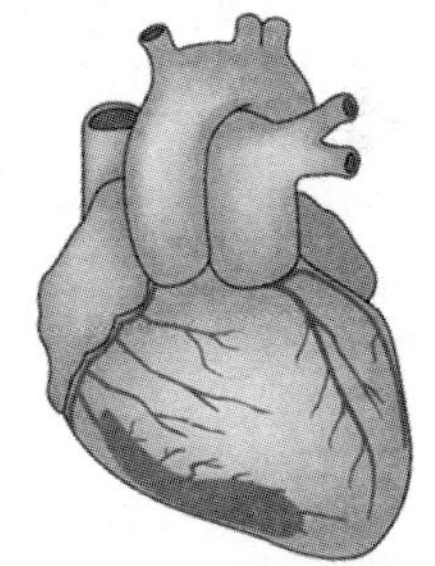

Ⅱ、Ⅲ，aVF下壁梗死

图 3-4　损害：心电图导联和冠状动脉的分布。如图所示，在特殊导联的 ST 段抬高反映一定解剖部位的心肌损伤（梗死或缺血）

一度房室传导阻滞。QRS 波群为 100ms，正常，无左室肥厚。QTc 间期是 410ms，正常。”

（4）损伤：“我看不出有任何导联的 ST 段抬高或压低，但在导联Ⅱ、Ⅲ和 aVF 有 Q 波，所以可能为陈旧性下壁心肌梗死。”

（5）练习可以将帮助你做到更完美，所以此章以几份未知的心电图图谱作为结束（图 3-5～图 3-8）。请试着以速率、节律、心电轴、间期和损伤的顺序做出诊断。

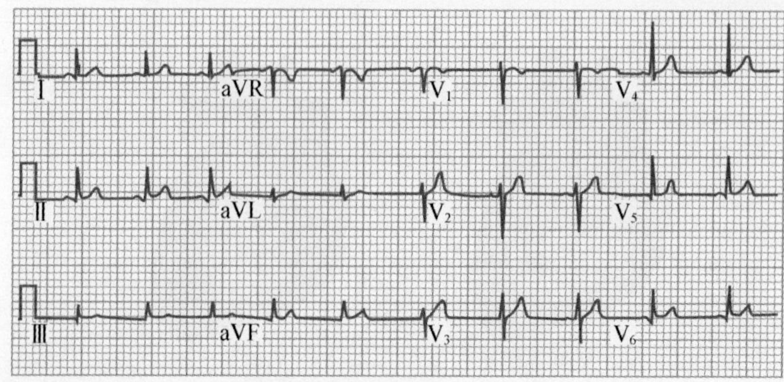

图 3-5 心电图的解释

速率：每分钟 75 次。节律：窦性（最好看导联 V_1 或导联 Ⅱ）。心电轴：正常（在导联 Ⅰ 和导联 Ⅱ QRS 波均向上）。间期：P 波正常，PR 间期正常（<200ms，5 个小格）；QRS 波群正常（<120ms，3 个小格的宽度），无左室肥厚，QT 间期正常。损伤：无显著的 ST 段抬高或压低。心电图的结论：正常心电图

（引自：Yanowitz，FG. Alan E. Lindsay ECG Learning Center. University of Utah：Intermountain Healthcare，with permission. http://library. med. utah. edu/kw/ecg）

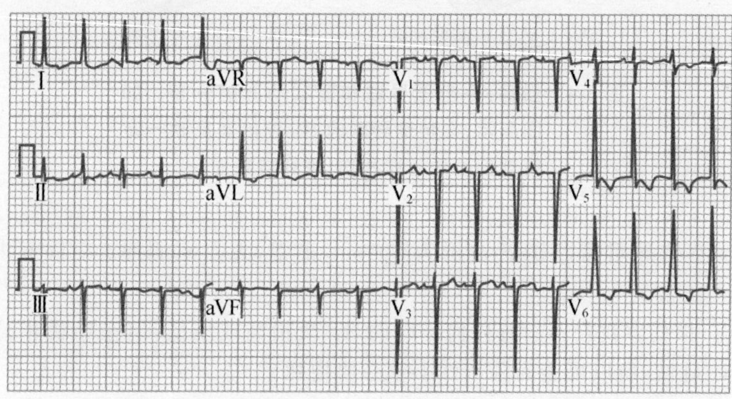

图 3-6 心电图的解释

速率：每分钟 80 次。节律：窦性（见导联 V_1）。心电轴：正常（导联 Ⅰ 和导联 Ⅱ QRS 波均向上）。间期：P 波双相有大的负性波成分，QRS 波窄，QT 间期延长。损伤：无显著的 ST 段抬高或压低。心电图的结论：正常窦性心律，左房增大（LAE）及 QT 间期延长

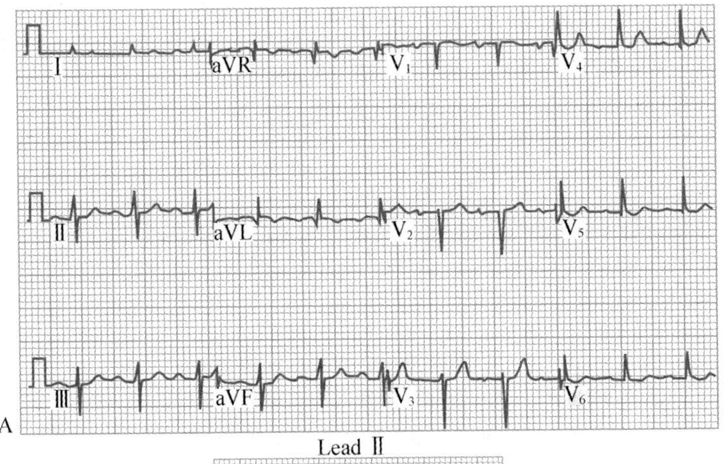

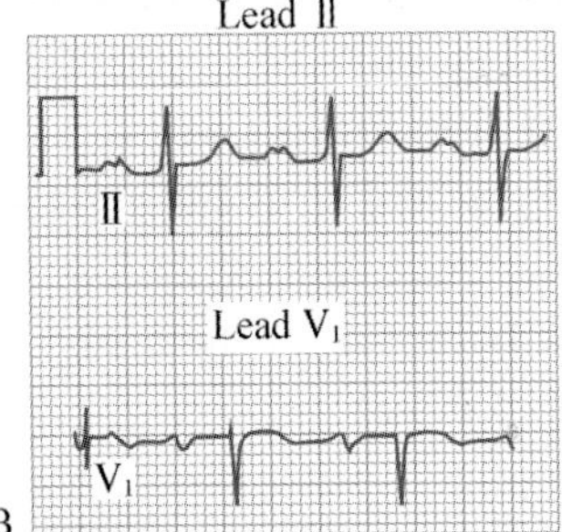

图 3-7　心电图的解释

速率:每分钟 44 次。节律:窦性。心电轴:正常。间期:PR 间期延长(一度房室传导阻滞),QRS 波的大小和宽度正常,QT 间期延长。损伤:无显著的 ST 段抬高或压低。心电图的结论:窦性心动过缓伴一度房室传导阻滞及 QT 间期延长

(引自:Yanowitz FG, Alan E. Lindsay ECG Learning Center. University of Utah: Intermountain Healthcare, with permission. http://library.med.utah.edu/kw/ecg.)

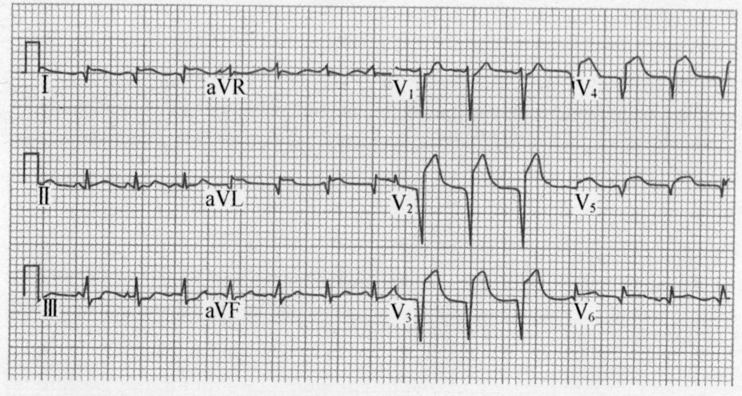

图 3-8　心电图的解释

速率：每分钟 80 次。节律：窦性。心电轴：电轴右偏(RAD)(导联Ⅰ主波向下，导联Ⅱ主波向上)。间期：正常的 P 波和 PR 间期，QRS 的高度和宽度正常。QT 间期延长。损伤：在 V_2～V_6，以及Ⅰ和 aVL 导联的 ST 段抬高；Ⅲ和 aVF 导联的 ST 段压低；导联 V_2～V_6，以及导联Ⅰ和 aVL 有 Q 波。心电图的结论：前-侧壁 ST 段抬高型心肌梗死

(引自：Yanowitz FG，Alan E. Lindsay ECG Learning Center. University of Utah：Intermountain Healthcare，with permission. http://library. med. utah. edu/kw/ecg)

(原著者　Phillip S. Cuculich and John Verbsky)

第 4 章

Chapter 4

急性胸痛的评估

一、一般原则

1. 胸痛的急性发作可由多种疾病引起，从良性到威胁生命的情况。因此，最初的评估必须把重点放在排除出现急性胸痛的 5 个最常见、威胁生命的疾病。

(1)急性冠状动脉综合征(ACS)，包括急性心肌梗死(AMI)。

(2)主动脉夹层。

(3)肺栓塞(PE)。

(4)心脏压塞。

(5)张力性气胸。

2. 根据 Dr. W. Proctor Harvey 的"五指"法进行心脏诊断，胸痛患者可被准确快速地分类，包括有重点的病史采集、有针对性的体格检查、心电图(ECG)、胸部 X 线片(CXR)和适当的实验室研究。

3. 应立即进行一般外观的评估，以确定患者是否危重。患者出现面色苍白、出汗、焦虑和急性症状，则需要立即引起注意，包括血流动力学的评估，做心电图及胸片检查。血流动力学不稳定的患者应进一步评估，并用心脏生命支持方案稳定血流动力学的情况。

(一)定义

"胸痛"一词，可能是患者具体症状的主诉(例如，"我有胸痛")，但医务人员更广泛地用多种方式表现此类主诉，如胸部区域的不适。事实上，由于患者对构成"胸"部的范围有广泛的解释(常包括上腹部)，以及描述他们的不适感也无明确的定义(可能不包括"疼痛")，导致胸痛的术语有很大的不确定性。

(二)流行病学

1. 每年在非外伤急诊科(ED)就诊的成年人数中，胸痛占 9%～10%

(2007－2008 年有 550 万就诊者)。在这些因胸痛就诊的人数中,13%诊断为 ACS,但在急诊科(ED)因胸痛就诊的患者中,可归类为“严重的心血管疾病”(包括急性冠状动脉综合征、急性心肌梗死、肺梗死和心力衰竭)者,高达 54%。

2. 在门诊就诊的人数中,胸痛占的百分比(1%～2%)较小,其中大部分的病因是肌肉骨骼或胃肠道(GI)疾病。

二、诊　断

(一)临床表现

【病史】

1. 重点应放在快速、准确地明确当前胸痛发作的特点。

2. 简单的与心电图相关的记忆法“PQRST”可以提供采集重点病史的框架:表现(P)、质量(Q)、放射(R)、症状(S)及时间(T)(表 4-1)。此种用循证医学引导询问病史的方法,可以提高(或降低)对急性心肌梗死的怀疑。

表 4-1　快速判断胸痛特征的方法(PQRST)

	问题和考虑	AMI 的概率比(LR)
表现(P)	“你现在痛吗?”持续的疼痛需要特别快速的诊断和治疗 “你在做什么的时候开始痛的?”(运动/负荷的情况下还是休息/睡眠时)	劳力性疼痛:LR＝2.4
质量(Q)	“你怎么形容这种痛?”,典型的描述缺血性疼痛是“压迫样”,而“尖锐”(刀割般)疼痛不太可能是缺血;如果已知有冠状动脉疾病,其疼痛比患者典型的心绞痛更重或与既往心肌梗死时的疼痛类似?疼痛是胸膜性,位置性或触诊可重复出现(“3 P 征”)	“压迫样”:LR＝1.3 比患者典型的心绞痛更重,或与之前 AMI 类似:LR＝1.8 “刀割般”:LR＝0.3 胸膜性、位置性或触诊可重复:LR＝ 0.3

续表

	问题和考虑	AMI 的概率比(LR)
放散(R)	“痛点在什么地方?”“疼痛放散到别的地方去吗?” 疼痛放散到肩或臂很可能是缺血性;疼痛放散到后背,应想到主动脉夹层的可能	右手臂或肩膀:LR=4.73 某侧的手臂或肩膀:LR=4.1 仅左臂:LR=2.3
症状(S)	“当你痛时,你有没有觉得你的胃有病,有没有出汗或气短?”(“3 S”)	恶心或呕吐:LR= 1.9 发汗:LR=2
时间(T)	“疼痛持续多久?”几秒钟,几分钟,几小时,几天 单次或多次发作?转瞬即逝的短暂的脑性瘫痪(CP)很少是缺血 典型的缺血性疼痛是几分钟内的递增型疼痛(2～10min 为心绞痛,10～30min 为不稳定型心绞痛);突然发生的激烈疼痛,应想到主动脉夹层;疼痛在 30min 以上可能是心肌梗死,而不仅仅是局部缺血或者是非缺血性疼痛(最常见的胃肠道/食管疾病)	不是突然发作的疼痛,不可能是主动脉夹层 负 LR= 0.3

糖尿病、妇女、老年患者诊断的准确性下降。概率比(LR)引自 Klompas and Swap and Nagurney

3. 急性心肌梗死可能性极高的表现包括,劳力性胸部压迫感并放射到肩或臂,伴有恶心、呕吐、出汗或比典型的心绞痛更严重(或类似于以往急性心肌梗死的疼痛)。没有这些表现并不降低急性心肌梗死的可能性。

4. 急性心肌梗死可能性较低的表现,包括“尖锐”(刺样)疼痛和胸膜性、位置性或触诊可重复出现的疼痛。

5. 可降低急性冠脉综合征诊断准确性的混杂因素包括糖尿病、女性及老年患者。

6. 一定要记住,急性冠脉综合征是最常见的威胁生命的表现,但不是需要迫切关注胸痛的唯一病因。某些方面的病史将会帮助认识高危患者的其他胸痛病因。例如突然发作的极剧烈疼痛,很可能是主动脉夹层,而以往有静脉血栓栓塞、恶性肿瘤、近期手术或不能活动的患者，则可能是急性肺栓塞。

【体格检查】

1. 根据病史中所获得的信息，定向检查应用于确认或否定疑似病例的诊断，或至少应缩小鉴别诊断的范围。

2. 和采集重点病史一样，定向检查应迅速、准确地获得胸痛的特征和掌握危及生命的表现。用几分钟的时间应侧重检查患者的心血管和肺的情况。

3. 对于胸痛定向检查的临床要点见表 4-2。

表 4-2　对于胸痛定向体格检查的特殊临床要点

血压	· 检查双臂，特别是如果考虑可能有主动脉夹层时 · 严重的高血压和低血压需要紧急干预 · 奇脉：吸气末收缩压下降＞10mmHg（压塞）
颈静脉	· 患者倾斜 45°时开始。在颈静脉压显著升高的患者，可以看到颈静脉搏动之前，可能需要坐起来达到 90° · 肝颈静脉回流：压迫腹部，颈静脉持续扩张（心力衰竭） · Kussmaul 征：吸气时颈静脉压升高（或者不下降）（缩窄性）
颈动脉	· 心搏量的触诊：颈动脉上升支正常，不太像严重的左心室功能不全或主动脉瓣狭窄（AS） · 细迟脉（pulsus parvus et tardus）：脉搏微弱而延迟（主动脉瓣狭窄）
触诊	· 心尖最大搏动点横向移位（左心室扩张） · 右心室抬举（右侧心力衰竭）
心音	· 第三心音（心力衰竭） · 第四心音[高血压和（或）心力衰竭，有房颤时听不到] · 心包摩擦音（心包炎）
杂音	· 急性主动脉瓣关闭不全或二尖瓣关闭不全可能没有杂音 · 主动脉瓣狭窄（AS）：渐强-渐弱性收缩期杂音，在胸骨右上缘最响亮，严重的主动脉瓣狭窄，杂音通常放射到颈动脉 · 主动脉瓣关闭不全（AR）：舒张期杂音，总是病理性（心内膜炎、夹层） ①二尖瓣关闭不全（MR）：收缩期吹风性杂音，心尖最响（缺血、左心室扩张） ②室间隔缺损（VSD）：粗糙的、响亮的全收缩期杂音（室间隔心肌梗死后 3～8d）

续表

肺	· 肺湿啰音/啰音(肺不张,肺炎,肺水肿) · 喘鸣音(通常是支气管痉挛,但有时为心力衰竭) · 没有呼吸音与气管偏离患侧(张力性气胸) · 呼吸音减弱,叩诊为浊音[肺炎和(或)胸腔积液]
肌肉骨骼	· 检查时可重复的疼痛,很少是心源性的 · 皮节性皮疹伴疼痛(带状疱疹)
腹部	· 肝大、肝搏动、腹水(心力衰竭) · 胃部触痛[消化性溃疡病(PUD)或胰腺炎] · 右肋下疼痛(胆囊炎)
四肢	· 四肢末端发凉(心排血量不足,如为单侧可能为闭塞性缺血性事件) · 凹陷性水肿(容量负荷过度)

(二)鉴别诊断

1. 急性胸痛的鉴别诊断应首先考虑危及生命的情况,如前所述:急性冠脉综合征、主动脉夹层、肺梗死、心脏压塞和张力性气胸。

2. 如果患者很明显为较低的风险,不具有威胁生命的情况,更广泛的鉴别诊断应包括以下几个方面。

(1)心脏:稳定型心绞痛、心包炎、冠状动脉痉挛或失代偿性心力衰竭。

(2)肺部:肺炎、胸膜炎、慢性阻塞性肺部疾病。

(3)胃肠:胃食管反流病、消化性溃疡、食管炎、胰腺炎和胆囊炎。

(4)神经肌肉骨骼:肋软骨炎、胸或肋间肌肉的损伤和带状疱疹。

(5)精神性:惊恐发作、焦虑症、慢性疼痛综合征。

(三)诊断性测试

1. 心电图是评估急性胸痛最关键的诊断性测试,是可迅速检出急性冠脉综合征的诊断性测试。因胸痛就诊于急诊室的患者,应该在 10min 内完成。

2. 胸部 X 线片(CXR)也可用作快速的诊断性检查方法。它可提供有用的信息,可以帮助诊断胸痛的其他潜在威胁生命的原因。

3. 血清心肌标志物(肌钙蛋白、肌酸激酶同工酶)的水平也是一个重要的评估项目,但由实验室报告可能需要 1h。

【实验室检查】

1. 如果有急性冠脉综合征的可能，应测量血清心肌标志物水平。

2. 在我们诊疗中心，当患者一开始进行评估时，就采血测定肌钙蛋白水平。由于血清肌钙蛋白的升高，在缺血事件后至少可维持几小时，疼痛发作后 6～12h，应重复获得肌钙蛋白水平。间隔 8h 的两次阴性的测试结果，通常足以排除心肌梗死(MI)。

3. 另一方面，在临床情况符合的病例，单次阳性肌钙蛋白的结果也足够明确急性心肌梗死的诊断。

4. 由于肌钙蛋白水平升高，能在梗死后保持好几天，对初始梗死后几天内的反复出现的胸痛，不太有用。在这种病例，肌酸激酶-MB 同工酶(CK-MB)或肌红蛋白水平可用于诊断近期有心肌梗死患者的再梗死。肌酸激酶-MB 同工酶或肌红蛋白具有的血清半衰期都要比肌钙蛋白短，因此，它们会随着复发性缺血性发作而上升和下降。

5. 对于有急性冠脉综合征高风险的患者，应增加血液检查的项目包括全血细胞计数、基础代谢的项目、国际标准化比值(INR)及部分凝血活酶时间(在预期用全身抗凝和可能心导管溶栓治疗的患者)。在有低到中等肺栓塞(PE)预测风险的患者，D-二聚体阴性则表明肺栓塞的可能性非常低。如果怀疑有胃肠的病因，应该获得合适的血清测试(如淀粉酶/脂肪酶和肝功能试验)。

【心电图】

1. 心电图是评估胸痛最重要的工具，对因胸痛来急诊室就诊的患者应在 10min 内完成心电图的检查。特别是对于重症患者，在完成病史和体格检查之前，应谨慎而快速地检查心电图。

2. 不应该错过如表 4-3 列出的心电图结果，在第 2 章和第 18 章中将进一步的讨论，心电图正常并不能排除急性冠脉综合征。ST 段抬高并不一定表示急性心肌梗死。

3. 与以前的心电图进行比较非常有价值。

4. 如果心电图显示缺血性表现，需要心电监测以观察正在发生的变化。

5. 怀疑有右心室心肌梗死时，应做右侧胸前导联心电图，怀疑为后壁心肌梗死时，应及时评估后胸导联心电图。

表 4-3　评估有关胸痛的心电图表现

ST 段抬高	· 在胸痛的患者任何 ST 段抬高都高度可疑 · 典型的缺血性 ST 段抬高是呈凸起("墓碑样")的形状,出现在两个或多个相邻的导联,其对应导联的 ST 段压低 · 弥漫性 ST 段抬高伴有 PR 间期压低和(或)在 aVR 导联的 ST 段压低,在适当的临床情况下提示心包炎
新的左束支传导阻滞	· 在适当的临床情况下,ST 段抬高是左束支传导阻滞相应的改变
ST 段压低	· 平或下斜型 ST 段压低与缺血相关 · 既往有心肌梗死(Q 波)证据或基础 ST 段异常的患者,特异性缺血性 ST 段压低更为显著
T 波倒置	· 非特异性,但可能是缺血的第一个指征
S1Q3T3	· 在导联Ⅰ为 S 波,在导联Ⅲ有 Q 波和倒置的 T 波:可见于肺栓塞或右心受损

【影像】

1. 胸部 X 线片(CXR)可筛选心电图不能识别的许多威胁生命的情况,其中包括以下几个方面。

(1)主动脉夹层(纵隔增宽)。

(2)心力衰竭(肺水肿)。

(3)心包积液(心脏阴影扩大)。

(4)气胸(胸部游离的气体,通常,在患者直立位时在胸腔的顶部)。

(5)肺浸润(肺炎)。

(6)肺栓塞(Hampton 驼峰征:外周为基底的楔形梗死)。

(7)胃肠道穿孔(膈肌下方的游离气体)。

2. 疑似主动脉夹层时应以适当的成像技术证实[经食管超声心动图检查、计算机断层扫描(CT)或磁共振成像(MRI)]。

3. 疑似肺栓塞时,可以通过 CT 血管造影或通气/灌注(V/Q)扫描评估。

4. 在急诊室对胸痛的患者,如果心电图没有缺血的表现,最初的肌钙蛋白不是阳性,首先考虑的是急性冠脉综合征时,冠状动脉 CT 血管造影的评估可能有用。

【诊断的程序】

1. 患者出现明显的 ST 段抬高型心肌梗死(STEMI)时,应急诊执行心导管检查。

2. 对于非 ST 段抬高型心肌梗死的急性冠脉综合征,药物治疗应立即开始(见第 11 章)。如果按照指南有必要做诊断性心导管检查,可以延后。

3. 肺栓塞的患者应进行下肢静脉超声检查以评估静脉血栓的可能。

三、治　疗

1. 如果已确定为胸痛的 5 个最常见威胁生命的原因之一,应制订紧急的治疗方案。

(1)ST 段抬高型心肌梗死需要快速重建冠脉血流(静脉溶栓治疗或经皮冠状动脉介入治疗),见第 12 章。非 ST 段抬高型心肌梗死的急性冠脉综合征,应先进行内科治疗,包括阿司匹林、噻吩吡啶类、他汀类药物和全身性抗凝治疗,见第 11 章。

(2)心脏压塞,则进行心包(放液)穿刺术,见第 8 章和第 17 章。

(3)A 型主动脉夹层,需要紧急外科会诊和修复,见第 29 章。

(4)张力性气胸,需要立即穿刺减压后放置胸腔引流管。

(5)肺栓塞的患者,应进行全身性抗凝血治疗,除非有禁忌。对于有血流动力学受损的患者,溶栓治疗持保留的态度。

2. 其他的诊断也应小心地以适当的医疗标准进行处理。

(原著者　Christopher L. Holley)

第 5 章

Chapter 5

急性心力衰竭的评估

一、一般原则

1. 心力衰竭(心衰)是常见的临床综合征,有较高的发病率和病死率。早期发现可以尽早开始适当的治疗,可拯救生命和减轻症状。

2. 缺血性心肌病是左心室射血分数下降性心衰的最常见原因。高血压、糖尿病、肥胖和冠心病是射血分数正常心衰的重要病因。

3. 病史和体格检查的3个主要目标是:①确定心衰的原因;②评估病情的进展和严重程度;③评估容量状态。

4. 一种有助于失代偿性心衰原因的记忆,是常用"VANISH"记忆法,即患者经常心衰加重而住院的病因。

5. 为了指导治疗的决定,医生的目标是将患者分类为三种常见的临床表型中的一种:①高血压导致的"急性"肺水肿;②缓慢进行性液体的累积;③低输出状态。

(一)定义

1. 心力衰竭是在心功能异常情况下,表现为呼吸困难、运动耐量降低和体液潴留的临床综合征。

2. 从病理生理学角度,心力衰竭的定义是在心脏腔内压力正常时,不能维持足够的全身灌注。

3. 其结果是心衰患者需要较高的心腔内充盈压,以维持正常的心排血量。此种补偿机制的过度活动会导致过多的液体潴留,临床上表现为肺和(或)外周性水肿。

(二)分类

1. 心力衰竭患者,根据其临床表现大致可分为4组。

(1)皮肤温暖和干燥(代偿功能良好的心衰)。

(2)皮肤温暖和潮湿(充血而无心排血量低的证据)。

(3)皮肤冰冷和干燥(低心排血量而无充血)。

(4)皮肤冰冷和潮湿(充血与低心排血量,为高危的病例)。

2. 急性心力衰竭可以通过体征和症状分类为以左心衰竭为主(呼吸困难、端坐呼吸、肺水肿),抑或以右心衰竭为主(静脉扩张、腹胀/腹水、水肿),或者是两者同时存在。

3. 左心衰竭又可以根据是收缩性抑或舒张性功能不全,进一步细分为射血分数降低的心力衰竭与射血分数保留的心力衰竭(即舒张性心力衰竭)。

4. 出现心衰的患者应分类为新发作的心肌病或是慢性左心功能不全的急性加重。

5. 慢性心衰应根据纽约心脏病学会(NYHA)心功能分级和美国心脏协会(AHA)的疾病阶段进一步分类,见第 14 章和第 15 章。

(三)流行病学

1. 在美国,心衰是增长最快的心血管病诊断之一。

2. 目前,美国有 500 万以上心衰患者,每年估计有 55 万新诊断的病例。每年有超过 100 万患者因心衰住院,费用超过 330 亿美元。

3. 尽管对心衰的处理有显著的进步,病死率仍然很高;一旦患者因心衰住院,1 年和 5 年的死亡率分别约为 30%和 50%。

4. 已证明,因心衰住院的患者中,约有 50%为射血分数正常的心力衰竭。

5. 急性失代偿性心力衰竭的患者中,约 75%以往有心衰病史。

(四)病因

1. 考虑心功能不全的病因,将患者细分为两组非常有用:①射血分数异常的心衰患者;②射血分数正常的心衰患者。

2. 这两组患者代表不同的疾病过程,往往具有不同的病理生理学基础和临床表现。

(1)在心脏收缩功能异常的患者中(射血分数≤40%),约 2/3 有缺血性心肌病。通常是由于心肌梗死导致。

(2)收缩功能不全患者的非缺血性心肌病的原因很多,如表 5-1 所示。

表 5-1　心力衰竭常见的病因

收缩性心力衰竭	舒张性心力衰竭
冠心病	高血压
高血压	糖尿病
心肌炎 　感染性疾病 　自身免疫性疾病	冠心病
毒素诱发 　乙醇 　可卡因 　安非他明 　化疗	浸润性 　淀粉样变 　结节病 　血色病
遗传性疾病	肥厚型心肌病
心脏特异性 　致心律失常性右心室心肌病	高输出 　动静脉畸形 　动静脉瘘 　甲状腺功能亢进症 　贫血
全身性肌病:Duchenne or Becker 型肌营养不良	缩窄性
糖尿病	特发性心肌纤维化
产后	
心动过速诱发	
特发性	

3. 舒张性心力衰竭(HF-PSF),常与高血压、糖尿病(DM)、肥胖及冠心病(约 25%)相关。舒张性心力衰竭罕见的原因包括浸润型心肌病、肥厚型心肌病、Fabry 病。

(1)舒张性心力衰竭多见于女性及 65 岁以上的患者。

(2)舒张性心力衰竭患者常见的合并症是心房颤动(AF)和慢性肾功能

不全。

(五)病理生理学

在心肌功能异常情况下，为维持心排血量，心力衰竭与肾素-血管紧张素和交感神经系统的代偿性激活有关。虽然，最初可以适应，但随着时间的推移，这些神经体液反应导致液体的过度滞留和血管阻力的升高。最终的结果是，这些过程使心腔内的充盈压升高，引发失代偿性心力衰竭的症状和体征。

(六)风险因素

1. 心力衰竭的发生和发展，有多种风险因素。常见的风险因素包括：冠心病、高血压、糖尿病和肾功能不全。各种对心脏有毒性的物质，如化疗药物(如蒽环类抗生素)、乙醇和毒品(如可卡因)也可显著地增加发生心衰的风险。最新的数据提示，抑郁症、肥胖症和阻塞性睡眠呼吸暂停也可能是重要的风险因素。

2. 此外，有多种风险因素与慢性心衰患者的失代偿相关。为了有助于记忆失代偿性心衰的原因，可用"VANISH"记忆法，记住经常导致患者心衰加重而住院的病因。

(1)V：心瓣膜病。

(2)A：心律失常(心房颤动)。

(3)N：不遵守原则(药物，饮食)。

(4)I：缺血或感染。

(5)S：药物滥用。

(6)H：高血压。

(七)伴随的情况

1. 常见的情况有贫血、甲状腺功能减退症或甲状腺功能亢进症、糖尿病和肾功能不全。通常，认为这些情况是导致预后差，与心肌病的类型或病因无关的独立因素。目前，尚不了解纠正贫血和甲状腺功能异常是否可以改善预后。

2. 心衰也可能与潜在的全身性疾病相关。在舒张性心力衰竭的病例(HF-PSF)，可见糖尿病、高血压、多发性骨髓瘤伴淀粉样变和结节病。此外，舒张性心力衰竭和收缩性心力衰竭两者均可见于肢端肥大症、血色病及自身免疫性疾病(类风湿关节炎、硬皮病、抗磷脂综合征和狼疮)。在某些病例，治疗这些基础疾病的过程，可能会延缓心肌病的进展。

二、诊　断

(一)临床表现

1. 心衰的临床表现差异很大,从急性呼吸系统或循环系统的损害到逐渐恶化的劳力性呼吸困难。在一般情况下,心衰患者的基本表现可分为3种。

(1)伴有高血压的突发或急性肺水肿。

(2)慢性进行性的液体积聚。

(3)低心排血量状态。

2. 最显著的表现是急性或突发性肺水肿(FPE)。通常,这些患者出现症状快,血压升高。此种情况不是显著的容量超负荷,而是继发于血管张力(后负荷)增加及左心室松弛极差的容量再分配。可见于收缩功能正常或降低的心衰患者。对这些患者的紧急处理,应侧重于使用血管扩张药,而不是利尿药(表 5-2)。

3. 慢性渐进性积液的患者,最常见的是慢性心脏收缩功能不全,典型的是血压正常或轻度升高,有缓慢渐进性积液的症状或体征。这些患者有劳力性呼吸困难、阵发性夜间呼吸困难(PND)、端坐呼吸、下肢水肿和体重增加,其治疗是静脉使用利尿药,结合降低后负荷,通常非常有效。

4. 第三是较少见的心排血量低状态,此类患者的血压可能正常或减低,往往有终末器官灌注不足(肾前性氮质血症、四肢冰冷、一般状况极差和精神错乱)的证据。仔细询问可能会发现有肠系膜缺血和心脏恶病质的证据。这些患者通常需要住入重症监护(ICU)病房,并放置肺动脉导管[Swan-Ganz 导管(SGC)]和(或)给予强心药。对于尽管用了正性肌力药物,仍有难治性休克的患者,应给予机械循环支持。

5. 每一个临床表现的处理有其独特之处,其细节将在第 14 章和第 15 章中讨论。

【病史】

1. 询问心力衰竭患者的病史有 3 个主要的目标。

(1)确定心力衰竭的病因和(或)导致失代偿的因素。

(2)评估病情的进展及其严重程度。

(3)评估容量状态。

2. 重要的是要确定可能与心力衰竭病因有关的因素。对于首次出现心力衰竭的患者，应疑及缺血性心脏疾病（如心肌梗死病史、胸痛、风险因素），心肌炎或病毒性心肌病（如最近的病毒感染或上呼吸道症状、风湿性疾病史或症状），遗传性心肌病（如心衰或猝死家族史），中毒性心肌病（如酗酒或药物滥用、化疗史），以及围生期心肌病（如最近妊娠）的可能性。此外，应注意有无高血压和（或）糖尿病。

3. 对于已知有心肌病，表现为急性失代偿的患者，重要的是要确定使病情加重的潜在触发因素（参阅风险因素）。

4. 评估新发或已确诊心力衰竭患者的第二个关键性领域是他们目前的功能状态和活动水平下降的速度。要问的重要问题包括在出现目前的呼吸急促之前可以做些什么（如可以走多远？可以登多少层楼梯？），并与他们在6～12个月之前的情况相比较。根据上述问题的答案，可以将患者按NYHA心功能和AHA心衰等级进行分类，见第14章和第15章，有助于直接的治疗和评估预后。

5. 涉及病史的第3个重要问题是患者的容量状态。不能平躺（端坐呼吸）和阵发性夜间呼吸困难（PND）是提示慢性心力衰竭患者有容量超负荷的重要症状。此外，应关注体重的变化，因为体重增加，即使在没有其他充血性症状时，也常表示有液体潴留。液体量增加的其他症状包括腹胀和（或）右上腹疼痛及下肢水肿。

6. 关于过度疲劳、餐后上腹部不适，特别是采用药物治疗后的体位性不适，可能会有助于识别患者有心排血量低的情况。很重要的是需要注意，有相当多的患者报告的症状，可能会与心排血量低有关，而没有充血相关症状。

【体格检查】

1. 对心衰的患者，体格检查的主要功能是评估容量状态。检查结果应明确患者是低血容量、正常血容量或容量过度负荷，见第2章。确定容量状态有助于指导治疗和评估对治疗的反应（表5-2）。

2. 此外，体检也能为心功能不全的病因提供重要的线索。例如，杂音或心包叩击音可能分别提示瓣膜病或心包缩窄。

3. 检查患者时，重要的是要认识到，心衰患者容量超负荷的临床表现会有很大的差异。体检是容量评估的重要组成部分，但是通常体检有某些显著的局限性。

表 5-2　心力衰竭的表现和最初的处理

	温暖和干燥	急性肺水肿	温暖和潮湿	湿冷	冰冷和干燥
病史	劳力性呼吸困难，轻微端坐呼吸，轻微的水肿，PND	突发性呼吸困难，端坐呼吸，PND，轻微水肿	劳力性呼吸困难，端坐呼吸，PND，水肿	疲劳，休息时呼吸困难，端坐呼吸，PND，水肿	疲劳，静态平衡位，轻微端坐呼吸，PND，轻微水肿
体检	轻微 JVD，无肺湿啰音，轻微的水肿，正常的脉搏	高血压，JVD，明显的肺湿啰音，轻微的水肿，脉搏正常	JVD/HJR，肺湿啰音，水肿，正常的脉搏	JVD/KJR，肺湿啰音，水肿，脉搏弱	低血压，轻微JVD，轻微的肺湿啰音，轻微的水肿，脉搏弱
实验室检查	正常/轻微BNP 增加	BNP 增加	BNP 增加	BNP、Cr、AST、ALT 升高	BNP、Cr、AST、ALT 升高，酸中毒
影像	肺清晰	肺水肿	肺水肿	肺水肿	轻微的肺水肿
肺动脉导管检查	CI>2L/min PCWP 正常	CI>2L/min PCWP 升高	CI>2L/min PCWP 升高	CI<2L/min PCWP 升高	CI<2L/min PCWP 正常
治疗	β 受体阻滞药，ACEI/血管紧张素Ⅱ受体阻滞药	血管扩张药（硝酸甘油，奈西立肽）	利尿药和降低后负荷	血管活性药物，利尿药	血管活性药物，PCWP <12mmHg 时，静脉输液

PND. 阵发性夜间呼吸困难；JVD. 颈静脉怒张；HJR. 肝颈静脉回流；Cr. 肌酐；BNP. 脑利钠肽；AST. 天冬氨酸氨基转移酶；ALT. 丙氨酸氨基转移酶；CI. 心脏指数；PCWP. 肺毛细血管楔压；ACEI. 血管紧张素转化酶抑制药

（1）颈静脉怒张（JVD）和（或）肝颈静脉回流（HJR）是最具体和可靠的容量超负荷的体检指征（敏感性约 80%），最好是用笔形电筒，在患者取大约 45°坐位时评估。颈动脉的搏动为双相，可与颈静脉搏动区分。值得注意的是，颈静脉压的升高也可以见于肺动脉高压、严重三尖瓣关闭不全、心包疾病，如心脏压塞和缩窄的患者。

(2)肺部湿啰音，提示由于左心室舒张末期压升高(LVEDP)使血管外液体渗入肺泡所致；此发现经常被误认诊为有失代偿性心力衰竭。实际上，肺湿啰音表明左心室舒张末期压的快速增加或者是严重的容量过度负荷；仅出现在20%～50%充盈压升高的心力衰竭患者。在慢性心肌病患者，左心室舒张末期压逐渐升高可通过增加肺淋巴引流代偿；因此，湿啰音往往是失代偿的晚期体征。

(3)下肢水肿是液体超负荷的另一个标志，但是它对预测充盈压升高的敏感性相对较差。此外，患者可以有显著的腹部充血的征象，而没有任何外周或肺水肿的证据。

4. 提示心脏收缩功能不全和容量超负荷的其他体检所见有：心尖最大的搏动点弥漫和横向偏移、第三心音的奔马律、在心尖区的二尖瓣关闭不全杂音、颈动脉脉搏上升支降低、腹水、搏动性肝大。

5. 低心排血量的症状包括四肢发凉、精神状态波动、体位性不适(orthostasis)、休息时窦性心动过速、脉搏压窄和脉搏弱。部分患者可有交替脉(尽管是窦性心律，外周脉搏的强度呈交替性)，是心排血量显著降低的体征。

(二)诊断标准

1. 心力衰竭的临床诊断是根据病史、体检结果和胸部X线检查(胸片)而获得。虽然没有诊断心衰的统一的标准，Framingham的标准是合理的。诊断需要两个主要或一个主要和两个次要的标准。

(1)主要标准：阵发性夜间呼吸困难，颈静脉怒张，肺部湿啰音，心脏扩大，肺水肿，第三心音，肝颈静脉回流，利尿后体重减轻(＞4.5lb，1lb＝0.45kg)。

(2)次要标准：下肢水肿，夜间咳嗽，劳力性呼吸困难，肝大，胸腔积液，心动过速，活动能力降低。

2. 心衰的诊断可由化验数值及影像学获得进一步的支持，这些检查包括脑利钠肽(BNP)升高和不正常的心脏超声心动图。

(三)鉴别诊断

1. 重要的是要考虑其他可以出现极似心衰的表现：呼吸困难，颈静脉压升高和下肢水肿的急性疾病[即肺动脉高压、肺栓塞、心包疾病(缩窄和压塞)]。

2. 肺部炎症性疾病、进行性胸腔积液、显著贫血、甲状腺功能减退症及一些全身性神经系统疾病，也可以表现为进行性呼吸困难，如果未发现导致症状的心脏原因，也应列入鉴别诊断之列。

(四)诊断性测试

诊断性测试参见图 5-1。

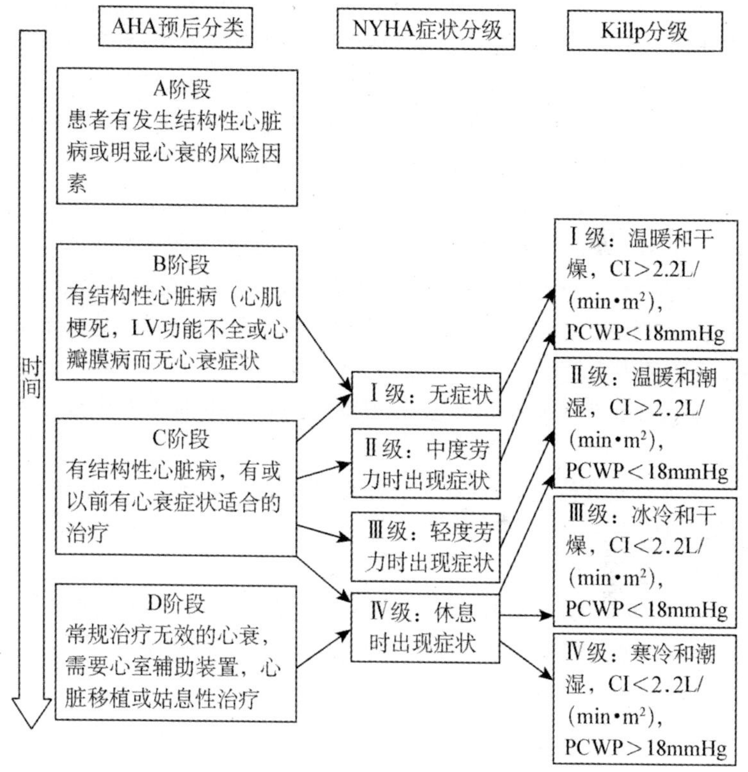

图 5-1　心力衰竭的分类

［改编自：McBride BF，White CM. Acute decompensated heart failure：a contemporary approach to pharmacotherapeutic management. Pharmacotherapy，2003(23)：997-1020. with permission.］

【实验室】

1. 脑利钠肽(BNP)和氨基末端前-脑利钠肽(Pro-BNP)是诊断心衰最有

用的生物标志物。脑利钠肽是心脏受到机械性牵拉产生反应释放的产物,是容量超负荷的指标。

(1)脑利钠肽的正常范围为<100pg/ml,前-脑利钠肽为<125pg/ml。根据年龄、性别、肾功能不全和肥胖有显著的波动。在一般情况下,有症状的患者,脑利钠肽的水平>200pg/ml均提示有心衰。

(2)肾功能不全的程度极显著地影响BNP和Pro-BNP的水平。高于患者的基准水平(如果知道)可能提示有心衰。在透析的患者,测定的脑利钠肽不可靠;然而,在透析患者,高水平的脑利钠肽仍然能预测其病死率。

(3)在理想的容量状态、脑利钠肽(BNP)和氨基末端前-脑利钠肽仍持续在高水平心衰患者,是预示发病率和死亡率较高的风险因素。

(4)可用BNP和Pro-BNP的水平监测心衰患者对利尿药治疗的疗效。如果有关于利尿药的疗效有问题,这些生物标志物也可能有帮助。

2. 低钠血症、肌酐/血液尿素氮升高和肝酶的升高,确定是高危的患者。这些发现意味着存在心排血量不足和(或)严重的容量超负荷,是患者预后不良的独立预测因素。

3. 缺血性和非缺血性心衰患者,其肌钙蛋白水平的持续升高与预后不良有关。

4. 其他检验数值包括:可证实的贫血、甲状腺功能异常、血脂异常、糖尿病及感染的标志物。

【心电图】

1. 心电图(ECG)可能提供关于患者心肌病的病因,或提示慢性心衰患者失代偿原因的诊断性信息。例如Q波提示陈旧性心肌梗死,ST段异常提示缺血或心律失常(如心房颤动/心房扑动)。

2. 心电图和遥测监控,两者都可能有助于确定患者的表现是否与心律失常有关。

3. 宽QRS波和左束支传导阻滞有助于确定患者是否适合心脏再同步化的治疗。

【影像学】

1. 胸片有助于心衰的诊断和容量状况的评估。心衰失代偿的迹象包括肺淤血(肺门周围丰满和肺血管再分配)、肺水肿、Kerley B线和胸腔积液。然而,不能由于胸片无肺血管再分配或肺水肿的征象,而排除心衰的诊断。胸部X线片也可以帮助评估其他呼吸困难的原因,如肺气肿、肺炎和气胸。

2. 超声心动图是诊断心衰和确定其特征的首选工具，可用于评估收缩性和舒张性心室功能不全。超声心动图可评估心脏瓣膜病的详细结构和功能分析、先天性畸形、心室的动态、心包疾病。超声心动图对评估心衰治疗的反应也很有用。

3. 心脏磁共振(CMR)是一种新兴技术，越来越多地用于评估新发的心肌病。除了结构性心脏疾病的特征之外，CMR 是帮助确定心脏功能不全病因强有力的工具。钆延迟性增强有助于用非介入性方法诊断某些特殊心肌病包括：缺血性心肌病、淀粉样变心肌病、结节病心肌病、肥厚型心肌病和心肌炎。

4. 在有严重冠状动脉病变的缺血性心肌病(ICM)患者，心肌存活的研究对确定是否需要行血管重建术极重要。有几种影像研究可确定存活的心肌包括静息时铊成像/再分配、多巴酚丁胺超声心动图负荷试验、正电子发射断层扫描和心脏磁共振。选择哪种影像技术，常根据积累的经验确定。

【诊断的程序】

1. 心导管检查是介入性评估冠心病和血流动力学的金标准。

(1)鉴于在左室功能下降的患者中，冠心病的患病率高，建议对大多数与冠心病有关的新发心肌病患者行冠脉血管造影。

(2)在有高度缺血和存活心肌的患者，血管重建术可以改善心功能和生存率。

(3)对于冠心病风险低的患者，需考虑无创性负荷测试。

2. 右心导管检查并用多头连接器(SGC)可测量心腔内充盈压和心排血量，从而提供容量状态、肺动脉压、心排血量和心内是否存在分流的信息。

(1)右心导管监测对需要用正性肌力药或机械支持心源性休克患者的心脏功能特别有用。

(2)在心衰失代偿患者的常规处理中，没有必要用多头连接器(SGC)；然而，为监测药物治疗疗效或对有心排血量减少迹象的患者，则应适当的考虑。

3. 在疑似缩窄性心包炎或瓣膜性心肌病的患者，同时用左、右心导管检查有助于诊断和决定治疗方案。

(原著者　Kory J. Lavine and Joel D. Schilling)

第 6 章

Chapter 6

晕厥的诊断与治疗

一、一般原则

1. 晕厥的评估有时可能相当困难，因为有很多情况可以引起晕厥或类似晕厥的临床表现。

2. 晕厥通常是不能确定其原始诱发病因的临床表现。

3. 医生的作用是酌情通过合适的诊断性测试，对患者可能发生的事件进行风险分层，并提出减少受伤或死亡风险的治疗和防止复发的建议。

(一)定义

1.“晕厥”适用于以下的情况

(1)暂时的、短暂的意识丧失(TLOC)。

(2)典型的、完全、迅速的恢复。

(3)无论是什么病因，共同的原因是全脑低灌注。

2. 晕厥，应该被称为短暂的意识丧失“TLOC”，以便与非晕厥性的病因做鉴别诊断(表 6-1)。

表 6-1 非晕厥性短暂的意识丧失的原因

无意识丧失	部分性或完全意识丧失
跌倒	癫痫
猝倒症/突然跌倒	中毒
精神性假晕厥	代谢紊乱(低血糖和低氧血症)
短暂性脑缺血发作(TIA)	短暂性脑缺血发作
颈动脉疾病	椎基底动脉疾病

(二)流行病学

1. 晕厥的终身发病率是 30%～50%。

2. 它占急诊室就诊人数的 3%～5%和住院人数的 1%～6%。许多晕厥的病例没有被报道。

3. 众多人口的调查数据显示，每 1000 人中，每年的发病率为 6.2%，老年人的发病率增高。70 岁以上住院的患者，10 年的发病率高达 23%。

(三)病因

1. 晕厥首先必须与非晕厥事件鉴别，包括真正的或明显的短暂性意识丧失(TLOC)，如癫痫发作和跌倒，见表 6-1。

2. 真正的晕厥的进一步细分是根据特殊的病理生理性病因，按其发生频率的顺序排列为四大类(表 6-2)。

表 6-2　晕厥的分类与典型表现

晕厥的分类	典型表现
反射性-神经介导	反射性心动过缓和血管扩张相结合是晕厥最常见的原因
血管迷走神经	由情绪紧张、长时间站立诱发，并伴有恶心
颈动脉窦	颈动脉受压导致
情境	与排尿、排便或咳嗽有关
直立性低血压	姿势改变导致的症状和(或)收缩压下降>20mmHg
血容量减少	暴露于热环境中、饮食不够、服利尿药
自主神经功能障碍	帕金森病、糖尿病
药物诱导	硝酸盐、α 受体阻滞药、可乐定、其他抗高血压药
心源性心律失常	由于心动过缓或心动过速，心排血量不能满足系统的需求
窦房结功能不全	症状性心动过缓、病窦综合征合并房颤
房室传导疾病	用 β 受体阻滞药、钙通道阻滞药、Lenègre 病
心动过速	室上性心动过速(SVT)或室性心动过速(VT)
长 QT 综合征	先天性和(或)当前使用某些抗心律失常、抗组胺药、抗生素、抗精神病药物、抗抑郁药物

续表

晕厥的分类	典型表现
心肺疾病	由于心脏的结构或功能异常，没有足够的心排血量以满足系统的需求
	线索包括已知的心脏疾病、劳力性晕厥、猝死的家族史和仰卧位性晕厥
心脏瓣膜病	严重的主动脉瓣狭窄
急性缺血/梗死	尤其是右心室梗死
肥厚型心肌病	经常为运动性晕厥
肺动脉高压或栓塞	急性左室充盈下降
血管窃血	锁骨下窃血综合征，上肢的动脉血流增加造成 Willis 环的血流逆转

(1)神经介导(反射性)性晕厥。

(2)直立性晕厥。

(3)原发性心源性心律失常。

(4)结构性心脏病或心肺疾病。

二、诊　断

(一)临床表现

1. 通过病史、体格检查和心电图初步评估晕厥的病因，并进行分类和确定死亡风险高的患者。在初始的评估中需要回答 3 个关键性问题。

(1)意识的丧失是否可归因于晕厥?

(2)是否有心脏疾病?

(3)在病史中是否有提示诊断的重要临床特征?

2. 此外，考虑患者应该住院或者在门诊进行评估，应取决于并存的疾病和初始的调查结果。一般情况下，下列的患者应该入院以避免延误和不良的后果。

(1)老年人(年龄>65 岁)。

(2)已知有结构性心脏疾病。

(3)症状提示为原发性心脏性晕厥。

(4)心电图异常。

(5)严重的直立性低血压。

(6)局灶性神经功能缺损。

(7)有猝死的家族史。

(8)劳力性晕厥。

(9)晕厥造成严重的损伤。

(10)在驾驶时晕厥。

【病史】

1. 通常,从病史可获得晕厥的初步诊断。

2. 为了帮助诊断,以及对事件的进一步分类,要探讨的重要事项包括:发作前的前驱症状、发病期间目击者的描述、发作后患者的即时回忆、事件发作时可能起到诱发作用的环境,以及患者的医疗史。

3. 有用的记忆是,“我在海滩(BEACH)上晕倒”(表 6-3)。

4. 对于有不经常或偶尔发生的可识别性反射性或直立性晕厥的患者,一般预后良好,没有必要进一步处理。可以在门诊治疗,方法如下。

5. 怀疑为心脏性原因的患者,需要住院进行心脏检查。

表 6-3　评估晕厥史的基本问题

晕厥前	恶心、呕吐、感到发冷、出汗、头晕及视力改变
目击者	瞬间意识丧失的时间、动作(强直、阵挛等)、对患者跌倒的描述
晕厥后	困惑、肌肉酸痛、大小便失禁、恶心、呕吐、出汗、脸色苍白
环境	位置(仰卧或站立时),活动(休息、锻炼、站起时、咳嗽、小便时),可能的诱发因素(恐惧、疼痛、长时间站立)
病史	在此之前是否有晕厥发作,心脏、神经系统或代谢性疾病,已知阻塞性睡眠呼吸暂停综合征的症状或药物治疗史(包括非处方药),乙醇或非法药物使用,心源性猝死家族史

【体格检查】

检查应包括体位性生命体征和神经、肺及心血管的评估。

(1)适当的体位性生命体征包括如下。

①在患者仰卧至少 5min 后,测量双臂的血压。

②直立 3min 后测量血压。

③静态平衡位(维护直立的姿势)= 收缩压降低 20mmHg 和(或)舒张压降低 10mmHg 和(或)心率(HR)增加 10 次/分。

(2)可能是心源性晕厥的心血管表现包括如下。

①心律失常(心动过速、心动过缓和不规则)。

②杂音(特别是主动脉瓣狭窄或肥厚型梗阻性心肌病)。

③心力衰竭的迹象(S_3、S_4、水肿和颈静脉压升高)。

(3)通常没有神经系统的表现,但可能有自主神经病变的证据(如不合理的出汗,缺乏心率的变异性,显著的体位性血压变化)。

(4)持续按摩颈动脉分叉处 5～10s 可以重复出现症状,尤其是老年人。

①为确保安全,颈动脉按摩的动作需要在患者躺卧的床边进行,并有心电遥测监控,以及可提供适当的心动过缓的治疗措施。

②如果导致心室停顿 3s 以上,认为测试为阳性。

③神经系统并发症罕见(<0.5%),但已知有颈动脉病、颈动脉杂音,或者最近有短暂性脑缺血发作(TIA)/脑血管意外的患者,避免用颈动脉按摩。

(二)诊断性测试

1. 鉴于晕厥的发作差异极大,因此,晕厥的评估有很多触发式的诊断性测试。

2. 2006 年美国心脏协会(AHA)/美国心脏病学院(ACC)对晕厥的心脏评估流程图概述于图 6-1。

【心电图】

寻找心电图中具体的异常包括以下几个方面。

1. 窦房结功能不全的证据。

2. 房室传导异常的证据。

3. 快速性心律失常[室上性心动过速(SVT)、室性心动过速(VT)、心房颤动(AF)]。

4. 室性预激的证据(δ 波)。

5. 结构性心脏疾病的证据包括以下几个方面。

(1)Q 波——提示既往有心肌梗死。

(2)宽 QRS 波(>120ms)。

(3)左心室肥厚的波形——提示肥厚型心肌病(HCM)。

(4)心前区导联 T 波倒置和(或)epsilon 波提示致心律失常性右心室发育不良(ARVD)。

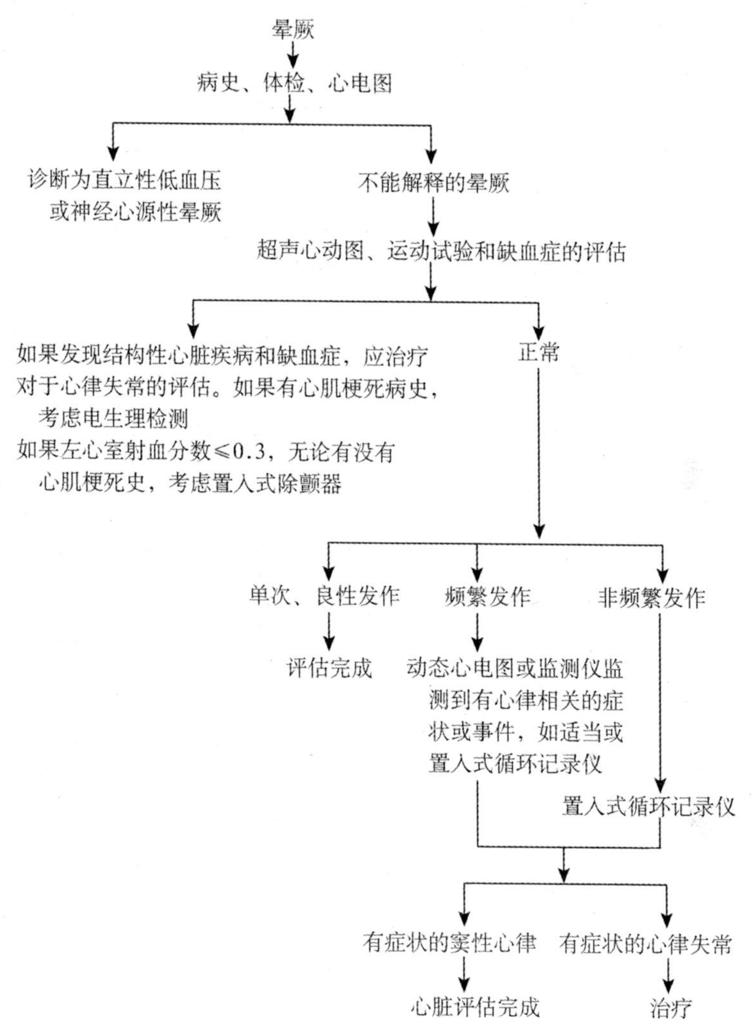

图 6-1　晕厥评估的流程图

[修改自：American Heart Association/American College of Cardiology Foundation. AHA/ACCF scientific statement on the evaluation of syncope. Circulation，2006(113)：316.]

6. 离子通道病的证据

(1)长或短的 QT 间期。

(2)右束支传导阻滞,在 V_1～V_3 有下斜型 ST 段抬高和 T 波倒置(Brugada 型)。

【影像学】

1. 进一步对心脏的评估包括超声心动图、运动试验以及缺血的评估。

(1)在合适的患者中,运动负荷超声试验将足以完成所有 3 个方面的测试(休息时影像、做运动试验时、运动后的负荷影像)。

(2)单用超声心动图检查可能诊断的病例为心脏瓣膜病、心肌病或先天性心脏疾病。

(3)运动试验优于药物应激试验,但有症状的限制性。

(4)如果非介入性测试后发现有缺血症或先前未识别的心肌梗死的证据,应做心脏导管检查。

2. 心脏磁共振成像(CMRI)或计算机断层扫描(CT)可能有助于评估结构性心脏疾病,包括肥厚型心肌病、致心律失常性右心室发育不良或冠状动脉异常。

3. 如果怀疑心律失常是病因,但初始的检查或进一步的心脏评估未得到证明,可通过以下动态心律监测方法之一明确是否有心律失常。

(1)动态心电图(连续记录 24～48h)。

(2)事件记录器(可监测 1 个月,由患者启动记录器记录有症状的时间及心电图)。

(3)门诊应用的移动性连续遥测(MCOT)记录仪,可连续监测长达 1 个月。

(4)置入式循环记录仪(可连续记录几年)。

(5)监控仪的选择取决于症状的频率和怀疑心律失常的类型。即使在高度选择的人群,动态心脏监护的诊断率也比较低。

4. 倾斜台测试,传统上用作有控制的让患者从仰卧改变至直立时血流动力学反应的诊断工具,为反射介导(神经心源性)晕厥的诊断提供帮助。

(1)生理学上,在改变体位的过程中,在前 10s 内,有 500～1000ml 的血液从胸腔移动到膈膜下方可扩张的静脉系统。

(2)由直立位产生的流体静水压力,在 10s 内可使 500～1000ml 的体液移动到组织间隙。

(3)自主神经血管收缩是应对这种体位性压力的关键反射,血管收缩机制功能不全,可能会导致晕厥。

(4)右心室的充盈不足将触发强烈的迷走神经反应,导致心动过缓和低血压。

(5)其结果主要是血管减压、心脏抑制,或两者都有。

(6)不幸的是该测试的灵敏度低和重复性差。作者的单位有偏见的认为,与完整的病史、体格检查和有关晕厥标准的心脏检查相比,倾斜台试验很少有帮助。

5. 在被选择的患者中,电生理研究(EPS)可能有用,其适应证如下。

(1)提示传导系统异常的心电图。

(2)在劳累性,或平卧时发生晕厥,或有结构性心脏疾病的患者。

(3)伴有心悸的晕厥。

(4)有猝死的家族史。

(5)其职业有高风险的患者,为了明确心律失常或消融已确定的心律失常。

三、治　疗

1. 晕厥的治疗可大致定义为防止复发,减少受伤或死亡的风险。

2. 通常,需特别为晕厥潜在的可疑病因制订治疗方案。

3. 针对 4 种晕厥病因的治疗方法见表 6-4。

表 6-4　针对 4 种晕厥病因的治疗方法

反射性	避免诱发因素(长时间站立,过热);充足的饮水;在出现前驱症状时,为中止发作,做等长肌肉收缩运动;对于颈动脉窦性晕厥伴有心动过缓者,需置入心脏起搏器;用弹力袜;补充盐分、氟氢可的松、米多君
体位性	充足的饮水;杜绝违规的药物;缓慢地起立;用弹力袜;考虑补充盐、氟氢可的松、或米多君
心律失常	窦房结功能不全或高度房室传导阻滞者,置入心脏起搏器;停用延长 QT 间期的药物;对于没有可纠正的原因的室速患者,用置入心律转复除颤器(ICD);在经选择的患者可进行心内膜消融术
心肺性疾病	纠正基础疾病(瓣膜置换、血供重建);晕厥并有 EF<35%者,即使没有证明的心律失常(室速),也应置入心律转复除颤器(ICD)

(一)药物

为防止静脉淤积和帮助血管内容量扩张最常选用的药物包括以下几种。

(1)米多君[Midodrine 2.5～10ml 口服(PO)每天 3 次]。

①引起动脉和静脉收缩的周围性 α 受体激动药。

②不良反应:皮肤感觉异常、毛发竖立、皮肤瘙痒和卧位性高血压。

③避免用于有颈动脉疾病(CAD)、外周动脉疾病、急性肾衰竭的患者。

④临床试验显示为对直立性低血压和反射介导的晕厥唯一有效的药物。

(2)氟氢可的松(开始时为每天口服 0.1mg,可以每周增加 0.1mg,最大剂量为每天口服 1.0mg)。

①合成的盐皮质激素可引起钠潴留和容量扩张。

②不良反应:高血压、血管神经性水肿、低血钾。

③对反射性晕厥有效性的研究,正在进行随机对照临床试验(POST Ⅱ)。

④β 受体阻滞药经常用于晕厥,但临床试验并不支持此种治疗。

(二)其他非药物疗法

1. 对于反射性晕厥,有效的治疗可能是简单的避免诱发晕厥的因素。

2. 当无法避免诱发晕厥因素时,应对策略可能会有所帮助。等距等长肌肉收缩,可改善静脉回流,终止可识别的前驱症状。

(三)改变生活方式/风险因素

1. 出现不明原因晕厥的患者,在适当的时候应讨论限制其驾驶。

2. 目前的建议各有不同,取决于病因,基础疾病,所持驾照的类型(私人与商业)和治疗的充分性。

3. 如果晕厥的原因是频繁的心律失常,应指示患者不要开车,直到已经有明确成功的治疗,而且已获得经治医生的批准。

4. 通常,由于不明确的可逆性病因导致晕厥严重发作的患者,指南建议限制驾驶直至无晕厥发作 3～6 个月后。此外,联邦法律和各州与这些患者的执照有关的法律不同,应适当参照。

四、结果/预后

1. 有 1/3 的晕厥患者,在 3 年之内将有复发。

2. 经选择的一组非心源性晕厥患者的预后良好。年轻,心电图正常,原本健康和没有可识别的心脏疾病的患者,与广大民众相比,与死亡相关的风险基本上没有增加。

3. 反射性晕厥与死亡相关的风险不增加。

4. 很容易识别和治疗直立性低血压导致的晕厥预后极好。

5. 相反,有可识别的心脏性原因的晕厥,死亡率的风险较高,特别是晚期心力衰竭的患者。在晕厥伴有左心室(LV)射血分数<20%的患者,1 年内的死亡率接近 45%。

(原著者　Christopher L. Holley, Daniel H. Cooper, and Scott M. Nordlicht)

第7章

Chapter 7

心血管病急症

1. 心血管突发事件需要由心血管医疗团队紧急医护，病情初步稳定后入重症监护病房(ICU)，或者急诊救治中心治疗。

2. 本章介绍的主题包括症状性心动过缓、症状性心动过速、ST段抬高型心肌梗死(STEMI)、心肌梗死晚期并发症(MI)、心脏压塞、高血压急症、心源性休克，也包括急性失代偿性心力衰竭(ADHF)和心脏内设置的故障。

3. 本章为实用性手册，以便快速查询，帮助处理上述心血管突发事件的患者。每种疾病的详细讨论参见本书的其他章节。

一、症状性心动过缓

(一)一般原则

1. 对心率过缓可以"5个S"的问题帮助你迅速形成诊断和治疗的计划：患者是否"稳定(stable)"？有什么"症状(symptoms)"？心率过缓的"原因(source)"？如何"加快(speed)"心率及是否需要"安装(set up)"心脏起搏器？

2. 为症状性心动过缓的高级心脏生命支持(ACLS)指南见图7-1。

3. 确保患者有适当的静脉注射(IV)通道和氧气。并要求急救车护送。此外，外用除颤垫应放置在患者身上，并且连接到能经皮起搏的显示器上。

(二)诊断

1. 成人心动过缓的定义为休息时心率<60次/分；除非心率<50次/分，很少有症状。触诊脉搏与心电图(ECG)一致。无症状的心动过缓不需要紧急治疗。

2. 休息时症状性心动过缓、低血压或晕厥的患者，需要立即注意血液循环、气道、呼吸，如需要，开始基础的生命支持。

3. 迅速观察心脏节律的心电图，对确定心动过缓是起源于房室(AV)结

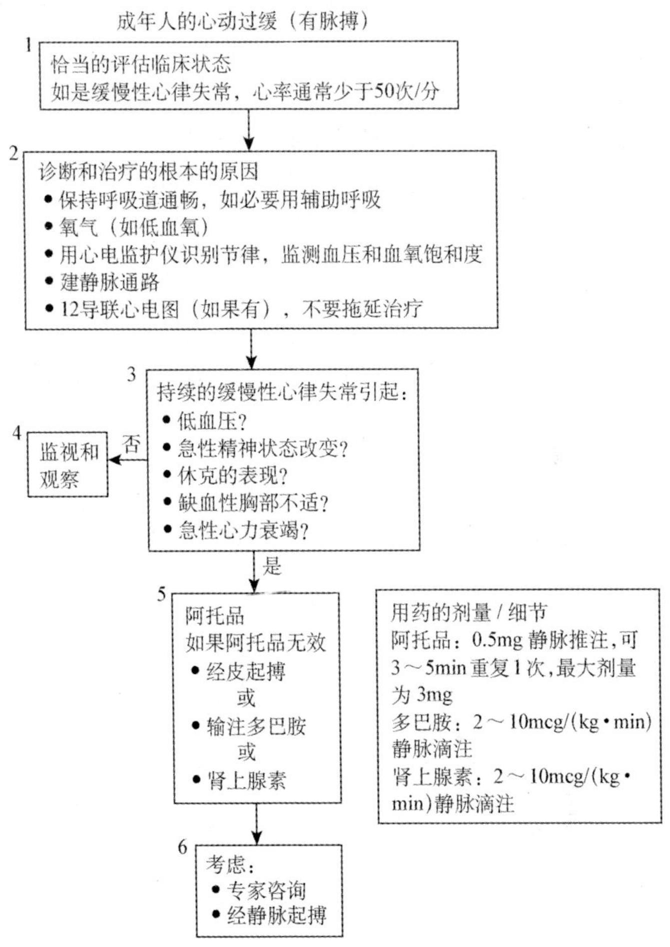

成年人的心动过缓（有脉搏）
1
恰当的评估临床状态
如是缓慢性心律失常，心率通常少于50次/分
2
诊断和治疗的根本的原因
• 保持呼吸道通畅，如必要用辅助呼吸
• 氧气（如低血氧）
• 用心电监护仪识别节律，监测血压和血氧饱和度
• 建静脉通路
• 12导联心电图（如果有），不要拖延治疗
3
持续的缓慢性心律失常引起：
• 低血压？
• 急性精神状态改变？
• 休克的表现？
• 缺血性胸部不适？
• 急性心力衰竭？
否
4
监视和观察
是
5
阿托品
如果阿托品无效
• 经皮起搏
或
• 输注多巴胺
或
• 肾上腺素
用药的剂量 / 细节
阿托品：0.5mg 静脉推注，可3～5min 重复1次，最大剂量为 3mg
多巴胺：2～10mcg/(kg·min)静脉滴注
肾上腺素：2～10mcg/(kg·min)静脉滴注
6
考虑：
• 专家咨询
• 经静脉起搏

图 7-1 心动过缓高级心脏生命支持(ACLS)的流程图

（引自：Neumar RW, Otto CW, Link MS, et al. Part 8: adult advanced cardiovascular life support: 2010 American Heart Association Guidelines for Cardiopulmonary Resuscitation and Emergency Cardiovascular Care. Circulation, 2010, 122: S729-S767, with permission.）

之上或之下很重要。

4. 严重的房室传导阻滞（二度Ⅱ型或三度房室传导阻滞）对增加心房率的阿托品无效，很可能需要紧急起搏。

5. 室性逸搏性心动过缓不稳定，需要准备紧急起搏。

(三)治疗

1. 药物

(1)阿托品(Atropine)：0.5～1.0mg 静脉滴注(IV)。每 3～5min 可重复此剂量。二度Ⅱ型房室传导阻滞不能用阿托品，因阿托品可使其恶化。如果无静脉通道，可以通过气管内导管给予阿托品(1～2mg 稀释至总量不超过 10ml 的无菌水或生理盐水)。

(2)多巴胺(Dopamine)：2～10μg/(kg·min)静脉滴注，保持收缩压>90mmHg。

(3)肾上腺素(Epinephrine)：2～10μg/min 静脉滴注，保持收缩压>90mmHg。

2. 其他非药物疗法　经皮起搏。

(1)除颤电极垫放置在前、后胸壁上。开始用最高的输出量起搏。迅速降低输出，直到无心室夺获，然后再增加输出直至见到规律的获得。如果低血压不严重，可给患者镇静药。

(2)准备经静脉起搏(见第 8 章)。

(四)特别注意事项

1. 在有临时起搏器的患者，每天需用便携式胸部 X 线检查，因为起搏导线可能移位。

2. 出现血压升高、心动过缓和表现呼吸不稳定(Cushing 三联征)的患者，应立即做头部计算机断层扫描和神经外科会诊，因为这些表现意味着患者有严重的颅内压增高。

二、症状性心动过速

(一)一般原则

1. 与心动过缓的评估类似，要问的第一个问题是，“患者的情况是否稳定?”检查脉搏、血压和氧饱和度。如果患者无脉搏或临床不稳定，按“临床不稳定”节中的描述进行除颤，并按高级生命支持指南的流程图处理心动过速，如图 7-2。

2. 确保患者有适当的静脉注射(IV)通道和氧气，并要求急救车护送。

3. 分析心电图指导临床稳定患者的处理。

4. 通常成人症状性心动过速的定义为心率>150 次/分。

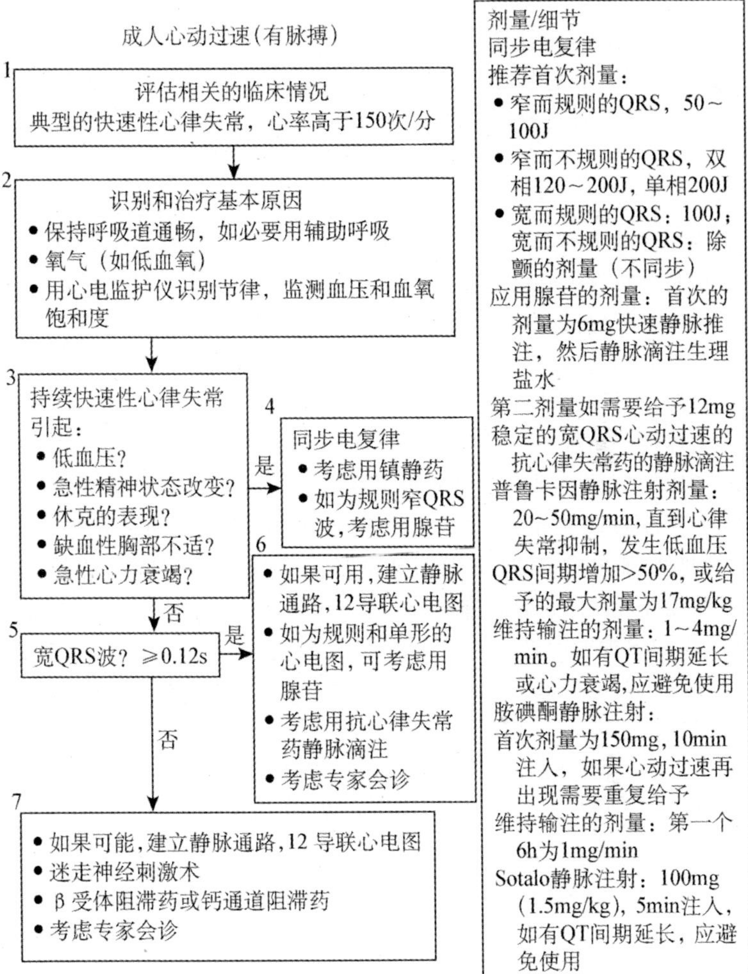

图 7-2　处理心动过速的高级心脏生命支持(ACLS)流程图

[引自：Neumar RW，Otto CW，Link MS，et al. Part 8：adult advanced cardiovascular life support：2010 American Heart Association Guidelines for Cardiopulmonary Resuscitation and Emergency Cardiovascular Care. Circulation，2010(122)：S729-S767，with permission.]

(二)诊断

1. 窄 QRS 的心动过速

(1)心电图显示室上性心动过速(SVT)的 QRS 波群<120ms。

(2)按其发生的频率,最常见的室上性心动过速(SVTs)。

①窦性心动过速。

②心房颤动。

③心房扑动。

④房室结折返性心动过速(AVNRT)。

⑤房室(AV)折返性心动过速(AVRT,附加通路介导)。

⑥房性心动过速(异位和折返性)。

⑦多源性房性心动过速。

⑧交界性心动过速。

窄 QRS 波心律失常进一步诊断和治疗往往是通过减慢房室结的传导。没有大的室性 QRS 波群,基本为房性节律(心房颤动、扑动和异位房性心动过速)。此外,如果房室结是心动过速电路(AVNRT 和 AVRT)的一部分,减慢房室结传导可以停止心动过速。

2. 宽 QRS 波的心动过速

(1)QRS 间期≥120ms。

①室性心动过速(VT)。

②室上性心动过速伴有差异性传导。

③预激性心动过速(Wolff-Parkinson-White 综合征)。

④心室起搏器。

(2)通常情况下,宽 QRS 波心动过速,在执行治疗计划之前,需要的诊断工作更具挑战性。室性心动过速的治疗方法,与伴差异传导的室上性心动过速或预激性心动过速的治疗方法不同。

(3)提示室性心动过速的原因如下。

①已知结构性疾病:有冠心病或心功能不全的患者,室性心动过速很可能是宽 QRS 心动过速的原因。

②QRS 波形态的改变:与以前的心电图比较,QRS 波形态的显著变化和(或)心电轴的显著偏移,提示为室性心动过速(VT)。

③室房(VA)分离。

④融合/夺获的心搏。

⑤QRS 波在心电图 $V_1 \sim V_6$ 导联正或负的一致性。

(4)心电图 201 有附加的标准，以帮助决定广泛的复杂性心动过速的节律(见第 23 章)。

(三)治疗

1. 临床上不稳定的心动过速

(1)无脉搏或临床不稳定的心动过速患者，需要立即用非同步的高能量电击(为 200J、300J、360J)除颤，随后是执行高级生命支持（ACLS)中适当的心肺复苏(C-A-B)，高质量的心外按压特别重要。

(2)胺碘酮：持续无脉性室速的患者，应给予 300mg 静脉注射 1 次，重复静脉注射 150mg 1 次。

(3)每 3～5 分钟给予肾上腺素 1mg IV(静脉)/IO（骨内)。

(4)也可以给予加压素 40UIV/IO。

(5)如果室性心动过速/心室颤动(VF)持续，最大输出能量的电击每 30～60s 1 次。

(6)如果怀疑有高钾血症，应该给予钙和碳酸氢盐。

2. 临床上稳定的心动过速

(1)窄 QRS 波群的心动过速

①可以通过颈动脉窦按摩，提高迷走神经张力使房室结的释放减缓；然而，对已知有颈动脉疾病(CAD)的患者应该避免。

②腺苷：可迅速静脉推注(6～12mg)，接着用生理盐水冲注。当给予腺苷时，最好有连续的 12 导联心电图监测"心脏节律"。应告知患者可能有脸发热的感觉和咳嗽。

(2)宽 QRS 波群的心动过速

①单形性室速：应使用胺碘酮(150 mg，10min 输注，随后为 1mg/min 连续滴注 6h，然后 0.5mg/min，连续输注持续 18h)。备选的方案包括普鲁卡因胺或索他洛尔。如果患者病情不稳定或仍为室速，应考虑用镇静药及同步除颤电击。

②在没有禁忌证的情况下，复发性室速(室速迸发)药物治疗的一般顺序是：静脉输注胺碘酮；静脉输注和口服 β 受体阻滞药；静脉输注利多卡因；静脉和口服苯二氮䓬(benzodiazepine)，以及全身麻醉和气管插管。电生理研究和导管消融可治疗室速。选择性的去交感神经术(脊髓麻醉和星状神经节手术)，在难治性病例可能需要用心室支持设备[主动脉内球囊反搏(IABP)或

左心室辅助装置(LVAD)]。

③多形性室速:迅速导致临床情况不稳定。窦性节律时的 QT 间期延长,可能是尖端扭转型的先兆。及时的治疗应包括静注镁 4g,超速起搏或异丙肾上腺素 5μg/min 静脉滴注。胺碘酮(在 10min 以上静注 150mg)可能有帮助,尤其对用药前 QT 间期正常的患者。应检查基本用药,或是否有药物过量。

④持久性尖端扭转型室速需要除颤。

(四)特别注意事项

1. 在基础心电图有 QT 间期延长的患者,应该审查是否应用可能使 QT 间期延长的药物。

2. 开始用抗心律失常药物治疗的患者,应连续心电图监测和定期做 12 导联心电图。Ⅲ类抗心律失常药物(amiodarone and sotalol,胺碘酮和索他洛尔)可以延长 QT 间期。Ⅰ类抗心律失常药物能延长 QRS 波群。

3. 对于静脉应用利多卡因的患者,应该频繁的检查神经系统及测定血清利多卡因水平,以避免药物毒性。

三、ST 段抬高型心肌梗死(STEMI)

1.“时间就是心肌!”是无数关于 ST 段抬高型心肌梗死临床研究的首要主题,意味着早期成功的冠脉再灌注,能改善短期和长期的结果。

2. 静脉溶栓药物和(或)经皮冠状动脉介入治疗,可使合适的患者达到再灌注。

3. 详细的讨论见第 12 章,包括基准目标和处理流程图。

四、心肌梗死晚期的并发症

(一)一般原则

1. 心肌梗死晚期并发症包括心肌梗死后发生的缺血性、机械性、心律失常性、炎症性并发症或血栓性事件。

2. 自从应用早期再灌注治疗后,梗死后并发症的发生率已显著下降。

3. 大面积、无临床表现或表现滞后的心肌梗死,延迟或不完全性的再灌注依然是威胁生命的心肌梗死晚期并发症的高风险因素。

(二)诊断

1. 紧急的床旁超声心动图检查,作为心肌梗死晚期并发症的快速诊断非常重要。

2. 在重症监护室(ICU)治疗心梗患者时,有助于记忆的口诀“可怕(FEAR)的心肌梗死”“FEAR A MI”是易于记忆危及生命并发症的合乎逻辑的方式。

(1)心力衰竭(failure):左心室功能障碍是心肌梗死生存率有力的预测指标。大面积梗死、高龄和(或)有糖尿病的患者,更可能出现心力衰竭的临床症状。心肌梗死后收缩性心力衰竭的治疗见第5章和第14章。

(2)积液和心脏压塞(effusion and tamponade):心肌梗死后积液很少危及生命,其原因可能是炎症或出血。如果存在心脏压塞的生理学改变,应考虑为心室破裂引起的出血性积液(参见“心脏压塞”)。

(3)心律失常(arrhythmia):心肌梗死特殊的心律失常包括以下几种。

①加速性室性自主节律(AIVR)被认为是一种再灌注节律,因为通常是在成功再灌注后立即发生。其特点是相对缓慢的心室率(80～110次/分)。

②室性心动过速(VT):经常是围梗死期内的终末性节律,常发生在住院的最初48h内,导致病死率增加。

③相比之下,非持续性室速,在住院期间或在梗死后的第一年内,并不增加死亡的风险。

④心肌梗死可以引起传导系统任何水平的阻滞。

⑤通常,近端(房室结)的传导性疾病与右冠状动脉梗死有关。这种类型的心脏传导阻滞往往随着时间的推移而恢复。

⑥远端(房室结以下)的传导性疾病,常常与较大的左前降支/室间隔支梗死相关,且持续时间更长,并可能危及生命。

(4)破裂(rupture)

①心室破裂往往很严重,是危及生命的临床表现。破裂可以发生在心室游离壁、室间隔或乳头肌。

②一旦临床上怀疑,应及时用超声心动图,以及肺动脉漂浮导管(PAC)诊断此严重并发症,至关重要。

(5)室壁瘤(aneurysm):急性心肌梗死的真性左室室壁瘤的并发率少于5%,但其生存率相当低。

①左室壁瘤的特征性心电图表现是Q波,伴有持续性ST段抬高;显然,最好的诊断方法是无创性影像学检查。

②假性动脉瘤,显然不同于真性动脉瘤,实际上是心脏破裂。最常见于

下壁心肌梗死，需要紧急手术处理。手术和药物治疗都有非常高的病死率。

(6)复发性缺血/再梗死(recurrent ischemia/reinfarction)：心肌梗死后又出现胸痛，可能由于不完全性的血供重建而发生复发性缺血。接受溶栓治疗的患者，有20%～30%发生复发性缺血，而经皮血管重建术后的患者，也高达10%。一系列的心脏生物标志物和心电图检查有助于识别有风险的患者。

(三)治疗

1. 与再灌注有关的加速性室性自主节律(AIVR)的临床情况，没有必要进行治疗。

2. 瞬间的近端(房室结)的房室传导阻滞往往不需要立即安置临时起搏器。唯一的例外是右心室梗死的房室传导阻滞，恢复房室同步可以提高右心室充盈，因而增加心排血量。

3. 远端(房室结以下)的房室传导阻滞常常与左前降支(LAD)/室间隔梗死相关，并且持续时间长，并可能危及生命。应尽可能立即安置起搏器。

4. 心室破裂，需要紧急外科会诊。

5. 通常情况下，抗心绞痛药物(硝酸酯类、β受体阻滞药)可控制复发性缺血的症状。

6. 因支架内血栓形成的再梗死，通常有严重的心绞痛，用药物治疗无效，心电图有演变性的ST段抬高。这些表现提示需要及时地进行血供重建。

五、心脏压塞

(一)一般原则

1. 心脏压塞是通过心包积液机械性的压迫心腔，抑制其正确的充盈。

2. 有心包积液并不一定意味着出现填塞性生理学改变。

3. 有关心包积液的病因，病理生理和非急诊处理的详细讨论见第17章。

(二)诊断

1. 特征性的参数

(1)心包内压力升高。

(2)右心室舒张期充盈受限。

(3)左心室心搏出量和心排血量减少。

2. 心脏压塞是伴有相对低血压的临床诊断。

3. 病史可以发现液体积聚的潜在原因和速率。

4. 相关的体检发现包括精神状态的改变、低血压、心动过速、颈静脉怒张和奇脉。

5. 心电图上的低电压和电交替及胸部 X 线片(CXR)出现水瓶状心脏影像是支持诊断的信息。

6. 超声心动图:经胸超声心动图的显著特征如下。

(1)心包积液。

(2)右心室舒张性塌陷。

(3)右心房有切迹。

(4)三尖瓣和二尖瓣的多普勒血流速度的变化分别>40%和>25%。

(5)下腔静脉扩张。

(三)治疗

1. 初始的医疗处理

(1)扩张容量:初始的治疗包括静脉输液增加前负荷。

(2)血压:用去甲肾上腺素维持血压,需要时可用多巴酚丁胺。

(3)避免用血管扩张药和利尿药。

(4)是否需做心包积液的引流,其方法(手术或经皮)和时间(紧急或择期)需根据每个患者病情的严重状况,是否有经过培训的医生,以及积液的病因决定。

2. 心包穿刺术

(1)心包穿刺术是一种可能威胁生命的操作,应该由受过训练的人员在血流动力学的监测下进行,并尽可能有超声的导引。

(2)在血流动力学不稳定的患者,可能需要盲目的经皮心包穿刺。

(3)如果有可能,应使用“心包穿刺术包”,可提供进行快速心包穿刺术所需要的所有用品。

(4)19 号钝尖的针连接注射器通过剑突下区进入 8cm。

(5)针尖向后朝向患者的左肩方向,以与身体成 30°的角度慢慢进针,同时轻轻地抽吸。

(6)在心包积液穿刺针上连接一个 ECG 电极,有助于避免刺入心肌。当针头接触到心肌时,显示器上可以看到电活动。

(7)如抽吸出清亮的浆液可能为心包或胸腔积液,抽吸出血性液体可能来自心包或右心室。

(8)如果压塞是低血压的原因，抽出 50～100ml 心包液体后血流动力学应该得到改善。

六、高血压急症

(一)一般原则

1. 严重的高血压影响肾(血清肌酐升高和血尿)、心血管(心绞痛、心力衰竭、主动脉夹层)和神经系统(头痛、精神状态改变、视网膜损伤所致视力改变和视盘水肿)。

2. 高血压危象(hypertensive emergency)是升高的血压导致终末器官损害的表现，必须用静脉给药迅速降低血压。

3. 相比之下，高血压急症(hypertensive urgency)可以用口服药物治疗，目的是在几天内使血压降低。

(二)诊断

1. 血压升高的记录，往往是收缩压(SBP)＞200mmHg 和舒张压(DBP)＞120mmHg。

2. 终末器官损伤在体检中的表现有神经系统的异常、肺水肿，或两臂之间血压读数有差异，提示主动脉夹层的可能。

(三)治疗

1. 用于高血压危象合理和安全的治疗目标是几个小时之内平均动脉压(MAP)降低 20%～25%。

2. 在最初的几小时内血压降低太多可能会进一步损害终末器官，特别是大脑。

3. 但是在主动脉夹层、左侧心力衰竭、肺水肿的患者例外，应快速使血压降到目标水平。

4. 为了最准确的测量血压，应考虑建立动脉通道测压。

5. 应根据病情调整降压药物的用量。

6. 常用的第一线静脉用药

(1)硝普钠(sodium nitroprusside)：是快速的动脉和静脉扩张药。静脉给药的开始剂量为 0.25μg/(kg · min)，每 5 分钟逐渐增加剂量至最高为 10μg/(kg · min)。硫氰酸盐的毒性是罕见的不良反应，但可发生在长期输注(几天)、有肝、肾功能不全的患者。

(2)拉贝洛尔(Labetalol):是一种 α 受体拮抗药和非选择性 β 受体拮抗药并有部分 β_2 受体激动药的性质。拉贝洛尔静脉应用的剂量为 20～40mg 每 10～15 分钟注射一次,或者是以 0.5～2mg/min 滴注。拉贝洛尔的相对禁忌证包括心力衰竭、心动过缓、房室传导阻滞和慢性阻塞性肺疾病。

(3)艾司洛尔(Esmolol):是一种作用迅速,半衰期短的 β_1 受体选择性药物。其相对禁忌证与拉贝洛尔类似。

(4)硝酸甘油(NTG):是作用弱的全身性动脉扩张药,在处理高血压伴有冠心病的患者时应予以考虑。通常的初始剂量为 5～15 μg/min,可每 5 分钟逐渐增加剂量至目标血压或出现头痛(常见的不良反应)。硝酸甘油起效快,作用的消失也快。

(5)肼屈嗪(Hydralazine):是直接的动脉扩张药。静脉用的起始剂量为 10～20mg。起效时间为 10～30min。肼屈嗪可引起反射性心动过速。有心肌缺血和主动脉夹层动脉瘤的患者禁用。

(6)非诺多泮(Fenoldopam):是选择性多巴胺(D1)受体的部分性激动药,能改善肾灌注。可能对于伴有肾功能障碍的患者尤其有益。静脉给药开始的剂量为 0.025～0.3μg/(kg·min),每 15 分钟增加 0.05～0.1μg/(kg·min),最大剂量为 0.1～1μg/(kg·min)。眼内压增高的患者应避免使用。

(四)特别注意的事项

1. 表现为高血压危象/急症患者,需要检查严重难治性高血压可逆性的原因。这些措施包括血液测试有关醛固酮增多症的指标和对肾动脉狭窄的非介入性扫描检查。

2. 高血压脑病

(1)选用的药物是硝普钠或拉贝洛尔。

(2)应尽量避免用中枢神经系统抑制药,如可乐定。

(3)抗癫痫药可能有助于癫痫发作的患者,并能降低血压。

3. 脑损伤

(1)维持脑灌注压的需要远远超过了迫切降低血压的需要。

(2)如果可行颅内压监测(ICP),平均脑灌注压(MAP-ICP)应保持在 70mmHg 以上。

(3)急性卒中或颅内出血。

①血压＞230/140mmHg:硝普钠是首选药物。

②血压为 180～230/140～105mmHg:拉贝洛尔、艾司洛尔或其他容易逐

渐增加剂量的静脉用降压药物。

③血压<180/105mmHg:延缓高血压的处理。

4. 主动脉夹层

(1)A型夹层:患者应转诊急诊手术矫正,并积极使用抗高血压药物治疗。

(2)B型夹层:抗高血压药物治疗。最初开始使用拉贝洛尔或艾司洛尔以降低心率,必要时随后用硝普钠。详细的方法请参见第29章主动脉夹层。

5. 左心衰竭伴有肺水肿

(1)应该用硝酸盐或硝酸甘油快速降低血压。

(2)小剂量髓襻利尿药往往有效。

6. 心肌缺血

(1)静脉给予硝酸甘油改善冠脉血流量、降低左心前负荷,并适度降低全身动脉压。

(2)应该加用β受体阻滞药以降低心率和血压。

7. 先兆子痫和子痫

(1)甲基多巴、中枢α受体阻滞药,已有大量的临床经验,是妊娠高血压的首选药物。

(2)胎儿在适当的监护情况下,也可以使用拉贝洛尔。

(3)妊娠时禁用血管紧张素转化酶(ACE)抑制药。

8. 嗜铬细胞瘤:可有明显的血压升高、大汗、显著的心动过速、面色苍白、四肢麻木/寒冷/刺痛。

(1)首选药物是酚妥拉明,5~10mg静脉给药,并可根据需要重复给予。

(2)如需要,可加用硝普钠。

(3)β受体阻滞药应该只适用于酚妥拉明之后,避免α肾上腺素能的活性。请注意,拉贝洛尔(α受体阻滞药和非选择性β受体阻滞药)和可乐定可影响儿茶酚胺的检测,而干扰嗜铬细胞瘤的诊断,所以在诊断之前不应该使用。

9. 可卡因相关的高血压危象,可用苯二氮类治疗。

(1)严重高血压应该用非二氢吡啶类钙通道阻滞药(例如静脉输液用地尔硫䓬)、硝酸甘油、硝普盐或酚妥拉明治疗。

(2)虽然,拉贝洛尔具有α拮抗药的活性而可能被应用,但β受体阻滞药有对抗其拮抗α肾上腺素能活性的风险,应该避免应用。

七、心源性休克

(一)一般原则

1. 对于急性失代偿性心力衰竭(ADHF)的评估和治疗的流程图见图5-1和图14-2。

2. 有6%～8%的急性冠脉综合征患者在住院期间可能发展为心源性休克,经常是因急性ST抬高型心肌梗死(STEMI)所致。

3. 休克的客观测量指标包括精神状态、尿量、动脉和静脉的氧合作用。其他有帮助的次要指标包括血压、心率、经肺动脉漂浮导管(PAC)的测定值、血清肌酐和肝酶。

【定义】

1. 有器官低灌注的症状和低输出量体征的心源性休克患者的即时死亡率最高(>50%)。

2. 如果患者收缩压<90mmHg,心脏指数<2.2L/(min·m^2),是典型的左心室泵衰竭,为心源性休克的原因。

【病因】

最常见的原因是严重和急性损害左心室功能的广泛心肌梗死。较少见的原因包括:右心室心肌梗死和机械性并发症,如乳头肌功能不全或断裂、室间隔破裂和游离壁破裂。

【风险因素】

1. 发生休克的风险因素包括:年龄、糖尿病、前壁心肌梗死、既往心肌梗死、周围血管疾病史、左心室射血分数降低,以及较大面积的心肌梗死。

2. 心肌病是常见的原因。

(二)诊断

【临床表现】

1. 心源性休克患者有低血压显著、外围血管收缩(皮肤厥冷)、无尿现象,往往有精神状态改变。

2. 脉搏细速。心脏检查有第三和(或)第四心音的心动过速。

3. 应特别注意提示室间隔缺损(VSD)或乳头肌断裂的收缩期杂音。

4. 也可能存在颈静脉怒张和肺啰音。

【诊断性测试】

1. 可能显示动脉缺氧、肌酐升高和乳酸性酸中毒。

2. 胸部 X 线检查(CXR)可以揭示肺淤血的证据。

3. 床旁超声心动图可快速提供有关左心室收缩功能和机械性并发症,如急性室间隔穿孔、重度二尖瓣关闭不全、游离壁破裂及心脏压塞的信息。

4. 在这种情况下设置肺动脉漂浮导管(PAC)是恰当的,对鉴别左心室梗死和右心室梗死、机械性并发症、血容量不足均有帮助。

5. 此外,当开始用正性肌力药物和(或)提供容量补给时设置肺动脉漂浮导管将有助于指导治疗(见第 8 章)。

(三)治疗

1. 即时处理

(1)氧气:如可能,保持血氧饱和度在 90%以上。气管插管可能是必要的,但要注意,可能因为使用镇静药和正压通气导致心脏充盈量降低引起血压的进一步降低。

(2)药物治疗:立即停止 β 受体阻滞药和血管扩张药。

(3)静脉输液:目标是使肺毛细血管楔压(PCWP)维持在 18mmHg 左右。肺毛细血管楔压低的患者将受益于缓慢的输液。肺水肿或肺毛细血管楔压增高的患者,静脉给予呋塞米往往有效。但必须警惕与利尿作用有关的低血压。

(4)正性肌力药物和升压药:血管升压药物对心源性休克有效,但应在肺动脉漂浮导管的指导下逐渐调整用量。

①如果收缩压<70mmHg,以去甲肾上腺素 2μg/min 开始,逐渐增加至 20μg/min 使平均动脉压达到 70mmHg。

②如果收缩压为 70~90mmHg,以多巴胺开始。多巴胺在 2~5μg/(kg · min),分别通过 β 和多巴胺特异性受体增加心排血量和肾血流量。在 5~20μg/(kg · min)剂量时,多巴胺有 α 肾上腺素能刺激作用而导致血管收缩。

③当收缩压>90mmHg 时,多巴酚丁胺是首选药物。开始时多巴酚丁胺的剂量为 2.5μg/(kg · min),慢慢地增加到有效剂量[通常最大剂量为 10μg/(kg · min)]。如果其他制剂已证明无效时,可以使用作为正性肌力药物和血管扩张药的磷酸二酯酶抑制药——米力农(milrinone)。

2. 先进的支持技术

(1)由于继发于泵衰竭的不可逆性器官损害的心源性休克,可导致高发病率和死亡率,已开发出先进的经皮或经手术置入的治疗方法。

(2)有理由考虑将患者转诊到能为心源性休克进行先进治疗的医疗机构。

(3)治疗性干预和设备

①冠脉再灌注：一系列的试验研究已经证实了血管重建(经皮或手术)或药物治疗对心源性休克患者的疗效。前瞻性的 SHOCK 研究比较了接受药物治疗和血供重建对急性心肌梗死 36h 内发生心源性休克患者的疗效。虽然，30d 的死亡率没有差别，但在早期血供重建的患者，6 个月和 1 年的死亡率有显著的降低。较年轻的患者(≤75 岁)早期血供重建获得的利益更大，而年龄较大的患者药物治疗有较好的结果。

②主动脉内球囊反搏(IABP)和经皮左心室辅助装置(LVAD)：主动脉内球囊反搏(由介入性心脏专科医生放置)可降低后负荷、增加冠脉灌注、增强舒张压、轻度增加心排血量。有关主动脉内球囊反搏和经皮左心室辅助装置的进一步讨论见第 8 章。

(四)特别注意事项

1. 在β受体阻滞药、血管紧张素转换酶(ACE)抑制药、血管扩张药减量或停用时，长期心力衰竭的患者可能最终仍会衰退，参阅第 14 章和第 15 章心力衰竭的处理。

2. 有左心室辅助装置(LVAD)的患者，复苏时不能用力压迫。如果用左心室辅助装置的患者发生问题时，如可能，安排转诊到能获得功率、流量和脉冲的指数的左心室辅助装置中心。由于这些患者都有增加出血的风险，应即刻(STAT)进行全血细胞计数和国际标准化比值(INR)检查，并纠正血红蛋白至 100g/L 和 INR 1.5～2.0。

3. 原位心脏移植发生心源性休克的患者，应进行上述的处理，并转移到心脏移植中心。应考虑排斥反应是心脏移植失败的原因，往往需要心内膜心肌活检证明，并调整治疗用药。如果时间允许，快速的经胸超声心动图与心肌组织多普勒成像技术可以提供关于心脏瓣膜和收缩功能有价值的信息。

八、心脏设置的突发事件(心脏起搏器和除颤器)

(一)一般原则

有心脏设备的患者，存在两种类型的心脏设置的突发事件。

1. 在起搏器依赖的患者，起搏器发生故障，出现有症状的心动过缓或起搏器失效引起心脏停搏。

2. 有除颤器的患者发生多次体内心律转复除颤器(ICD)的电击。

(二)诊断

1. 识别设置。要求有心脏设置的患者携带身份证(设置识别卡),提供有关设置的类型和制造商的信息。

2. 确定节律。12 导联心电图能迅速确定患者的心律和心脏设置的反应。

3. 心脏起搏器不能感知心搏,或者未能以起搏输出夺获心律。如果患者有潜在的症状性心动过缓,或因没有有效起搏的心脏停搏,可导致心脏危象。

4. 通常,在 24h 内体内心律转复除颤器(ICD)的电击≥2 次,需要引起注意。可能是由于复发性室性心律失常,或是因快速心室率的室上性心动过速,或者是体内心律转复除颤器不适当的感知,最常见的是由于导线断裂或移位。

(三)治疗

1. 检查设置和胸部透视往往可以帮助识别心脏节律转复器的编程/功能的问题。针对转复器或心律失常的问题进一步处理。

2. 如果患者有症状性心动过缓,治疗应着眼于保持合理的心率(参见"症状性心动过缓"一节)。

3. 如果患者遭受不适当的体内心律转复除颤器的电击,可用医用磁铁放置在脉冲发生器上,暂停体内心律转复除颤器的治疗,不起搏。

(四)特别注意事项

1. 定期检查心脏设置,监控导联性能的变化,可以预先提示导联的失效。

2. 现在,无线家庭监控可用于许多新的心脏设备,并已证明能够快速识别重要的临床可纠正的事件。

3. 快速性心律失常的药物和(或)导管消融治疗,可以防止体内心律转复除颤器未来的电休克。

(原著者 Sara C. Martinez and Phillip S. Cuculich)

第 8 章

Chapter 8

危重心血管病的救治

对危重患者心血管问题的处理很复杂,但非常重要。心室充盈的改变、心肌灌注减退、心脏节律障碍、重度的瓣膜病变均可使处理复杂化。适当的选择患者,及时地治疗,本章中所描述的介入性操作,有助于指导治疗,使危重患者的病情稳定。但是,当运用所有的介入性操作时,适当的理解适应证、技术、结果的解释和排除故障是取得成功的关键。在本章中将讨论以下 5 种技术。

1. 肺动脉漂浮导管(PA;Swan-Ganz 导管)。
2. 临时性经静脉起搏。
3. 心包穿刺。
4. 主动脉内球囊反搏(IABP)。
5. 经皮心室辅助装置(VAD)。

一、肺动脉漂浮导管(PA;Swan-Ganz 导管)

一般原则

1. 现在,肺动脉漂浮导管已成处理危重患者中,既重要又有争议的方法;该技术系介入性,而且有发生并发症的风险,仅是用于诊断,不是为了治疗。

2. 然而,肺动脉导管可能会提供有关心脏压力、心排血量(CO)、左/右心脏充盈压、全身和肺血管阻力,以及分流量有价值的信息。

3. 特别是,肺动脉导管可以帮助识别休克的病因,或在复杂性休克的复苏中操作的缺陷(表 8-1)。

表 8-1 休克:病因学——根据血流动力学区分

休克的病因	肺血管楔压	右房压	心排血量	全身血管阻力
心源性	高	高	低	高
感染性	低	低	高/正常	低
肺栓塞和肺动脉高压	正常	高	低	高/正常
低血容量	低	低	低	高

二、诊 断

(一)诊断性测试

1. 静脉通路部位的选择 应根据每个患者的不同情况、所选的不同位置的风险和利益决定。

(1)通常,采取左锁骨下和右颈内静脉途径的方法,有符合导管自然弯曲度的优点,是最容易让导管进入肺动脉的通道。

(2)可以用经股静脉的途径,但需要在透视的引导下放置,并且有深部静脉血栓形成和感染的高风险。

(3)改良 Seldinger 技术,可放置一个 7 号或 8 号导引导管(也就是所谓的鞘)。

2. 球囊的插入 漂浮导管的球囊充盈,在导管向前进展中,监控和记录通过右侧心腔各部分(图 8-1)特征性的压力波。

(1)一旦进入肺毛细血管楔嵌形位置时,球囊放空,以获取肺动脉压力曲线。如果球囊放空后仍出现肺毛细血管楔压(PCWP),可能需要回撤导管,直至观察到肺动脉压力曲线。

(2)然后球囊应慢慢地重新充盈,而充盈量要达到记录出肺毛细血管楔压的曲线,以便用于随后的楔压的测量。

(3)用透视引导便于球囊顺利的插入,特别是对于体内留置有心脏设备的患者。

3. 确认肺动脉导管所在的位置 一旦肺动脉导管的位置通过缝合固定合适,应进行胸片(CXR)检查确认肺动脉导管的位置,如果使用锁骨下或颈内静脉的途径,应评估有无气胸。

(1)理想情况下,导管尖端应置于肺的Ⅲ区,该区的动脉压超过静脉和肺泡的压力，从而可使血液不断地流入左心房。

(2)此时，为了使风险降低到最小，除非正在测量肺毛细血管楔压，应放空球囊。

4. 压力的测量和波形

(1)为了完成完整的诊断研究，当导管前进到右侧心腔各部位时，应当注意和记录在每个部位的压力；正常的血流动力学数值列于表 8-2。

表 8-2　正常的血流动力学数值

心排血量指数[L/(min · m^2)]	2.6～4.2
肺毛细血管楔压(mmHg)	6～12
肺动脉(mmHg)	16～30/3～12
平均(mmHg)	10～16
右心室(mmHg)	16～30/0～8
右心房(mmHg)	0～8
体血管阻力(dynes · s · cm^5)	700～1600
肺血管阻力(dynes · s · cm^5)	20～130

(2)血流动力学的解释必须包括对压力测量误差的评估，如压力表上参考的零点不准确，由于输液线中的空气引起的波形阻尼过度和跟踪曲线上的杂音引起的阻尼低下。

5. 右心房压力曲线(图 8-1)

(1)右心房的收缩在心电图(ECG)P 波之后，在右心房压力曲线上产生 a 波，随着心房的舒张，右心房压力下降，其曲线称为 x 下降支。

(2)右心房的充盈来自静脉循环，当右心室(RV)收缩时，三尖瓣瓣环的逆行运动产生 v 波。由于三尖瓣的开放，血液由右心房汇入右心室，造成右心房压力的下降，从而产生 y 下降支。

(3)a 波的峰值压力高于 v 波的峰值压力，有显著三尖瓣关闭不全的病例除外。

6. 右心室压力曲线

(1)右心室收缩在 QRS 复合波之后，产生一个快速向上的收缩压波形。

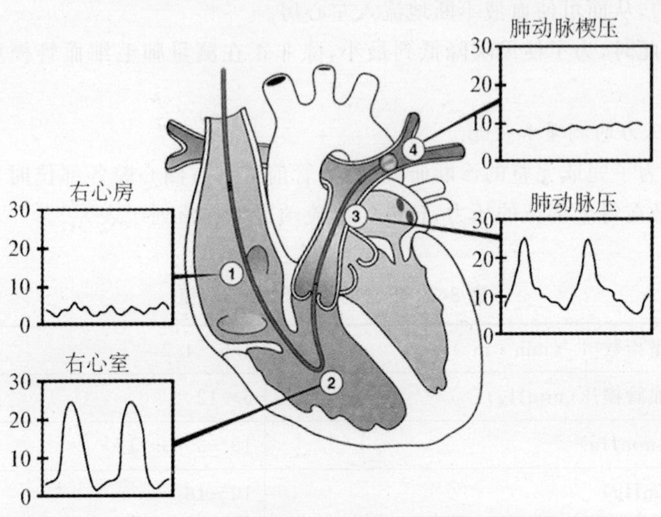

图 8-1 进行右心导管检查时各心腔和部位的压力曲线

(引自:Marino PL. The ICU Book, 2nd ed. Philadelphia, PA: Lippincott Williams & Wilkins;1997:157.)

(2)心室舒张时,压力波形下降并达到最低点。

7. 肺动脉压力曲线

(1)正常肺动脉压力曲线是由与右心室收缩相一致的收缩期波组成。压力波中的下降支有重搏切迹,对应于肺动脉瓣关闭。

(2)下降的最低点代表舒张末期动脉压。

8. 楔压曲线 由左心房传输到肺毛细血管的压力,可以看到 a 波、x 下降支、v 波和 y 下降支,相对应的分别是左心房收缩、左心房松弛、充盈和排空。

9. 心排血量(CO) 心排血量的单位为 L/min,心脏指数(CI)是体表面积标准化后的心排血量。测量心排血量的两种常见方法是菲克法和热稀释(TD)的技术。

(1)菲克法是基于身体对氧的提取与心排血量成反比的概念。氧的提取可以通过动静脉氧(AVO_2)差来确定,此关系通过下面的方程式表示。

$$心排血量(L/min)=\frac{耗氧量(ml/min)}{动静脉氧差(ml/L)}$$

①氧消耗量可以根据患者的年龄和性别从列线图中确定或估计。

②在实际应用中，混合的静脉血氧饱和度样品可测定肺动脉血，而动脉血氧饱和度可从主动脉（SAO_2）或其他动脉中测得，加上血红蛋白含量列入下面的公式可计算出心排血量。

$$心排血量(ml/min)=\frac{耗氧量(ml/min)}{13.6\times(动脉氧-静脉氧饱和度)\times 血红蛋白(g/dl)}$$

③常数13.6表示血红蛋白的携氧能力。菲克法最准确的是用于心排血量低的患者，对于心排血量高或有显著分流的患者，菲克法最不准确。

（2）由热稀释（TD）的技术确定心排血量的方法是，将已知量的指示剂（10ml冷盐水）注入右心房，由在肺动脉中导管远侧尖端的热敏电阻测量指示剂的稀释率。

①产生时间-浓度曲线，在曲线下的面积相当于心排血量。

②测量3～5次，取得心排血量的平均值。

③在此方法中，要用一根热稀释导管，置近端在右心房（RA），远端侧有一热敏电阻。

④此技术价廉，容易进行，并且不需要从动脉采血样本；然而，在某些情况下可能导致结果不可靠，如三尖瓣关闭不全、肺动脉瓣关闭不全、心内分流和心排血量低。

10. 血管阻力

（1）通过经血管床流量的压力梯度计算血管床的阻力。

（2）全身性血管阻力（SVR）由以下公式确定

$$全身血管阻力=\frac{平均右房压-平均动脉压}{心排血量}$$

①通常，全身性血管阻力在系统性高血压的患者增高，也可见于心排血量低和代偿性血管收缩的患者。

②全身性血管阻力降低可发生在心排血量升高不适当的患者中（例如脓毒症、动静脉瘘、贫血、发热和甲状腺功能亢进症）。

（3）肺血管阻力（PVR）由以下公式计算

$$肺血管阻力=\frac{(平均肺动脉压-平均肺毛细血管楔压)}{心排血量}$$

肺血管阻力升高可见于肺动脉高压、肺疾病或艾森门格综合征。

11. 分流量的计算　心内分流的大小和方向，可以用下面的公式计算体循环和肺循环血氧饱和度的比值。

$$Qp/Qs = (SAO_2 - MVO_2)/(PVO_2 - PAO_2)$$

(1)Qp 是肺循环血流量，Qs 是全身血流量，SAO_2 是全身性动脉血氧饱和度，MVO_2 是混合静脉血氧饱和度，PVO_2 是肺静脉血氧饱和度，PAO_2 是肺动脉血氧饱和度。

(2)通常，混合静脉血氧饱和度等于肺动脉血氧饱和度，除非有心房或心室水平的分流和(或)先天性异常，在这种情况下混合静脉血氧饱和度可由 Flamm 校正计算。

$$MVO_2 = [(3 \times SVCO_2) + (IVCO_2)]/4$$

(3)$SVCO_2$是上腔静脉的氧饱和度，$IVCO_2$是下腔静脉(IVC)的氧饱和度。

(4)肺静脉血氧饱和度可以从导管末端楔嵌在肺毛细血管的位置采取(但必须小心)，真正的肺静脉血氧饱和度应从左心房采取，但不太可能。Qp/Qs>1 提示由左向右分流，而<1 则提示为右到左的分流。

(二)并发症

虽然肺动脉导管是相对简单的操作，也可能有以下并发症的风险，包括以下几种。

(1)空气栓塞。

(2)心内膜炎/败血症。

(3)肺动脉破裂。

(4)出血/咯血。

(5)心脏压塞/穿孔。

(6)肺梗死。

(7)右束支传导阻滞(如果已有左束支传导阻滞则发生完全性心脏传导阻滞)。

(8)气胸(如果使用左锁骨下静脉的方法)。

(9)持续性室性心律失常。

(10)血栓性栓塞。

正如所有的操作方法，精心的策划、良好的技术和监督可降低可能的并发症。

三、经静脉临时起搏

(一)一般原则

1. 缓慢性心律失常可因传导系统的内在疾病或因作用于传导系统的外

部因素导致(见第 24 章)。

2. 应用临时起搏器的适应证和应用临时起搏器的临床情况列于表 8-3。

表 8-3　经静脉临时起搏常见的指征

情况	条件
三度房室传导阻滞	症状性先天性完全心脏传导阻滞 症状性获得性完全心脏传导阻滞 术后症状性完全心脏传导阻滞
二度房室传导阻滞	莫氏Ⅰ或Ⅱ型房室传导阻滞
急性心肌梗死	症状性心动过缓 高度房室传导阻滞(三束支阻滞) 前壁心肌梗死的完全性房室传导阻滞
窦房结功能障碍	症状性心动过缓性心律失常
心动过速的预防/治疗	心动过缓依赖性心律失常

3. 很重要的是需要注意心肌梗死的位置,这对传导系统疾病的预后和治疗有很大的影响。

(1)在一般情况下,近端(房室结)的传导系统疾病与右冠状动脉的梗死有关。可能导致瞬间的房室传导阻滞,常常不需要即时置入临时起搏器。

(2)唯一例外的是右室梗死的房室传导阻滞,为恢复房室再同步可提高右心室充盈,因而提高心排血量。

4. 远端(房室结以下)的传导疾病经常与左前降支/室间隔梗死相关,而且更持久并危及生命。应尽力立即给予起搏。

(二)诊断

诊断性测试如下。

1. 经静脉起搏涉及起搏导管的插入,通常是进入右心室直接刺激心肌。

2. 简言之,经皮进入位点的选择,通常为右颈内静脉或股静脉。

3. 尽可能不用左侧中心静脉做经静脉起搏;因为,如果需要永久性起搏器,此处是经皮进入的优选部位。

4. 改良的 Seldinger 技术可以用 6-Fr 的导引鞘放置。

5. 在顶端有球囊的双极起搏电极导管,易漂浮进入右心室的尖部。

6. 保证双极起搏电极置于正确位置的其他方法包括透视(最常见的),导管尖端电图和在起搏器刺激时的 ECG 节律描记。

7. 通过荧光透视或胸部 X 线片证实起搏电极的位置后,将电极导线连接到起搏发生器。

8. 有人工三尖瓣瓣膜的患者是安置经静脉起搏器的相对禁忌证。在下腔静脉安置过滤器患者,不应通过股静脉放置起搏器。

9. 起搏发生器的感知性可设置为按需(同步)模式,或固定的(非同步)模式。

(1)在按需(同步)模式下,电极“感知”心脏内在的电活动;在没有传导时,脉冲发生器以预先调节的电压产生一次脉冲。

(2)固定的(非同步)模式,不管自身基础的传导如何,按每分一定量的设置发送脉冲。

10. 必须建立起搏阈值,其定义是为去极化或夺获心室所必需的最少电流(mA)量。

(1)该阈值是操作者为电极可起搏室壁设置的一个接近理想的电量。因此,阈值越低,起搏电极越接近心室壁。最佳的起搏阈值为<1mA。由脉冲发生器提供的电压通常在起搏阈值之上,至少为 2mA。

(2)应每天检查两次起搏阈值,如果>2mA,应限制患者于卧床休息位和考虑重新放置电极。

11. 速率的设置取决于临床情况。通常情况下,设置在每分钟 40～50 次,作为固有心脏速率的备用心率,但心排血量非常低的患者例外。为了预防快速性心律失常,起搏率通常设定在约每分钟 100 次,直至基本易感性情况被纠正。

(三)并发症

1. 经静脉临时起搏引起的并发症如下。

(1)气胸。

(2)心肌穿孔。

(3)出血。

(4)室性心律失常/非持续性室性心动过速。

(5)血栓栓塞。

(6)感染。

2. 在节律记录的曲线上显示尖峰后没有启动心室夺获则表示未能夺获

起搏(即不存在心室除极)。

(1)很可能是由于电极移位,提示起搏阈值增高,超过了由脉冲发生器提供的电压。

(2)应立即增加脉冲发生器的电压,直至可以看到适当的起搏,并且应重新定位电极的位置。

(3)未能起搏的其他原因包括导线的断裂,过于敏感的起搏脉冲发生器,可感知胸部肌肉收缩的脉冲,而抑制脉冲发生器发出的脉冲。可以通过减小脉冲发生器的敏感度纠正,或设定为固定的(非同步)模式起搏。

3. 膈肌被起搏是与预设的电压高有关的并发症;是起搏电极通过右心室壁刺激膈神经的结果;也可能提示右心室壁的穿孔,电极直接刺激膈肌。如患者打嗝的速率等于起搏所设定的速率时,要特别引起注意。

四、心包(放液)穿刺术

(一)一般原则

1. 心脏压塞的及时诊断和治疗非常重要,存在难治性休克的患者,应该高度怀疑心脏压塞的可能。

2. 心脏压塞所致的低血压可能是由外伤、心脏穿孔或心肌梗死(MI)导致的急性事件,或者也可能是转移性癌症或感染所致。

3. 经胸超声心动图(TTE)和胸部计算机断层扫描(CCT)可诊断心包积液,而心脏压塞是临床诊断。

4. 确定即将发生失代偿的迹象,如贝克三联症(Beck triad)(低沉的心音、颈静脉怒张和低血压)、呼吸急促、奇脉和心动过速,则应促使临床医生尽快实施床边超声心动图检查,并计划进行心包穿刺。

(二)诊断

诊断性测试如下。

1. 准备

(1)如果时间允许,应在床边做经胸超声心动图(TTE)检查。

(2)探头应放在患者剑突的左侧 1~2cm 处。从该位置可估计心包积液的深度和程度,并可以确定心包穿刺进针的角度。应在该位置做标记和注意角度。之后,整个胸部要消毒,铺上无菌的消毒巾。

(3)如果有助手帮忙,应在经胸超声心动图的心尖四腔心切面的引导下进行。

2. 途径

(1)虽然有一个预先准备的心包穿刺包最好,但紧急的心包穿刺可以用基本的设备进行。

(2)心包穿刺可以通过剑突下、心尖或胸骨旁的办法。

(3)消毒和铺上消毒巾后,在患者剑突左侧 1～2cm 处,用 21-G 和(或)25-G 针头,1%～2%的利多卡因进行局部麻醉。应当注意使麻醉部位达到最低肋骨。

(4)用 18-G 的穿刺针(取决于患者可用 9～15cm),引导针应以 15°朝向患者的左肩进入皮肤,穿刺针经引导针向前推进,引导针仍留在原位,深度应接触到患者的肋骨。

(5)然后抽出引导针,接上含有 2～3ml 利多卡因的 10ml 的注射器。使注射器保持负压,继续向下,深达接触到肋骨的位置。

(6)推进中可推注 0.5～1ml 的利多卡因可达到继续麻醉和保持针头通畅。此时,在经胸超声心动图上不能很好地显示针头的位置。

3. 超声心动图的确认

(1)一旦针头刺入心包,心包内液体自然地吸入到 10ml 的注射器,此时应该注射入生理盐水造影剂。

(2)经胸超声心动图可通过生理盐水造影剂证明穿刺针是在心包腔内。如果在右心室内出现气泡,应将针头慢慢往回抽,并再次注射生理盐水造影剂,直到经证实针头是在心包内为止。

(3)右心室被针头刺伤很少引起持续出血入心包,除非存在肺动脉高压,凝血功能障碍或血小板减少。

4. 引流管的放置

(1)在心包腔的位置确定后,用 0.035 英寸(1 英寸≈2.54cm)的 J-型尖导线通过穿刺针推入心包腔。

(2)然后,用手术刀在皮肤上做一切口准备放置引流管。

(3)将穿刺针移除后,用血管扩张钳将切口扩张至引流管的大小(6～8.5Fr),放入引流管,在向前推进时小心地转动以扩张皮肤和软组织。

(4)然后可以交换引流管。本书作者选择的是通过一个 60ml 的注射器经三通活栓连接到引流袋,用手抽吸排出液体。

(5)引流的量是否适当,可以通过经胸超声心动图,以及生命体征和症状改善证实。一旦手动抽吸不再有液体,则将引流管缝合固定于皮肤,并连接到 Jackson-Pratt 引流装置。

(6)随后每天用经胸超声心动图确定引流是否充分。

5. 心包液的实验室研究，应根据患者的临床情况而定，然而，应做的基础研究包括 pH、细胞学、革兰染色和培养及抗酸染色。

6. 如果决定过渡到手术心包开窗术，应送心包活检进行组织学分析。

(三)并发症

心包穿刺的并发症。

(1)右心室刺伤。

(2)冠状动脉刺伤。

(3)气胸。

(4)出血。

(5)小肠刺伤。

(6)感染。

五、主动脉内球囊反搏术(IABP)

(一)一般原则

1. 主动脉内球囊反搏术，是20世纪60年代开发的第一个可以放置在床头的机械血流动力学支持装置。

(1)目前，它仍然是心源性休克或难治性缺血的初始治疗的支柱，因为它能提供心肌供氧/需求比率的改善和某些循环的支持。

(2)由于其概念简单，便于插入和长期的临床跟踪记录，主动脉内球囊反搏术仍然是最广泛应用的机械心脏支持装置。

2. 主动脉内球囊反搏术是通过反搏血流动力学发挥其作用。该球囊在心脏舒张期快速膨胀和收缩过程中紧缩。球囊的膨胀和紧缩提供了2个具体的血流动力学效应。

(1)舒张期的增强：主动脉瓣关闭后，球囊膨胀导致舒张压增加，因而增加冠脉灌注压。

(2)收缩期减低负荷：在主动脉瓣开放前球囊紧缩，除去了主动脉的有效容量导致后负荷降低，降低了左心室的心肌耗氧量。

3. 应用主动脉内球囊反搏支持的适应证如下。

(1)心源性休克：急性心肌梗死、急性二尖瓣关闭不全、室间隔缺损、心肌炎、应激性心肌病(Takotsubo 心肌病)或药物中毒。

(2)不稳定型心绞痛。

(3)在高风险的冠状动脉介入治疗中,用作预防。

(4)严重的症状性主动脉瓣狭窄,尤其是伴有心力衰竭时。

(5)严重的多支或左主冠状动脉疾病,需要紧急心脏或非心脏手术时。

(二)诊断

诊断性测试如下。

1. 应用主动脉内球囊反搏前,应审查患者的临床资料以明确有无以下禁忌证。

(1)显著主动脉瓣关闭不全。

(2)腹主动脉瘤。

(3)主动脉夹层。

(4)败血症。

(5)无法控制的出血。

(6)严重的双侧周围血管疾病(包括双边股腘动脉旁路移植术)。

(7)显著的髂动脉纡曲。

2. 途径

(1)如同放置血管内的任何设置一样,应为患者做严格的消毒,铺无菌的消毒巾。

(2)常常用微穿刺技术,用改良的 Seldinger 技术经皮进入股总动脉。

(3)本书作者通常用手注射血管造影剂于执行球囊反搏支持的同侧髂股动脉,做动脉造影以排除显著的外周动脉疾病和确认动脉系统是否适合此设置。

(4)虽然现在用的一些主动脉内球囊反搏系统无鞘,本书作者一般放置一根 7.5 Fr 或 8 Fr 的鞘,以确保操作的安全。

3. 放置

(1)应准备一套尺寸适当的球囊泵装置(根据患者的高度)。

(2)尽管主动脉内球囊反搏系统多种多样,大部分系统在 IABP 导管内有 0.025 英寸(1 英寸≈2.54cm)的导丝,以便引导导管无损伤地插入鞘直至胸主动脉。

(3)在透视下,不透射线的导管尖端可以推进到主动脉弓的中点,然后移除导丝。

(4)然后,启动主动脉内球囊反搏系统,每一次治疗需注满氦气。患者准备好后，应在胸部X线透视下确认球囊放置的位置以及是否可充分的扩张。

(5)在紧急情况下，上述程序可在床边，没有透视的帮助下进行。

(6)系统启动后应用全身抗凝治疗(最常见的是静脉滴注肝素)。

4. 处理

(1)通过胸部X线透视确认主动脉内球囊反搏系统尖端的位置在主动脉弓的正下方(在左锁骨下动脉的远处)很重要。

(2)放置主动脉内球囊反搏系统期间，应每天进行监控的项目如下：①检查下肢远端的脉搏；②检查左桡动脉的脉搏(确保左锁骨下动脉仍然通畅)；③血小板计数(血小板减少症)；④胸部X线透视确认其位置；⑤球囊按时充气和放气。

(3)为了优化主动脉内球囊反搏支持，球囊的充气和放气的时间最重要(表8-4)。

①虽然现代的主动脉内球囊反搏系统的控制台可以通过心电触发执行自动时间程序的(autotiming algorithm)运算法则，但可能仍然需要手动定时调整。

②评估周期最好的方法是打印一份1∶2膨胀率的追踪曲线，这样可以同时评估一个支持循环周期和一个不支持循环周期(图8-2)。

③球囊充气应与动脉波形的重搏切迹一致。

④球囊放气，在动脉波形上，应在左室的收缩之前。实际上，可以通过最大化的"V"的最低点定时。

(4)通过仔细的调整时间，应避免以下可能发生的四种情况。

①球囊充气延迟：如果球囊充气曲线出现在重搏切迹(晚至主动脉瓣关闭后)之后，则提示球囊充气延迟。在这种情况下，舒张期增强的效应降低导致降低冠状动脉灌注改善的程度。

②球囊充气提前：球囊充气在主动脉瓣关闭之前，则增加后负荷因而增加心肌的耗氧量。这种情况特别危险。

③球囊放气提前：在等容收缩期和心室射血之前球囊放气，使主动脉再次注满血，减少了收缩期后负荷降低，以及降低心肌耗氧量的效益。

④球囊放气延迟：球囊放气延迟到主动脉瓣开放之后使后负荷再次增大，进一步增加了心肌的耗氧量。

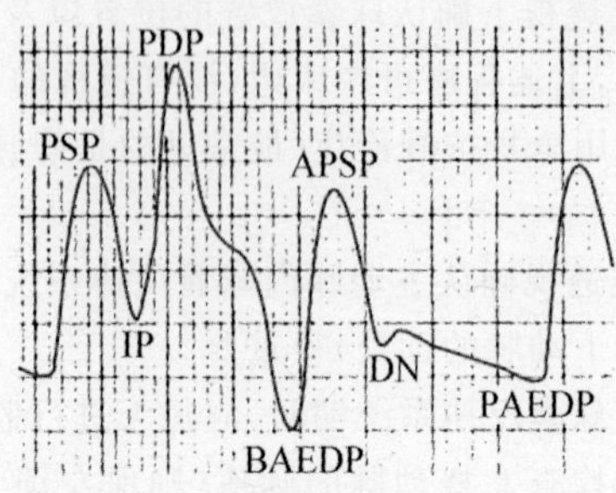

图 8-2 IABP 的正常动脉波形，设置为用泵 1:2搏动（每隔一次心搏，球囊充气和放气）

PSP. 峰值收缩压；IP. 充气点；PDP. 峰值舒张压；BAEDP. 球囊主动脉舒张末压；APSP. 辅助峰值收缩压；DN. 重搏切迹；PAEDP. 患者主动脉舒张末期压

［引自：Sorrentino M，Feldman T. Techniques for IABP timing，use，and discontinuance. J Crit Illn，1992(7)：597-604.］

表 8-4 主动脉内球囊反搏系统的术语

术语（以 1:2的泵送速率）	作用
峰值收缩压	与球囊泵活动无关的收缩压
充气点	动脉压曲线上球囊充气的起始点，刚好在重搏切迹之后
峰值舒张压	由于反搏的球囊充气替代了主动脉的血容量导致舒张压的升高
球囊主动脉舒张末期压	主动脉内的最低压力，反映球囊放气
辅助峰值收缩压	收缩的峰值，反映由球囊泵产生的后负荷减小
重搏切迹	动脉压波形下降斜率的标志，是主动脉瓣关闭和舒张开始的信号

（三）并发症

1. 可能发生血小板减少症，是由于球囊泵的机械性破坏或与肝素抗凝有关。

（1）通常情况下，血小板计数应在第 4 天开始反弹。

（2）然而，如果显著的血小板减少症继续存在，应考虑为肝素诱导的血栓性血小板减少症和持续的机械性破坏。

2. 肢体缺血，与在插入部位球囊导管的简单机械性阻塞有关，通常在除去球囊后能缓解。

3. 医源性逆行动脉夹层，可能是因为导线进入假性通道，或在夹层内的球囊充气，常常表现为严重的背痛。

4. 胆固醇栓塞，通常表现为双侧的肢体疼痛、冷、有斑点（网状青斑）、伴有嗜酸粒细胞增多、嗜酸粒细胞尿和血小板减少症，以及继发于胆固醇栓子的肾衰竭。

5. 如果主动脉内球囊反搏系统的中心腔内有血栓形成，可能会出现脑血管意外。因此，不应在 IABP 系统内的动脉采取血液。

6. 也可发生败血症，是由长期的球囊泵支持和异物感染所致。

7. 球囊破裂，它是由于钙化的主动脉导致。破裂的球囊可能会产生球囊内血栓，不可能经皮除去，需要请血管外科医生会诊。极少数情况下，球囊破裂可能与氦气栓塞有关。

六、经皮心室辅助装置

（一）一般原则

1. 经皮左心室辅助装置的应用，彻底改变了即将发生或证实为心源性休克患者的治疗。

2. 几十年来，血流动力学支持仍限于主动脉内球囊反搏（如上所述），体外膜式氧合，或手术置入左室辅助装置，每种方法都有其显著的局限性。

3. TandemHeart 系统（CardiacAssist Inc.，Pittsburgh，http://www.cardiacassist.com/TandemHeart，last accessed 5/21/13）and Impella systems（Abiomed，Danvers，http://www.abiomed.com/，last accessed 5/21/13）已允许用经皮的方法，相对快速和有效的（最多 5L/min）实现血流动力学支持。

4. 这些设备安置的技术方面都超出了本章的范围；然而，这些设备的概述将在本书内讨论。详情请参阅相关章节。

（二）诊断

诊断性测试如下。

1. Impella 2.5

(1)Impella 2.5 系统完全是经皮的。

(2)两种 Impella 装置都由带微型轴流泵的导管组成;入口放置在左心室,出口放置在升主动脉。

(3)该装置能够提供的最大支持为 2.5～2.6L/min,可持续 5min,但连续使用只能维持在 2.1～2.5L/min。

(4)使用这种装置的禁忌证是显著的主动脉瓣关闭不全。

(5)用标准改良的 Seldinger 技术,通常将导管放置在股总动脉,先行髂外和股动脉系统的血管造影以确认该动脉系统可以容纳 13 Fr 鞘和 Impella 导管。

(6)获得初始的通道之后,包括 13 Fr 鞘的放置,诊断性导管和导线通过主动脉瓣。然后包括有 0.018 英寸的金属丝通过诊断性导管进入左心室,之后移除诊断导管。

(7)然后,将 Impella 导管经 0.018 英寸的导线推进到左心室,并启动泵控制台。

(8)一旦放置完成,监控导管的位置是处理患者的重要组成部分。每天需做血细胞计数,脉搏的检查,胸部 X 线的检查,并用控制台监测其位置。

(9)虽然可能需要应用较长的时间,但已批准应用 Impella 2.5 的时间为 6h。

2. Impella 5.0

(1)Impella 5.0 在功能上类似于 2.5 模式;然而,因微型轴流泵壳体的直径是 21 Fr,导管的插入口必须通过外科手术切开。

(2)本书作者获得经皮进入口的做法是做对侧的髂股动脉造影,以证实动脉系统可容纳导管的插入。

(3)此外,Impella 5.0 的放置需在混合型手术室进行,必须有全身麻醉和外科的支持。除此以外,一旦外科切开股总动脉,放置 Impella 5.0 与放置 Impella 2.5 相似。

(4)该设备批准使用的时间仅限于 6h,然而,已有延长支持的时间并无显著并发症的报道。

3. TandemHeart 系统

(1)TandemHeart 系统在概念上不同于 Impella 系统的几个方面。

①泵在体外,由离心泵与流体动力轴承通过不断的肝素化的生理盐水注

入润滑支持旋转的旋翼。

②流入套管是经静脉通路做间隔穿刺放置在左心房。

③流出插管放置在股动脉。重要的是，虽然制造商建议可以使用经皮动脉途径，但是，由于股动脉插管的孔径较大，常需要使用手术切开。

(2)因为所采用途径上的这些不同，结果使 TandemHeart 系统在技术上更具挑战性，尤其是间隔穿刺的技术，某些手术者可能不熟悉。

(3)然而，TandemHeart 系统有几个优点。

①系统可以提供明确的完全性支持，可连续维持 5.0L/min 的输出量。

②流入套管的位置在左心房可能是有利于心肌梗死后有室间隔破裂的患者；因为，流入套管设置在左心室可加大从右到左的分流导致进一步的发绀。

③TandemHeart 系统被批准使用的时间为 14d。

4. 因为有全血流动力学的支持，在患者的处理中，至关重要的是有关医疗目标的决定。

5. 某些患者可能是心脏移植或手术置入左室辅助装置(VAD)疗法的适应证，其他一些患者可能有自限性心肌病，而另一些患者可能没有明确的临床终点。

6. 经皮放置左室辅助装置的决定，无论采用怎么样的途径，都应有明确的医疗护理计划。尽管如此，一旦有心源性全身灌注不足的迹象，应及时考虑到机械性的辅助，必须及时提供心室支持。

(三)并发症

因经皮左室辅助装置治疗而引起的并发症如下。

(1)溶血。

(2)弥散性血管内凝血。

(3)下肢缺血。

(4)感染。

(5)室性心律失常。

(原著者　C. Huie Lin, Alan Zajarias)

第 9 章

Chapter 9

心脏病患者进行非心脏的手术

一、一般原则

1. 已知或怀疑有心血管疾病的患者,需进行非心脏手术时的评估是心脏科会诊最常见的原因之一。

2. 会诊的作用是确定患者的心血管状况,患者的医疗情况是否处于可适应手术的范围内。

3. 心脏“可手术”不是目的,应强烈反对使用此术语。与之相反,做风险评估以得到最佳的结果才是目标,包括在合适的时候与外科医生、麻醉师及其他医生共同讨论。

4. 为了此目的,于 2007 年,美国心脏病学院(ACC)和美国心脏协会(AHA)联合发表的指南,提供了更新的建议(图 9-1)。

(一)分类

1. 术前的心脏评价应考虑手术的性质和患者的临床特征。

2. 在外科急诊的情况下,术前评估可能限于快速评估,包括生命体征、容量状态、血细胞容积、电解质、肾功能和心电图(ECG),直到完成急诊外科手术之前只能做最必要的测试和干预。

3. 在不太紧急的情况下,术前心脏评估可能导致不同的结果,其中一些可能导致推迟或取消择期手术。对围术期心脏评估和治疗的程序见图 9-1。

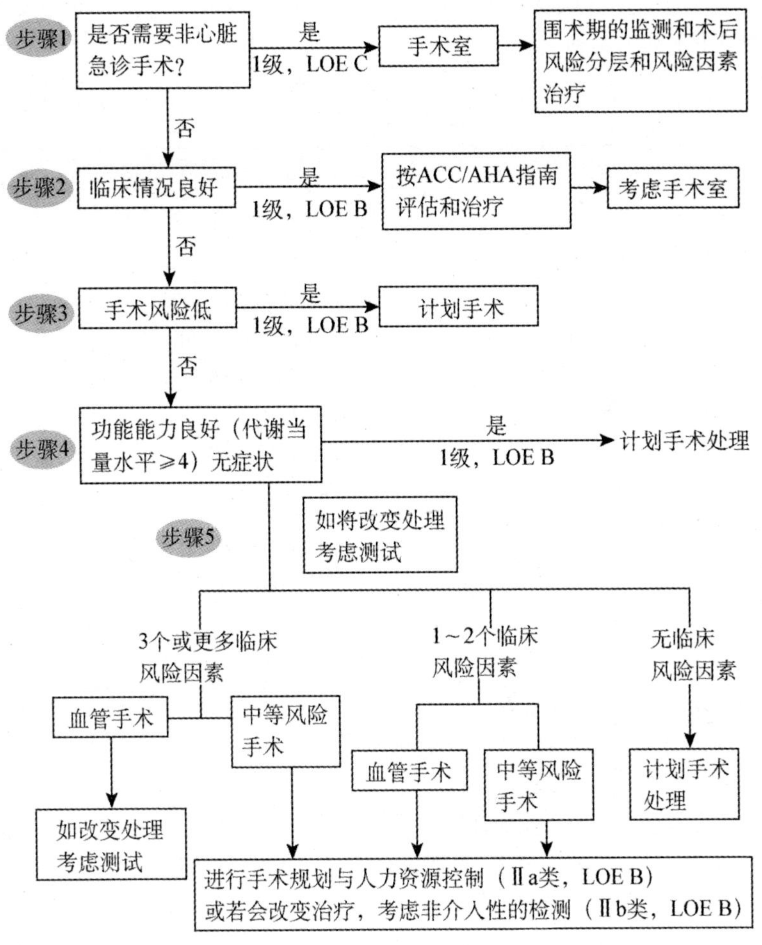

图 9-1 心脏评估和处理的流程图

LOE. 基本准则审慎水平

[引自：Fleisher LA，Beckman JA，Brown KA，et al. ACC/AHA 2007 guidelines on perioperative cardiovascular evaluation and care for noncardiac surgery：J Am Coll Cardiol，2007(50)：e159-e241.]

(二)风险因素

1. 考虑手术的风险水平。对于低风险的手术,术前无试验的必要。特定类型手术的风险列于表 9-1。

表 9-1 根据手术类型的风险分层[a]

风险分层	手术
高度 (报道的心脏风险常>5%)	主动脉和大血管手术 周围血管外科
中度 (报道的心脏风险一般为 1%~5%)	腹腔和胸腔手术 颈动脉内膜切除术 头部和颈部手术 骨科手术 前列腺手术
低度[b] (报道心脏风险通常<1%)	内镜手术 浅表的处理 白内障手术 丰胸术 门诊手术

a. 心源性死亡和非致死性心肌梗死合并的发生率

b. 通常术前不需要进一步的心脏测试

2. 对于中度和高风险的择期手术,可以应用图 9-1 的流程图。

3. 首先要了解的问题是,患者是否有良好的心脏状况(图 9-1,步骤 2)。如果有高风险的情况,择期手术应推迟到病情诊断明确和治疗完成后。这些情况包括以下几种。

(1)不稳定型冠脉综合征。

(2)不稳定或严重的心绞痛(加拿大心血管学会分类Ⅲ或Ⅳ级)。

(3)近期的心肌梗死(MI)(7~30d)。

(4)失代偿性心力衰竭。

(5)显著的心律失常(包括症状性心动过缓,Ⅱb 类或Ⅲ级房室传导阻滞、未能控制心率的心房颤动及新的室性心动过速)。

(6)重度狭窄性瓣膜病,主动脉瓣狭窄(平均压差>40mmHg,主动脉瓣口面积＜1.0cm^2 或是症状性)或有症状的二尖瓣狭窄。

二、诊　断

(一)临床表现

1. 如果没有急性的心脏状况,必须仔细评估患者的功能状态(图 9-1,步骤 4 和步骤 5)。

2. 患者的功能状态是围术期和长期心脏风险的可靠预测指标。根据不同的活动情况评估功能的状态列于表 9-2。

表 9-2　功能状态的评估

能量	活动
代谢当量 1 (MET 1)	生活能自理。吃饭、穿衣、上厕所 在室内活动,步行 1～2 个街区;在平地上每小时步行 2～3 英里(3.2～4.8km)
代谢当量 4 (MET 4)	在屋内做些轻的家务,如清洁工作或洗碗 能上楼梯,或上小山坡 在平地上每小时走 4 英里(6.4km) 短距离跑步 在屋内做些重活,如擦地板或提取或搬重的家具 中度的娱乐活动,比如高尔夫、保龄球、跳舞、网球双打或者抛出一个棒球或足球
＞代谢当量 10	剧烈的运动如游泳、网球、足球、篮球、滑雪

[改编自:Fleisher LA, Beckman JA, Brown KA, et al. ACC/AHA 2007 guidelines on perioperative cardiovascular evaluation and care for noncardiac surgery. J Am Coll Cardiol,2007(50):e159-e241.]

3. 能够完成代谢当量 4(METs)的患者,即使有其他心脏风险,其围术期并发症的风险也相对较低。

4. 如果患者无法完成代谢当量 4 的活动,但无自觉症状,其他临床风险必须考虑,其中包括以下几种。

(1)缺血性心脏疾病的历史。

(2)代偿性或以前有心力衰竭的病史。

(3)脑血管疾病史。

(4)糖尿病。

(5)肾功能不全。

5. 如果患者有这些风险因素的一种或多种,临床医生应考虑在手术前进一步的诊断测试(图 9-1,步骤 5)。

(二)诊断性测试

1. 如果患者无法完成代谢当量 4 的活动而没有症状,但有其他临床风险时,在手术前可以考虑进一步的诊断性测试(图 9-1,步骤 5)。

2. 在进行手术前测试之前,必须考虑阳性的检查结果和对后续血供重建的后果,特别是经皮冠状动脉介入(PCI)治疗。正如指南中所强调的那样,术前的测试应仅在有下列情况时才建议进行:所获得的信息将导致是否可行外科手术、在手术期间或手术后是否需要监测,改变药物治疗或需推迟外科手术,直至心脏状况得到纠正或稳定。

3. 有很少可控制的数据表明,对无症状的患者,术前血供重建可降低手术风险。请参阅药物治疗中的其他非药物疗法。

三、治　疗

(一)药物

1. 第一线药物　β受体阻滞药。

(1)在有中度或高度手术风险,没有做血供重建术的患者,建议在围术期用β受体阻滞药,能减少发生在围术期的风险。

(2)自 2007 年更新的指南出版以来,已有大量评估此治疗的安全性和有效性的研究。

①在围术期的缺血性评估试验中,患者随机分配到接受缓释美托洛尔琥珀酸盐(metoprolol succinate),固定剂量为 100mg 或安慰剂组,从手术前 2～4h 开始持续用 30d,复合的终点为心血管死亡、非致死性心肌梗死、非致死性心脏停搏。结果显示用β受体阻滞药组明显减少心肌梗死和冠状动脉血管重建术和心房纤维颤动,但伴有死亡率和卒中,低血压和心动过缓的发生率增加。批评的意见认为,固定的大剂量可导致患者低血压和预后较差。

②对比之下,荷兰应用负荷超声心动图评估心脏风险研究(DECREASE-IV),随机将择期非心脏手术患者分入服用比索洛尔(bisoprolol),用或不使

用他汀类药物与安慰剂组。于术前以低剂量比索洛尔开始，逐渐增加至心率达到 50～70 次/分。随机分配到比索洛尔的患者，心源性死亡和非致死性心肌梗死的发生率较低，没有增加围术期卒中或死亡率。但是，此研究结果的有效性也受到质疑。鉴于这些争议，ACC 和 AHA 发布了集中以围术期 β 受体阻滞药为题的更新内容指南的附录。具体的建议见表 9-3。

2. 二线药物　双重抗血小板药物治疗。

(1)非心脏手术都伴有促炎症和促血栓形成的状态，从而增加血栓形成的潜在风险，尤其是冠状动脉支架置入术。

(2)已证实，用阿司匹林和噻吩并吡啶(thienopyridine)的双重抗血小板药物治疗可以降低冠状动脉支架术后的心脏事件。

(3)PCI 术后提前终止噻吩并吡啶有急性支架内血栓形成的巨大风险，从而导致死亡率高。有支架血栓形成的既往史和冠状动脉支架位置有高风险的患者，血栓形成的风险增加。

表 9-3　β 受体阻滞药的适应证

手术	无临床风险因素	一个临床风险因素	冠心病或高心脏风险	正在用 β 受体阻滞药
血管	Ⅱb 级，证据水平：B	Ⅱb 级，证据水平：C	术前测试有心肌缺血患者：Ⅱa 级，证据水平：B 术前无测试，无心肌缺血患者：Ⅱa 级，证据水平：B CRF≥1 的患者 Ⅱa 级，证据水平：C	Ⅰ级，证据水平：C
中度风险		Ⅱb 级，证据水平：C	Ⅱa 级，证据水平：B	Ⅰ级，证据水平：C
低度风险				Ⅰ级，证据水平：C

CRF. 临床风险因素，包括缺血性心脏病史、心力衰竭、卒中及短暂性脑缺血发作，需要胰岛素治疗

(4)建议在接受裸金属支架置入之后,应用双重抗血小板药物治疗 30d,接受 PCI 与药物洗脱支架之后应用 1 年。在应用双重抗血小板药物治疗期间的患者,不能接受择期手术。

(5)应用噻吩并吡啶的患者,没有安全的替代性药物。

(6)为了最大限度地减少手术出血的风险,建议在非心脏手术最少 5~7d 之前,停用噻吩并吡啶的治疗。

(7)目前的指南建议,在接受任何类型冠状动脉血供重建的患者,在整个围术期继续服用阿司匹林,除非有严重的禁忌证。

(8)已经发现,在支架置入 4~6 周的患者,进行非心脏手术的支架内血栓,心肌梗死和死亡率极高。如果非心脏手术前临床上有 PCI 的指征,目前临床上偏向安置裸金属支架和择期手术,延迟到停用噻吩并吡啶 1 周后进行。然而,有关部门支架类型的影响和风险期仍然没有定论。

(二)其他非药物疗法

1. 用 PCI 进行术前血供重建

(1)在冠状动脉血供重建预防试验中,250 例患者随机分入血供重建或没有血供重建组。所有患者均有多种临床危险因素,而 75% 的患者在负荷成像测试中,都有中度至重度缺血性病变。结果显示,在 30d 或 2.7 年的随访期间,以死亡或心肌梗死为主要终点的发生率,在组间无显著性差异。

(2)荷兰应用负荷超声心动图评估心脏风险研究(DECREASE-V)确定的 100 多名有≥3 个临床危险因素,经负荷超声成像显示有广泛缺血病变并择期做大血管手术的患者。被随机分配接受血供重建,或最佳 β 受体阻滞药治疗,术前逐渐增加量至目标心率控制在<65 次/分。30d 的所有原因死亡率,或非致死性心肌梗死的发生率在血供重建和 β 受体阻滞药组之间没有差异。此外,在随访 1 年时,两组之间的结果也没有观察到显著性差异。

2. 相反,在接受腹主动脉手术的患者中,常规进行术前冠状动脉造影和随后选择性 PCI 的患者,与术前进行无创性检测只有证实有显著缺血的患者,才进行术前冠状动脉造影和随后的选择性 PCI 的患者相比,前者有更好的长期生存率和无事件存活率。两组患者均接受 β 受体阻滞药使心率<65 次/分。虽然其结果没有达到显著性,其趋向是常规血供重建的患者,围术期的结果更好。血供重建使较长期(>20 个月)的结果得到显著地改善。

四、监测/随访

1. 尽管手术前的风险评估,药物治疗和外科手术和麻醉技术已有很大的进步，心血管并发症仍是非心脏手术最常见，可治疗的不良后果。手术后有症状性心肌梗死的患者，其死亡的风险显著增加。因此，除风险低的患者之外，所有的患者术后应该请专科会诊进行风险评估。

2. 围术期的心肌梗死可以通过临床症状，一系列的心电图和手术前后的心肌特异性生物标志物的记录进行评估。因为目前的心脏特异性生物标志物的灵敏度得到改进，围术期心肌梗死的诊断率比以前更高。

3. 许多围术期的情况导致心室壁的应力增加，可导致肌钙蛋白升高，这种情况包括心力衰竭、低血压、败血症和肺栓塞。在围术期常规测定肌钙蛋白更容易识别无急性心肌梗死的患者，特别是在没有缺血症状及心电图变化时。血管重建术对有肌钙蛋白水平升高，但没有其他心肌梗死表现患者的作用仍不清楚。

4. 在临床上低危的患者接受低风险的手术方案时，不必要用常规心电图和心脏血清标志物常规监测急性冠脉综合征。此外，即使对有中至高度风险手术的患者，是否需常规使用肌钙蛋白一系列的测定也未很好地确定。临床怀疑有缺血，或有心肌缺血或梗死的心电图证据的患者，是用一系列心电图和肌钙蛋白测定的指征。

（原著者　Corey G. Foster and Lynne M. Seacord）

第10章

Chapter 10

稳定型心绞痛

一、一般原则

(一)定义

1. 心绞痛是由冠状动脉疾病导致的心肌缺血的症状。

(1)典型的心绞痛具有:①特殊性质和持续的胸骨后胸部不适;②可以由负荷诱发;③通过休息或硝酸甘油得到缓解。

(2)不典型心绞痛符合上述标准的两项。

(3)非心源性胸痛仅有一项或其症状不符合上述的标准。

2. 心绞痛症状可因人而异,但是可能包括劳力性呼吸困难、疲劳或虚弱、出汗、头晕、恶心和晕厥。

3. 不典型心绞痛症状在女性比男性中可能更常见,如上腹不适或其表述与心绞痛相关的症状。

4. 糖尿病患者可能会出现不典型的心绞痛症状(如上腹不适),而不是典型的胸部不适。

(二)分类

1. 心绞痛的加拿大分类法是被普遍采用的方法。是根据诱发心绞痛症状的活动程度评估患者的严重程度。

(1)Ⅰ类:剧烈活动诱发。

(2)Ⅱ类:中等量活动,比如上一层以上的楼梯。

(3)Ⅲ类:轻微的活动,如散步,上少于一层的楼梯。

(4)Ⅵ类:任何活动,休息时也可能会出现症状。

2. 心绞痛的严重程度与血管造影显示病变冠状动脉(或动脉)的狭窄程度不直接成正比。严重的心绞痛与增加死亡率或非致死性心肌梗死(MI)的短期风险相关。

(三)流行病学

1. 约 1500 万美国人有冠心病(CHD)。

2. 在美国,尽管缺血性心脏疾病的心血管疾病死亡率已明显下降,冠心病仍然是导致死亡的第一因素。

3. 几乎每 5 个死亡的人中,有一个是死于冠心病。

(四)病理生理学

1. 最常见的稳定型心绞痛是固定性的冠状动脉病变导致心肌氧供与心脏工作量增加氧的需求不匹配所致。

2. 心肌耗氧量的决定因素包括:心率(HR)、后负荷或全身血管阻力、心肌壁应力(由前负荷测量)和心肌收缩力。

3. 通常,心外膜冠状动脉的固定狭窄>原始管腔直径的 70%,足以限制病变部位远端的血流量。

4. 冠心病可以导致患者出现心力衰竭、心律失常、心脏性猝死。

(五)风险因素

1. 滥用烟草。

2. 高血压。

3. 糖尿病。

4. 代谢综合征。

5. 参见第 13 章。

二、诊　断

(一)临床表现

【病史】

1. 在患者出现胸部不适时,根据完整的病史往往可以做出准确的诊断(表 10-1)。

2. 侧重于症状的性质及其他信息(危险因素和过去的历史)将有助于患者风险的分层,并提供冠心病适当的预测概率。

3. 与胸部不适相关的信息

(1)位置。

(2)性质。

(3)发作时的状况。

表 10-1 根据年龄、性别和症状预测冠状动脉疾病的概率(%)

年龄(岁)	无心绞痛样胸部疼痛		非典型心绞痛		典型心绞痛	
	男性	女性	男性	女性	男性	女性
30～39	4	2	34	12	76	26
40～49	13	3	51	22	87	55
50～59	20	7	65	31	93	73
60～69	27	14	72	51	94	86

［引自：Fihn SD，Gardin JM，Abrams J，et al. 2012 CCF/AHA/ACP/AATS/PCNA/SCAI/STS guideline for the diagnosis and management of patients with stable ischemic heart disease. Circulation，2012(126)：e354-e471.］

(4)持续时间。

(5)严重程度。

(6)相关的症状。

(7)加重和减轻的因素。

4. 在糖尿病患者中，尽管有缺血性心脏疾病，可能没有任何心绞痛的症状。

5. 社会历史，包括在过去和现在的吸烟(使用的总年数)，以及吸毒史(可卡因或其他兴奋药)。

6. 功能状态的评估

(1)久坐的患者可能因不活动而不足以诱发心绞痛。

(2)或者，相对不活动的患者，可能是由于心绞痛的症状限制了他们的活动。

【体格检查】

与病史一样，体格检查是评价怀疑有冠心病患者的关键部分。重点的检查必须包括以下几种。

1. 生命体征　包括双臂的血压、心率和血氧饱和度。

2. 头部　耳朵、眼睛、鼻和喉：老年角膜环、黄色瘤、对角线耳垂折痕(弗兰克征)，颈部：颈动脉杂音。

3. 肺　啰音，如果胸痛发作期间出现啰音可能提示继发于缺血的肺水肿。

4. 心脏　杂音(提示狭窄或反流性瓣膜病)，S_3 或 S_4 奔马律和摩擦音。评估心尖冲动的位置、大小和特征。

5. 腹部　听杂音(主动脉或肾动脉)，搏动性肿块(腹主动脉动脉瘤)。

6. 四肢　外周动脉搏动(股动脉、足背动脉、胫后动脉等),股动脉杂音,血管神经性水肿,或血管供血不足的迹象。

(二)鉴别诊断

1. 先天性心脏畸形。

2. 心肌桥。

3. 冠状动脉炎。

4. 冠状动脉扩张。

5. 辐射病。

6. 可卡因。

7. 主动脉瓣狭窄。

8. 肥厚型心肌病。

9. 变异型(variant)心绞痛。可能在做心脏导管检测时,输注多巴胺、乙酰胆碱或麦角新碱激发冠状动脉痉挛。

10. X 综合征。

11. 其他心脏原因

(1)心肌病、慢性心力衰竭(认为继发于心肌拉伸)、心肌炎,与应激相关的可逆性左心室(LV)功能障碍(Takotsubo 心肌病)。

(2)心包疾病:心包炎。

(3)血管病:主动脉夹层。

12. 其他非心脏原因(表 10-2)。

表 10-2　胸痛的非心脏原因

肺	胃肠道
肺栓塞或肺动脉高压	胃食管反流病
肺实质:肺炎或气胸	食管痉挛或异常蠕动
胸膜组织:胸膜炎或胸腔积液	贲门失弛缓症
	食管炎
	食管破裂(布尔哈夫综合征)
	消化性溃疡病
	胰腺炎
	胆囊炎

续表

泌尿系统
  肾结石
  肾盂肾炎
	皮肤病
	  带状疱疹

肌肉骨骼
  肋软骨炎
  肋骨骨折
	类风湿关节炎
	  银屑病关节炎
	  纤维肌痛

精神科
  焦虑症
  惊恐障碍
  躯体形式障碍
  妄想性障碍	

(三)诊断性测试

可以根据临床怀疑为冠心病的程度和患者所经历的症状，选择对患者心脏疾病的初步评估。

【实验室】

1. 生化标志物包括全血细胞计数、空腹血糖和血脂，应对所有疑似为冠心病患者进行检测，对疑似为急性冠脉综合征(ACS)的患者应添加检测肌钙蛋白。

2. 基础 C 反应蛋白、脂蛋白(a)，与高半胱氨酸水平升高，伴有冠心病的风险增加，即使对没有标准心脏危险因素的患者，也应进行上述检查及评估冠心病的其他因素。

【心电图】

1. 休息时心电图(ECG)正常，不能排除冠心病。

2. 在稳定型心绞痛患者如有下列的心电图异常，可能是由心脏病所致。

(1)病理性 Q 波(>0.4mV，和大于相应 R 波的 25%)。

(2)与既往心肌梗死一致。

(3)静息 ST 段压低。

(4)T 波倒置。

(5)左心室肥厚。

【影像学】

如果有充血性心力衰竭、心脏瓣膜病或主动脉疾病的迹象，或者如果在物理检查中注意到有异常的心脏搏动，应做 X 线胸片。

【诊断方法】

1. 运动负荷试验

(1)运动负荷试验(无影像)提供的功能信息，可为疑似心绞痛患者进行风险分层。

(2)最常用的是 Bruce 方案，包括跑步机，每 3 分钟为一阶段增加速度和坡度。

(3)在跑步过程中，直到恢复期，监控对运动的适当生理反应、测量血压和心率。

(4)询问患者在跑步过程中，是否有心绞痛的症状。

(5)监控整个研究过程，以评估缺血性改变。

(6)Duke 跑步机得分(DTS)可提供预后的信息。

①DTS＝运动的分钟－[5×最大 ST 段偏差(mm)]－[(4×心绞痛记分)]。

②心绞痛记分被定义为 0(无心绞痛)，1(非限制性心绞痛症状)，或 2(因心绞痛需要终止测试)。

③DTS 分数＞(＋)5，(－)10～(＋)4，和＜(－)10 预测心血管事件分别为低、中、高度风险(表 10-3)。

(7)为获得最佳的敏感性，运动量必需足以使心率增加至最高预测心率的 85%(MPHR＝220－年龄)。

(8)为确定患者有无新的缺血，在进行运动负荷试验之前，应停用 β 受体阻滞药、钙通道阻滞药(CCBS)(维拉帕米和地尔硫䓬)和硝酸盐。如果是为了获得最佳的药物治疗，做运动负荷试验，这些药物可以继续使用。

(9)运动负荷试验的敏感性和特异性大约为 75%。

(10)影响测试特异性的不利因素包括：休息时的心电图异常，不能运动，或用药物(如，β 受体阻滞药)，可影响达到最高预测心率的 85%。

(11)在运动负荷试验阳性的定义为运动负荷试验中，发生以下事件中的任何一项，提示有严重的冠心病。

①在运动开始后出现新的 ST 段压低。

②多导联出现新的 ST 段压低＞2mm。

③运动后的血压降低。

④运动中发生心力衰竭或持续的室性心律失常。

⑤运动后到缺血性改变回到基线之前的间期延长(>5min)。

(12)运动负荷测试明显阳性的患者应接受心导管检查,以评估是否需要冠状动脉血供重建。

(13)运动负荷试验的禁忌证

①急性心肌梗死:患者情况稳定 48h 后,可以做次极量或症状限制性的运动负荷测试。在急性心肌梗死 4～6 周后,可以进行标准的运动负荷试验。

②经药物治疗后稳定的不稳定型心绞痛患者。

③导致症状或血流动力学异常的心律失常。

④症状严重的主动脉瓣狭窄。

⑤症状性心力衰竭。

⑥急性肺栓塞、心肌炎、心包炎、主动脉夹层。

表 10-3　根据 Duke 跑步机评分分组的生存率

风险组(分数)	总存活率%	4 年存活率(%)	年死亡率(%)
低度(≥+5)	62	99	0.25
中度(-10+4)	34	95	1.25
高度(<-10)	4	79	5

[改编自:Mark DB, Shaw L, Harrell FE Jr, et al. Prognostic value of a treadmill exercise score in outpatients with suspected coronary artery disease. N Engl J Med, 1991(325):849-853.]

2. 影像心脏负荷试验

(1)下列为影像运动负荷试验,作为初始诊断研究的适应证。

①有预激(沃帕威综合征)的证据。

②左心室肥厚。

③左束分支传导阻滞(LBBB)。

④心室起搏。

⑤静息时的 ST 和 T 波变化(自身的,或由地高辛治疗导致)。

(2)负荷心肌灌注显像(见第 30 章)。

①据报道,用铊-201(^{201} 铊)或锝-99m(^{99m}Tc)甲氧基异丁基异腈负荷心肌灌注显像,可使检测冠心病的特异性提高达 80%,敏感性达 80%～90%。

②运动负荷灌注显像可诊断与定位缺血的区域、射血分数，并可鉴别缺血与梗死的组织（存活心肌）。

（3）药物负荷试验

①用于负荷试验的 3 种血管扩张药有：双嘧达莫、腺苷和瑞加德松（Regadenoson）。

②腺苷通过 A2A 受体导致冠状动脉血管扩张。药物导致正常冠状动脉血管的舒张，比在缺血心肌区域的血管的舒张更显著。腺苷的不良影响是由激活 A1 [房室（AV）传导阻滞]、A2B（外周血管扩张）和 A3（痉挛）受体介导所致。

③Regadenoson 是另一种血管扩张药，然而，它与 A2A 受体有更高的亲和力，而与 A1、A2B 和 A3 受体的亲和力很少。因此，其不良反应要比腺苷少。

④甲基黄嘌呤（即咖啡因、茶碱和可可碱）是这种效应的竞争性抑制药，试验前需要停用甲基黄嘌呤。

⑤可用氨茶碱 50～250mg IV 逆转血管扩张药导致支气管痉挛的不良作用。

⑥用腺苷负荷试验的指征与运动负荷试验相同，其适应证有：无法履行适当的运动（即由于肺、周围血管疾病、肌肉骨骼或心理条件）。基本心电图异常，如左束支传导阻滞、心室预激综合征和永久心室起搏。可将临床稳定的急性心肌梗死后早期（超过 1d），或疑有急性冠脉综合征患者的风险分层为低至高度风险组。

⑦腺苷负荷试验的禁忌证包括：有明显哮鸣的哮喘患者，不应该接受腺苷负荷试验；已充分控制的哮喘患者不是禁忌；支气管痉挛；无心脏起搏器的二度或三度房室传导阻滞，或病态窦房结综合征的患者；收缩期血压＜90mmHg 的患者；最近使用双嘧达莫、含双嘧达莫药物（如 Aggrenox）的患者；在测试的 12h 内服用甲基黄嘌呤如氨茶碱、咖啡因和可可碱的患者；已知对腺苷过敏者；急性心肌梗死或急性冠脉综合征的患者。

⑧腺苷负荷试验的相对禁忌证包括严重的窦性心动过缓（HRs＜40 次/分）。

⑨腺苷常见的不良反应：潮红（35%～40%）；不具有冠心病特征的胸痛（25%～30%）；呼吸困难（20%）；头晕（7%）；恶心（5%）；症状性低血压（5%）。

⑩Regadenoson 负荷试验的适应证和禁忌证与腺苷负荷试验相同。几乎没有证据表明有支气管痉挛患者,可安全的用 Regadenoson;Regadenoson 常见的不良反应包括气短、潮红和头痛;不常见的不良反应包括胸痛、头晕、恶心、腹部不适。

(4)运动负荷超声心动图

①运动负荷超声有助于评估有心绞痛症状的患者是否有冠心病(见第31章)。

②与标准运动平板试验相比,负荷超声心动图可为临床提供检测和定位心肌缺血及可视化心肌结构和功能的信息。

③当患者不能运动到最佳水平(>最大心率的85%),或有其他特别的情况(见上文)时,用多巴酚丁胺的药物负荷试验可能是合适的。

(5)心脏磁共振成像和正电子发射断层扫描负荷试验:已证明,这些新的成像技术可作为非介入性方法评估冠心病(见第32章)。

3. 特定人群的负荷试验

(1)心肌梗死后的负荷试验

①急性心肌梗死后2~7d进行次极量的负荷试验,或在梗死4~6周后进行极量的负荷试验,以确定患者的缺血情况和提供预后的信息。

②在有或没有进行血供重建的急性心肌梗死后的患者,踏车负荷试验可提供帮助指导心脏康复计划的建议。

③血管扩张药介导的铊-201(^{201}铊)或锝-99m(^{99m}Tc)甲氧基异丁基异腈成像负荷试验,可以在急性心肌梗死患者临床情况稳定后的48h内执行。

(2)已确定冠心病患者中的负荷试验

①在经皮穿刺或外科血管重建术后无症状的患者,是否常规进行负荷试验仍有争议。

②在冠状动脉旁路移植术(CABG)>5年,和(或)经皮冠状动脉介入治疗(PCI)进行血供重建术>2年的患者,进行负荷试验是合理的。

③负荷试验应与影像(核或超声心动图)同时进行,可增加测试的敏感性,并可定位任何可能存在缺血的区域。

(3)女性的冠心病

①女性的负荷试验存在着某些男性没有的困难(见第38章)。

②这些困难反映了男性和女性之间,关于冠心病发病率和对运动试验的

敏感性与特异性的差异。

(4)老年人的负荷试验

①老年人运动试验有额外的问题,因为这些患者的功能常因肌肉无力,和不协调而受到损害(见第 36 章)。

②这部分患者鼓励用药物试验。

4. 冠状动脉造影

(1)冠状动脉造影或心导管技术被认为是诊断冠心病的“金标准”(见第 34 章)。

(2)适应证

①已知或疑似有心绞痛,负荷试验明显阳性的患者。

②曾发生心脏性猝死(如心室心动过速)的存活者。

③左主干或者三支病变预概率高的冠心病患者,或为其职业需要有明确的诊断者。

④最近的负荷测试未能明确诊断,又不能进行无创性检测者。

⑤经选择的因胸痛复发住院治疗,或希望有明确诊断,以及预测有冠心病的概率为中或高度的患者。

⑥怀疑缺血为非动脉粥样硬化原因的心绞痛患者(如冠状动脉异常、冠状动脉夹层和放射性血管病变)。

(3)经内科治疗稳定型心绞痛或无症状的患者,不是冠脉造影的适应证(Ⅲ类适应证)。

(4)可用于协助冠心病诊断的介入性诊断新技术(见第 34 章)。

①血管内超声。

②用于测定血流储备分数的多普勒导丝。

三、治　疗

1. 治疗的目标或对稳定型心绞痛患者是减轻缺血的症状。

2. 药物和血供重建术都是重要的治疗,此外应改进饮食和生活方式。

3. 有助记忆指导治疗缺血性心脏病患者的方法是“ABCDE”:A,抗血小板治疗(Antiplatelet therapy);B,控制血压/β受体阻滞药(Blood pressure control/β-blocker);C,降低胆固醇/停止吸烟(Cholesterol lowering/Cigarette cessation);D,控制糖尿病/控制饮食和减轻体重(Diabetes control/Diet and weight loss);E,运动/射血分数(Exercise/Ejection fraction.)。

(一)药物

1. 药物治疗的目的

(1)降低心肌耗氧量。

(2)改善心肌供氧。

(3)治疗心脏风险因素（如高血压、糖尿病和肥胖）。

(4)控制可能诱发缺血的因素(瓣膜狭窄和贫血)。

2. 阿司匹林

(1)已证实,在稳定型心绞痛患者中,服用阿司匹林可使心血管事件减少 33%。

(2)在医生健康(Physician's Health Study)的研究中,无症状的患者服用阿司匹林(325mg 隔天 1 次),5 年期间内心肌梗死发病率降低 44%。对阿司匹林过敏或不能耐受者,可用氯吡格雷(75mg/d)。

(3)重症冠心病患者,可同时用阿司匹林和氯吡格雷,但有增加出血的风险。

(4)怀疑有阿司匹林过敏的患者,应考虑请专治过敏症的医师会诊。

3. β 受体阻滞药

(1)有心肌梗死病史的症状性冠心病患者,应用 β 受体阻滞药作为初始治疗的药物。

(2)通过减慢心率、收缩力和血压有效的控制心绞痛,此外,减慢心率也可增加舒张充盈时间,并可增加冠脉灌注。

①调整药物的剂量使静息心率为每分钟 50～60 次。

②持续性心绞痛患者,目标心率＜50 次/分是必要的,可导致无症状的心动过缓,但不发生心脏传导阻滞。

③在适度运动(两层楼梯)后的心率应≤90 次/分。

(3)禁用于有严重支气管痉挛、显著的房室传导阻滞、显著的静息心动过缓或失代偿性心力衰竭的患者。

(4)有 β_1 受体选择性的 β 阻滞药（如美托洛尔和阿替洛尔)可考虑用于有哮喘、慢性阻塞性肺疾病(COPD)、胰岛素依赖型糖尿病或周围血管疾病的患者。

(5)过量的 β 受体阻滞药导致心动过缓症状,但又是必要的患者,可能是置入永久起搏器的指征。

(6)调节 β 受体阻滞药的剂量应该在 6～12 周。

(7)如果因不良反应需要停用β受体阻滞药,为防止心绞痛恶化或诱发缺血事件,停药时间应为 2～3 周。

4. 钙拮抗药(CCB)

(1)可用于对β受体阻滞药有禁忌,或有严重的不良反应,而不能耐受的患者。

(2)如果仅用β受体阻滞药不能完全有效的缓解心绞痛症状,可与钙拮抗药结合应用。

(3)钙拮抗药可降低全身血管阻力及血压、减少心肌耗氧量。

(4)钙拮抗药可减少跨膜钙的流量,从而降低冠状动脉血管阻力,增加冠脉血流量,因而增加心肌供氧,是对痉挛型心绞痛疗效的主要机制。

(5)钙拮抗药也可能降低心肌收缩力(负性肌力作用),而降低心肌耗氧量。

(6)有些钙拮抗药(非二氢吡啶类)可降低心率(负性变时性作用),或通过减慢房室结的传导从而减少心肌耗氧量。

(7)因为短效二氢吡啶类(如硝苯地平)可能有增加心脏不良事件的风险,应避免使用。

5. 硝酸盐

(1)硝酸盐是内皮依赖性血管扩张药。

(2)硝酸盐通过降低血压,从而降低后负荷,通过扩张静脉降低前负荷,而减少心肌耗氧量。

(3)硝酸盐也可扩张冠状动脉,增加心肌供氧。

(4)长效制剂可用于慢性心绞痛,舌下含服制剂可用于急性心绞痛;也可用作为β受体阻滞药和(或)钙拮抗药基础治疗的辅助药,或两者合用。

(5)舌下含服硝酸盐制剂可以作为心绞痛首要用药,或在从事已知可诱发心绞痛的工作之前,预防性用药。

①如果心绞痛发生在休息时或第 3 次舌下含服剂量未能反应,患者应该迅速求医。

②患者服药后可能发生低血压的不良反应,患者应该在坐位时服药。

(6)所有硝酸盐制剂都可能会发生耐受性,导致治疗的效果减低;暂时停用硝酸盐 10～12h,可以提高治疗的效果。

(7)硝酸盐制剂生成的活性氧的长期不良作用,可能会抵消硝酸盐的疗效。

6. 雷诺嗪(Ranolazine)

(1)减轻心绞痛的作用机制尚不清楚,然而,可能对心肌细胞钠离子通道的功能有作用。

(2)已证明,雷诺嗪有缓解心绞痛症状的疗效,其作用与心率或血压无关。

7. 血管紧张素转化酶(ACE)抑制药

(1)已有报道,在左心室功能正常,已用β受体阻滞药治疗的稳定型心绞痛患者,加用血管紧张素转化酶抑制药可减少运动诱发的心肌缺血。然而并不是所有的试验都显示有此疗效。

(2)认为,其潜在的好处与血压的影响无关。

8. 降低胆固醇的药物

(1)已证明,包括他汀类、酸类、胆汁酸螯合剂和烟酸等多种药物可以减少复发事件,提高冠心病患者的总体结果。

(2)在这些药物中,研究最多的是3-羟基3-甲基-戊二酰基辅酶还原酶或HMG CoA还原酶抑制药(他汀类药物)。

(3)一些证据表明他汀类药物的有益作用(多效性)是对血管内皮功能有效,与低密度脂蛋白水平无关。然而,2005年荟萃分析提出不同的意见。

9. 其他

(1)没有发现螯合疗法和针灸能有效地缓解症状,不推荐用于治疗慢性稳定型心绞痛。发表于2013年的美国国立卫生研究院赞助的评估螯合疗法试验的结果,引起高度争议。虽然其结果表明螯合疗法有效,但其结果的可靠性受到了严厉的批评。

(2)虽然动脉粥样硬化性疾病被认为是一种炎症介导的过程,但并没有证明应用抗生素可减少冠心病引起的临床事件。

(二)其他非药物疗法

1. 在确定药物治疗失败之前,应该尝试至少两种,最好是3种治疗心绞痛的药物。

2. 对药物治疗失败的难治性患者,如果尚未确定冠状动脉病变的部位,应进行冠状动脉造影。

3. 经皮冠状动脉介入治疗(PCI)

(1)有心绞痛患者进行PCI做血供重建术的理想人选是<75岁、有单-或两支血管的冠心病、左心室功能正常、无糖尿病病史。

(2)为了保证经皮血供重建术后血管长期的通畅率和总的结果,大多数病变需要在经皮腔内冠状动脉成形术(PTCA)后置入支架,其结果与单独经皮腔内冠状动脉成形术相比,可提高疗效。

(3)利用血供重建和积极的药物临床结果的评价试验(COURAGE)中,将稳定型心绞痛患者随机分配到接受最佳药物治疗和 PCI,或单独接受最佳药物治疗组,随访的中位数为 4.6 年。

①在随访的过程中,PCI 没有降低死亡,心肌梗死或其他主要的心血管事件的风险。

②需提出的是仅有<10%的患者被筛选入研究,多数患者仅作了 PCI,相对较小比例的患者接受药物洗脱支架。

③应适当的讨论关于介入治疗与药物治疗的决定。

(4)择期 PCI 的风险包括:<1% 的死亡率、2%~5%非致命的 MI 发生率,有<1%的患者因 PCI 失败需要进行急诊冠状动脉旁路移植术。

(5)冠状动脉夹层常常需用多个支架修复,但可能需要旁路移植手术。

4. 冠状动脉旁路移植术(CABG)

(1)冠状动脉旁路移植术最适合于心脏性死亡风险高的患者,包括:①左主干病变;②累及左前降支近端的两或三支病变和左心室功能不全的患者;③糖尿病和多支病变及左心室功能不全。

(2)手术的风险包括:1%~3%的死亡率,围术期心肌梗死的发病率为5%~10%,围术期卒中或认知功能障碍的风险较小;此外有 10%~20%的患者,移植的静脉在第一年失效;加之,由共发病导致的死亡率和并发症增加。

(3)在 5 年的随访中,约有 75%的患者保持没有心绞痛复发或心脏不良的事件。

(4)使用乳内动脉移植,10 年的通畅率为 85%,相比之下大隐静脉移植者为 60%。

(5)桡动脉移植的 1 年通畅率并没有被证明优于大隐静脉移植;然而,在一项荟萃分析中证明中期(1~5 年)和长期(>5 年)的通畅率,优于大隐静脉移植。

(6)经过 10 年的随访,有 50%的患者心绞痛复发,或因移植静脉失效或自身的冠状动脉导致的心脏事件。

(7)美国的两个试验[多中心旁路血管成形术的研究(BARI)和单中心

Emory 血管成形术与外科手术研究(EAST)]评估了 PTCA 与 CABG 在多支病变患者中的疗效。试验的结果显示约在 5 年时,早期和晚期的生存率在 PTCA 和 CABG 组相当。然而,亚组分析显示冠状动脉旁路移植术对于糖尿病患者和多支血管病变重症患者的生存率有明显的优势。

5. 其他治疗

(1)经皮技术[钇铝石榴石(YAG)激光]和心外膜的外科技术(CO_2 或 YAG 激光)激光心肌血供重建术已应用于临床。

①经皮的方法尚未获得美国食品药品监督管理局批准。

②开胸手术的方法是应用一系列透心内膜心肌渠道。

③已证明手术激光心肌血供重建能改善稳定型心绞痛患者的症状,虽然其机制有争议。另一方面,并非所有的试验都显示有效。

④对是否能提高运动能力的数据有争议,并且已证实对增加心肌灌注或降低死亡率没有任何好处。

(2)增强性体外反搏(体外反搏)是一种非药物技术,对慢性稳定型心绞痛患者的疗程为 1～2h/d,每周 5 次连续 7 周,负荷测试阳性结果的患者显示,可减少心绞痛的频率,并延长由运动诱发缺血的时间。

①增强性体外反搏可使 75%～80%的患者心绞痛症状改善。

②在确切的将体外反搏推荐用于临床之前,仍需要进一步的临床试验数据。

(3)冠心病心绞痛不是用螯合治疗的指征。

四、随　访

1. 根据患者心绞痛主诉的变化调整抗心绞痛的药物。

2. 患者心绞痛的主诉(频率、严重性或与活动相关的发作时间)有显著变化,或对调整药物治疗的疗效不好时,用负荷试验(可用与影像结合的方法)重新评估,必要时做心脏导管确定病变的程度,以确定是否适合血供重建(经皮或手术)。

(原著者　Sara C. Martinez and David B. Schwartz)

第 11 章

Chapter 11

急性冠脉综合征

第一节　急性冠脉综合征

一、一般原则

1. 急性冠脉综合征(ACS)代表一组与由动脉粥样硬化性冠状动脉阻塞导致的心肌缺血或心肌梗死(MI)相关的特殊临床情况。

2. 出于实用的目的,急性冠脉综合征可分为 ST 段抬高型 ACS[STE-ACS,或更常见是 ST 段抬高型心肌梗死(STEMI)]和非 ST 段抬高型 ACS(NSTE-ACS),其中包括非 ST 段抬高型心肌梗死(NSTEMI)和不稳定型心绞痛(UA)。值得注意的是这些综合征的临床表现和症状可能相似。

3. 非 ST 段抬高型急性冠脉综合征的主要治疗目标是减轻和(或)限制缺血,防止梗死或再梗死和改善预后。

(一)定义

1. ST 段抬高型心肌梗死(STEMI)(第 12 章)的诊断:有明确的临床表现,心电图上至少在两个相邻的导联(ECG)中出现 ST 段抬高≥1mm(0.1mV),伴有心脏生物标志物升高。

2. 非 ST 段抬高型急性冠脉综合征(NSTE-ACS)的诊断:有明确的临床表现,心电图(ECG)上 ST 段不抬高,可显示 ST 压低或 T 波异常,但也可能正常,有(NSTEM)或无(UA)的心肌坏死被心脏生物标志物的升高所证明。

3. 目前普遍应用的定义是欧洲心脏协会/美国心脏病学院基金会/美国心脏病协会/世界健康基金会工作组通过的急性心肌梗死(AMI)的定义。在有任何符合下列标准的临床情况,并有心肌坏死的证据:心脏的生物标志物升高，最好是血清肌钙蛋白，其中至少有一个值>参考上限的99%。

(1)缺血的症状。

(2)新的缺血性心电图改变(新的ST-T波改变或新的左束支传导阻滞)。

(3)新的病理性Q波。

(4)心脏影像证实新的梗死。

(5)由血管造影或尸检证明冠脉内血栓的证据。

(二)分类

非ST段抬高型急性冠脉综合征(NSTE-ACS)，可以根据有无心肌坏死(即升高的心脏生物标志物)分为不稳定型心绞痛(UA)和非ST段抬高型心肌梗死(NSTEMI)。

(三)流行病学

1. 于2012年，在美国新发的急性冠脉综合征病例约有785 000人，复发性的急性冠脉综合征约有475 000人。

2. 第一次急性心肌梗死的平均年龄，男性为65岁，女性为70岁。

3. 在美国，每25秒有一个人患急性冠状动脉综合征，每1分钟，有一个美国人死于急性心肌梗死。

4. 在美国，每6个死亡的人中，有1例死于急性冠脉综合征。

5. ST段抬高型心肌梗死(STEMI)和非ST段抬高型心肌梗死(NSTEMI)患者的住院死亡率相似。

6. 在1年的死亡率中，非ST段抬高型心肌梗死高于ST段抬高型心肌梗死。

7. 循证医疗的应用使急性冠脉综合征的死亡率显著下降；但有高达25%的急性冠脉综合征患者，未能接受最佳的药物治疗，导致这些患者的死亡率显著增加。

(四)病因

非ST段抬高型急性冠脉综合征心肌缺血的根本原因，是心肌氧供需之间不匹配的结果。这种不匹配是由于多种机制引起的，但是相互不排斥，包括以下几种。

(1)冠状动脉粥样硬化伴有斑块破裂或冠状动脉粥样硬化破损(见“病理生理学”)。

(2)有或没有与微血管功能紊乱(如血管内皮功能障碍)的血管平滑肌高

度收缩相关的心外膜冠状动脉收缩导致的冠状动脉痉挛。

(3)其他机械性阻塞冠状动脉血流量(如血栓栓塞和自发性冠状动脉夹层)。

(4)继发性的非 ST 段抬高型急性冠脉综合征,原因如下。

①冠状动脉血流量减少(如低血压)。

②心肌耗氧量增加(如心动过速和甲状腺功能亢进)。

③心肌氧输送降低(如贫血、缺氧)。

(五)病理生理学

1. 非 ST 段抬高型急性冠脉综合征/不稳定型心绞痛,典型的是因冠状动脉严重狭窄和(或)一过性闭塞导致。

(1)多数非 ST 段抬高型急性冠脉综合征是由于受影响的血管部分阻塞导致冠状动脉血液的供应显著减少所致。

(2)ST 段抬高型心肌梗死的主要原因是受影响的血管完全闭塞导致冠状动脉的血液供应突然中断,明显的不同于非 ST 段抬高型急性冠脉综合征。

2. 冠状动脉闭塞通常是由在易损斑块处的动脉粥样硬化性血栓形成所致,可能是以下两个原因造成的。

(1)动脉粥样硬化斑块的破裂。

(2)斑块糜烂或溃疡。

3. 冠状动脉粥样硬化血栓形成涉及在斑块破裂、溃疡或糜烂的部位,由血小板介导和由于内膜暴露于血流激发局部血栓形成的系列事件,最终导致局部的血栓形成。

(六)风险因素

1. 冠心病传统的主要风险因素包括:高血压、高脂血症、吸烟、糖尿病及发生冠心病年龄过早的家族史。

2. 对每个有非 ST 段抬高型急性冠脉综合征的患者,都应进行冠心病风险因素的全面的评估,以采取适当的二级预防。

二、诊　断

1. 临床上是根据患者病史、体格检查、心电图和心脏标志物诊断非 ST 段抬高型急性冠脉综合征。

2. 快速确定急性冠脉综合征的诊断,以便及时做风险分层和开始适当的治疗。

(一)临床表现

【病史】

1. 非 ST 段抬高型急性冠脉综合征的相关症状有很大的差异,可能包括以下几个方面。

(1)胸部压迫或沉重感,有或没有放射到一个或多个部位,如臂(单或双侧)、背、肩(单或双侧)、颈或颌。

(2)消化不良或胃灼热感。

(3)有和(或)无上腹不适的恶心和呕吐。

(4)气短或劳力性呼吸困难。

(5)虚弱、眩晕、头晕或意识丧失。

2. 医生应该认识到,>50%心肌梗死的患者可能无症状。

3. 可鉴别非 ST 段抬高型急性冠脉综合征与慢性稳定型心绞痛的症状包括以下几种。

(1)胸部不适持续>20min。

(2)胸部不适的严重程度、频率、持续时间增加。

(3)很轻的活动即出现胸部不适。

(4)限制体力活动后<2 个月内新发的劳力性心绞痛。

(5)心绞痛导致正常的体力活动严重受限(如步行 1～2 个街区或上一层楼即发生心绞痛)。

4. 可能不是非 ST 段抬高型急性冠脉综合征的症状包括以下几个。

(1)胸膜炎性疼痛。

(2)疼痛位于中或下腹区。

(3)用手指可指出疼痛的部位。

(4)运动或触诊使疼痛重复出现。

(5)疼痛持续几秒钟。

(6)疼痛放射到下肢。

(7)然而,不典型的症状不能排除急性冠脉综合征。

【体格检查】

1. 非 ST 段抬高型急性冠脉综合征患者的体检很少有特异性或敏感性。

2. 可能有助于支持考虑其他诊断。

3. 有助于评估心力衰竭和(或)休克的体征/症状包括以下几个。

(1)额外的心音(S3)。

(2)颈静脉压升高。

(3)肺部啰音。

(4)外周水肿。

(5)低血压。

(6)发绀。

(7)四肢厥冷或湿冷。

4. 警觉急性心肌梗死的并发症非常重要,因为某些体检发现既可能存在于非 ST 段抬高型急性冠脉综合征的过程,也可能是其并发症的体征(见第 12 章)。

(二)诊断标准

非 ST 段抬高型急性冠脉综合征是一个临床诊断,其根据如下。

1. 有如上述的心肌缺血的症状和病史。

2. 如果心电图表现为 ST 段压低和(或)T 波倒置,或瞬时非诊断性 ST 段抬高(但可以是在正常范围内)。

3. 心脏生物标志物的评估。

(三)鉴别诊断

1. 心血管　急性心包炎、心肌炎、心脏压塞、主动脉夹层、主动脉瓣狭窄、肥厚型梗阻性心肌病(HOCM)或充血性心力衰竭。

2. 肺　肺栓塞、气胸、肺炎、哮喘或慢性阻塞性肺疾病。

3. 胃肠(GI)　食管痉挛、食管炎、胃食管反流病、消化性溃疡、胃炎、胆囊炎。

4. 精神　焦虑症。

5. 肌肉骨骼　肌肉扭伤/劳损、肋软骨炎、肋骨骨折、疼痛性低肋综合征、纤维肌痛、炎性关节、SAPHO 综合征(即滑膜炎、痤疮、脓疱病、骨质增生和骨炎)、镰状细胞病和恶性肿瘤。

(四)诊断性测试

【实验室】

1. 症状出现时连续测量心脏生物标志物,然后每 6～8 小时重复 1 次。

2. 肌酸激酶(CK-MB)存在于骨骼肌和心肌细胞中。

(1)因为有了心脏的肌钙蛋白,肌酸激酶不再被视为诊断急性冠脉综合征敏感或特异性测试(见下文)。

(2)当症状模糊不清时,肌酸激酶对确定心肌损伤的时机有所帮助。

(3)肌酸激酶同工酶在正常人的血液中也可检测到,但含量低,含量的升高可出现在骨骼肌和心肌细胞损坏时。

(4)通常在损伤后4～6h含量升高,在10～18h达到峰值。

(5)由于其半衰期短,肌酸激酶同工酶对评估复发性心肌梗死后缺血性事件非常有用,因为水平下降后,又升高表明再梗死。

(6)经皮冠状动脉介入(PCI)后连续检测肌酸激酶,如有显著升高是诊断围术期心肌梗死的重要标志。

3. 心肌肌钙蛋白(肌钙蛋白T和肌钙蛋白I)是心肌坏死的高度特异性和敏感性的标志。

(1)正常人一般不易检测到。

(2)心肌损伤后,早在2h即可检测到。

(3)峰值水平发生在事件之后的8～12h,并可持续升高长达14d。

(4)心肌肌钙蛋白可能会升高的一些其他心脏和非心脏情况。

①直接心脏损伤后(如除颤器放电、心脏手术或消融、心脏挫伤、心包炎),应激性(Takotsubo)心肌病或高血压危象/急症。

②非心脏情况(如肺栓塞,急性和慢性肾脏疾病)。

③健康受试者极端的耐力性项目后(如马拉松比赛)。

④目前,已展示可增强检测血清肌钙蛋白灵敏度,较新的方法正在进行有关其特异性的进一步研究。

⑤已经显示,B型利钠肽可预测非ST段抬高型急性冠脉综合征的继发死亡率。

【心电图】

约50%的非ST段抬高型急性冠脉综合征患者有显著的心电图异常,其中包括以下几个方面。

1. ST段压低≥0.5mm出现在两个相邻的导联。

2. 在有显著的R波或R/S比值>1的两个相邻导联上有T波倒置≥1mm。

3. 心前导联上有对称性T波倒置>2mm,对心肌缺血诊断有相当的特异性,并应考虑其病变的部位是在冠状动脉左前降支(LAD)的近端。

4. 非特异性的ST段改变或T波倒置。

(五)诊断性测试

【冠状动脉造影】

1. 冠状动脉造影可为有非ST段抬高型急性冠脉综合征症状的患者提

供有关诊断的详细信息。

2. 用于患者接受最初介入性治疗的指征(见下文中“用早期介入治疗或非手术治疗策略”)。

3. 女性和非白种人都不太可能有显著的心外膜血管疾病(见第 38 章)。此类患者急性冠脉综合征的病理生理机制可能涉及微血管疾病,该问题目前仍在研究中。

【非介入性的负荷试验】

用成像方式的运动或药物负荷试验(超声心动图或心肌灌注)可用于风险相对较低的急性冠脉综合征患者的风险分层。

【新兴的影像方法】

1. 心脏电子计算机断层扫描(CT)、血管造影(CCTA)和心脏磁共振成像(CMR)已经被用于评估低风险的人群,但它的确切作用目前正在研究中(参见第 32 章)。

2. 在有症状,阻塞性冠心病的预测概率较低;特别是心电图和心脏生物标志物正常的患者中,心脏电子计算机断层扫描血管造影(CCTA)对排除冠心病非常有益。

3. 心脏磁共振成像可以评估心脏功能,用灌注成像(腺苷或多巴酚丁胺)检测存活的心肌,但此项检查耗时长、花费昂贵。有幽闭恐惧症和某些金属置入物(如起搏器/除颤器)的患者,不能接受检查。

4. 这些方法仍在评估中,目前正在对急性冠脉综合征患者进行大规模的临床研究。

三、治　疗

(一)风险分层

1. 风险分层使得医生可根据患者不良后果的风险,调整以证据为基础的诊断和治疗方案。

2. 快速评估缺血性和出血性不良结果的风险。

3. 心肌梗死溶栓(TIMI)风险评分可以根据预测死亡,心肌梗死或紧急血供重建(表 11-1)可能性的标准,区分患者的风险。

4. 已证实,心肌梗死溶栓风险评分较高与预后较差相关(图 11-1)。

表 11-1　心肌梗死溶栓(TIMI)风险评分的计算

每一个阳性的风险因素 1 分,总分为 TIMI 风险评分(最高 7 分)
风险因素
· 年龄＞65 岁(1 分)
· 已知有冠心病(＞50％狭窄)(1 分)
· 严重心绞痛症状(在过去 24h 内胸痛 2 次以上)(1 分)
· 入院时心电图 ST 段偏移(1 分)
· 血清心肌标志物升高(1 分)
· 在就诊前 7d 内使用阿司匹林(1 分)
· ≥3 个冠心病风险因素(1 分)
· 家族史
· 糖尿病
· 高血压
· 血脂异常
· 当前吸烟

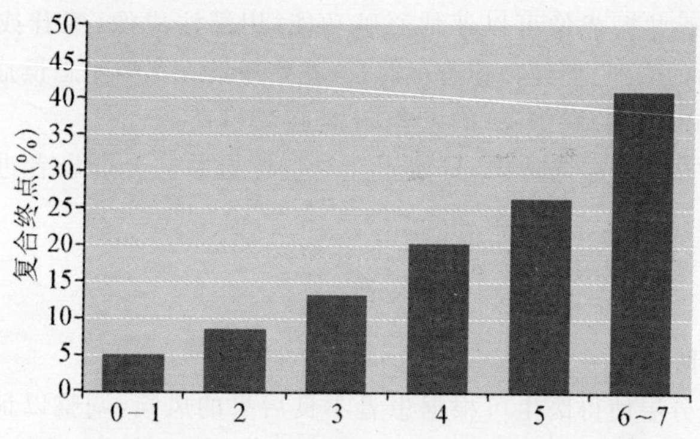

图 11-1　根据 TIMI 风险评分,从 TIMI 11B 和 ESSENCE 试验在 14d 时的死亡、心肌梗死或紧急血供重建率

TIMI. 心肌梗死溶栓

[数据来自:Antman EM, Cohen M, Bernink PJ, et al. The TIMI risk score for unstable angina/non-ST elevation MI:a method for prognostication and therapeutic decision making. JAMA,2000(284):835-842.]

(二)出血风险的评估

1. 在非 ST 段抬高型急性冠脉综合征的患者中，并发出血与临床预后差相关。

2. 所有非 ST 段抬高型急性冠脉综合征的患者在决定治疗策略时，应评估出血的风险。

3. CRUSADE 出血评分(范围为 1～100)是确定非 ST 段抬高型急性冠脉综合征的患者住院时出血率的风险评分。入院时风险评分非常低(≤20)的患者，为 3.1%，评分为低风险(21～30)的患者为 5.5%；中等风险者(31～40)为 8.6%；高风险者(41～50)为 11.9%；非常高的风险者(＞50)为 19.5%。

4. 网络上有简单的评分计算分法，其网址为(http://www.crusadebleedingscore.org，last accessed 5/29/13)。

(三)早期介入治疗或非手术治疗

1. 对于非 ST 段抬高型急性冠脉综合征，根据 ACC/AHA 实践指南建议的循证初期处理包括：选择早期介入治疗或开始非手术治疗(图 11-2)。

2. 在接受诊断性冠状动脉造影时显示有显著的冠心病，并有指征进行血供重建的患者，应采用早期介入治疗。

3. 首选介入治疗的患者

(1)尽管用了最佳的药物治疗，仍有复发性胸痛。

(2)心脏生物标志物高。

(3)新的 ST 段压低。

(4)心力衰竭的迹象。

(5)新发的或二尖瓣关闭不全加重。

(6)血流动力学不稳定。

(7)持续性室性心动过速。

(8)此前有冠状动脉旁路移植术(CABG)史。

(9)风险评分高(如 TIMI 5～7)。

(10)6 个月内进行过 PCI。

(11)左心室射血分数(LVEF)下降。

4. 尽管用了最佳的药物治疗，患者仍有休息时的顽固性心绞痛、血流动力学或心律不稳定，应建议立即血管造影。

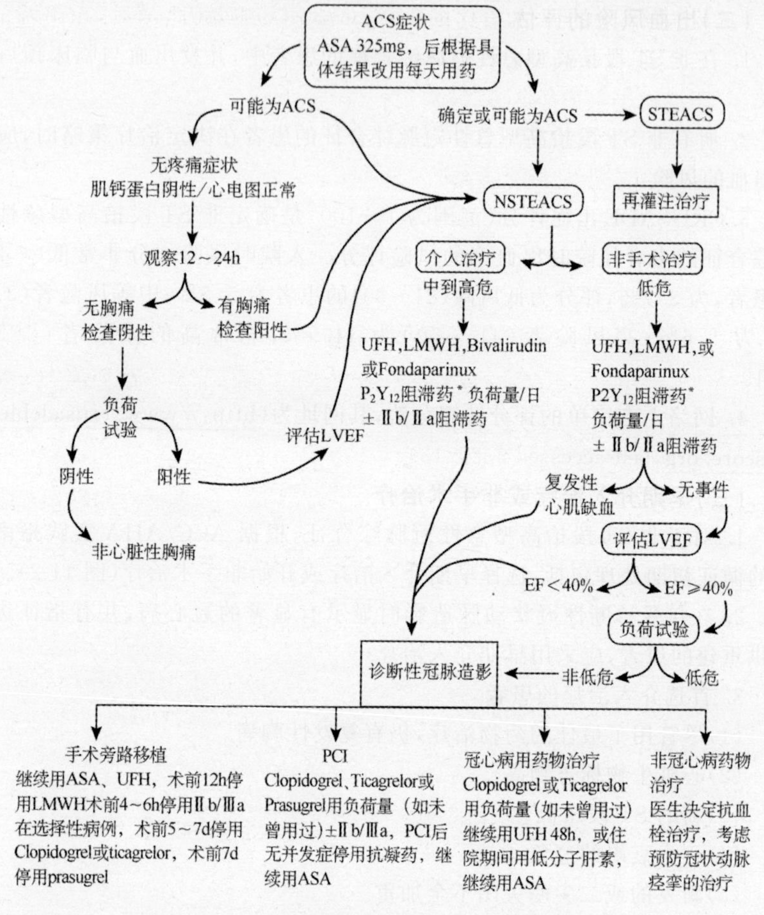

图 11-2　急性冠脉综合征(ACS)的处理

*确定患者不需要冠状动脉旁路移植术(CABG)时，可给予氯吡格雷或替卡格雷(Clopidogrel or ticagrelor)，否则，可在诊断性造影后给予。普拉格雷(Prasugrel)可选择性地用于经皮冠状动脉介入治疗(PCI)的患者，但应避免用于下列患者：有卒中或短暂性脑缺血发作史、老年人(年龄≥75 岁)、体重＜60kg 和出血风险高的患者

STEACS. ST 段抬高型急性冠脉综合征；NSTEACS. 非 ST 段抬高型急性冠脉综合征；UFH. 普通肝素；LMWH. 低分子量肝素；Ⅱb/Ⅲa 受体. 糖蛋白Ⅱb/Ⅲa 受体抑制药；LVEF. 左室射血分数；ASA. 阿司匹林

[引自：Anderson JL，Adams CD，Antman EM，et al. ACC/AHA 2007 Guidelines for the management of patients with unstable angina/non-ST elevation myocardial infarction. J Am Coll Cardiol，2007(50)：e1-e157.]

5. 开始就采用非手术治疗的患者，可以用药物治疗，随后，在出院前进行诊断性测试（用或没用影像的负荷试验）。

6. 首选非手术治疗的患者

(1)风险评分低（如 TIMI 0～2）。

(2)患者或医生对治疗的倾向。

(3)血供重建的结果弊大于利。

7. 经无创性诊断测试证实左心室射血分数＜40%，或经负荷性诊断测试有中或高风险的患者，应接受冠状动脉造影。

(四)药物治疗

1. 所有患者应接受针对减轻缺血、降低不良心脏事件风险的药物治疗。

2. 非 ST 段抬高型急性冠脉综合征药物治疗的主要目的如下。

(1)应使用抗缺血和镇痛药快速限制局部缺血和控制胸痛。

(2)为了减少进一步的血栓形成和疾病的进展，适当的应用抗血小板和抗凝药物进行抗凝治疗。

【抗缺血治疗】

1. 抗局部缺血的治疗重点在于改善氧气供应和需求的平衡。

2. 卧床休息和(或)监测

(1)限制活动，在床上和(或)椅子上休息，减少心肌耗氧量。

(2)连续心电和(或)遥测监控。

3. 氧气

(1)在非 ST 段抬高型急性冠脉综合征的患者，发病的前 6h 给氧。

(2)所有动脉血氧饱和度＜90%、发绀或出现呼吸窘迫的患者均应给予氧气。

4. 硝酸盐

(1)硝酸甘油（NTG）为全身（即降低心肌耗氧量）和冠脉循环（即增加冠脉血流量）的血管扩张药。

(2)初始剂量是舌下（SL）硝酸甘油 0.4 mg 片剂或喷雾每 5 分钟 1 次，最多 3 次。静脉内（IV）硝酸甘油开始剂量至少 10μg/min 用于下列患者。

①舌下（SL）硝酸甘油无效的难治性胸痛。

②高血压（BP）。

③有心力衰竭的症状。

(3)用 10mg/min 或更大的剂量，以每 5 分钟的间隔剂量逐渐地增加，直到患者胸痛消失或者发生低血压(收缩压<100mmHg)。

(4)没有最大剂量的限制,但认为200μg/min的剂量足以保证疗效。

(5)应用硝酸盐的一般禁忌证。

①收缩压<90mmHg,心率每分钟<50次或>100次。

②24h内曾用磷酸二酯酶抑制药西地那非(sildenafil),或48h内曾用他达拉非(tadalafil)。

③不知道伐地那非(vardenafil)的给药时间者,应该避免用硝酸盐。

(6)某些高度依赖于前负荷的心脏疾病应慎用硝酸盐。

①下壁心肌梗死合并右室心肌梗死的生理改变。

②严重主动脉瓣狭窄。

③有显著左心室流出道梗阻的肥厚型梗阻性心肌病。

④心脏压塞。

⑤限制性心肌病。

(7)一般,出院时给患者带舌下或喷雾的硝酸甘油,以备心绞痛症状发作时应用。

5. β受体阻滞药

(1)已证明β受体阻滞药对降低急性心肌梗死的死亡率有益。

(2)在没有禁忌证的患者,应在发病后前24h内开始口服β受体阻滞药(见下文)。

(3)对于合适的患者,可以开始用美托洛尔治疗,5mg静脉注射每5分钟1次,3个剂量,目标为心率50～60次/分,同时保持收缩压>100mmHg。

(4)静脉推注1次的剂量,或患者无明显胸痛后,开始每6小时口服美托洛尔25～50mg,或阿替洛尔每日50～100mg。

(5)根据需要,对于复发性胸痛的患者,可以重复静脉推注。

(6)β受体阻滞药的禁忌证,或可能对如下患者有害。

①心力衰竭。

②有低心排血量的证据。

③有增加心源性休克的风险(年龄>70岁,收缩压<120mmHg,心率<60次/分,或窦性心动过速>120次/分)。

④PR间期>0.24s。

⑤二或三度心脏传导阻滞。

⑥哮喘发作或反应性气道病。

6. 钙通道阻滞药(CCBS)

(1)可考虑用于β受体阻滞药有禁忌证的患者。

(2)非二氢吡啶(如维拉帕米或地尔硫䓬)可以使用于没有严重心力衰竭的患者。

(3)非二氢吡啶类钙通道阻滞药可以作为三线用药,用于已用适当剂量的β受体阻滞药和硝酸盐仍继续有胸痛的患者。

(4)没有数据显示使用钙通道阻滞药可显著降低死亡率。

(5)缓释型二氢吡啶(如氨氯地平),可以用于有临床指征的患者。

(6)在没有用β受体阻滞药的非 ST 段抬高型急性冠脉综合征的患者,禁忌用短效二氢吡啶,如硝苯地平,因为有增加死亡的风险。

7. 吗啡

(1)建议用于虽然用了硝酸盐仍继续有胸痛的患者。

(2)由于其镇痛和抗焦虑的性质,可通过减少前负荷和交感神经的活性,降低心肌需氧量。

(3)剂量为静脉注射 2～4mg,有需要时,可重复给药。

(4)因为吗啡可以掩盖表明可能需要进行干预的症状,导致低血压和呼吸抑制,所以应用时需特别谨慎。没有临床试验证明,用吗啡能减少非 ST 段抬高型急性冠脉综合征患者的不良后果。

(5)纳洛酮(Naloxone)0.4～2mg 静脉注射,每间隔 2～3min(最多 10mg)可以很快地扭转吗啡过量的影响。

【抗血栓治疗】

1. 为了进一步减少血栓的形成和主要不良心脏事件(MACEs)包括:死亡、心肌梗死和卒中,抗血栓治疗很重要。

2. 治疗需针对每个患者存在的风险斟酌而定。

3. 所有患者应该接受抗凝加抗血小板治疗。

4. 抗凝

(1)对无禁忌证的患者,抗凝治疗应尽早开始。

(2)ACC/AHA 实践指南建议,有 4 种抗凝血酶制剂可用于治疗非 ST 段抬高型急性冠脉综合征患者。

(3)作用于凝血级联系统不同阶段的防止凝血酶生成的制剂。

(4)目前,根据治疗方案可以选用以下的制剂。

①早期介入治疗:普通肝素(unfractionated heparin)、依诺肝素(enoxaparin)、磺达肝素(fondaparinux)或比伐卢定(bivalirudin)。

②开始保守疗法:普通肝素、依诺肝素、磺达肝素。

5. 普通肝素(UFH)

(1)普通肝素通过结合抗凝血酶Ⅲ(ATⅢ)发生作用,反过来又结合凝血酶(因子Ⅱ)、因子Ⅸa和因子Ⅹa,使其失活。

(2)静脉注射普通肝素推荐的首次负荷剂量为 60 U/kg(最大剂量为 4000 U),随后 12 U/kg(最大剂量为 1000 U/h)的连续输注。

(3)应调整剂量,以维持活化部分凝血活酶时间在 1.5～2 倍的 URL。

(4)治疗持续时间由治疗方案决定。

①单纯性经皮冠脉介入治疗(PCI):通常在 PCI 后停止治疗。

②复杂的经皮冠脉介入治疗:由介入心脏病专家决定。

③非手术治疗:持续时间为 48h。

(5)对用普通肝素过量、无效,或有威胁生命的出血的病例,可以给予鱼精蛋白(protamine sulfate)扭转普通肝素的抗凝血作用(每 100 单位活性肝素给予 1mg 鱼精蛋白)。

(6)除了极少数情况,有非 ST 段抬高型急性冠脉综合征的患者,应避免使用鱼精蛋白。

(7)肝素诱导的血小板减少症(HIT)是肝素治疗的严重并发症(主要见于普通肝素,不常见于低分子量肝素)。

6. 低分子量肝素(LMWHs)

(1)通过缩短肝素分子上的多糖尾可获得低分子量肝素。

(2)优于普通肝素之处包括:生物利用度更好、可皮下(SQ)给药、可预测抗凝血活性而不需要实验室检测、肝素诱导的血小板减少症Ⅱ型较少见(<1%),以及整体成本较低。

(3)缺点:半衰期较长,使紧急心导管检查或 PCI 更复杂,对难治性出血的病例无法有效地逆转其抗凝作用(用鱼精蛋白仅可部分地逆转)。

(4)对于年龄<75 岁的非 ST 段抬高型急性冠脉综合征患者,可以用依诺肝素 30mg 静脉推注,15min 后皮下注射 1mg/kg,每 12 小时 1 次(如果肌酐清除率<30ml/min,每 24 小时 1 次)。

(5)对≥75 岁的患者,首剂则不用静脉推注,用依诺肝素 0.75mg/kg 皮下,每 12 小时 1 次(如果肌酐清除率<30ml/min,则 1mg/kg 皮下注射,每 24 小时 1 次)。

(6)简单的 PCI 后一般停用依诺肝素。对于非手术治疗的患者,住院期间继续用药可能有益。

7. 磺达肝素

(1)包含在普通肝素和低分子肝素中同样的五糖序列的合成多糖。

(2)与抗凝血酶(AT Ⅲ)结合可抑制Ⅹa 因子,而不抑制凝血酶。

(3)缺乏必要的血小板因子 4(PF4)复合物的位点,而降低肝素诱导的血小板减少症(HIT)的风险。

(4)每天皮下注射 2.5mg。

(5)简单的 PCI 后停用,或者对于非手术治疗的患者,住院期间继续施用,可能有益。

(6)根据 Organization for the Assessment of Strategies for Ischemic Syndromes(OASIS)试验的结果,与依诺肝素相比,磺达肝素似乎可减少出血的风险,但不应该成为唯一的抗凝血药,因为 PCI 可能增加导管相关性血栓形成的风险。

8. 直接凝血酶抑制药:包括水蛭素(hirudin)、重组水蛭素(lepirudin, recombinant hirudin)和比伐卢定(Bivalirudin)。在 ACC/AHA 实践指南中推荐比伐卢定为非 ST 段抬高型急性冠脉综合征患者的Ⅰ类用药。

(1)通过直接结合和灭活凝血酶发生作用。

(2)如果选择作为初始治疗药物,比伐卢定的用量为 0.1mg/kg,静脉推注,然后 0.25mg/(kg · h)。

(3)对于接受 PCI 的患者,比伐卢定的用量为 0.75mg/kg,静脉推注,然后 1.75mg/(kg · h),继续用至 PCI 后 4h。

(4)肌酐清除率<30ml/min 或透析的患者,必须调整剂量。

(5)根据 Acute Catheterization and Urgent Intervention Triage strategy Y (ACUITY)试验的结果,在急性冠脉综合征患者,进行介入性治疗可能增加出血风险,与糖蛋白(GP)Ⅱb/Ⅲa 抑制药结合肝素相比,比伐卢定有类似的疗效,但可显著降低严重出血,故推荐用于此类患者。

【抗血小板治疗】

1. 阿司匹林(ASA)

(1)急诊患者,或抵达急诊室后,立即给予阿司匹林 162～325mg,有严重不能耐受或禁忌证历史者除外。

(2)置入裸金属支架(BMS)之后至少持续 1 个月,药物洗脱支架(DES)

之后 3～6 个月。然后,应无限期继续使用阿司匹林 75～162mg。

(3)如果患者对阿司匹林治疗过敏,可能要请会诊,然后对过敏症进行脱敏治疗。

2. 二磷酸腺苷(ADP)P2Y$_{12}$ 受体拮抗药

(1)目前可用于口服治疗的 P2Y$_{12}$ 受体拮抗药有 4 种:氯吡格雷(clopidogrel)、普拉格雷(prasugrel)、噻氯匹定(ticlopidine)和替卡格雷(ticagrelor)。

(2)非手术治疗的患者应该接受一种二磷酸腺苷(ADP)P2Y$_{12}$ 拮抗药(作为双联抗血小板治疗的一部分,与阿司匹林合用)1 年。

(3)进行 PCI 的患者应接受双联抗血小板治疗,包括二磷酸腺苷P2Y$_{12}$ 拮抗药至少 1 年,用药物洗脱支架的患者有可能超过 1 年。

3. 氯吡格雷(Clopidogrel)

(1)给予氯吡格雷的首次负荷剂量为 600mg 口服,随后每天口服 75mg。

(2)药物前体需要在肝内通过细胞色素 P450(CYP)同工酶代谢转化为其活性代谢产物;某些同工酶的遗传变异(如 CYP2C19)和影响同工酶活性的药物-药物相互作用可能会影响氯吡格雷对血小板抑制的程度。目前,这些结果的临床意义正在加紧研究。

(3)氯吡格雷一般耐受性良好,但已观测到有极少数发生血栓性血小板减少性紫癜(TTP)的病例。

(4)CURRENT-OASIS-7 临床试验研究发现,在高风险的非 ST 段抬高型急性冠脉综合征接受 PCI 的患者,给予氯吡格雷 600mg 负荷剂量,随后每天 150mg 1 周,然后每天 75mg 的患者,与接受 300mg 负荷剂量的氯吡格雷,然后与每天 75mg 的患者比较,30d 主要不良心脏事件减少,大出血略有增加。

(5)进行 PCI 的患者中,在 PCI 之前或 PCI 术中,优选的是 600mg 氯吡格雷的负荷剂量。如上所述,对于选择的患者,之后的用量为每天 150mg 共 6d,然后每天 75mg 至少 1 年。

(6)不推荐做常规血小板功能和基因检测,以确定对氯吡格雷的血小板抑制反应,仅在临床结果差、风险高的患者或因测定的结果将改变治疗时考虑。

(7)在确定治疗血小板反应性高的患者,应考虑替代性药物如普拉格雷(Prasugrel)和替卡格雷(Ticagrelor)。

4. 普拉格雷(Prasugrel)

(1)普拉格雷是比氯吡格雷与噻氯匹定更有效和快速的 $P2Y_{12}$ 受体抑制药。

(2)普拉格雷应该限制用于进行 PCI 的患者。

(3)普拉格雷的用量为,在施行 PCI 时,或术后 1h 口服 60mg 的负荷剂量,然后每天 10mg 口服。

(4)在评估普拉格雷最佳血小板抑制作用对急性心肌梗死疗效的试验(TRITON-TIMI-38)中,急性冠状动脉综合征进行 PCI 的患者应用普拉格雷(60mg 负荷剂量,随后每天 10mg),可使主要不良心脏事件(MACE)降低 19%,而接受氯吡格雷(每天 300mg 负荷剂量,随后 75mg)的患者,有增加主要出血的风险。

(5)有卒中和(或)短暂性脑缺血发作(TIA)史的患者,是用普拉格雷的绝对禁忌证。

(6)在体重<60kg 或有出血风险的患者,用普拉格雷应慎重,每天的维持量考虑为 5mg。

(7)年龄≥75 岁的患者,一般不建议用普拉格雷,除非有高危的情况(如糖尿病或以前有心肌梗死史)。

(8)注意,需要做冠状动脉旁路移植术(CABG)血供重建的患者,推荐在手术前至少 5d 停用氯吡格雷,在手术前至少 7d 停用普拉格雷。

5. 噻氯匹定(Ticlopidine)

(1)在对氯吡格雷过敏,和用普拉格雷或替卡格雷有禁忌的患者,可用噻氯匹定。

(2)用噻氯匹定有中性粒细胞减少的显著风险及血栓性血小板减少性紫癜(TTP)的低风险。

(3)噻氯匹定的首次负荷剂量为 500mg 口服,随后每天 250mg 口服。

6. 替卡格雷(Ticagrelor)

(1)替卡格雷是一种非噻吩并吡啶的血小板 $P2Y_{12}$ 受体拮抗药。

(2)替卡格雷是一种可逆的、短效制剂,半衰期为 7～9h。

(3)替卡格雷的首次负荷剂量为 180mg 口服,12h 后口服 90mg 每天 2 次。

(4)在 PLATO 研究中证实,在急性冠状动脉综合征患者中,用替卡格雷与氯吡格雷疗效的比较研究,用替卡格雷与氯吡格雷相比,主要心脏事件减少16%；但是，在非冠状动脉旁路移植术(CABG)患者，大出血率略有增加。

(5)在理论上，由于其半衰期较短，对因冠状动脉解剖延缓冠状动脉旁路移植术的患者可能有用，但是这仍然是推测性的，还未被定论，说明书建议在大手术前5d停用替卡格雷。

(6)用替卡格雷时，推荐同时用维持剂量的阿司匹林，每天服81mg。

7. 糖蛋白(GP)Ⅱb/Ⅲa抑制药

(1)糖蛋白Ⅱb/Ⅲa血小板受体结合纤维蛋白原和其他配体，介导血小板聚集的最终共同途径。

(2)阿司匹林加用糖蛋白Ⅱb/Ⅲa抑制药，可以双重抗血小板治疗(即阿司匹林和二磷酸腺苷 $P2Y_{12}$ 拮抗药)，应该考虑用在出血的风险不高和有下列情况的患者中。

①高风险的特性，包括阳性的肌钙蛋白、糖尿病和显著ST段压低。

②尽管已用最佳药物治疗，仍无效的难治性缺血。

③血管造影延迟＞48h。

(3)最近的经验表明，如果病人没有高风险的特点，并且已用了负荷剂量的二磷酸腺苷 $P2Y_{12}$ 拮抗药，可以不用糖蛋白Ⅱb/Ⅲa抑制药。

(4)在低风险(TIMI风险评分＜2)，已用双重抗血小板治疗及有出血高风险的患者，在经皮冠状动脉介入治疗之前，不应该用糖蛋白Ⅱb/Ⅲa抑制药。

(5)血小板减少症(可能是严重的)，是所有这些药物的一种不常见的并发症(阿昔单抗较常见)，一旦发生应及时停药。

(6)依替巴肽(Eptifibatide)模拟纤维蛋白原的肽序列物，在纤维蛋白原结合位点与糖蛋白Ⅱb/Ⅲa抑制药具有很高的亲和力。

(7)替罗非班(Tirofiban)是酪氨酸的非肽类合成的衍生物，在纤维蛋白原结合位点与糖蛋白Ⅱb/Ⅲa抑制药具有很高的亲和力。

①替罗非班的负荷剂量为0.4μg/(kg·min)，连续用30min，以后为0.1μg/(kg·min)，输注维持。肌酐清除率＜30ml/min的患者，推注和输注的剂量应该减少50%。

②依替巴肽和替罗非班是经肾排出，应根据肾脏情况调整剂量，非常严重的肾功能不全和透析的患者是禁忌证。

③依替巴肽和替罗非班二者的半衰期都是2～3h，2种药物停药后的8～12h，血小板聚集回到正常。

④在非 ST 段抬高型急性冠状动脉综合征中，用替罗非班治疗的持续时间是可变的，可持续用到经皮冠状动脉介入治疗后的 18～24h。

⑤对于非手术治疗的患者，持续的时间由医师决定，在主要的研究中，认为治疗的持续时间是 72～96h。

⑥依替巴肽的负荷剂量为 180μg/kg（最大值 22.6mg）在 2min 内推注，接着以 2μg/(kg · min)，输注维持（最大剂量为 15mg/h）。如果患者的肌酐清除率＜50ml/min，维持输注的剂量应减至 1μg/(kg · min)（最大剂量为 7.5mg/h）。

⑦替罗非班的负荷剂量为 0.4μg/(kg · min)，在 30min 内推注，接着 0.1μg/(kg · min)，输注维持。如果患者的肌酐清除率＜30ml/min，推注和维持输注的剂量应该减少 50％。

8. 阿昔单抗（Abciximab）　是一种人源化嵌合鼠单克隆抗体的 Fab 片段与人糖蛋白Ⅱb/Ⅲa 受体有亲和力。

(1)阿昔单抗的血浆半衰期为 10～30min，但由于很容易与血小板受体结合，其生物半衰期较长；通常，在停药后 24～48h，血小板聚集恢复正常。

(2)阿昔单抗仅限用于计划进行经皮冠状动脉介入治疗的患者，由于在 GUSTO IV-ACS (Global Use of Strategies To Open Occluded Coronary Arteries IV--Acute Coronary Syndrome)临床试验中，用于非 ST 段抬高型急性冠脉综合征患者的非手术治疗的结果显示，随着应用的增多，有增加死亡率的风险。

(3)阿昔单抗的负荷剂量为 0.25mg/kg，静脉推注，然后 0.125μg/(kg · min)（最大剂量为 10μg/min）至经皮冠状动脉介入治疗后 12h。

【其他二级预防】

1. 二级预防的详细讨论见第 13 章。

2. 血管紧张素转化酶（ACE）抑制药和血管紧张素受体阻滞药（ARBs）。

(1)射血分数＜40％，或有心力衰竭的患者，应在发病后 24h 内应用。

(2)对不能耐受血管紧张素转化酶抑制药的患者，可使用血管紧张素受体阻滞药。

(3)考虑可用于 LVEF＜40％或没有心力衰竭迹象的患者，特别是以前有高血压的患者。

(4)因为有潜在的伤害，在开始的 24h 内静脉使用血管紧张素转化酶抑制药应当谨慎，除非是难控制的高血压病例。

3. 醛固酮受体阻滞药

(1)可考虑用于急性冠脉综合征恢复的早期阶段,能耐受血管紧张素转化酶抑制药,并有下列情况的患者。

①糖尿病。

②有充血性心力衰竭的体征。

③LVEF＜40%。

(2)没有肾功能障碍(肌酐清除率＜30ml/min)或高钾血症的患者,可以考虑用螺内酯或依普利酮。

(3)开始治疗后,重要的是需密切监测血钾的水平,包括基础、1周、1个月,然后每3个月检测一次。

4. 降脂治疗

(1)所有患者应有24h空腹的血脂结果。

(2)所有的患者,只要没有禁忌,无论患者的基础低密度脂蛋白如何,都应给予羟甲基戊二酰辅酶A还原酶抑制药(他汀类)。

(3)低密度脂蛋白的目标＜100mg/dl,可选的目标是≤70mg/dl。

(4)在早期进行他汀强化降脂治疗(PROVE IT-TIMI 22 trial)的研究中证明,高剂量的他汀治疗(阿托伐他汀80mg/d)与中等剂量的他汀类药物(普伐他汀40mg/d)相比,高剂量的他汀治疗可减少急性冠状动脉综合征患者的主要心血管事件。

5. 质子泵抑制药(proton pump inhibitors,PPIs)

(1)有治疗的适应证、消化道出血史或胃肠道出血的风险,需要双重抗血小板治疗的患者,可以考虑使用质子泵抑制药。

(2)在观察性研究中,显示在接受氯吡格雷的患者用质子泵抑制药与心血管不良事件增加相关,而引起对质子泵抑制药和氯吡格雷之间相互作用的关注,是由于质子泵抑制药对CYP酶活性的影响,导致对血小板的抑制作用降低所致。

(3)上述观察的结果,未能在前瞻性,随机性氯吡格雷和胃肠道事件研究(COGENT trail)中得到证实,此项试验显示质子泵抑制药可显著减少接受氯吡格雷患者相关的胃肠道不良事件。

6. 口服抗凝

(1)用阿司匹林、二磷酸腺苷 $P2Y_{12}$ 拮抗药和华法林的三联疗法[注:用达比加群(dabigatran)、利伐沙班(rivaroxaban)、阿哌沙班(apixaban)的经验非常有限]，可考虑应用于需要口服抗凝血药而分别有医学指征的患者(如房颤、左室收缩功能障碍、大面积前壁心肌梗死和静脉血栓栓塞)和已经进行经皮冠状动脉介入治疗的患者。然而，这种三联疗法有增加严重出血的风险。

(2)对于需要华法林和双重抗血小板治疗的患者，每天阿司匹林的剂量不应超过 75～81mg，华法林的治疗目标值，应保持在国际标准化比值≤2～2.5。

7. 纤维蛋白溶解(溶栓药物)：目前还没有观察到纤维蛋白溶解对非 ST 段抬高型急性冠脉综合征患者有益，甚至有可能增加溶栓治疗不良后果的风险，因此，禁忌应用。

8. 非甾体抗炎药(Nonsteroidal Antiinflammatory Agent)(NSAIDS)

(1)荟萃分析显示，两种非选择性环氧合酶(COX)抑制药和 COX-2 抑制药(除外 ASA)与死亡、再梗死、心肌破裂、高血压和心力衰竭的风险增加相关。

(2)在非 ST 段抬高型急性冠脉综合征患者住院期间禁用非甾体抗炎药。

(3)对乙酰氨基酚 (Acetaminophen)，低剂量的阿片类药物和非阿司匹林(nonacetylated salicylates) 可以作为治疗非 ST 段抬高型急性冠脉综合征患者，慢性肌肉骨骼疼痛的替代品。

(4)如果上述药物无效，可用非选择性 COX 抑制药(例如，naproxen)。

(五)其他非药物疗法

1. 血流动力学的支持

(1)有急性冠脉综合征并有以下任何一种情况的患者，即可考虑用主动脉内球囊反搏(IABP)，或经皮左心室辅助装置(LVAD)[Impella 2.5，心脏功率(CP)，或 5.0]进行支持治疗。

①尽管已用最佳的药物治疗仍有难治性缺血症状。

②血流动力学异常。

③心肌梗死的机械性并发症(如急性二尖瓣关闭不全)。

(2)在继发于急性心肌梗死心源性休克的患者，经皮左心室辅助装置的血流动力学支持作用，比主动脉内球囊反搏更优越，但对急性冠脉综合征的患者，尚无大规模的临床试验。

2. 输血

(1)从理论上讲，对于贫血的患者，增加血液中血红蛋白浓度，可提高携氧能力,改善心肌供氧。

(2)然而,观察性研究已发现输存储的血液进一步增加不良的后果,有关输血治疗的适应证,或确定需要输血的血红蛋白阈值的问题,仍然不确定。

(3)根据为急性冠脉综合征患者输血可能获益的有限数据建议,输血的目的是使血红蛋白达到>10mg/dl 或血细胞比容>30%。

(六)手术治疗

1. 在有左主干,或用对冠脉疾病复杂性进行分级的 SYNTAX 记分(Synergy Between PCI With Taxus and Cardiac Surgery)风险分层为多支血管病变的患者,当考虑用手术治疗进行血供重建。

2. 急性冠脉综合征患者伴有以下情况者,是冠状动脉旁路移植术(CABG)的指征。

(1)无保护的左主干病变,虽然现在认为在简单的左主干病变,尤其是那些 SYNTAX 评分<22 的患者,经皮冠状动脉介入治疗是可接受的替代方法。

(2)三支病变(CABG 可优选,如果 SYNTAX 评分>2 及有益的手术条件者),特别是在左室功能已受损的患者。

(3)左前降支(LAD)近端受累的双支血管病变者。

(4)有左前降支受累的多支冠状动脉病变的糖尿病患者。

(七)改变生活方式/减少风险因素

1. 二级预防在第 13 章进行详细的讨论。

2. 戒烟

(1)应对所有患者评估当前吸烟的情况,并希望他们戒烟。

(2)劝告所有患者戒烟和减少暴露在吸烟的环境中。

(3)药物治疗对烟有用,任何开始戒烟的患者应该考虑。

3. 控制血压

(1)高血压患者,应积极治疗以达到目标血压<140/90mmHg。

(2)在非 ST 段抬高型急性冠状动脉综合征患者中,用降低血压的药物时,在增加另一种降血压剂之前,应该用到最大的剂量。

4. 控制体重

(1)在住院时应评估身体质量指数(BMI),在以后的每次访问时,也应进行评估。

(2)身体质量指数的目标是 18.6~24.9kg/m^2。

(3)对于开始降低体重治疗的患者,合理的目标是在数月的时间内减轻体重的 10%。

5. 体力活动

(1)应鼓励所有患者进行适度的有氧运动 30～60min,每周 5～7 次。

(2)可结合重量训练,每周 2d。

(3)可在出院后立即开始每天步行。

(4)性生活可以在出院后 7～10d 恢复。

6. 心脏的康复

(1)所有患者应转诊至心脏康复中心。

(2)急性冠状动脉综合征后进行心脏康复治疗的患者,可降低死亡率高达 27%,但被转诊到康复治疗的患者仅有 16%。

第二节　可卡因、安非他明相关的心肌梗死

一、一般原则

1. 估计有 2500 万美国人使用可卡因,可卡因是在急诊室就诊的患者中,最常见的非法药物。

2. 可卡因诱发的心绞痛可能继发于心肌需氧量的增加,原因如下。

(1)血压、心率和收缩力的增加。

(2)心外膜血管收缩/血管痉挛。

(3)增加血小板聚集。

(4)加速动脉粥样硬化,从而增加冠脉血栓的风险。

3. 使用可卡因后立即使心肌梗死的风险增加 24 倍。

4. 使用甲基苯丙胺后的急性冠脉综合征发生率还不清楚,但认为,其病理生理学可能与滥用可卡因类似。

二、诊　断

1. 对可卡因引起胸痛患者的诊断,与其他非 ST 段抬高型急性冠脉综合征症状的患者相同。

2. 对所有有持续性新的 ST 段抬高或新的 ST 段压低或尽管用了硝酸盐和钙通道阻滞药治疗仍有 T 波改变者,应考虑用经皮冠状动脉介入治疗并

进行诊断性造影。

三、治　疗

1. 改进的治疗方法

(1)所有患者仍然应该接受阿司匹林(ASA)。

(2)给予舌下(SL)或静脉(IV)硝酸盐,特别是有 ST 段和 T 波改变的患者。

(3)钙通道阻滞药,如静脉给予硫氮酮,可用于降低心肌需氧量。

(4)β受体阻滞药是禁忌,因为它们可能会导致α受体介导的血管收缩,加重心肌缺血。一个值得商榷的例外是拉贝洛尔(Labetalol),它同时具有β和α受体阻滞的性能,并且可以用于 SBP>100mmHg 或 HR>100 次/分的患者,可提供给在使用前 1h 已用过硝酸盐(NTG)或钙通道阻滞药治疗的患者。

(5)苯二氮䓬类药物(Benzodiazepines)也是一种抗焦虑药,可减轻缺血。

(6)即使在血管痉挛的情况下,许多患者仍可能有管腔内血栓形成或斑块破裂,需要经皮冠状动脉介入治疗。

(7)在很可能为依从性不好的患者中,可优先考虑用裸金属支架。

(8)对于无法接受冠状动脉造影,尽管用了硝酸盐(NTG)或钙通道阻滞药治疗仍有持续性 ST 段抬高的患者,可以用溶栓治疗。

2. 甲基苯丙胺诱导的急性冠脉综合征患者,应该与可卡因诱导的心绞痛患者的治疗类似。

(原著者　Jeremiah P. Depta and Richard G. Bach)

第 12 章

Chapter 12

急性 ST 段抬高型心肌梗死

一、一般原则

1. 在急性冠状动脉综合征(ACS)中,ST 段抬高型心肌梗死(STEMI)的病理生理过程,不同于不稳定型心绞痛和非 ST 段抬高型心肌梗死(UA/NSTEMI)。

2. ST 段抬高型心肌梗死的治疗模式,需迅速做出有关再灌注治疗的决定。

3. 得到再灌注的时间(即"症状发作到球囊扩张"或"症状发作到输注药物")是治疗的重要组成部分,得到再灌注的时间已成为心血管医疗机构治疗质量的主要指标。

(一)定义

1. 病理学定义:通常是由于长时间的心肌缺血导致的心肌细胞死亡。

2. 世界卫生组织/美国心脏协会/欧洲心脏病学会/美国心脏病学会(WHO/AHA/ESC/ACC)对心肌梗死(MI)的临床定义是,有心肌坏死的心脏生物标志物的上升和(或)下降,此外有以下项目中的一项。

(1)缺血的症状。

(2)心电图(ECG)有持续的缺血性变化或病理性 Q 波。

(3)影像技术确认的心肌梗死。

(4)尸检证实的心肌细胞死亡。

3. ST 段抬高型心肌梗死可以通过特定的心电图改变[即 ST 段抬高,新的左束支传导阻滞(LBBB)]在临床上与非 ST 段抬高型心肌梗死鉴别。

(二)分类

1. ST 段抬高型心肌梗死不仅包括典型的 ST 段抬高,也包括有新的或推测是新的左束支传导阻滞。

2. “Q 波”和“非 Q 波心肌梗死”的描述已经不太用，因为大多数 ST 段抬高型心肌梗死都是有 Q 波的心肌梗死。

3. 于 2012 年，由美国心脏病学会/美国心脏学会/欧洲心脏病学会/世界心脏联盟（ACC/AHA/ESC/WHF）发表了对心肌梗死更细和更广的分类，包括基于与心肌梗死、缺血的需求及心源性猝死相关的过程。

（三）流行病学

1. 在美国，估计每年有 500 000 例患者发生 ST 段抬高型心肌梗死。

2. 在这些患者中，有相当多的病例在到达医院前，死于心律失常导致的心源性猝死。

3. 自 1990 年以来，在医疗界的共同努力下已经成功的使死亡率降低 26%。

4. 在全美国的大多数主要的医疗中心的总生存率>90%。

5. 然而，在发生心源性休克或有其他机械性并发症的 ST 段抬高型心肌梗死亚组中的患者，死亡率仍然很高，大多数超过 50%。

（四）病因

1. 任何可导致冠状动脉血流中断的情况或事件，足以导致心肌细胞死亡。

2. 通常是由于已经存在的冠状动脉斑块发生剧烈地变化，导致血栓介质的激活和随后的血凝块形成，阻断血流。

3. 虽然动脉梗阻和细胞死亡的程度有一定范围，但显然，导致 ST 段抬高型心肌梗死的冠状动脉闭塞是完全的阻塞。

4. 可导致 ST 段抬高型心肌梗死的其他条件如下。

（1）严重的冠状动脉痉挛。

（2）栓塞。

（3）自发性冠状动脉夹层。

（4）如患者的临床表现提示除急性斑块破裂外的过程，则应考虑这些情况。

（五）病理生理学

1. 最常见的是由于血栓引起的冠状动脉闭塞，血栓形成的位置往往在动脉粥样硬化斑块的部位。

2. 涉及的机制因年龄和性别有所不同。

(1)多数男性和老年妇女的心肌梗死常常是由斑块破裂导致。

(2)年轻女性心肌梗死比较常见的机制是斑块侵蚀。

3. 涉及轻度至中度的有薄纤维帽和富脂质内核的未成熟斑块(即开始时没有显著阻碍冠状动脉血流的斑块),在有急性炎症、剪切应力及局部流变因素变化的情况下破裂。

4. 此过程启动血小板聚集,纤维蛋白沉积和血管收缩,从而形成典型的富含纤维蛋白的红色血栓,使累及的动脉完全封闭导致 ST 段抬高型心肌梗死。

5. 如果不进行治疗,无合并症的 ST 段抬高型心肌梗死的死亡率可能超过 30%。

6. 在未经治疗的 ST 段抬高型心肌梗死中,机械性并发症比较常见。

7. 此外,心脏经历不利的重塑过程。

二、诊 断

(一)临床表现

1. 对疑似急性冠状动脉综合征表现的患者,需要进行快速评估。

2. 应该在患者到达急诊科后的 10min 内,重点完成对病史、体检和心电图的评估,以便在适当的时候进行及时的灌注治疗。

【病史】

1. 有诊断性心电图改变的患者,应快速获得足够病史的资料,在适当的时候,由治疗团队进行经皮血管重建术。

2. 胸部不适是最常见的症状。

(1)胸痛通常为渐进性,自胸骨至左侧,其程度常与典型的心绞痛相似。

(2)通常为强烈和长时间的疼痛,持续时间超过 20~30min。

(3)不像不稳定型心绞痛/非 ST 段抬高型心肌梗死(UA/NSTEMI)的患者,通常,休息和硝酸甘油不能显著缓解胸痛。

3. 复习溶栓治疗的绝对和相对禁忌证(表 12-1),以便为临床决定提出建议,但可能有其他禁忌证,所以必须根据每个病例的情况做决定。

4. 关于做经皮冠状动脉介入治疗(PCI)需考虑的问题包括对造影剂是否过敏、血管的通路(周围血管疾病或以前的周围血管重建术)、以前做过心导管是否有并发症、肾功能不全的病史、中枢神经系统疾病、妊娠或出血素质。

5. 传统的风险因素对预测急性心肌梗死发病原因,可能性是弱的预测因素。

【体格检查】

1. 重要的在于确定胸痛的其他潜在原因,评估预后,并确定患者的基本情况,将有助于早期识别并发症。

表 12-1 溶栓治疗的绝对和相对禁忌证

绝对禁忌证
任何颅内出血史
已知结构性脑血管病变(如动静脉畸形)
已知颅内恶性肿瘤(原发性或转移性)
除了 4.5h 内急性缺血性脑卒中外,3 个月内的缺血性卒中
疑为主动脉夹层
活动性出血或出血素质(不包括月经)
3 个月内有严重的闭合性颅面外伤
对急诊治疗无反应、未控制的严重高血压
如果考虑用链激酶,在过去 6 个月内已经用过链激酶的患者
相对禁忌证
严重的未控制的高血压(收缩压>180mmHg 或舒张压>110mmHg)
严重的、控制不良的慢性高血压病史
在>3 个月前有缺血性卒中病史,老年痴呆症或不包括在绝对禁忌证内的颅内病变
外伤或延长的(>10min)心肺复苏术或大手术(<3 周)
近期有内出血(2~4 周)
不可压迫的血管穿刺
妊娠
活动性消化性溃疡
应用口服抗凝药者

[改编自:O'Gara PT, Kushner FG, Ascheim DD, et al. 2013 ACCF/AHA guideline for the management of ST-elevation myocardial infarction. Circulation,2013 (127):e362-e425.]

2. 体检的目标是确定血流动力学的稳定性、有无心源性肺水肿或心肌梗死的机械性并发症[乳头肌功能不全、游离壁破裂和室间隔缺损(VSD)],并排除急性胸痛不适的其他病因。

3. 体检应包括生命体征和氧合情况,双侧血压和颈静脉压的评估;肺的检查已确定有无肺水肿;心脏的检查:有无心律失常,心脏杂音,奔马律或摩擦音;血管的检查:有无周围血管疾病和脉搏短缺的证据;神经系统检查(尤其是在用溶栓治疗前)。

(二)鉴别诊断

1. 如果患者的胸痛是由其他情况引起,误用了溶栓和经皮冠状动脉介入治疗两者均有风险。

2. 特别是在某些情况下用溶栓制剂,可能导致死亡,如主动脉夹层。

3. 在诊断不确定的情况下,经皮冠状动脉介入提供的优势是初始再灌注治疗。

4. 胸痛的鉴别诊断

(1)危及生命:主动脉夹层、肺栓塞、溃疡穿孔、张力性气胸、布尔哈夫(Boerhaave)综合征(食管破裂与纵隔炎)。

(2)其他心脏和非心脏原因:心包炎、心肌炎、血管痉挛性心绞痛、胃食管反流病、食管痉挛、肋软骨炎、胸膜炎、消化性溃疡病、恐慌发作、胆或胰腺性痛、颈椎间盘或神经性疼痛及与躯体和心理的疼痛性疾病。

5. 心电图呈 ST 段抬高的鉴别诊断:心包炎、肺栓塞、冠状动脉受累的主动脉夹层、正常变异、早期复极、左心室(LV)肥厚伴劳损、Brugada 综合征、心肌炎、高血钾、束支传导阻滞、变异型心绞痛、肥厚型心肌病和主动脉夹层。

(三)风险分层

1. 已有多个成熟的风险评估工具,可用于通过病史、体检和诊断的评估预测急性心肌梗死后 30d 的死亡率。

2. 在 Killip 分级,应用的床边体检结果包括:第三心音(S3)奔马律、肺淤血和心源性休克(表 12-2)。

3. Forrester 的分级用的是血流动力学监测的心脏指数和肺毛细血管楔压(PCWP)(表 12-3)。

4. 最新的预测系统,心肌梗死溶栓治疗(TIMI)的风险评分(表 12-4),是在 ST 段抬高型心肌梗死(STEMI)溶栓治疗(thrombolytics)的患者,结合病史和检查结果评估。

5. 此评估系统不同于用于不稳定型心绞痛/非 ST 段抬高型心肌梗死(UA/NSTEMI)风险分层的风险评分。

表 12-2 急性心肌梗死的 Killip 分类

分类	定义	死亡率(%)
Ⅰ	无充血性心力衰竭	6
Ⅱ	S3 奔马律和(或)肺基底部啰音	17
Ⅲ	心源性肺水肿	30～40
Ⅳ	心源性休克	60～80

[改编自:Killip T 3rd, Kimball JT. Treatment of myocardial infarction in a coronary care unit. A two-year experience with 250 patients. Am J Cardiol,1967(20):457-464.]

表 12-3 急性心肌梗死的 Forrester 分类系统

分级	心脏指数[L/(min·m²)]	肺毛细血管楔压	死亡率(%)
Ⅰ	≥2.2	<18	3
Ⅱ	≥2.2	≥18	9
Ⅲ	<2.2	<18	23
Ⅳ	<2.2	≥18	51

[数据来自:Forrester JS, Diamond G, Chatterjee K, Swan HJ. Medical therapy of acute myocardial infarction by application of hemodynamic subsets (first of two parts). N Engl J Med,1976(295):1356-1362.]

表 12-4 ST 段抬高型心肌梗死溶栓治疗(TIMI)的风险评分

风险因素(分数)	风险评分/30d 死亡率(%)
年龄:65～74 岁(2 分)	0(0.8)
年龄:≥75 岁(3 分)	1(1.6)
糖尿病、高血压或心绞痛(1 分)	2(2.2)

续表

风险因素(分数)	风险评分/30d 死亡率(%)
收缩压<100(3 分)	3(4.4)
心率>100(2 分)	4 (7.3)
Killip 分级Ⅱ～Ⅳ(2 分)	5 (12.4)
体重<67kg(1 分)	6 (16.1)
前壁 ST 段抬高或左束支传导阻滞(1 分)	7(23.4)
开始治疗的时间超过 4h(1 分)	8(26.8)
风险评分＝总分(0～14)	>8(35.9)

［改编自：Morrow DA，Antman EM，Charlesworth A，et al. TIMI risk score for ST-elevation myocardial infarction：a convenient，bedside，clinical score for risk assessment at presentation. Circulation，2000(102)：2031-2037.］

(四)诊断性测试

【实验室】

1. 心脏生物标志物对 ST 段抬高型心肌梗死的诊断和预后都很重要，但在最初治疗决策过程中的作用有限。

2. 用于确定存在心肌坏死的标志物包括肌酸磷酸激酶同工酶 MB、肌钙蛋白和肌红蛋白，已在第 11 章中详细讨论。

3. 标准的实验室评估应包括基础代谢的情况、镁的水平、肝功能、血脂、血常规和凝血的研究。

【心电图】

1. 心电图应在出现症状的 10min(表 12-5)内执行和进行解释。

2. 在症状持续，临床怀疑为急性心肌梗死，但心电图为非诊断性改变的患者中，应反复做心电图，每 20～30 分钟一次，长达 4h。

3. 超急性的 T 波变化，为高尖或深倒置的 T 波，可能是急性心肌梗死的早期表现，需要密切监测。

4. 认识到心电图对急性心肌梗死的局限性也很重要，因为高达 10%的急性 ST 段抬高型心肌梗死患者的心电图可能正常，因为左心室的某些心肌节段没有充分表现，特别是由左回旋支供应的后壁和侧壁。

5. ST 段抬高型心肌梗死患者的心电图诊断标准：①≥连续的肢体导联

中有ST段抬高(STE)≥1mm(0.1mV);②男性有两个相邻的胸前导联ST段抬高2mm,女性有两个胸前导联ST段抬高1.5mm。

6. ST段抬高的部位(表12-5)和程度,可确定动脉闭塞的解剖部位和预后,并可以提醒医师注意心肌梗死潜在的并发症。

表12-5　根据心电图导联的解剖分布

导联	心肌	冠状动脉动脉
Ⅰ,aVL	高侧壁	对角支或左回旋支近端
$V_5 \sim V_6$	侧壁	左回旋支
$V_1 \sim V_2$	间隔	左前降支近端
$V_2 \sim V_4$	前壁	左前降支
Ⅱ,Ⅲ,aVF	下壁	右冠状动脉或左回旋支

7. 特别注意的事项

(1)在有急性胸痛症状的患者出现新的左束支传导阻滞,提示冠状动脉左前降支(LAD)近端闭塞。

(2)有上述表现的患者,应当采用与典型的ST段抬高型心肌梗死相同的方式进行处理。

(3)在原来就有左束支阻滞的患者,或为右心室起搏节律者,根据Sgarbossa标准可能为急性损伤的类型。

①正向的QRS波群并有ST段抬高≥1mm(ST段抬高与QRS的方向一致)。

②V_1、V_2或V_3导联的ST段压低≥1mm。

③负性的QRS波群并有ST段抬高≥5mm(ST段抬高与QRS的方向不一致)。

(4)后壁心肌梗死常常不被识别,有下壁或侧壁心肌梗死的患者中,临床医生应怀疑可能有后壁梗死。单独的后壁心肌梗死不常见。

①"反镜测试"(reverse mirror test)非常有用,如$V_1 \sim V_3$导联的ST段压低,实际上是后壁心肌梗死的ST段抬高。

②$V_1 \sim V_3$导联上显著的R波代表后壁的Q波。

③下后壁及后外侧心肌梗死,通常累及右冠状动脉(RCA)或左回旋支

(LCX)的钝缘支。

④应该做后壁导联(V_7～V_9)的心电图，有助于鉴别表现为前壁缺血的后壁梗死，或所有在 V_1～V_3 导联出现 ST 段压低患者，为后壁心梗的对应性压低。

(5)在下壁导联出现 ST 段抬高的患者，总是应该立刻进行右侧心电图的检查，以评估右心室(RV)梗死。V_3R 和 V_4R 导联上 ST 段抬高提示累及右心室。

①在 12 导联心电图上提示有下壁心肌梗死患者的 V_1 导联上有 ST 段抬高，应怀疑有右心室梗死。

②Ⅲ导联的 ST 段抬高大于Ⅱ导联时也提示右心室梗死。

③因为右心室边缘分支发自右冠状动脉的近端，右冠状动脉近端的病变通常累及右心室。

④虽然用于右心室梗死的心肌血供重建术的原则与其他 ST 段抬高型心肌梗死相同，但右心室梗死的治疗也有其独到之处，包括需维持足够的前负荷，谨慎使用硝酸盐和 β 受体阻滞药治疗以避免低血压。

(6)在心包炎患者中，T 波倒置之前 ST 段正常化，而在 ST 段抬高型心肌梗死的患者中，ST 正常化之前 T 波倒置。

①心包炎的 ST 段抬高通常是弥漫性，与特定的血管分布区不相关，并且不会出现对应性的 ST 压低。

②急性心包炎有 PR 间期的压低也可与急性心肌梗死区别(第 17 章)。

③在急性心肌梗死过程的后期可能发生心包炎，应该与复发性缺血或支架内血栓形成相鉴别。

【影像】

1. 标准的便携式 X 线胸片(CXR)应该包含在初始评估的方案中。

(1)X 线胸片显示的肺水肿，有重要的预后和治疗的意义。

(2)在开始溶栓治疗之前进行 X 线胸片，如有纵隔增宽，可能提示急性主动脉夹层。

(3)如果临床高度怀疑，即使纵隔的宽度正常，也不能排除急性主动脉夹层。

2. 心电图有非诊断性改变(即未知时间的左束支传导阻滞，起搏节律)的胸痛患者，超声心动图检查可能有帮助。节段性室壁运动异常提示心肌缺血或梗死，假设原先没有室壁运动异常，可以帮助明确危险的部位。

三、治　疗

1. 所有的医疗中心应建立用于循证治疗的 ST 段抬高型心肌梗死的治疗方案。

2. 不能做经皮冠状动脉介入治疗的机构，应该确定是选择溶栓治疗抑或快速运送到能进行经皮冠状动脉介入治疗的医院。

(一)早期的辅助性治疗

1. 用于治疗 ST 段抬高型心肌梗死患者的药物，与治疗非 ST 段抬高型心肌梗死/不稳定型心绞痛相似。请参见第 11 章对这些药物的详细讨论。两种情况之间治疗中使用药物的差异在本章中讨论。

2. 用于 ST 段抬高型心肌梗死患者的辅助治疗药物如下。

(1)非肠溶的阿司匹林胶囊。

(2)在确定或怀疑对阿司匹林过敏的患者，应用氯吡格雷取代。

(3)β 受体阻滞药

①美托洛尔，5mg 静脉滴注每 5 分钟一次，如能耐受可用 3 剂，随后口服美托洛尔，只要血压和心率许可，可高达 50mg 每 6 小时一次。

②有心力衰竭或心源性休克表现的患者应停用，直至其病情稳定。

(4)补充氧气：应该根据脉搏血氧饱和度指导应用氧气，在急性心肌梗死患者，如果氧饱和度为<92%，在梗死后的前 6h 或更长的时间都是给氧气的指征。

(5)吗啡

①为缺血性心脏病的疼痛提供镇痛治疗，有良好的血流动力学效果，并降低心肌氧耗。

②可以给予的剂量为 2～4mg 静脉注射，每隔 10min 重复一次直至疼痛缓解或发生低血压。

(6)血浆镁水平为 2.0mg 以下，或发生尖端扭转型室速是用镁治疗的指征。

(7)普通肝素的支持性证据比低分子量肝素少，但可作为辅助性溶栓治疗。

(8)低分子量肝素

①用全剂量替奈普酶(tenecteplase)的依诺肝素能显著改善复合终点的死亡率、住院再梗死率和住院期间难治性缺血的发生率，在对新型溶栓药的

安全性和有效性评估(ASSENT-3)的临床研究中获得相类似的结果。

②应考虑经皮冠状动脉介入治疗中心的条件,因为许多机构的心导管室都没有配备监测治疗效果的 Xa 因子活性的设备。

(9)直接凝血酶抑制药

①在急性心肌梗死用心肌血供重建术与支架治疗的综合结果(HORIZONS-AMI)的研究中,发现在接受血管成形术的心肌梗死患者中,与用普通肝素加糖蛋白Ⅱb/Ⅲa 抑制药组相比,证明比伐卢定可减少严重出血、再梗死、心源性死亡和总死亡率。

②在应用比伐卢定的患者中,随访一年时的严重出血,各种原因的死亡率和心源性死亡率,显著下降,到 3 年时仍低。

③介入治疗时用负荷量的波立维(Plavix)可以预防早期支架内血栓形成。

(10)糖蛋白Ⅱb/Ⅲa 抑制药

①急性心肌梗死患者正在进行经皮冠状动脉介入治疗(PCI)的情况下,阿昔单抗和直接经皮冠状动脉血管成形术随机(RAPPORT)临床试验表明,经皮腔内冠状动脉成形术(PTCA)中使用阿昔单抗可显著降低 30d 的死亡率,心肌梗死和需紧急血供重建的发生率。

②在溶栓治疗中不建议同时用糖蛋白Ⅱb/Ⅲa 抑制药。

(二)再灌注

1. 心肌梗死患者病程中早期最有利的治疗是再灌注。

2. 最佳的再灌注方案应该是在专门的中心,并考虑可利用的资源。有助于决策过程的流程图见图 12-1。虽然大多数方案是根据患者就诊到球囊扩张的时间,症状发作到球囊扩张的时间是预测挽救心肌的最重要指征。

3. 在症状发作到球囊扩张的时间<90min 的患者,经皮冠状动脉介入治疗是首选的再灌注方法,因为在症状持续不到 90min 内对挽救心肌最重要。

(1)挽救心肌最大的机会是发生血管闭塞后的前 3h。

(2)出现心肌梗死的症状>12h,和疼痛发作<24h 内的患者均应考虑再灌注治疗,特别是在 ST 段抬高提示有持续缺血性损伤、症状持续、复发性缺血、左心室功能不全及广泛的心电图改变的病例。既往有心肌梗死,经皮血供重建术,或冠状动脉旁路移植术(CABG)的患者也可以考虑。

(3)在没有经皮冠状动脉介入治疗能力的机构,是否给予血栓溶解治疗或选择运送到有能力的机构需根据症状的持续时间、运送所需的时间及临床情况而定。

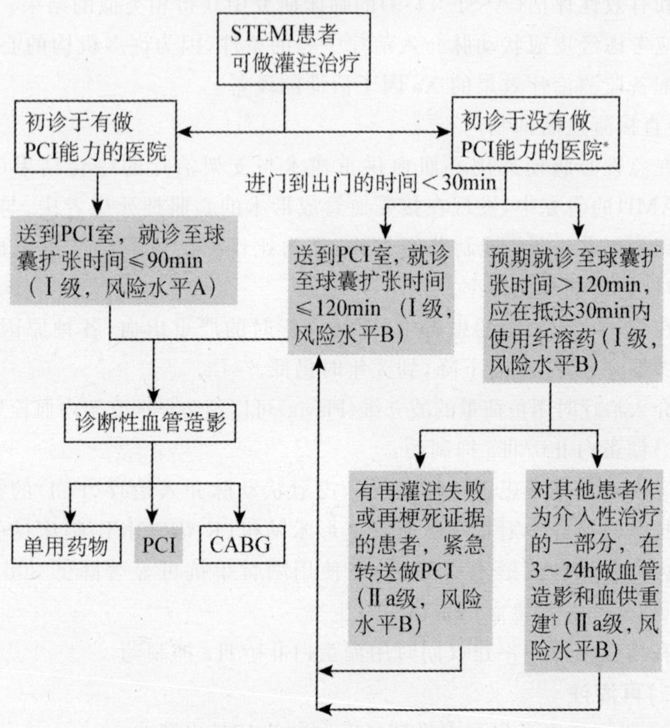

图 12-1 再灌注治疗的决策。箭头和框内的内容是首选的策略。施行 PCI 的决定是根据解剖学上适当的罪犯冠状动脉的狭窄

*. 在无 PCI 能力的医院初诊的心源性休克或严重心力衰竭患者，不管从心肌梗死发病延迟的时间，均应尽快转送到可做心导管检查的医院做心导管和血供重建；†. 在溶栓治疗给药之后的前 2～3h，不应进行造影和血供重建。CABG. 冠状动脉旁路移植术；PCI. 经皮冠状动脉介入治疗；STEMI. ST 段抬高型心肌梗死［引自：O'Gara PT，Kushner FG，Ascheim DD，et al. 2013 ACCF/AHA guideline for the management of ST-elevation myocardial infarction. Circulation，2013(127)：e362-e425，with permission.］

4. 溶栓治疗：如果从症状发作到就诊不到 3h，并且没有禁忌证，预计运送到可做经皮冠状动脉介入治疗的机构超过 30min（出现症状到球囊扩张的时间/出现症状到开始做 PCI 的时间＞60min）的患者，应给予溶栓治疗。

(1)如果不能做经皮冠状动脉介入治疗，出现症状并且持续达 12～24h，没有禁忌证的患者，应给予溶栓治疗。

(2)如果症状持续时间在 3h 以上，Killip 分级是三级或以上，或诊断不确定的患者，通常应考虑运送到能做经皮冠状动脉介入治疗的医院。

(3)如果症状发作的时间超过 3h，运送的时间超过 1h，运送或溶栓都是合理的选择。

(4)发病已超过 24h 的患者溶栓治疗是禁忌。

【经皮冠状动脉介入治疗(PCI)】

1. 如果及时(出现症状到球囊扩张时间＜90min)，有熟练的进行手术的医生(每年做 PCI 75 例以上，其中 11 例为 ST 段抬高型心肌梗死)和在病例数量大的中心(每年做 PCI 400 例以上，其中每年有 36 例以上为 ST 段抬高型心肌梗死)，首选的疗法应为 PCI。

2. 与溶栓疗法相比，因 PCI 可增加开通闭塞动脉的疗效，而能改善存活率。

3. 有心源性休克，溶栓疗法有禁忌证，或诊断不确定的患者，都是做 PCI 的指征。

4. 如果发现有显著的左主干狭窄，应该考虑紧急施行冠状动脉旁路搭桥术(CABG)。如果患者不适合做 CABG，或者解剖结构适合做 PCI 者，也可以考虑做左主干的支架置入术。

5. 急性心肌梗死的患者，除非有明确的指征，包括心源性休克或梗死相关的血管不确定，否则不应该执行与梗死无关动脉的经皮介入治疗。

【急救性经皮冠状动脉介入治疗】

1. 在溶栓治疗的患者中，冠状动脉不能再通者有 15%～50%。急救性接受溶栓治疗后有以下情况的患者适合应用急救性经皮冠状动脉介入治疗。

(1)溶栓治疗 90min 后，患者仍有持续的症状和持续性 ST 段抬高(抬高的程度为原有的 50%以上)。

(2)有心源性休克、充血性心力衰竭(CHF)或难治性心律失常的患者，特别有大面积前壁梗死的患者。

(3)经皮冠状动脉介入治疗后仍持续有冠状动脉缺血的症状和体征的患者，或冠状动脉解剖不适合用经皮冠状动脉介入治疗的患者，是做冠脉移植术的指征。

2. 早期评估溶栓后常规经皮冠状动脉介入治疗疗效的临床试验显示，与保守致力于缺血处理疗效的比较，溶栓后的介入治疗未能改善死亡率或再梗死率，主要是因为溶栓后导致出血并发症的发生率高，抵消了其有益的疗效。

【易化性经皮冠状动脉介入治疗（Facilitated PCI）】

1. 易化性经皮冠状动脉介入治疗是在计划进行介入治疗之前采用药物治疗建立血流。通常在药物治疗后的 2h 内介入治疗。

2. 与直接经皮冠状动脉介入治疗相比，已被使用的各种方案的结果更差，或没有任何获益。

3. 因而，不推荐应用易化性经皮冠状动脉介入治疗。

【溶栓/纤溶治疗】

1. “溶栓”和“纤溶”，在某种程度上是可互换的术语。

2. 医学文献已证实，早期（<12h）溶栓治疗的疗效，从溶栓治疗试验（FTT）协作组汇总的数据显示，死亡率相对减少 18%。症状发作后早期溶栓治疗的疗效显著。

3. 在症状发作后的前 3h 内用溶栓治疗能够营救心肌的潜力最大。

4. 对移植的静脉内血栓，没有证据显示溶栓治疗有效。因此，在冠状动脉移植术后，发生 ST 段抬高型心肌梗死的患者，优选方式是经皮冠状动脉介入治疗。

5. 溶栓治疗的绝对和相对禁忌证见表 12-1。

6. 可用于溶栓治疗的各种制剂，有类似的功效。这些制剂应用的方法不同，详见表 12-6。

7. 出血的风险

（1）溶栓治疗最常见潜在的严重不良反应是出血，最严重的是颅内出血。

（2）颅内出血相关的风险包括：年龄≥75 岁，女性，非裔美国人，以前有卒中，收缩压≥160mmHg，使用组织型纤溶酶原激活药（tPA）而不是其他制剂，国际标准化比率（INR）>4，凝血酶原时间（PT）>24s。

（3）无或有这些因素中的一项，颅内出血的风险是 0.7%；有其中的 5 项或以上者，则风险上升到 4.11%。

四、后期的评估与治疗

1. 所有 ST 段抬高型心肌梗死患者，发病后必须在重症监护室接受至少 24h 的监测。

2. 连续遥测监视，最好用显示 ST 段抬高的导联，监测复发性缺血和心律失常。

表 12-6　各种溶栓药

	链激酶[a]	纤溶酶（tPA）	瑞替普酶（rPA）	替奈普酶（TNK-tPA）
剂量	1.5MU 30～60min	高达 100mg 90min 按体重[b]	10U × 2，各 2min	30～50mg 按体重[c]
推注量	否	否	是	是
抗原	是	否	否	否
过敏反应(低血压最常见)	是	否	否	否
全身性纤维蛋白原消耗	明显	轻	中等	极少
通畅率(90min TIMI 2～3 级的血流)	60%～68%	73%～84%	84%	85%
成本(每剂量，美元，平均批发价格)		每 100mg 价格为 6712.54 美元	10.4U/瓶 2 瓶价格为 5211.86 美元	每 50mg 价格为 4571.78 美元

a. 在美国不用

b. 推注 15mg，输注 0.75mg/kg 30min(最大 50mg)，然后 0.5mg/kg 不超过 35mg 在下一个 60min，最大总量为 100mg

c. 体重<60kg 者为 30mg；60～69kg 为 35mg；70～79kg 为 40mg；80～89kg 为 45mg；90kg 以上的患者为 50mg

[改编自：O'Gara PT，Kushner FG，Ascheim DD，et al. 2013 ACCF/AHA guideline for the management of ST-elevation myocardial infarction. Circulation，2013(127)：e362-e425.]

3. 每天经常性的评估应包括：复发性心绞痛和心力衰竭的症状，体检注意新出现的杂音和心力衰竭的证据，以及每天做心电图。

4. 在没有任何进一步问题的情况下，在 24h 后，大多数患者能够安全地传送到有遥测监控的普通病房。

五、并发症

(一)心源性休克(图 12-2)

1. 心源性休克是 ST 段抬高型心肌梗死患者罕见但严重的并发症。

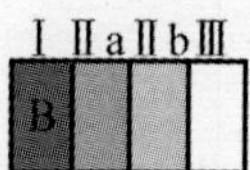

ST段抬高型心肌梗死后并发由泵衰竭导致心源性休克的患者建议用PCI或CABG进行血供重建，不论症状发作推迟的时间

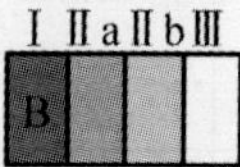

ST段抬高型心肌梗死后并发心源性休克不适合做PCI或CABG的患者，如没有禁忌证，应给予溶栓治疗

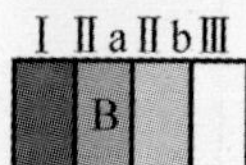

ST段抬高型心肌梗死后并发心源性休克不能用药物很快稳定的患者，可用主动脉内球囊反搏术

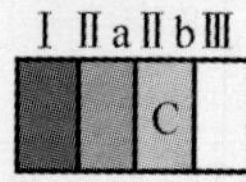

在难治性心源性休克的患者，可以考虑用替代性左心室辅助循环支持装置

图 12-2 复杂的 ST 段抬高型心肌梗死患者的处理

[引自：Kushner F，et al. 2009 Focused updates：ACC/AHA Guidelines for the Management of Patients With ST-Elevation Myocardial Infarct (Updating the 2004 Guideline and 2007 Focused Update) and ACC/AHA/SCAI Guidelines on Percutaneous Coronary Intervention (Updating the 2005 Guideline and 2007 Focused Update)；available at www. acc. org.]

2. 心源性休克发生在症状出现后的最初 48h 内，特别是大面积的前壁梗死的患者。

3. 在应该急诊血供重建冠状动脉闭塞的心源性休克临床试验(SHOCK trial)表明，在发生心源性休克 18h 内进行血供重建患者的疗效，优于用药物治疗。需注意，此项随机试验，在 75 岁以上的患者中没有显示其优于用药物治疗的疗效。

(二)游离壁破裂

1. 游离壁破裂最常发生于急性心肌梗死后的 2～6d。

2. 游离壁破裂最常出现在以前没有心绞痛或心肌梗死，心肌酶的标准提示有大面积梗死的患者。

3. 游离壁破裂表现为低血压、心脏压塞或无脉性电活动。死亡率非常高，处理包括容量复苏、正性肌力药物、心包穿刺和手术修复。

(三)假性室壁瘤

1. 心脏假性室壁瘤是室壁的破裂口被血栓和心包封闭组成。

2. 经常为意外发现，并且可能伴有往返性杂音或大量心包积液的血流动力学变化。

3. 用超声心动图诊断。

4. 几乎所有的病例需要用手术治疗。

(四)室间隔缺损

1. 室间隔缺损通常发生在急性心肌梗死后2～5d。

2. 较常见于前壁心肌梗死。

3. 新发生的粗糙的全收缩期杂音，有或无血流动力学的变化。

4. 诊断用多普勒超声心动图和肺动脉(PA)导管检查发现氧含量递升。

5. 处理包括：主动脉内球囊反搏(IABP)、正性肌力药、血管扩张药和手术或经导管闭合。

(五)乳头肌断裂

1. 乳头肌断裂通常发生在急性心肌梗死后2～7d。

2. 由于后内侧乳头肌是由单一的冠状动脉供血，是乳头肌断裂最经常累及的部位。

3. 通常与下壁心肌梗死相关，并出现新的全收缩期杂音(只有50%的时间能听到)，出现心源性休克、肺水肿。可以通过超声心动图或肺动脉导管波形出现突出的V波获得诊断。

4. 治疗包括用主动脉内球囊反搏降低后负荷或血管扩张，血管重建术和手术修复。

(六)右心室梗死

1. 右心室梗死常与下壁心肌梗死并发，表现为低血压、伴Kussmaul征的颈静脉压升高和双肺野清晰的三联征。

2. 可通过右侧V_3R和V_4R导联ST段抬高的心电图或超声心动图观察到右心室壁的运动异常诊断。

3. 治疗包括增加容量负荷，使肺毛细血管楔压(PCWP)到18～20mmHg，避免用硝酸盐，如果需要治疗低血压，可用低剂量的多巴酚丁胺。

(七)心律失常

1. ST段抬高型心肌梗死可发生多种心律失常。

2. 对加速性室性自主节律不应该治疗,除非有血流动力学异常。

3. 为抑制急性心肌梗死后的室性心动过速/心室颤动(VT/VF),不是用预防性抗心律失常药物的指征,并且不能改善死亡率。

4. 心动过缓,如果伴有严重的房室(AV)传导阻滞,可能需要经静脉的临时起搏器。

(1)与下壁心肌梗死相关的房室传导阻滞,通常预示预后良好,因为其机制是房室结缺血(供给房室结的分支来自右冠状动脉)和代偿性的Bezold-Jarisch反射,是由刺激迷走神经的张力所致。此种房室传导阻滞可能持续1～2周。

(2)与前壁心梗关联的房室传导阻滞,通常预示预后不良(可能需要置入永久性起搏器),因为传导阻滞的机制,是因梗死发生在传导系统远端的部分。

(八)心肌梗死后的心包炎

1. 心包的情况详见第17章。

2. 心肌梗死后的心包炎通常发生在心肌梗死后的1～4d。

3. 心肌梗死后出现复发性胸部不适和心电图中广泛的ST段抬高。

4. 心电图上也可能会发生PR间期压低,但罕见;体检时可发现心包摩擦音。

5. 治疗可用高剂量的非甾体抗炎药(NSAIDs)。

6. 应该避免用肝素,因为有易于出血的风险。

7. 应避免用糖皮质激素,因为有增加心脏破裂的危险性。

(九)Dressler综合征(Dressler syndrome)

1. Dressler综合征出现在心肌梗死后2～10周,有发热、不适和胸膜炎性胸部不适。

2. 患者有血沉升高,超声心动图可显示心包积液。

3. 通常用高剂量的非甾体抗炎药治疗。

(十)左心室血栓

1. 大面积前壁心尖部位的心肌梗死可能会发生左心室血栓,超声心动图或左心室造影,在无运动或反向运动的节段可见到血栓。

2. 治疗包括使用华法林抗凝3～6个月。

(十一)室壁瘤

1. 急性心肌梗死后 ST 段持续抬高 4 周以上提示室壁瘤,但不能诊断。

2. 超声心动图可确立诊断,提供关于左心室功能和血栓存在的信息。

3. 室壁瘤患者可出现心力衰竭、室性心律失常或栓塞性事件。

4. 预防包括及时的再灌注和降低后负荷,优选用血管紧张素转化酶(ACE)抑制药,有助于减少不良的左心室重构和继发的室壁瘤形成。

5. 一旦室壁瘤形成,额外的治疗可能包括华法林抗凝,在选择的病例可能需要手术切除。

六、监测和随访

1. 急性心肌梗死后超声心动图随访 3 个月是指征,用以评估心室功能改善的情况,当患者有新的左心室功能障碍时,可能需要除颤器治疗。

2. 急性心肌梗死后 2 周进行心脏康复是指征。参与心肌梗死后的这些程序可降低死亡率和复发性心肌梗死,并能改善生活、身体功能的质量和得到社会支持。

七、结果和预后

1. 后期的风险分层主要取决于心室功能和残余缺血的程度。射血分数<30%的患者有高风险。

2. 进一步确定预后的其他一些因素包括年龄、肾功能不全及心力衰竭已被用于确定预后的各种风险评分。

(原著者　Michael Yeung, Sudeshna Banerjee, and Howard I. Kurz)

第 13 章

Chapter 13

心血管疾病的一级和二级预防

第一节 一级预防

一、一般原则

1. 心血管疾病(CVD)的一级预防是对以前没有心血管疾病症状的人群,以改变生活方式或药物治疗风险因素预防疾病的发生。

2. 一级预防的主要目标是改善或控制直接可能导致动脉粥样硬化,左心室重构和(或)外周血管疾病的风险因素。

3. 在社区的全体人群中,采取广泛而有效的预防措施,以减少风险因素。

4. 在美国,几十年前开始在全社会颁布了教育或有效的政策改变:例如,政府对吸烟的警告(开始于 1964 年),努力减少膳食脂肪的摄入量(20 世纪 60 年代和 20 世纪 70 年代),全国高血压的教育计划(20 世纪 70 年代和 20 世纪 80 年代),和国家胆固醇教育计划 (在 20 世纪 80 年代和 20 世纪 90 年代),这些项目的实施已经使心血管疾病的死亡率显著下降。

5. 关于个人的预防工作,根据其风险分层和确定的心血管疾病风险因素。

6. 关于预防的指南与第 3 版同。

二、风险评估

1. 主要是了解谁有心血管疾病风险因素,并识别与其有关的风险因素。

2. 风险因素可分为不可纠正、可纠正的(行为)和临床生理性的。

3. 常规的风险因素筛查应该从 18 岁开始。

4. 每次筛查时需检查并记录的项目包括:血压、身体质量指数(BMI)、腰围及脉搏(筛查心房颤动),每 2 年重复 1 次。

5. 应根据患者是否有高脂血症和糖尿病的风险,测定空腹血清脂蛋白[如果不是空腹取血,则应测定总的和高密度脂蛋白(HDL)胆固醇]和空腹血糖;在有风险因素的患者,则每 5 年或每 2 年测定 1 次。

6. 关于心血管风险因素请参阅 ACC/AHA 的指南(http://circ. ahajournals.org/content/early/2013/11/11/01. cir. 0000437741. 48606. 98)。

(一)无症状患者的风险评估

1. 对无症状未确定有冠心病(CHD)人群的全面性风险评估的目的是激励改变生活方式和确定可能从药物治疗中受益的人。

2. 全面的风险评估是预测在将来一段时间内,通常是在未来 10 年的心血管疾病的绝对风险。

3. 风险评分将传统的个人心血管病风险因素结合成为单一的定量估计。

4. Framingham 风险评分(FRS)已被普遍用于风险评估。然而,这种模式来自一个完全是白种人的群体,用于其他种族人有一定的限制。

5. 已有一组在新汇集人群中,关于动脉粥样硬化心血管疾病 10 年风险的研究,研究的对象为 40～79 岁的非裔美国人和白种人中的男性和女性。(http//my. americanheart. org/professional/Statements Guidelines/Prevention Guidelines/Prevention Guidelines_UCM_457698_SubHomePage. jsp)

6. 其他的建议

(1)采用汇集以性别为特征的非西班牙裔白种人的人群,可以考虑为非裔美国人和非西班牙裔白种人的其他人种的风险评估。

(2)如果定量风险评估后,仍不能确定治疗风险因素的决策,评估以下的一项或多项因素有利于确定治疗决策:家族史、超敏 C 反应蛋白(hs-CRP)、冠状动脉钙化(CAC)评分或踝肱指数(ABI)。

(3)对评估首次动脉粥样硬化性心血管疾病风险有用的因素包括载脂蛋白 B、慢性肾疾病、蛋白尿或心肺功能。

(4)在临床实践中,不推荐颈动脉内膜-中层厚度(CIMT)用于常规首次动脉粥样硬化性心血管疾病的风险评估。

(5)在没有动脉粥样硬化性心血管疾病的 20－79 岁成年人,应每隔 4～6 年进行传统动脉粥样硬化性心血管疾病风险因素评估;而在没有动脉粥样硬化性心血管疾病 40－79 岁的成年人,应每隔 4～6 年评估 10 年动脉粥样硬化性心血管疾病风险。

(二)高危人群和无症状患者的处理

1. 对于有动脉粥样硬化性心血管疾病风险≥7.5%的人,建议开始使用中强度至高强度的他汀类药物。

2. 对是否开始接受药物治疗不确定人群的筛选测试阈值见表 13-1。

3. 请注意,不再推荐颈动脉内膜-中层厚度(CIMT)为选测的项目。

(三)终身风险

1. 终身风险是一级预防的新概念。

2. 10 年期风险估计值显著低估了<35 岁的男性,<45 岁女性发生冠心病的风险。

表 13-1 对于定量风险评估后,仍不确定是否需用药物治疗的人群,专家所主张筛选测试风险的阈值

指数	支持上调修改风险评估	不支持修改风险评估
家族有冠心病早发史	男性<55 岁 女<65 岁 (直系亲属)	只发生在年龄较大的(如果有的话)
超敏 C 反应蛋白	≥2mg/L	<2mg/L
冠状动脉钙化	冠状动脉钙化评分≥300 Agatston 单位或年龄≥75,性别和种族	冠状动脉钙化评分≥300 Agatston 单位或年龄<75,性别和种族
踝肱指数(ABI)	<0.9	≥0.9

3. 强调从年轻时就开始通过改变生活方式实现和(或)保持理想的风险因素状态,以促进健康到老年。

4. 认为在 20～59 岁无动脉粥样硬化性心血管疾病及没有短期高风险的成人,应考虑根据传统的风险因素评估 30 年或终身的动脉粥样硬化性心血管疾病的风险。

三、行为风险因素

健康的生活方式对预防心血管疾病很重要。最近发表的生活管理指南为降低心血管风险提供了宝贵的帮助。(http://circ. ahajournals. org/content/early/2013/11/11/01. cir. 0000437740. 48606. d1.)

(一)饮食

1. 健康的饮食是预防心血管疾病的重要组成部分。

2. 为降低心血管疾病的风险提供了最大的可能性。

3. 美国心脏协会(AHA)发布了适用于有和没有冠心病患者的健康饮食的建议(表 13-2)。

4. 建议中,有利于降低低密度脂蛋白(LDL)的饮食如下。

表 13-2 饮食的建议

食物的类型	DASH*	TLC†	食物量
谷物‡	每天 6～8 次	每天 7 次§	1 片面包,1 盎司干麦片,1/2 杯米饭,通心粉,麦片
蔬菜	每天 4～5 次	每天 5 次§	1 杯生绿叶蔬菜汁,1/2 杯生的或煮熟的蔬菜,1/2 杯蔬菜汁
水果	每天 4～5 次	每天 4 次§	1 个中等大小的水果,1/2 杯干果,1/2 杯新鲜、冷冻的水果罐头,1/2 杯果汁
无脂或低脂牛奶和奶制品	每天 2～3 次	每天 2～3 次	1 杯牛奶,1 杯酸奶,1.5 盎司的奶酪
肉类,家禽,鱼	每天 6 盎司以下	每天 5 盎司或以下	
坚果,种子,豆类	每周 4～5 次	每天 5 次§	1/2 杯(1 1/2 盎司),2 汤匙花生酱,2 汤匙或 1/2 盎司种子,1/2 杯干豆子或豌豆
脂肪和油	每天 2～3 次#	取决于每天摄入的热量水平	1 茶匙人造奶油,1 汤匙蛋黄酱,2 汤匙沙拉酱,1 茶匙植物油
甜品和添加糖	每周 5 次或以下	无建议	1 汤匙糖,1 汤匙果冻或果酱,1/2 杯冰沙和冰淇淋,1 杯柠檬水

*. 高血压饮食(DASH)。(更多信息见 http://www.nhlbi.nih.gov/health/public/heart/hbp/dash.)

†. 治疗性的生活方式改变(TLC)。(欲了解更多信息,见 http://www.nhlbi.nih.gov/cgi-bin/CHEL/step2intro.cgi.)TLC 包括 2 个可选择的饮食治疗方案:植物甾烷醇/固醇(每天补充 2g)和可溶性纤维(每天 5～10g)

‡. 大多数谷类食品均建议全谷物,以满足所需要的纤维

§. 其数量可更少或更多,取决于满足 2000 卡路里(1 卡路里=4.182J)选择的其

他食物

¶. 等于 0.5～1.25 杯。根据谷物类型而定。检查产品的营养成分标签

‖. 瘦肉包括牛腩尖、牛后腿肉、后臀肉；特别瘦的汉堡；用瘦肉或豆制品做的冷盘。猪瘦肉、火腿里脊和猪里脊肉

#. 脂肪是包含在脂肪和油中被摄入：例如，1 汤匙普通的沙拉酱等于 1 份：1汤匙低脂肪的调味品等于 1/2 份：1汤匙无脂肪酱等于 0 份

(引自：Lichtenstein AH，Appel LJ，Brands M，et al. Diet and lifestyle recommendations revision 2006：a scientific statement from the American Heart Association NutritionCommittee. Circulation 2006；114：82-96，with permission.)

(1)强调摄取蔬菜，水果和全谷物膳食的方式；包括低脂奶制品、家禽、鱼、豆类，非热带植物油和坚果；限制摄入甜食、含糖饮料、红肉。

(2)根据摄入适当热量的要求，个人和文化对食物的喜好，为其他药物(包括糖尿病)所需的营养治疗，调整饮食的模式。

(3)按照计划实现某种饮食模式，如高血压饮食(DASH)的模式，美国农业部食品模式[Department of Agriculture (USDA) Food Patterns]，或美国心脏协会(AHA)饮食。

(4)饮食模式的目的是实现每日需要的热量中，有 5%～6%来自饱和脂肪。

(5)减少自饱和脂肪和反式脂肪热量的百分比。

5. 有利于降低血压的饮食建议如下。

(1)强调摄取蔬菜，水果和全谷物模式；包括低脂奶制品、家禽、鱼、豆类、非热带植物油和坚果；限制摄入甜食、含糖饮料、红肉。

(2)根据摄入适当热量的要求，个人和文化对食物的喜好，为其他药物(包括糖尿病)所需的营养治疗，调整饮食的模式。

(3)按照计划实现某种饮食模式，如高血压饮食(DASH)的模式，美国农业部食品模式或美国心脏协会(AHA)饮食。

(4)摄入低量钠盐。

(5)每天摄入的钠不超过 2400mg。

(6)为了进一步降低血压，摄入的钠理想量是 1500mg/d。

(7)钠的摄入量减至 1000mg/d，会更进一步降低血压。

(二)运动

1. 在一般情况下，建议成年人从事有氧运动，以降低低密度脂蛋白胆固醇(LDL-C)，非-高密度脂蛋白胆固醇(non-HDL-C)和血压：每周 3～4 次，每

次平均持续 40min，包括中强度至剧烈的体力活动。

(1)降低血压。

(2)改善胰岛素抵抗和糖耐量。

(3)降低三酰甘油。

(4)提高高密度脂蛋白。

(5)降低纤维蛋白原水平和改善纤溶能力。

2. 美国心脏协会(AHA)和美国运动医学院已发表有关健康成人运动的建议(表 13-3)。

表 13-3　健康成人体力活动的建议

- 保持体力活动的生活方式，以促进和保持身体健康
- 每周 5d，每天 30min 或以上适度的有氧运动，或每周 3d 每天 20min 或以上的剧烈的有氧运动
- 中度和剧烈活动的结合可以达到上述建议
- 推荐的中强度和(或)剧烈活动的结合是，每天除了进行轻度活动之外，加上短时间的中强度和(或)剧烈活动
- 适度的有氧活动应该是可显著提高心率的活动，大致相当于快走；也可以做较短时间(≥10min 或以上，但<30min)的活动累积计算
- 剧烈的运动导致心率大幅度的提高(如慢跑)
- 另外使用主要肌肉群进行的活动以维持和(或)增加力量和耐力
- 通过超过建议的最低限度，达到更大的健康效益

[改编自：Haskell WL，Lee I-M，Pate RP，et al. Physical activity and public health：updated recommendation for adults from the American College of Sports Medicine and the American Heart Association. Circulation，2007(116)：1081-1093.]

(1)上述建议强调的是中等强度运动的好处。

(2)这一点很重要，因为以往曾经认为只有剧烈的运动才对心血管有显著的益处。

(3)中等强度运动的例子包括：每小时步行 3～4 英里(1 英里=1609.344m)，休闲的运动如骑自行车，在平路上以每小时 10～12 英里速度散步，或者打高尔夫球。

(三)乙醇

1. 已显示，摄入适量的乙醇对心血管疾病有益。

(1)男性每天 1～2 杯，女性每天 1 杯。

(2)一次喝一杯 4 盎司的葡萄酒，或一杯 12 盎司的啤酒，或 1.5 盎司 80 度的酒。

(3)引用上述剂量的酒似乎可降低总死亡率和心血管死亡率。

2. 饮酒和降低心血管疾病的作用呈 J 形曲线，例如，适度的饮酒有降低心血管疾病死亡率的作用，但随着饮酒量的增多，则增加所有原因及血管疾病的死亡率。

3. 饮酒量增加有不良的医学和社会后果(如高血压、酒精中毒、肝硬化、事故、降低经济生产率)。

4. 为了改善心血管推荐饮酒，其弊大于利。

(四)滥用烟草

1. 对于老年人，吸烟是导致可预防性死亡的主要原因。

2. 建议

(1)在每次访问时询问患者吸烟的情况。

(2)以明确的、强有力和个性化的方式，提醒每一个吸烟者要戒烟。

(3)评估吸烟者戒烟的意愿。

(4)通过辅导制订帮助戒烟的计划。

(5)安排随访，转诊到特殊治疗计划，或进行药物治疗。

(6)呼吁在工作和家庭中避免暴露于二手烟的环境。

(7)考虑药物治疗。

3. 已显示尼古丁贴片、尼古丁口香糖、尼古丁喷雾剂和尼古丁吸入剂可显著增加戒烟率。

4. 已证明单独应用安非他酮(Bupropion)，或与替代疗法联合应用也能增加戒烟率。

(1)标准方案是每天口服 150mg 共 3d，接着每天 2 次口服 150mg 共 8～12 周。指导患者避免在 5～7d 时复吸。

(2)有癫痫风险的患者禁忌。

5. 已显示用瓦伦尼克林(Varenicline)12～24 周可帮助戒烟。

四、临床/生理学风险因素

(一)胆固醇

1. ACC/AHA 最近公布血脂管理的建议，专注于风险而非针对低密度脂蛋白(LDL)：http://circ. ahajournals. org/content/early/2013/11/11/01.

cir. 0000437738. 63853. 7a。

2. 这些建议重点于 4 组的治疗(图 13-1)。

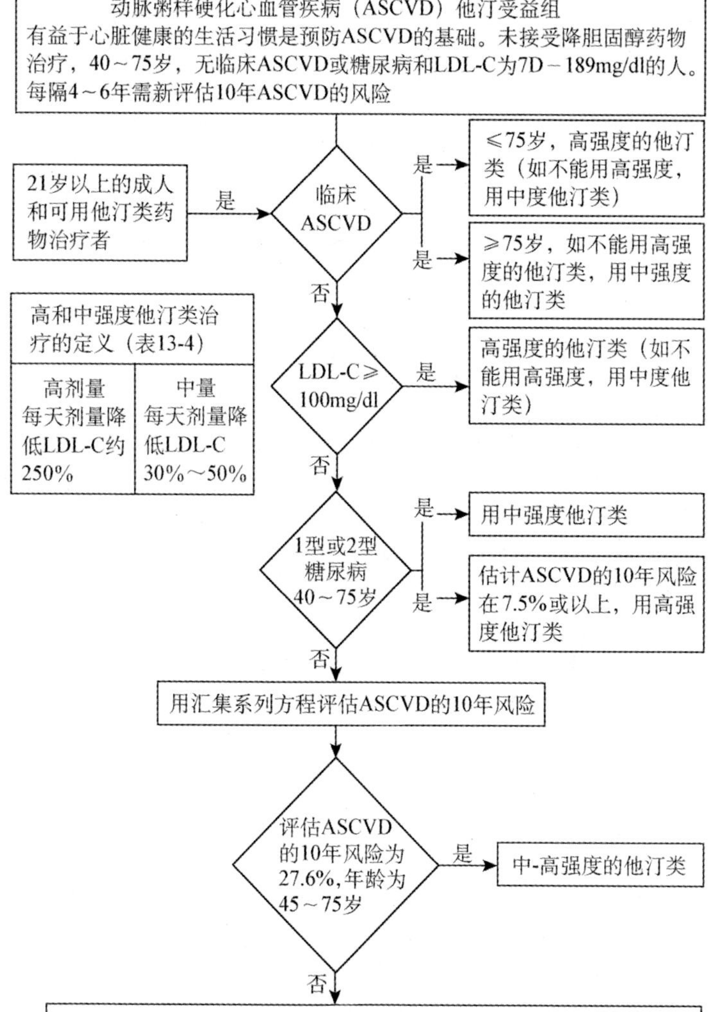

图 13-1　他汀类药物治疗预防动脉粥样硬化心血管疾病的建议

表 13-4 高-中和低强度他汀类药物治疗(专家组建议用于随机对照试验研究)*

高强度他汀类治疗	中强度他汀类治疗	低强度他汀类治疗
每天的剂量可降低低密度脂蛋白胆固醇平均≥50%	每天的剂量可降低低密度脂蛋白胆固醇平均30%~50%	每天的剂量可降低低密度脂蛋白胆固醇平均30%~50%
阿托伐他汀(40†)~80mg 瑞舒伐他汀 20(40)mg	阿托伐他汀 10(20)mg 瑞舒伐他汀(5)10mg 辛伐他汀 20~40mg‡ 普伐他汀 40(80)mg 洛伐他汀 40mg 氟伐他汀 80mg 氟伐他汀 40mg,每天 2 次 匹伐他汀 2~4mg	辛伐他汀 10mg 普伐他汀 10~20mg 洛伐他汀 20mg 氟伐他汀 20~40mg 匹伐他汀 1mg

具体的他汀类药物和剂量用粗体表示,在进行随机对照试验评估中列入 CQ1,CQ2,CTT 2010 荟萃分析包含在 CQ3 中。所有这些随机对照试验证明主要心血管事件都减少。他汀类药物和剂量是由美国食品和药物管理局(FDA)批准,未经随机对照试验(RCTs)测试的药物以斜体字表示

*.在随机对照试验(RCTs)中,个体对他汀类药物治疗的反应不同,在临床实践中同样有差异,因而可能有的患者需要量低于反应的平均生物学基础量

†.仅是 1 项随机对照试验的证据:如果在强化降脂研究(IDEAL)中(47)无法耐受 80mg 剂量的阿托伐他汀,应递减其剂量。

‡.虽然在随机对照试验中对辛伐他汀 80mg 进行了评价,开始就用辛伐他汀 80mg 或递增至 80mg,但因可能导致肌病,包括横纹肌溶解症的风险增加,而没有被 FDA 批准

3. 现在建议考虑用中强度或高强度的他汀类药物治疗。

4. 有动脉粥样硬化心血管疾病的患者,开始他汀类药物治疗的建议如图 13-2 所示。

(二)高血压

1. 高血压是第二大可变更的致死原因。

2. 用正确检测高血压的方法测量血压。

3. 最近已发表 2014 年的成人高血压循证治疗(JNC8)指南。http://jama.jamanetwork.com/article.aspx?articleid=179149713。

4. 实现这些目标的建议，见图 13-4。

(三)糖尿病

1. 对糖尿病的患者，推荐用中到高强度他汀类药物。
2. 有关糖尿病问题的详细讨论见第 37 章。

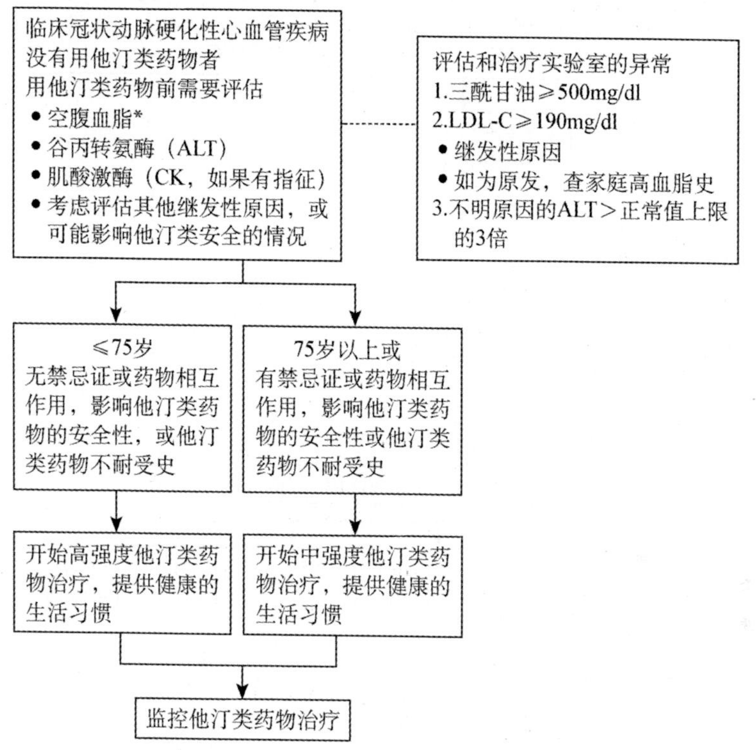

图 13-2 在有临床动脉粥样硬化性心血管疾病患者，开始他汀类药物治疗的图解

*. 空腹血脂为首选。非空腹的非高密度脂蛋白胆固醇（HDL-C）＞220mg/dl 可能提示遗传性高胆固醇血症，但需要进一步的评估或检查继发性病因。如果非空腹三酰甘油＞500mg/dl，必须检查空腹血脂

†. 需评估对冠状动脉硬化性心血管疾病的疗效和可能的不良影响，并考虑患者的偏好，在 75 岁以上有冠状动脉硬化性心血管疾病的患者开始或继续用中强度或高强度他汀类药物治疗

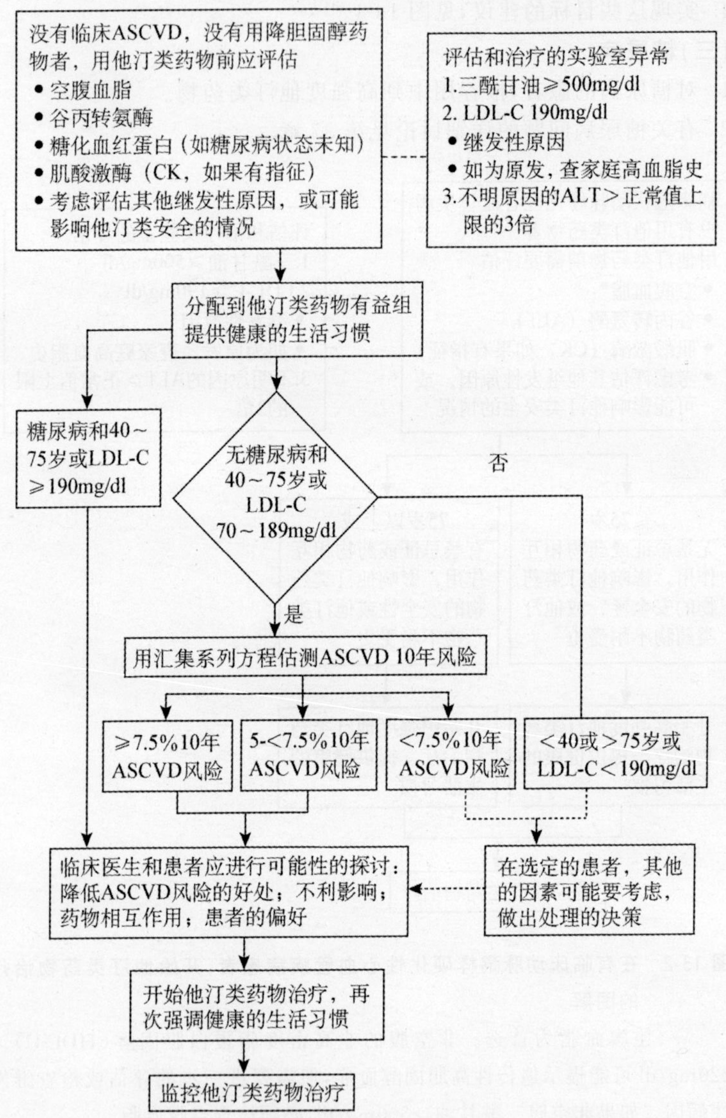

图 13-3　没有临床动脉粥样硬化性心血管疾病患者的开始他汀类药物治疗

*. 空腹血脂为首选。在非禁食的人，非空腹的非高密度脂蛋白胆固醇＞220mg/dl 可能提示遗传性高胆固醇血症，需要进一步的评估或检查继发性病因。如果非空腹的三酰甘油＞500mg/dl，必须检查空腹血脂

†. 汇集队列方程可以用于估计在有和没有糖尿病患者的 10 年 ASCVD 风险

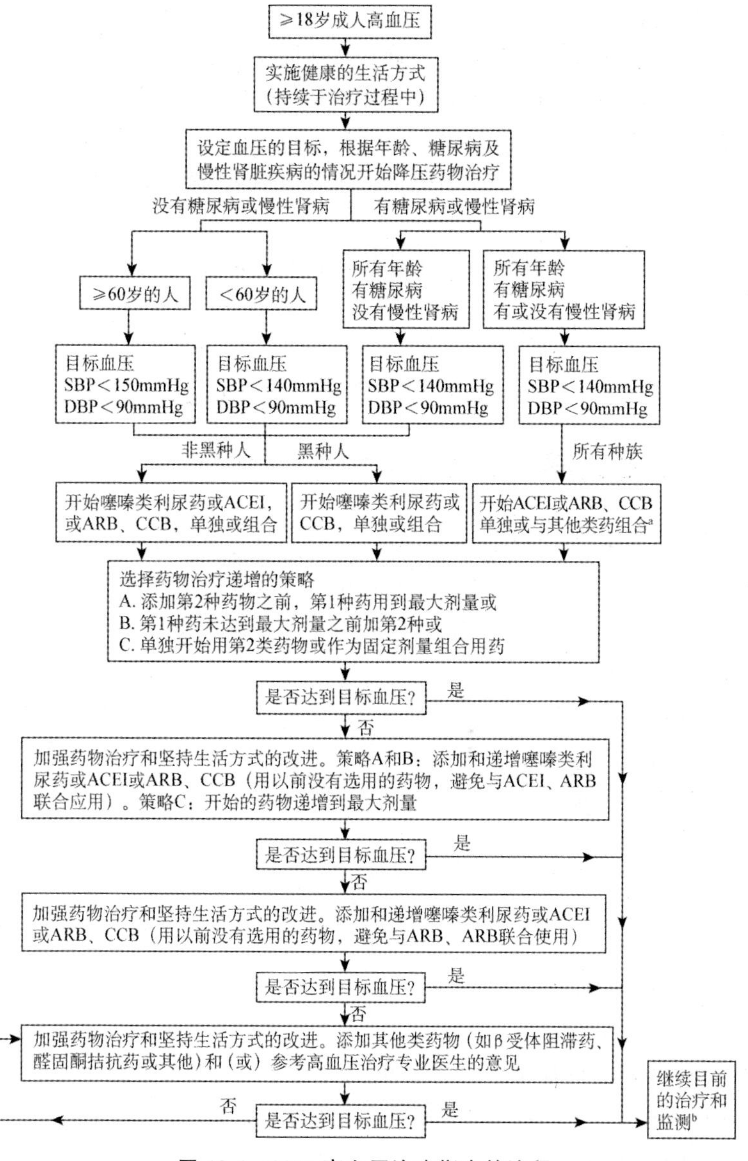

图 13-4　2014 高血压治疗指南的流程

SBP. 收缩压；DBP. 舒张压；ACEI. 血管紧张素转化酶抑制药；ARB. 血管紧张素受体阻滞药；CCB. 钙通道阻滞药；a. ACEIs 和 ARB 不能组合使用；b. 如果未能维持目标血压，重新进入以前基于个人的治疗方案

(四)肥胖

1. 肥胖与高脂血症、高血压及胰岛素拮抗性相关。

2. 已显示，腰围与臀围比率和身体质量指数(BMI)的增加与心血管疾病有关。

3. 在肥胖者中，中央性肥胖者的心血管疾病风险特别高，尤其是非裔美国人。

4. 尽管锻炼是任何减肥计划的重要组成部分，改变饮食也是减肥的重要部分。

5. 建议

(1)以通过限制热量，增加热量的消耗开始控制体重，是适当的治疗计划。

(2)对超重/肥胖者，第一年的治疗目标是减轻体重10%。

(五)阿司匹林

1. 对动脉粥样硬化性心血管疾病10年风险>10%的男性，和10年风险>20%的女性，有时建议服用阿司匹林作为一级预防用药，但此决定必须以根据个体情况为基础。服用阿司匹林可降低严重血管事件的发生率，但心血管病的死亡率没有显著降低。

2. 阿司匹林作为一级预防用药，对糖尿病的疗效不一定与冠心病相等。

3. 总体的风险评分越高，阿司匹林越有利，然而，使用阿司匹林(胃肠道或颅内出血)的风险也随总体风险评分的增高而增加。

(六)代谢综合征

1. 此综合征的特征是一组与胰岛素拮抗性相关的代谢风险因素。

2. 代谢综合征的确定是有3个以上的下列成分。

(1)测量腰围确定是否为中心性肥胖

①男性≥40英寸(1英寸≈2.54cm)。

②女性≥35英寸。

(2)空腹血三酰甘油≥150mg/dl。

(3)血液中高密度脂蛋白胆固醇

①男子<40mg/dl。

②女性<50mg/dl。

(4)血压≥130/85mmHg。

(5)空腹血糖≥100mg/dl。

(七)其他风险因素

1. 在无症状的人,可以考虑测试以评估下列的风险因素。

(1)非糖尿病患者的糖化血红蛋白水平。

(2)高血压和糖尿病患者的尿微量白蛋白。

(3)脂蛋白相关磷脂酶 A2 的水平>30mg/dl,与动脉粥样硬化的风险增加有关。

(4)用于有中等风险患者的进一步风险分层。

2. 目前不推荐作为常规风险评估的参数如下。

(1)脂蛋白和载脂蛋白的评估。

(2)脂质颗粒的大小和密度。

(3)同型半胱氨酸。

(4)纤维蛋白原水平。

(5)利钠肽。

(6)肱/外周动脉流量介导的舒张功能。

第二节　二级预防

一、一般原则

1. 二级预防是预防有症状或先前已诊断有心血管疾病患者的死亡,或疾病的进展/复发。

2. 日益增多的证据证实,积极全面的治疗风险因素能提高生存率,降低事件的复发率,减少介入性治疗的需要,以及改善患者的生活质量(表 13-5)。

表 13-5　AHA/ACC 对冠心病二级预防的建议

风险	目的
吸烟	完全停止吸烟 避免暴露于烟草烟雾的环境
血压	见高血压的表
胆固醇	高强度的他汀类药物治疗
体力活动	每周 7d,每次至少 30min(每周最少 5d)

续表

风险	目的
体重	保持身体质量指数在 18.5～24.9
腰围	男性＜40 英寸，女性＜35 英寸(1 英寸≈2.54cm)
糖尿病	糖化血红蛋白≤7%
抗血小板药物/抗凝药	阿司匹林 75～162mg/d 如果不耐受/过敏，每天服用氯吡格雷 75mg 对急性冠状动脉综合征或经皮冠状动脉介入治疗放置支架后的患者，用阿司匹林＋ $P2Y_{12}$ 受体拮抗药
ACE 抑制药	推荐用于所有有心力衰竭或有过 MI 与 LVEF≤40%的患者 还建议用于有高血压、糖尿病、慢性肾病的患者 对 ACE 抑制药不耐受者建议用 ARB 类药物
醛固酮受体阻滞药	建议用于曾患心肌梗死而无显著肾功能不全或高钾血症，而且已经用治疗剂量的 ACE 抑制药和 β 受体阻滞药，LVEF≤40%，且有糖尿病或心力衰竭的患者
β受体阻滞药	推荐用于所有曾有 MI/ACS 和(或)左心室功能障碍(有或没有临床心力衰竭)的患者。考虑对于所有冠状动脉或其他血管疾病的患者进行长期治疗
流感疫苗	推荐用于所有 CVD 患者
抑郁症的筛选	对近期有 CABG 或 MI 的患者筛查是否有抑郁症
心脏康复	推荐用于所有 ACS，CABG，PCI，慢性心绞痛和(或)外周动脉疾病(发病后立刻，或在过去的一年内)；也可考虑用于临床稳定的心力衰竭患者

AHA. 美国心脏协会；ACC. 美国心脏病学院；ACS. 急性冠状动脉综合征；PCI. 经皮冠状动脉介入治疗；ACE. 血管紧张素转换酶；MI. 心肌梗死；LVEF. 左室射血分数；ARB. 血管紧张素受体阻滞药；CVD. 心血管疾病；CABG. 冠状动脉旁路移植术

[引自：Smith SC Jr，Benjamin EJ，Bonow RO，et al. AHA/ACCF secondary prevention and risk reduction therapy for patients with coronary and other atherosclerotic vascular disease：2011 update：a guideline from the American Heart Association and American College of Cardiology Foundation. Circulation，2011(124)：2458-2473.]

二、二级预防专题

(一)血脂质的处理

对所有患动脉粥样硬化心血管疾病的患者，推荐用高强度的他汀类药物。

(二)心脏康复

1. 综合性心脏康复服务包括：医疗评估、指导运动、心脏风险因素的改善、教育和辅导的长期方案。

2. 临床医师为冠心病患者指导锻炼最简单的方法是，将患者转诊到有制定心脏康复计划的服务中心。

3. 通常，在康复服务方案中，患者一周运动 3 次，每次≥30min，其中 5min 为热身和放松的健美操，和≥20min 的达到预定峰值心率的 70%～85%的运动量(60%～75%最大摄氧量)。

4. 大多数康复计划推荐的其他活动，包括做轻度的庭院劳动或散步。

5. 出院后加入心脏康复计划，可以增强患者教育和对药物治疗的依从性，并可协助实施定期的锻炼计划。

6. 通常，不稳定型心绞痛/非 ST 段抬高型心肌梗死，经皮冠状动脉介入治疗或冠状动脉旁路移植治疗的患者，可以在手术后 1～2 周开始运动训练。

7. 无监督锻炼的目标是达到最大心率的 60%～75%(最大的心率范围＝220－年龄)；有监督的训练可能的目标是达到较高的心率(最大心率范围为 70%～85%)。如仍有心肌缺血，额外的限制见表 13-6。

8. 冠心病患者在确定运动计划，即建立基础的运动能力，确定最大的心率，并排除可能改变治疗方法的局部缺血症状，或心律失常之前，应进行症状限制性的运动。

9. 患者服用心脏药物的量，应该符合可能在运动锻炼过程中发生的情况。

10. 患者在有和无医学监督的方案中，应包括有一些抗阻力锻炼。每周至少进行两次抗阻力锻炼，每次锻炼时举轻的哑铃，重复进行 12～15 次已足够。

表 13-6 冠心病患者运动的建议

患者	强度	持续的时间	频率
有氧运动			
一般的冠心病	最大心率的 70%～85%	≥20min	每周≥3 次
无症状而有缺血	达到诱发缺血心率的 70%～85%	≥20min	每周≥3 次
有心绞痛	达到诱发缺血或出现心绞痛心率的 70%～85%	≥ 20min	每周≥ 3 次
PCI(有或无支架)	70%～85%的最大心率	≥20min	每周≥ 3 次
有跛行	行走至出现能耐受的疼痛	≥20min	每周≥3 次
有心衰(NYHA1～3 级)	最大心率的 70%～85%	≥20min	每周≥3 次
抗阻力锻炼			
多数冠心病患者	最大重复负荷的 30%～50%	12～15 次	每周 2～3 次

[数据来自:Thompson PD. Exercise prescription and proscription for patients with coronary artery disease. Circulation,2005(112):2354-2363.]

(三)其他治疗

激素替代疗法不能用于女性的心血管疾病一级或二级预防见第 38 章。

(原著者 Kristen Scott-Tillery, Mohammad Ali Kizilbash, and Andrew M. Kates)

第 14 章

Chapter 14

收缩性心力衰竭的评估和治疗

一、一般原则

(一)定义

1. 心力衰竭是以呼吸困难、运动障碍和体液潴留等一系列心脏功能异常表现为特征的临床综合征。

2. 心功能不全是由于心肌功能障碍所致,其特征是左心室(LV)扩张或肥大,或者两者同时存在。

3. 主要的功能障碍可能是收缩性、舒张性或者是收缩性与舒张性同时有的功能障碍,本章的重点是收缩性心力衰竭。

4. 心力衰竭患者最常见的表现可能是心排血量极差的症状,如疲劳和运动障碍,或容量过度负荷/充血,如肺和周围性水肿。

5. 急性失代偿性心力衰竭的临床表现的描述见第 5 章。

(二)分类

1. 心力衰竭可以根据几种不同的特征分类,包括机制、病因、症状的严重程度、血流动力学参数和阶段。

2. 心力衰竭最简单的分类首先是通过病因分为缺血性(阻塞性冠状动脉疾病的结果)和非缺血性(所有其他原因)。

3. 按心力衰竭的特征性表现可分为收缩功能障碍[左心室射血分数(LVEF) ≤40%]称为收缩性功能衰竭,与舒张性功能障碍导致的症状,被称为收缩功能保存的心力衰竭(HF-PSF),即舒张性心力衰竭,将在第 15 章中描述。

4. 纽约心脏协会(NYHA)评分以心力衰竭患者症状的严重程度为特征进行分类(图 14-1)。

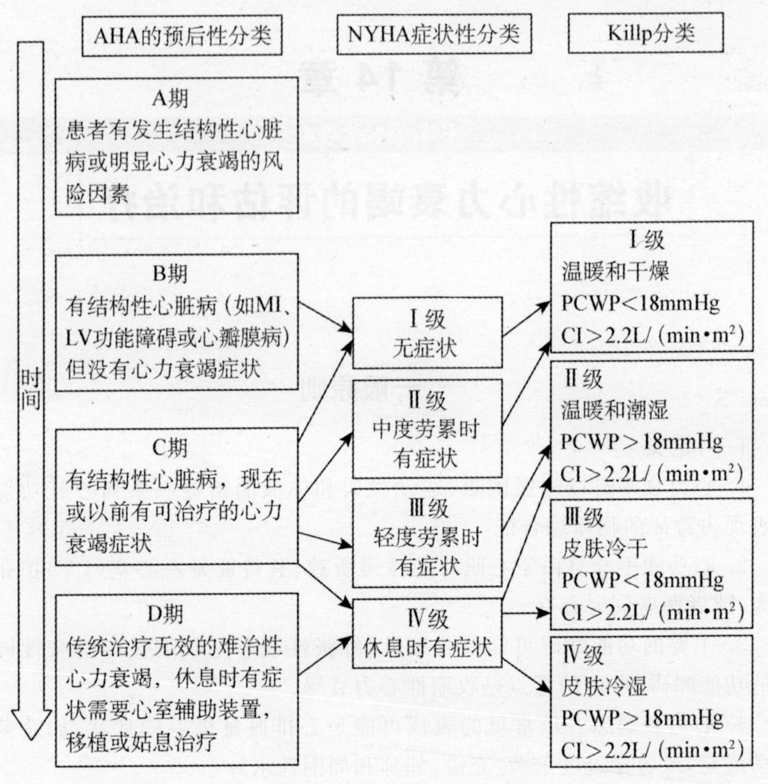

图 14-1 心力衰竭的分类

PCWP. 肺毛细血管楔嵌压；CI. 心排血指数

（引自：McBride BF，White CM. Acute decompensated heart failure：a contemporary approach to pharmacotherapeutic management. Pharmacotherapy 2003；23：997-1020，with permission.）

5. 美国心脏协会（AHA）的分级系统是考虑风险因素和心脏功能，从发生心力衰竭的风险到有最严重后果的因素。

6. Killip 分级系统包括血流动力学和临床数据对心力衰竭的严重程度分级。

（三）流行病学

1. 2008 年，美国约有 570 万人有心力衰竭，每年新诊断为心力衰竭的病例估计有 67 万。

2. 尽管心力衰竭的治疗有显著的进步，死亡率仍然很高，特别是住院后，1 年和 5 年的死亡率分别约为 22% 和 42%。

3. 值得注意的是，在所有因心力衰竭住院的患者中，收缩性功能正常的患者约有 50%，说明此种心力衰竭的临床重要性。

(四)病因

1. 在收缩功能异常的患者中，约 2/3 为缺血性心肌病(ICM)，通常是由于以前的心肌梗死所致。

2. 非缺血性心肌病(NICM)患者收缩功能障碍的原因更是多样化，见表 14-1。

(五)病理生理学

1. 无论最初导致心肌损伤的原因(如缺血、高血压和病毒感染)是什么，都将发生典型的病理性的重构反应。

2. 随着时间的推移，这种负性重构导致主要由代偿性的神经体液途径，如肾素-血管紧张素-醛固酮系统(RAAS)和交感神经系统的激活，引起进行性的心脏扩大和心脏功能的恶化。

3. 这些反应的最初功能是通过增加心室充盈压(前负荷)和心肌收缩力保持心排血量。

4. 然而，随着时间的推移，高水平的血管紧张素Ⅱ、醛固酮和儿茶酚胺导致渐进性的心肌纤维化和细胞凋亡。此种继发性损伤促进心脏功能的进一步下降，并增加心律失常的风险。

5. 心力衰竭的神经体液模式是当今用于心力衰竭处理中最有效治疗的基础。

表 14-1 非缺血性心肌病的原因

- 自身免疫性/胶原-血管：系统性红斑狼疮、皮肌炎、类风湿关节炎、硬皮病、结节性多动脉炎、丘-施特劳斯综合征、心-面综合征
- 先天性心脏病：系统性右心室衰竭(TGA)
- 内分泌：糖尿病、甲状腺功能亢进症、甲状腺功能减退症、甲状旁腺功能亢进症、嗜铬细胞瘤、肢端肥大症
- 心内膜心肌：心内膜心肌纤维化、嗜酸性细胞增多综合征(洛弗勒心内膜炎)
- 遗传：肥厚型心肌病、致心律失常性右室心肌病、孤立的左心室致密化不全、糖原贮积(PRKAG2，Danon)、传导缺陷、线粒体肌病、先天性心脏疾病

续表

· 高输出状态：动静脉畸形、动静脉瘘
· 高血压性心脏病
· 浸润性：淀粉样变(原发性、家族性、老年性、继发性)、结节病
· 贮积病：血色病、法布里病、糖原贮积病(Ⅱ型，庞贝氏)、戈谢病、黏多糖病(Hurler disease)、黏多糖贮积症Ⅱ型(Hunter disease)
· 炎症(心肌炎)
· 神经肌肉/神经：Friedreich 共济失调、Becker 和 Duchenne 肌营养不良、强直性肌营养不良、神经纤维瘤、结节性硬化症
· 营养不良：硫胺素(脚气/B_1)、糙皮病(烟酸/B_3)、坏血病(维生素 C)、克山病(硒)、左旋肉碱、恶性营养不良(蛋白质)
· 心包缩窄
· 围生期
· 应力诱导(Takotsubo 心肌)
· 心动过速诱发性
· 中毒：化疗(蒽环类药物、环磷酰胺)、辐射、乙醇、可卡因、安非他明、重金属
· 瓣膜性心脏病

(六)风险因素

1. 已知，有许多增加心肌病发生心力衰竭机会的因素。

2. 在这些因素中，比较常见的是年龄、高血压、糖尿病、冠心病和心肌病家族史。

3. 其他风险因素是特殊的心肌病。其中包括心肌炎或病毒性心肌病(近期病毒感染或上呼吸道症状、风湿性疾病史或症状)，遗传性心肌病(心力衰竭或突发性心源性猝死家族史)，中毒性心肌病(乙醇或滥用药物、化疗史)和围生期心肌病(最近妊娠)。

(七)预防

1. 可通过识别和治疗高危的人群，早期治疗和预防左心室功能障碍。重要的、可改变的风险因素是糖尿病、高血压和冠心病；积极治疗这些疾病最为重要。

2. 约 75%心力衰竭的患者有高血压，治疗高血压可显著降低心力衰竭的发生率。

3. 糖尿病发生心力衰竭的风险比冠心病患者增加 2～5 倍。“糖尿病性心肌病”用于描述见于糖尿病患者的舒张功能异常（有或没有收缩功能异常）。因心力衰竭住院的患者中，高达 33％的患者有糖尿病。

（八）相关疾病

其他常见的相关疾病包括睡眠呼吸紊乱，30％～40％心力衰竭的患者会发生；约有 1/3 心力衰竭的患者发生心房纤维性颤动。

二、诊　断

（一）临床表现

1. 临床表现的全面讨论见第 5 章。

2. 收缩性心力衰竭的表现基本上与舒张性心力衰竭相似，可以分为 3 种基本表现形式。

（1）“突发”或高血压的急性肺水肿。

（2）缓慢渐进的液体积聚。

（3）低排出量状态。

【病史】

1. 病史的全面讨论见第 5 章。

2. 问患者病史的 3 个主要目的如下。

（1）验证导致功能下降的病因和（或）因素。

（2）评估疾病的进展和严重程度，特别是根据 NYHA 分类的级别为患者分类。

（3）评估容量状态。

【体格检查】

1. 体格检查的全面讨论见第 2 章和第 5 章。

2. 对心力衰竭患者体格检查的主要功能是评估容量状态。

（二）诊断标准

1. 心力衰竭是根据病史、体格检查结果及胸片的临床诊断。虽然没有普遍同意的心力衰竭诊断标准，诊断心力衰竭的 Framingham 标准要求符合两个主要的标准，或者是一个主要和两个次要的标准。

（1）主要标准：夜间阵发性呼吸困难、颈静脉怒张、啰音、心脏扩大、肺水肿、第 3 心音、肝颈静脉反流征和利尿可减轻体重（＞4.5lb）。

（2）次要标准：下肢水肿、夜间咳嗽、劳力性呼吸困难、肝大、胸腔积液、心动过速和肺活量降低。

2. 实验室检测可进一步支持心力衰竭的诊断，如脑利钠肽（BNP）增高和影像研究（如超声心动图心脏功能异常表现），将详述如下。

（三）诊断性测试

【实验室】

1. 实验室的数据对急性心力衰竭的早期评估起到重要的作用，并可用于慢性病例的监测。

2. 在急性期应获得实验室数据包括：心肌生物标志物，如评估心肌缺血的肌钙蛋白，有关代谢方面的肾功能及电解质异常的数据，以及血红蛋白。

3. 肌钙蛋白增高可能提示急性冠状动脉综合征，然而，轻微的肌钙蛋白升高也可以发生在没有心外膜冠心病的病例。在任一情况下，肌钙蛋白升高均提示有心肌损伤或为心衰高风险的亚组患者。

4. 脑利钠肽（BNP）的水平也可能有帮助，尤其是对呼吸困难病因不明的患者。

（1）脑利钠肽是心肌细胞对心肌壁压力增加反应性释放的一种小多肽。

（2）全身性脑利钠肽水平与介入性技术测得的心腔内压力相关，并且是容量状态的可靠标志。

（3）有肾功能障碍的患者，脑利钠肽的特异性降低，在肥胖的患者中其敏感性降低。

（4）脑利钠肽水平＞400 pg/L 符合心力衰竭。含量从 100 pg/L 上升至 400pg/L 可能有潜在的左心室功能不全，然而，必须考虑其他疾病，如急性肺栓塞。

5. 在没有显著冠心病的病例，应该加测的血液检查包括铁和铁蛋白水平，对艾滋病病毒（HIV）和丙型肝炎的测试（在高危人群）。

6. 不建议将病毒感染作为常规检测，因为其结果不会改变治疗。然而，如果检测，应是与心肌炎相关的最常见的病毒包括：柯萨奇 B 病毒、腺病毒、巨细胞病毒（CMV）、埃可病毒、艾滋病病毒、丙型肝炎和人类微小病毒 B19。

7. 体检发现与风湿性疾病有关的患者，需进一步检查，如抗核抗体（ANA）和（或）抗中性粒细胞胞质（成分）抗体滴度。

8. 如果临床怀疑为淀粉样变，应检查血清蛋白电泳（SPEP）和尿蛋白电泳（UPEP）。

9. 如果患者有发作性高血压，心动过速和（或）头痛，应通过测试儿茶酚胺水平以排除嗜铬细胞瘤。

10. 如果有显著的心肌病家族史，应考虑基因检测和进行咨询。

【心电图】

1. 在急性期，应迅速获得心电图以发现缺血、心肌梗死或心律失常的证据。

2. 在心力衰竭的患者中，心电图也可能证实以前有心肌梗死、左束支传导阻滞(LBBB)、传导性疾病、心房颤动、左心室肥厚、低电压(浸润性心肌病)。

【影像】

1. 胸片(CXR)可用作评估肺水肿或心脏扩大的证据，并排除呼吸困难的其他原因(肺炎、气胸)。多达 40％慢性心力衰竭患者的肺毛细血管楔压显著升高，但没有肺淤血的影像学证据。

2. 经胸超声心动图(TTE)提供有关收缩和舒张功能、瓣膜病、左心室肥厚、非对称性室间隔肥厚及心包疾病的信息，并可评估肺动脉(PA)收缩压。

3. 心脏磁共振成像(MRI)已经越来越多地被用于评估新发的心肌病，特别是用于浸润性的疾病。

【诊断程序】

1. 对于某些病例，放置肺动脉导管可以帮助指导治疗。

(1)有低血压和休克指征的患者，应考虑放置肺动脉导管，见第 8 章。

(2)介入性检查的血流动力学数据可以直接指导正性肌力和血管加压药的应用，并可以帮助评估血容量(表 14-2)。

(3)然而，充血性心力衰竭和肺动脉插管的疗效评价(ESCAPE 试验)表明，常规肺动脉导管放置不改变急性失代偿性心力衰竭患者的死亡率或住院天数。因此，肺动脉导管的放置仅应该用于血流动力学不稳定的患者，或对经验性正性肌力药物或利尿药治疗无反应的患者。

2. 对于新出现收缩功能不全的患者，应进行对缺血性疾病的评估。

(1)对于有多种心脏风险因素，胸痛和(或)有节段性室壁运动异常超声心动图表现的患者，冠状动脉造影是首选。

(2)左心室射血分数(LVEF)降低，并有存活心肌的患者，是经皮介入治疗或冠状动脉旁路移植术的血供重建的适应证。

表 14-2　心力衰竭患者肺动脉导管血流动力学数据的解释

心脏指数[2.5～4.5L/(min·m^2)]	中心静脉压(5～8mmHg)	平均肺动脉压(15～25mmHg)	肺毛细血管楔压(5～10mmHg)	收缩压(100～120mmHg)	体循环血管阻力(800～1200dynes·s×cm^5)	诊断(D)和治疗(M)
↓	↓	↓或正常	↓	↓	↑	D:低血容量 M:静脉输液
↓	↑	↑	↑	↑或正常	↑↑	D:心力衰竭高血管张力 M:血管扩张药/降低后负荷
↓	↑	↑	↑	↓	↑↑	D:心力衰竭,全身灌注差 M:正性肌力药物,利尿药
↓	↑	↑	↑	↓↓	↑	D:心力衰竭有休克 M:正性肌力药物,升压药,机械支持
↓↑或正常	↓或正常	↓或正常	↓或正常	↓	↓	D:分布性休克(败血症) M:静脉输液,升压药,抗生素
↓	↑	↑	↓	↓	↑	D:肺动脉高压,右心衰竭 M:正性肌力药,肺血管扩张药

三、治　疗

1. 急性失代偿性心力衰竭(ADHF)住院期间的治疗目标是:①改善患者的症状;②纠正血流动力学和容量的状态;③减少肾脏和心脏的损伤;④开始挽救生命的药物治疗。图 14-2 提供对急性失代偿性心力衰竭患者治疗指南。

2. 治疗慢性心力衰竭目标与治疗急性失代偿性心力衰竭不同包括:①降低死亡率;②改善症状;③减少住院率。

3. 熟悉大量关于药物治疗慢性心力衰竭临床试验的数据可以指导适当的药物治疗。

(一)药物治疗

【一线治疗】

1. 急性肺水肿和高血压

(1)立即的目标是通过降低血压和消除肺部液体以稳定呼吸状态。

(2)这些患者应接受吸氧、静脉给予血管扩张药和利尿药。

(3)由于其特征性表现是血管张力高(而不是明显的容量负荷),为了迅速降低心脏充盈压和改善患者的症状,用血管扩张药比利尿药更为重要。

①血管舒张药治疗急性心力衰竭的研究(VMAC)是为数不多的评估血管扩张药治疗急性失代偿性心力衰竭患者的随机对照试验研究。

②在这项研究中显示,硝酸甘油和奈西立肽(nesiritide)输注比单独用利尿药能更有效的减轻患者症状和降低心脏充盈压,然而,奈西立肽的输注可使这些参数改善更快速和持续。在不同的治疗组之间,30d 的死亡率没有显著的不同。根据临床医生的这些短期的数据和经验,建议应用这两种血管扩张药中的一种治疗急性肺水肿的患者。

(4)除了血管扩张药,用利尿药降低前负荷和改善患者的容量状态和症状。初始剂量应静脉给予呋塞米(furosemide)。然而,过于激进的利尿可导致肾功能损害。

(5)在这些患者中也可以考虑静脉给予吗啡,因为吗啡有静脉扩张的功能,并能减轻焦虑。

(6)如果呼吸状况仍然不好,给予无创正压通气(BiPAP 呼吸机)或插管可能是必要的,以提高氧合,直到血流动力学和容量状态得到改善。

2. 缓慢进展的容量超负荷

(1)有容量过度负荷而无呼吸窘迫的患者,首要的目标是最大限度地降

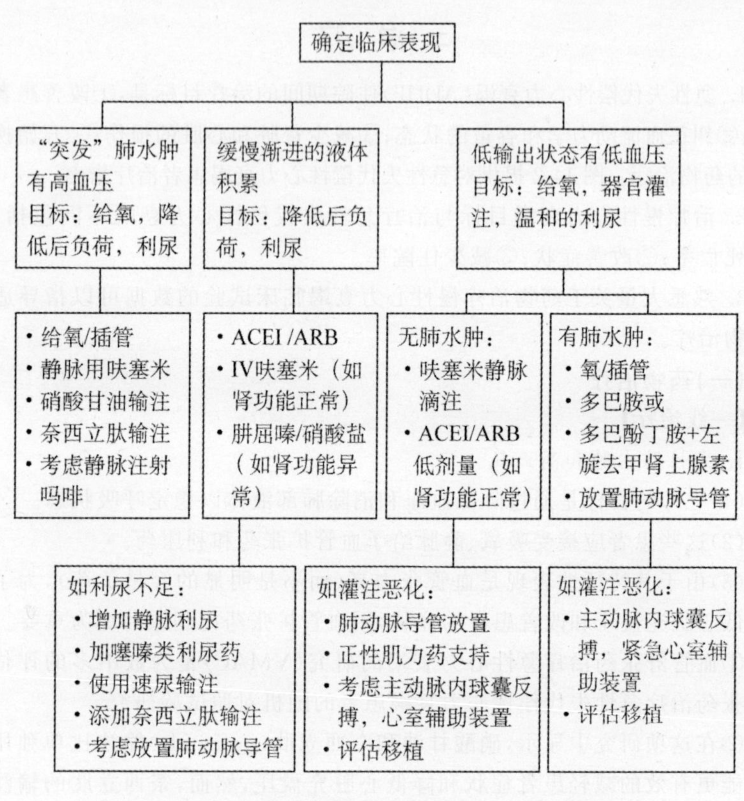

图 14-2 急性失代偿性心力衰竭治疗的一般方法

ACEI. 血管紧张素转化酶抑制药；ARB. 血管紧张素受体Ⅰ阻断药

低后负荷，在没有进一步加重肾功能不全的前提下，消除过多的液体。

(2)如果肾功能没有显著受损(Cr＜2.0～2.5mg/dl)，没有高钾血症(≥5.0mEq/L)，应该开始或继续给予血管紧张素转化酶(ACE)抑制药治疗。

①如果患者不耐受血管紧张素转化酶抑制药，可开始用短效药，例如甲巯丙脯酸(captopril)。

②在患者出院之前，应该换成用一种长效的血管紧张素转化酶抑制药。

③有肾功能受损或高钾血症的患者，可同时使用肼屈嗪和硝酸盐以减轻后负荷。

(3)利尿治疗的目标是取决于容量负荷的程度，每天消除液体 1.5

～3.0L。

①开始应用，静脉推注呋塞米是合理的治疗。

②对已口服呋塞米的患者，用与口服相同的剂量静脉注射，并评估其反应（例如，每天口服 40mg 2 次的患者，可改为 40mg 静脉注射每天 2 次）。

③如果利尿效果不足，则可以增加静脉用药的剂量，或可以添加噻嗪类利尿药。加入噻嗪类利尿药可引起显著的钾和镁的消耗，所以要认真地监测和补充。

④在仍无利尿效果的患者中，可以考虑用呋塞米（furosemide）或奈西立肽（nesiritide）输注。

（4）在应用这些措施后仍无明显利尿效果和（或）有进行性肾功能不全的患者，应该放置肺动脉导管和（或）使用正性肌力药（多巴酚丁胺或米力农）或施行超滤。

①米力农对慢性心力衰竭急性加重的前瞻性试验（OPTIME）的结果。

②对在急性失代偿性心力衰竭患者常规使用正性肌力药提出了疑问，输注米力农没有改善利尿的效果，并导致不良事件的增加。

③此外，急性失代偿性心力衰竭国家登记处（ADHERE）数据库的数据显示，正性肌力药的应用和临床结果恶化相关。因此，正性肌力药应保留给予有心排血量降低，难治疗的水肿和终末器官低灌注证据的患者。

3. 低输出状态±容量过度负荷

（1）因心力衰竭住院，表现为急性失代偿性心力衰竭，有低灌注证据的患者在 5%以下。

（2）这些患者通常症状严重，往往有明显的心源性休克。急性肾衰竭、肝酶升高、代谢性酸中毒，并常见外周血管收缩。

（3）这种情况，最常见于急性心肌梗死、急性心肌炎或慢性心肌病最后阶段的患者。

（4）早期或明显心源性休克的患者需要快速分诊，住入 ICU 使病情稳定。如果休克状态的根本原因是急性心肌梗死，可能需要紧急血供重建。

①如果收缩压为 80～100mmHg，用多巴酚丁胺或米力农的经验性治疗，往往可以帮助改善终末器官灌注和促进利尿。通常，用呋塞米连续性输注是为此类患者排出液体最有效的方法，且不会进一步加重低血压。如果患者对经验性治疗没有迅速反应，有必要放置肺动脉导管。

②在收缩压低于 80mmHg 的患者，不太可能耐受多巴酚丁胺或米力农

引起的低血压。可选用的药物包括多巴胺或低剂量的去甲肾上腺素与多巴酚丁胺或米力农联合应用。对这些患者应放置肺动脉导管直接指导治疗(第8章)。

【二线治疗】

1. 已证明,急性患者的病情稳定后,有些药物能防止负性重构,延长慢性心力衰竭患者的生存期。

2. 血管紧张素转化酶抑制药(ACE)和血管紧张素受体拮抗药(ARBs)已经成为药物治疗收缩功能不全患者的基础。

(1)对心力衰竭的患者,血管紧张素转化酶抑制药通过阻断血管紧张素Ⅱ的作用,并抑制其形成而产生许多有益的疗效。

①血管紧张素Ⅱ是一种强效的血管收缩药,并可通过刺激促纤维化和促炎症的途径,促进不良心肌重构。

②血管扩张药心力衰竭试验(V-HEFT2)是第一个用血管紧张素转化酶抑制药治疗心力衰竭患者的临床试验。在这项研究中,与肼屈嗪/硝酸盐治疗相比,依那普利治疗使死亡率降低28%,然而控制血压的水平相似。

③其后的几项随机临床试验(依那普利对左心室射血分数降低和充血性心力衰竭患者生存期的影响,SOLVD;依那普利对充血性心力衰竭死亡率的影响,CONSENSUS)确立了血管紧张素转化酶抑制药对慢性左心室功能不全和对心肌梗死后左心室功能不全(生存和心室扩大,SAVE;Trandolapril心脏评估,TRACE;急性脑梗死Ramipril疗效的研究,AIRE)的疗效。血管紧张素转化酶抑制药能使1~5年的死亡率分别降低20%~25%。

④开始使用血管紧张素转化酶抑制药时,第一次应用低剂量,然后逐渐增加至有效剂量。应在开始用药后的1~2周,或在逐渐增加ACEI剂量时检查血浆肌酐和钾。血浆肌酐轻度增高(高达30%)常见,不应该是停止治疗的指征。

⑤不良反应包括咳嗽(约10%)、高血钾、低血压、肾功能不全、血管神经性水肿和致畸。

(2)因为血管紧张素受体拮抗药(ARBs)抑制Ⅰ型血管紧张素受体,对血管紧张素Ⅱ的生物效应较弱,其作用要比血管紧张素转化酶抑制药弱。

①血管紧张素受体拮抗药治疗慢性心力衰竭患者的最大临床试验是Valsartan心力衰竭试验(Val-HEFT)和Candesartan对心力衰竭患者死亡率和发病率的评估(CHARM trial)。这两项研究的结果表明,用血管紧张素转

化酶抑制药降低慢性心力衰竭患者的死亡率与血管紧张素受体拮抗药的疗效相当。在 Valsartan 治疗急性心肌梗死(VALIANT trial)的研究中,Valsartan 治疗心肌梗死后左心室功能不全患者,获得类似的结果。

②因此,在对血管紧张素转化酶抑制药不能耐受(常继发于咳嗽)的患者中,可用血管紧张素受体拮抗类药物作为替代药物。

③开始使用血管紧张素受体拮抗药的方式与开始使用血管紧张素转化酶抑制药类似。两者的不良反应也相似,但 ARBs 治疗无咳嗽的不良反应。

3. 除了肾素-血管紧张素-醛固酮系统(RAAS)抑制药之外,所有左心室功能不全的患者,β 受体阻滞药是必需的药物。β 受体阻滞药曾被视为治疗心力衰竭禁忌药物,现在,β 受体阻滞药已成为治疗左心室功能不全最有效的药物。

(1)卡维地洛(Carvedilol)治疗轻至中度心力衰竭(美国卡维地洛研究)或严重心力衰竭(Carvedilol 的前瞻性随机累积生存率的研究,COPERNICUS)和心肌梗死后左心室功能不全(Carvedilol 治疗对左心室功能不全患者心肌梗死后疗效的影响,CAPRICORN)的研究发现,用 Carvedilol 治疗可使所有原因的心血管性死亡率持续降低 25%～48%。

(2)在充血性心力衰竭用 Metoprolol/XL 随机干预试验(MERIT-HF)中,用琥珀酸美托洛尔(metoprolol)治疗Ⅱ至Ⅲ级心力衰竭患者得到类似的疗效,使所有原因的 1 年死亡率降低 34%。

(3)比索洛尔(bisoprolol)治疗心功能不全的研究(CIBIS Ⅰ和 CIBISⅡ)的临床试验数据也支持上述结果。

(4)服用 β 受体阻滞药应该从低剂量开始,每 1～2 周递增直至达到目标剂量。在已经接受血管紧张素转化酶抑制药(ACE),或血管紧张素受体拮抗药(ARB)治疗的患者中,在开始使用 β 受体阻滞药之前,应该是病情稳定,血容量正常。

(5)有心动过缓或传导系统疾病的患者,用药时应特别注意。应用 β 受体阻滞药治疗后,常见有疲劳,但通常经过 1～2 周的治疗后即可改善。如果发生支气管痉挛或低血压,通常,用 β_1 受体选择性制剂(琥珀酸美托洛尔)能更好地耐受。

4. 建议将醛固酮拮抗药用于严重的心力衰竭(NYHA Ⅲ～Ⅳ)和心肌梗死后左室功能不全的患者。

(1)醛固酮是一种肾上腺激素,可通过血管紧张素Ⅱ相关和独立途径刺激其产物。醛固酮可导致心肌纤维化和渐进的病理性重构。

(2)随机螺内酯评价研究(RALES),在心力衰竭患者中首次研究了抑制醛固酮的影响。在NYHA分级Ⅲ～Ⅳ级心力衰竭住院的患者中,用螺内酯(spironolactone)治疗,使死亡率下降30%,再入院率下降36%。

(3)随后,依普利酮对急性心肌梗死后心力衰竭的疗效和生存研究(EPHESUS),在已经服用ACE抑制药和β受体阻滞药的心肌梗死后左心室功能不全患者中,用选择性醛固酮拮抗药依普利酮(eplerenone)治疗显示有降低死亡率的疗效。

(4)主要的不良反应是高钾血症,特别是在肾功能减低,或同时服用ACE抑制药/ARB治疗的患者;因而必须经常监测。在基础的钾含量≥5.0mEq/L,或基础的肌酐(Cr)>2.0～2.5mg/dl的患者,应避免使用醛固酮拮抗药。男性用螺内酯(spironolactone)后,可能发生乳房发育。

5. 肼屈嗪/硝酸盐联合应用可以作为不能耐受ACEI/ARB患者的替代疗法。

(1)血管扩张药心力衰竭试验(V-HEFT)研究是第一个探讨肼屈嗪结合硝酸盐(消心痛)治疗慢性心力衰竭的临床试验。与安慰剂和多沙唑嗪(doxazosin)相比,这种血管扩张药的联合治疗,使患者的症状改善,死亡率降低。

(2)在V-HEFT Ⅰ及其对应的V-HEFT Ⅱ研究对亚组进一步的分析表明,用这种联合治疗对非洲裔患者特别有效。

(3)上述观察导致对非裔美国人心力衰竭试验(A-HEFT),其结果证明在因Ⅲ到Ⅳ级心力衰竭住院,已接受ACEI/ARB治疗的非洲裔美国患者,联合应用肼屈嗪和硝酸盐使死亡率下降43%,因心力衰竭住院率下降33%。因此,建议联合应用肼屈嗪和硝酸盐是有严重心力衰竭症状的非裔美国人积极的药物治疗。

(4)最常见的不良反应是头痛和低血压。患者服药的依从性也可能是个问题,因为每天需要服用多片药(每天3～4次给药)。

6. 地高辛可用于有症状的心力衰竭患者,但此药不能改善存活率。

(1)地高辛是一种强心苷,抑制钠钾离子交换通道,从而导致细胞内钙增加,增强心肌收缩力。

(2)洋地黄的临床试验研究(DIG trial)证明地高辛的疗效,除了ACE抑制药和利尿药,地高辛可减少心衰的住院次数,但并没有改变死亡率。值得注意的是，地高辛血液浓度<1ng/ml 时的疗效最好。基于这些结果和其他的研究表明，在经最佳的药物治疗仍需要频繁住院的心力衰竭患者，地高辛可改善症状。

(3)在有肾功能不全的患者中，使用地高辛一定要小心，因为地高辛的治疗指数范围非常窄，可能发生毒性。地高辛的不良反应包括心律失常(房性心动过速伴房室传导阻滞、双向性室性心动过速、心室率规律的房颤)，胃肠道症状，神经系统的症状(困惑、视力障碍)。

(4)地高辛中毒通常出现在血清浓度超过 2ng/ml 时；然而，低钾血症和低镁血症时可以降低中毒的临界值。

7. 虽然，缺乏指导利尿药治疗最佳方法的随机研究，但是，利尿药仍然是处理慢性心力衰竭患者容量的主要药物治疗。

(1)普遍的共识是给予可维持正常血容量最低剂量的利尿药。

(2)襻利尿药呋塞米(furosemide)、托拉塞米(torsemide)和布美他尼(bumetanide)是控制容量的主要用药。

①托拉塞米或布美他尼应该用于有显著右心衰竭和腹部静脉充血的患者，而呋塞米的吸收往往不可预知。

②从呋塞米转换为托拉塞米到布美他尼的比例约为 40∶20∶1。

(3)有时，襻利尿药可能不足以维持正常血容量。在此情况下，添加噻嗪类利尿药以克服远侧肾小管肥大，可诱导利尿。

(4)可同时给予噻嗪类与襻利尿药，但建议只是短期给药，或用每周 3d 给药的方法。必须认真检查电解质，肾功能，因为任何用利尿药的患者，可发生显著的血容量不足。

8. 连续输注正性肌力药物，应该只考虑给予 AHA 分类为 D 阶段/NYHA 分级Ⅲ～Ⅳ级的有难治性心力衰竭症状，并有终末器官灌注不足证据的患者。

(1)在美国上市的两种正性肌力药是非选择性 β 受体激动药——多巴酚丁胺和磷酸二酯酶抑制药——米力农。

(2)这两种药物均可增加心肌收缩力，降低后负荷使心排血量增加。

(3)这些制剂的血流动力学效应相似，然而，当肾功能受损和(或)收缩压低(85～90mmHg)时，用多巴酚丁胺更有利。

(4)因为米力农有显著的血管扩张作用，对肺动脉压升高的患者更有效。

(5)正性肌力药物输液相关的不良事件包括低血压(尤其是有低血容量

的患者)、房性和室性心律失常及加速心室功能的下降。在开始正性肌力药物治疗之前,应非常仔细地考虑正性肌力药物的风险和收益。

(6)有严重心衰症状的患者,可能需要在家里持续输注正性肌力药。

①连续输注正性肌力药物的指征是,患者的心脏指数必须是<2L/(min·m^2),而且必须应用正性肌力改善症状。

②因此,输注正性肌力药物之前,可能需要放置肺动脉导管。

(二)其他非药物疗法

1. 许多有心源性休克的患者,可能需要额外的机械支持,包括主动脉内球囊反搏(IABP)或经皮左心室辅助装置(LVAD)。

(1)对于危重,又不适合手术治疗的患者,可用经皮左心室辅助装置(LVADs)-Abiomed Impella (www.abiomed.com/, last accessed 6/7/13) and CardiacAssist, Inc. TandemHeart (www.cardiacassist.com/TandemHeart, last accessed 6/7/13) 于短期内有效的机械支持循环,并已证明比主动脉内球囊反搏(IABP)的血流动力学效应优异。

(2)上述的 Impella 是全动脉系统,包含微轴流泵经由股动脉逆行越过主动脉瓣放置在左心室。经导管将左心室腔的血液泵入升主动脉。有两种不同大小的泵可供选择,能够提供的心排血量分别为 2.5L/min 和 5L/min。

(3)Impella Heart 是左心房到股动脉的旁路系统,能够提供的流量高达 4L/min。是由一个从股静脉经间隔穿刺放入左心房的流入导管,一个连续血流的离心(体外)泵和放入股动脉的流出导管组成。

2. 为防止危及生命的室性心律失常导致的猝死,可应用置入式心脏除颤器(ICD)。

(1)多中心自动除颤器置入试验(IMADIT-I 和 MADIT-2)的临床试验,确立了在特发性心肌病和左心室射血分数≤30%患者,置入式心脏除颤器(ICD)可改善生存率。

(2)随后,心脏衰竭试验中的心脏性猝死(SCD-HEFT)的临床试验证明,在非特发性心肌病,左心室射血分数≤35%的患者中,置入式心脏除颤器(ICD)的疗效与特发性心肌病患者类似。

(3)在适当选择的人群中,8 年期间 6 个需要置入心脏除颤器的患者中,可救活一个人(需要治疗的人数)。因此所有心力衰竭,EF≤35%的患者,都应考虑置入心脏除颤器。此主题充分的讨论见第 25 章。

3. 心脏再同步化治疗(CRT)的设计是为了心室的收缩再同步化,改善心力衰竭患者的心脏功能和左心室非同步的电机械活动。

(1)3 个最大的心脏再同步化治疗的临床随机试验是心力衰竭除颤(COMPANION)、心脏再同步治疗心力衰竭(CARE-HF)和多中心自动除颤器置入试验-心脏再同步化治疗(MADIT-CRT)。

(2)与单独接受药物治疗的患者相比,双心室起搏可更好的改善症状,并减少住院率。CARE-HF 的临床试验还证明双心室起搏能显著降低死亡率。

(3)在 NYHA 分级Ⅲ～Ⅳ级心力衰竭,用药物治疗后仍有症状,并有不同步收缩(QRS>120ms)的患者中,应考虑施行心脏再同步化治疗。最近的指征已经支持可将心脏再同步化治疗用于不太严重(NYHA 分级,Ⅰ或Ⅱ级),并有严重不同步(QRS>150ms)的心力衰竭患者。

4. 超滤(UF)允许是以恒定的速率排出液体,而没有积极使用利尿药相关的不良反应,如电解质紊乱和肾损伤。

(1)超滤与静脉利尿药治疗急性失代偿性心力衰竭住院患者(UNLOAD)临床试验是一项小规模的研究,在急性失代偿性心力衰竭(ADHF)入院患者中比较了超滤与标准治疗的效果。

(2)超滤可更有效地排出液体,有效的应用超滤,可降低未来因心力衰竭的住院率。超滤的缺点是需要有专门的外周静脉通路,而且机器/设备的费用昂贵。

(三)手术治疗

1. 左心室辅助装置(LVADs)可以考虑用于某些经选择因心功能减退导致急性或慢性终末器官灌注不足的患者。

2. 左心室辅助装置将左心房或左心室经氧合的血抽出,通过精细的连续血流泵送到主动脉。

3. 左心室辅助装置是专为短期或长期支持心室设计的。

短期的辅助装置包括经皮插入的 TandemHeart 和 Impella 与手术置入 ABIOMED AB5000 (www. abiomed. com/products/ab5000/, lasted accessed 6/7/13) 和美敦力的 Bio-Medicus Bio-Pump(www. medtronic. com, last accessed 6/7/13)。

这些装置分别可为心脏提供 1～2 周,或 1～2 个月的支持。

4. 在美国,以前使用的长期左心室辅助装置都是脉冲式的设备-THORATEC VAD 和 HeartMate IP, VE 和 XVE (www. thoratec. com, last accessed 6/7/13) and WorldHeart Novacor (www. worldheart. com, last accessed

6/7/13)。

(1)在大多数情况下,左心室辅助装置作为过渡到心脏移植的“桥”。然而,左心室辅助装置的置入也可考虑用于某些经选择的,不接受心脏移植的患者,被称为“目标”疗法。

(2)有两项对终末期心力衰竭患者的“目标”治疗的临床随机试验,机械辅助治疗充血性心力衰竭的随机评价(REMATCH)和药物依赖的非移植患者 (INTREPID)的研究,目的是比较晚期心力衰竭患者左心室辅助装置与标准药物治疗的效果。

①虽然,两项左心室辅助装置置入患者的死亡率都显著下降,但半数以上的患者仍在 1 年内死亡。

②设备故障,败血症和栓塞事件是左心室辅助装置置入患者死亡的主要原因。

(3) HeartMate Ⅱ临床试验比较了连续血流 HeartMate Ⅱ与脉冲的 HeartMate XVE 装置,证明较新的连续血流的 HeartMate Ⅱ 装置的优势。

(4)完全置入式的脉冲装置和全人工心脏技术在不断改进,是专门提供给临床试验的装置。

5. 心脏移植仍然是心力衰竭终末期患者最终的治疗。

(1)在 20 世纪 80 年代,有了免疫抑制药环孢素可控制排斥反应,使移植手术的成功成为可能。

(2)目前,在美国每年约有 2000 例心脏移植。

(3)心脏移植后的 1、5 和 10 年存活率分别为 85%、70%和 50%。

(4)认为可以做心脏移植的患者是:尽管有最好的内科治疗仍有严重心力衰竭的症状,仅有有限的寿命者。在心肺运动试验中,最大氧量≤14ml/(kg · min)的患者,预示一年生存率显著下降,已用此标准确定最需要进行移植的患者。

(5)心脏移植的禁忌证,其中有一些是相对的,包括严重的、不可逆的肺动脉高压,活动性感染,严重的慢性阻塞性肺疾病,显著肾损害(与心排血量不足无关),严重的周围血管疾病或颈动脉疾病,严重的精神疾病,原发性肝癌伴有凝血功能障碍,高龄(>70~75 岁),糖尿病伴终末器官功能障碍,活动性恶性肿瘤。

四、生活方式和风险的改变

(一)饮食

1. 心力衰竭患者的容量处理中,关于饮食中钠和液体摄入量的指导非常重要。

2. 心力衰竭的患者,钠的摄入通常应限制在每天 2～3g,对于中度至重度心力衰竭的患者,有必要更严格的限制在每天 2g 以下。

3. 对于有低钠血症或水肿的患者,虽然可用积极地利尿,也必须限制液体的摄取量,推荐的用量为每天 1.5～2L。

(二)活动

1. 心力衰竭的患者,在开始锻炼计划之前应进行运动试验以评估缺血/心律失常。

2. 如果合适,然后可以开始运动训练,应在有监视设置的条件下进行,以便了解所期望的运动,增加持续的时间和强度,一般运动的目标是 30min 的中度活动/运动,每周 5d,注意运动前需做暖身,运动后做放松活动。

五、特殊考虑

1. 对于某些患者,缓解症状和避免住院治疗可能是主要的治疗目标;因此,应考虑连续正性肌力药物输注和(或)临终关怀治疗。

2. 在已不需要积极治疗的心力衰竭患者,应与患者及其家人讨论关于临终关怀治疗,其中包括置入式心脏除颤器(ICD)的问题。

3. 在心力衰竭恶化的过程中 β 受体阻滞药治疗是有争议和经常讨论的问题。

(1)由于 β 受体阻滞药的效益需经过长时间才出现,因为 β 受体阻滞药有负性肌力作用,通常,在急性失代偿性心力衰竭的患者中,需停用这些药物。

(2)然而,有数据提示,心力衰竭加重伴随有高水平的系统性儿茶酚胺的患者,在急性失代偿性心力衰竭期间撤出 β 受体阻滞药可能使结果恶化。

(3)初次用 β 受体阻滞药治疗的患者,应推迟到血容量已经正常,并接受降低后负荷治疗时再用。

(4)已经接受 β 受体阻滞药治疗的患者,尽力继续服用当前的剂量。如果患者是在低输出量状态,应该减少剂量。

(5)需要正性肌力药物治疗的患者,应停用β受体阻滞药。

六、转　诊

在适当的情况下,转诊到有心力衰竭/心脏移植的专家,可考虑用先进的机械治疗(如左心室辅助装置的支持)或心脏移植的医院。

七、患者的教育

1. 长期治疗心力衰竭成功的关键部分是对患者的教育,最佳药物和设备治疗,以及适当的随访。

2. 住院治疗为确保这些问题得到解决提供了机会。出院时的 ABCs 清单是有用的工具。

(1)A:ACE(血管紧张素转化酶)抑制药或 ARB(血管紧张素受体拮抗药)。

(2)B:β受体阻滞药。

(3)C:辅导(Counseling)(戒烟,锻炼)。

(4)D:饮食教育(Dietary education)(低钠饮食、限制液体),设备治疗(如适用)。

(5)E:达到正常血容量(Euvolemia achieved)。

(6)F:预约随访 (Following up)。

八、监控/随访

1. 在医院的治疗

(1)极重要的是在整个住院期间不断重新评估患者的容量状态,可通过监测每日的体重、液体摄入量和尿量与身体检查的结果(颈静脉搏动、水肿)监测。

(2)应定期检查基本的新陈代谢情况:监测电解质、肾功能、密切关注血尿素氮(BUN)和碳酸氢盐(HCO_3)的水平,因为常常因血管内容量的减少而升高。

(3)在患者出院之前,应该转变为稳定的口服利尿药。在一般情况下,应用维持正常血容量所需的最低剂量的利尿药。

2. 心脏移植后的治疗

(1)在心脏移植后的第一年,急性排斥反应和感染(从普通的和机会性致病菌-巨细胞病毒、诺卡菌和肺囊虫)是主要的并发症。

(2)在此期间,为减少不良事件,患者需接受 3 种药物:免疫抑制药物、预防感染及常规心内膜心肌活检。

(3)第一年后,冠状动脉的血管病变、肾功能不全及恶性肿瘤是限制生存率的主要因素。

(4)积极治疗高血压、他汀类药物治疗、常规冠状动脉造影或血管内超声、低剂量免疫抑制药和癌症筛查,都是达到最长生存期的重要事项。

3. 远程监控和容量评估

(1)努力找出亚临床的容量过度负荷,此时干预可以防止住院,已经有几种监控的技术。

(2)可以通过互联网以无线方式(Latitude Patient Management System, Boston Scientific, www.bostonscientific.com, last accessed 6/7/13)远程监控血压、体重和症状,从而帮助临床医生直接进行药物治疗。

(3)置入式除颤器/心脏再同步化治疗(CRT)设备记录胸阻抗水平可评估体液平衡的趋势(OptiVol Fluid Status Monitoring, Medtronic, www.medtronic.com, last accessed 6/7/13)。

九、结果与预后

1. 在因心力衰竭入院的患者中,一年内的死亡率高达 30%。

2. 然而,也有许多因素可改变患者的预后。

3. 西雅图心力衰竭模型是全面的风险预测工具,可评估特定个体的生存概率。西雅图心力衰竭模型计算器可从网站上购得 on the web at depts.washington.edu/shfm/index.php (last accessed 6/7/13)。

4. 心力衰竭患者的风险分层是指导积极治疗及与患者和家属讨论有用的方法。

(原著者　Shane J. LaRue and Susan M. Joseph)

第 15 章

Chapter 15

射血分数正常心力衰竭的评估和处理(舒张性心力衰竭)

一、一般原则

1. 在美国,心力衰竭(HF)处于流行阶段。因为糖尿病和高血压患病率的增加和人口的老龄化,心力衰竭对社会和医疗的影响在未来几十年里很可能会继续增长。

2. 早期识别和治疗心力衰竭的风险因素可以抑制心力衰竭的预期发病率上升。

3. 左心室收缩功能正常的心力衰竭(HF-PSF),又称为舒张性心力衰竭是心力衰竭住院率上升的主要因素。

(一)定义

1. 心力衰竭的症状和体征是舒张功能障碍的证据,尽管射血分数正常或接近正常。

2. 左心室充盈异常和充盈压升高是舒张功能障碍的标志。

(二)流行病学

1. 目前,在美国,心力衰竭的患者超过 500 万,估计每年新诊断的病例约为 55 万。

2. 在诊断为心力衰竭,或因急性心力衰竭住院的患者中,有近 50%的患者为收缩功能正常的舒张功能障碍。

3. 舒张性心力衰竭的患者可能更多是老年人和(或)女性,有高血压或糖尿病。

4. 诊断的平均年龄为 73～79 岁。

5. 舒张性心力衰竭的患者很少有心肌梗死(MI)史,多数患者没有接受血管紧张素转化酶(ACE)抑制药或血管紧张素受体阻滞药(ARB)的治疗。

6. 与左心室功能不全的患者相比,舒张性心力衰竭患者的住院时间几乎相同,但院内死亡率稍低(3%和 4%)。

(三)病因

1. 舒张性心力衰竭的各种病因描述见图 15-1。

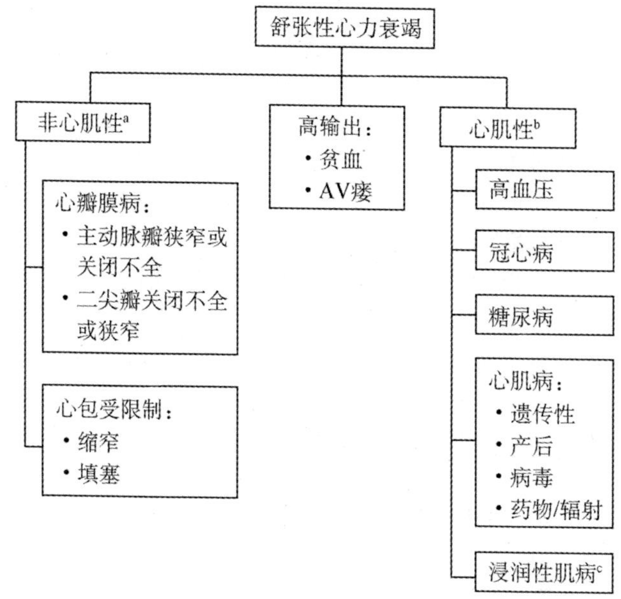

图 15-1　舒张性心力衰竭的各种病因

a. 用于治疗心力衰竭或特定的目标;b. 疾病进程可能导致心力衰竭;c. 心力衰竭中有的阶段 EF 正常,但常常是降低的

[引自:Lindenfeld J, Albert NM, Boehmer JP, et al. HFSA 2010 comprehensive heart failure practice guideline. Section Ⅱ: evaluation and management of patients with heart failure and preserved left ventricular ejection fraction. J Card Fail, 2010(16): e126-e133, with permission.]

2. 高血压:随着时间的推移,发生左心室肥厚并导致松弛异常。

3. 冠状动脉疾病:无收缩功能的心肌导致左心室腔充盈时的顺应性改变及心肌松弛所必要的代谢途径。

4. 糖尿病:引起的微血管病变导致左心室充盈时的顺应性降低及心肌细胞的凋亡和间质纤维化。

5. 限制型/浸润型心肌病(参见特殊注意事项部分)。

6. 肥厚型心肌病见第16章。

7. 致密化不全心肌病。

8. 心包疾病:包括心脏压塞和缩窄,详见第17章。

9. 由肺动脉高压导致的右侧心力衰竭(在第18章中讨论)。

10. 先天性心脏疾病(在第35章中讨论)。

11. 瓣膜疾病如重度狭窄或关闭不全(在第19～21章中讨论)。

(四)病理生理学

1. 因结构或功能异常导致松弛形态异常,开始于左心室充盈压的增加,最终影响到左心房及肺血管。

2. 与心肌细胞松弛异常相关的因素包括钙的调节、三磷腺苷(ATP)的可用性下降及细胞内糖酵解增加。

3. 刺激神经激素导致肾素-血管紧张素-醛固酮系统(RAAS)和交感神经系统的上调。

4. 由于左心室肥厚或不同步致使松弛延迟或不完整,导致舒张早期充盈异常。

5. 左心室腔扩张和限制性/缩窄性充盈导致舒张晚期充盈异常。

6. 因纤维化/胶原沉积(以前的MI)的增加、浸润过程、左心室肥厚和腔的扩张导致左心室腔僵硬度增加,顺应性降低。

7. 由于舒张早期的左心房-左心室压力阶差小,而需依赖舒张晚期的充盈,因而对心房收缩的依赖更大。

(五)预防

预防需要积极的改进风险因素,包括严格控制血压、胆固醇和葡萄糖水平,以防止冠状动脉的大血管和微血管病。

(六)相关的情况

1. 由于心房压的增加,房性心律失常常见。在严重的舒张性心力衰竭,心房收缩的功能非常重要,心房颤动可迅速引发心力衰竭的症状。

2. 有重叠的病因,肾功能不全在舒张性心力衰竭的患者中常见。

二、诊　断

(一)临床表现

临床病史和体检已在相关的章节描述(第 2,第 5 和第 14 章)。

(二)诊断标准

1. 心力衰竭是根据病史、体格检查结果及胸片的临床诊断。虽然没有公认的心力衰竭诊断标准,诊断心力衰竭的 Framingham 标准要求符合两个主要的标准,或者是一个主要和两个次要的标准。

(1)主要标准:夜间阵发性呼吸困难、颈静脉怒张、啰音、心脏扩大、肺水肿、第 3 心音、肝颈静脉反流征和利尿可使体重减轻(>4.5lb)。

(2)次要标准:下肢水肿、夜间咳嗽、劳力性呼吸困难、肝大、胸腔积液、心动过速和肺活量降低。

2. 实验室检测可进一步支持心力衰竭的诊断,如脑利钠肽(BNP)增高和影像研究(如超声心动图上心脏功能障碍的表现),详细的描述见图 15-2。

3. 诊断方法的建议见图 15-3。

(三)鉴别诊断

有类似心力衰竭症状的其他疾病:肺部疾病、血栓栓塞性疾病、房性心律失常、心肌缺血、肥胖、肺动脉高压、瓣膜疾病、肾功能障碍相关的容量过度负荷或高血压危象(如肾血管病)导致的后负荷增加。

(四)诊断性测试

因为冠心病的大血管病变是所有类型心力衰竭的最常见病因,在评估舒张性心力衰竭中,适当评估心脏缺血是重要的第一步。包括心电图、血清心脏生物标志物、心脏超声心动图(有和没有负荷)、心脏核成像(有和没有负荷)或心导管。

【实验室】

1. 脑利钠肽(BNP)

(1)舒张性心力衰竭患者通常有脑利钠肽升高,但不会升高到与收缩性心力衰竭相同的程度。

(2)有助于鉴别非心力衰竭原因引起的症状。

(3)肥胖的患者,脑利钠肽可能假性降低。

2. 其他实验室检测

(1)血糖检测,糖化血红蛋白进行糖尿病的评估。

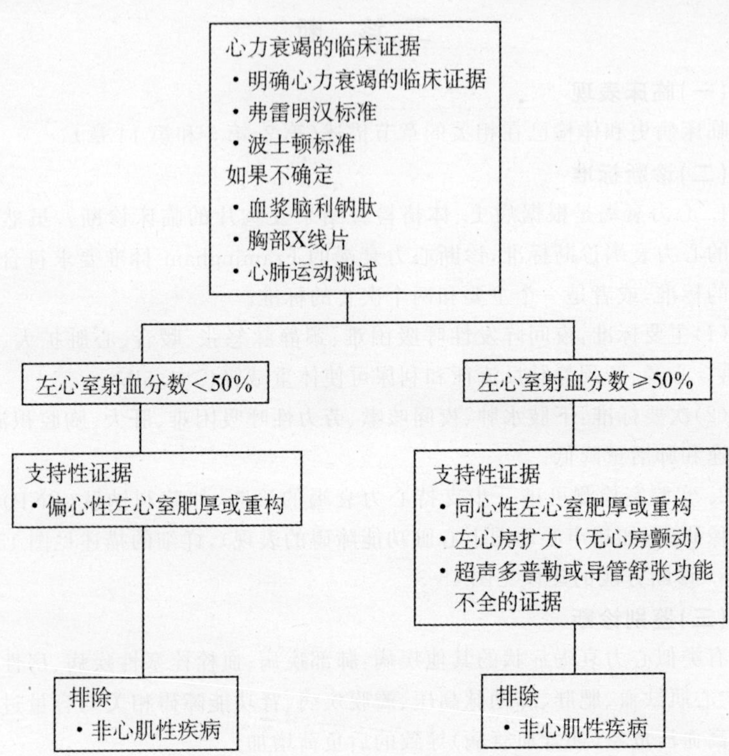

图 15-2　左心室射血分数正常或下降心力衰竭的诊断标准

（引自：Lindenfeld J，Albert NM，Boehmer JP，et al. HFSA 2010 comprehensive heart failure practice guideline. Section Ⅱ：evaluation and management of patients with heart failure and preserved left ventricular ejection fraction. J Card Fail 2010；16：e126-e133，with permission.）

(2)铁的研究：铁的超负荷状态，包括血色素沉着症及过度输血。

(3)如果有罕见的疾病，如贮积症（如限制型心肌病），是检测基因的指征。

(4)血清/尿蛋白电泳：以评估可能指示生产过剩和沉积过程的蛋白质间隙（protein gap）如淀粉样变性。

(5)如果有类癌综合征和三尖瓣疾病的其他特征，应进行5-羟基吲哚乙酸（5-HIAA）的测试。

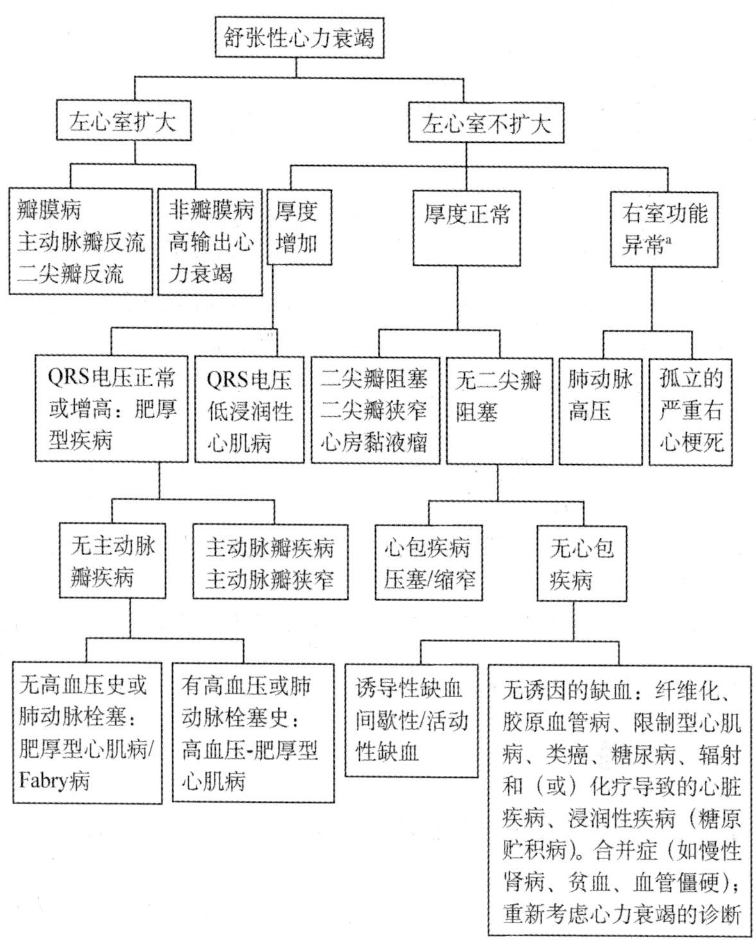

图 15-3　左室功能保留心力衰竭(舒张性心力衰竭)的诊断流程

a.某些右室功能异常的患者由于心室间的相互作用导致左心室功能异常

(引自:Lindenfeld J, Albert NM, Boehmer JP, et al. HFSA 2010 comprehensive heart failure practice guideline. Section Ⅱ: evaluation and management of patients with heart failure and preserved left ventricular ejection fraction. J Card Fail 2010;16:e126-e133, with permission.)

【心电图】

1. 心电图可以为心室腔扩大和肥厚提供线索。

2. 可以提供缺血和(或)陈旧性心肌梗死的证据。

3. 低电压可能是限制型心肌病的表现。

【影像】

1. 超声心动图

(1)可评估收缩功能、心室大小及肥厚。此外,如前所述,瓣膜功能障碍如二尖瓣关闭不全或主动脉瓣狭窄可导致舒张性心力衰竭。

(2)可以识别表明缺血和(或)陈旧性心肌梗死的局部室壁运动异常。

(3)无压力超负荷的左心室肥厚提示为肥厚型心肌病(见第 16 章)。

(4)充盈异常和双心房扩大可提示浸润型/限制型的心肌病。可能有左心室肥厚。

(5)通过二尖瓣的左心室充盈类型和在二尖瓣瓣环的组织多普勒速度评估舒张功能(第 31 章)。

2. 心脏磁共振成像(MRI)有助于评估浸润型/限制型和缩窄型病变(第 32 章)。

3. 如果考虑可能有肾动脉狭窄,可能需要做其他的影像检查:如肾超声、磁共振血管造影(MRA)或血管造影。这些检查对复发性高血压危相可能特别有帮助。

(五)诊断步骤

1. 心导管检查

(1)左心导管术是缺血性评估的一部分,并可测量左心室舒张末期压(LVEDP)。

(2)右心导管检查以评估血流动力学。楔压和(或)左心室舒张末压＞15mmHg 提示充盈压增高与左心疾病/心力衰竭相关。

(3)同时做左、右心导管术,可用于评估血流动力学及病因,如缩窄型心肌病。

2. 心内膜心肌活检可鉴别病理变化,专门为限制型心肌病的讨论于后。

三、治　疗

1. 与收缩功能下降的心力衰竭不同,有关舒张性心力衰竭的最佳药物治疗的临床试验仅有极少报道。

2. 没有发现可以降低舒张性心力衰竭患者发病率和死亡率的特效药。

3. 治疗主要是控制症状、监控血压和饮食,以及控制任何可能的潜在病因,如缺血型或限制型/浸润型病变的防治。血压应该维持在130/80mmHg以下。

(一)药物治疗

1. 襻利尿药用于控制容量和维护正常血容量。噻嗪类利尿药可以帮助控制容量,但一般用于治疗高血压。

2. 建议有冠心病病史或有冠心病风险因素的患者,包括糖尿病,服用血管紧张素转化酶抑制药(ACEI)和血管紧张素受体拮抗药(ARB)。

(1)HOPE研究(heart outcomes prevention evaluation)表明,55岁以下有血管疾病记录或多个冠心病风险因素的患者,雷米普利(ramipril)可使每年发生心力衰竭的风险降低23%,收缩期血压(SBP)>139mmHg的患者,每年心力衰竭的风险降低33%。

(2)坎地沙坦酯降低心力衰竭发病率和死亡率的评估(CHARM-Preserved trial)的结果表明,坎地沙坦(candesartan)治疗纽约心脏协会心功能Ⅱ~Ⅳ级,LVEF>40%的心力衰竭患者,可降低住院率和心血管死亡率的趋势(调整后的OR=0.86,CI:0.74~1.00,P=0.051)。其主要疗效表现为降低住院率和改善血压。

(3)在厄贝沙坦治疗收缩功能正常心力衰竭的试验(I-PRESERVE trial)中,将4000例60岁以上、纽约心脏协会(NYHA)分级Ⅱ~Ⅳ级、LVEF>45%的患者,随机分入厄贝沙坦或安慰剂治疗组。结果在两组间的整体死亡率和住院率没有差别,风险比为0.95~1.00,未达到统计学差异。

3. 建议在陈旧性心肌梗死或心房颤动的患者应用β受体阻滞药。

(1)迄今为止,没有研究显示,β受体阻滞药对无明确指征的患者有降低死亡率的疗效。

(2)一项小样本的前瞻性研究表明,在有舒张期功能障碍的稳定型冠心病患者中,β受体阻滞药可能减少患者住院的次数。

(3)快速的心率可导致收缩力降低、舒张期充盈时间缩短,以及由于钙的再摄取不完善而使静息时室壁张力增加。

(4)若需控制心率,目标静息心率约为60次/分。

4. 建议有症状限制性心绞痛或心房颤动需要控制心率和不能耐受β受体阻滞药的患者,用钙通道阻滞药。除了降低心率之外,可以促进钙信号传导以减少室壁张力("松弛性效应")。

(二)其他非药物疗法

1. 恢复窦性心律有潜在的效益

(1)在已无顺应性的心脏,如无心房的收缩,左室的充盈会变得更差。加之易发心动过速的倾向;在理论上窦性心律有益。

(2)尽管心率得到充分控制,仍有症状的患者需考虑恢复窦性心律。

(3)已经证明,在心力衰竭的患者中,胺碘酮和多非利特(dofetilide)可增加心房颤动转复为窦性心律的成功率及有维持窦性心律的效益。

(4)导管消融的早期经验也表明恢复窦性心律,可改善心衰患者的症状。

2. 生活方式的改变

(1)低盐饮食。

(2)在可耐受范围内的运动。

(3)血压的监测。

四、特殊考虑:限制型心肌病

1. 心肌僵硬和心室充盈不良是限制型心肌病的特点。

2. 心包疾病的表现可能相似,但预后和治疗有很大的不同(第17章)。

3. 磁共振可显示疾病状态特异性的特征,是有用的诊断性影像工具(第32章)。

4. 淀粉样变

(1)正常心肌的收缩成分被间质沉积物所取代,从而导致限制型心肌病。

(2)淀粉样变有多种类型,但心脏受累在原发性淀粉样变性中最常见。

(3)在组织学上看到的淀粉样蛋白沉积是不溶性淀粉样纤维(刚果红染色),沉积于心脏的所有腔室。

(4)淀粉样蛋白沉积在传导系统,可导致心律失常。

(5)典型的心电图表现为低电压,与R波递增不良。

(6)超声心动图检查所见的心脏淀粉样变的特征包括增厚的心室壁呈颗粒状回声增强和显著的双心房扩大。

(7)室壁增厚的程度可预示存活率;室壁厚度正常患者的中位存活期为2.4年,室壁显著增厚的患者平均存活时间在6个月以内。

5. 结节病

(1)在所有结节病的患者中,有心脏受累的占5%。

(2)在非干酪性肉芽肿周围的片状瘢痕形成导致限制型心肌病。

(3)心脏结节病最常见的表现是传导系统疾病,最典型的表现是因室性心动过速或高度心脏传导阻滞导致的心源性猝死。

6. 血色病

(1)为继发性限制型心肌病,是由于铁代谢的异常及铁沉积于心肌导致。

(2)也可以是原发性的,由于常染色体隐性遗传的异常,或者是继发于铁超负荷。

(3)表现为糖尿病、皮肤变色和舒张期功能障碍。

(4)检查处理包括铁的检查,以升高的转铁蛋白饱和度最具有诊断价值,如为阳性,可进行器官(通常是肝)的活检。

(5)治疗原发疾病最重要,以防止疾病的进展,其中包括放血和螯合疗法。

7. 嗜酸粒细胞增多综合征(Löffler 心内膜炎,顶叶 fibroblastica)

(1)此种综合征导致闭塞性限制型心肌病,被认为是由于活化的嗜酸粒细胞的胞质内粒状成分的中毒性损害所致。

(2)此病发生在温带,与嗜酸粒细胞增多综合征相关。

(3)患者有内膜增厚和心尖闭塞。

(4)通常是一种严重的疾病,男性比女性多见。

(5)疾病的早期阶段用皮质类固醇和细胞毒性药物可以改善症状和存活率。

8. 特发性限制型心肌病

(1)特发性限制型心肌病的特征是心脏的重量有轻至中度增加。

(2)发生双心房扩大常见,心耳血栓的发生率为 10%。

(3)存在斑片状心内膜纤维化,并且可以延伸到传导系统,导致完全性心脏传导阻滞。

9. Gaucher 病是一种常染色体隐性遗传病,是由葡糖脑苷脂酶基因的突变导致脂质葡糖脑苷脂在心脏的积累所致。

10. Hurler 综合征(一种Ⅰ型黏多糖贮积症)是由产生 α-L-糖苷的配对染色体突变,导致在心脏黏多糖累积的常染色体隐性遗传性疾病。

11. 类癌心脏疾病

(1)是由未处理的类癌综合征导致,其损伤的形成与血清素和 5-羟吲哚乙酸的浓度相关。

(2)病变主要累及右心室(RV)心内膜,其中三尖瓣关闭不全极为突出。也可有三尖瓣和肺动脉瓣狭窄。

(3)有肺转移或卵圆孔未闭(或其他心内分流)的患者,偶尔也可见到左侧瓣膜的病变。

五、结果与预后

1. 舒张性心力衰竭患者与收缩性心力衰竭患者的预后非常相似。然而,最近患者数据的荟萃分析(包括超过 10 000 舒张性心力衰竭的患者)表明,舒张性心力衰竭的患者的生存率较高(3 年死亡率约 25%,而有左心室射血分数降低的患者约 32%)。

2. 许多因素似乎可以改变患者的预后,如心力衰竭的症状(NYHA 分级),实验室检查(肌钙蛋白、脑利钠肽、钠、血红蛋白、肌酐),心脏生理学(例如,左心室射血分数、舒张功能、肺动脉压和楔压),心力衰竭的病因(缺血性与非缺血性),相关的情况(例如,心房颤动及肾功能不全),药物和器械治疗及年龄。

3. 西雅图心力衰竭模型是综合风险预测工具,以评估特定个体的生存概率。西雅图心力衰竭模型计算器可从网站上获得:on the web at http://depts. washington. edu/shfm/index. php (last accessed 6/11/13)。

4. 心力衰竭患者的风险分类可用于指导积极的治疗,以及指导与患者及家属的讨论。

(原著者 Ashwin Ravichandran and Gregory A. Ewald)

第 16 章

Chapter 16

肥厚型心肌病

一、一般原则

1. 肥厚型心肌病(HCM)是最常见的遗传性心脏疾病，为常染色体显性方式传递。

2. 肥厚型心肌病的患病率约为 1/500，有 400 多种突变，在心脏肌原纤维节中，至少有 13 个基因编码的蛋白质中的一种发生突变，导致肥厚型心肌病。

3. β-肌球蛋白重链、心肌肌钙蛋白 T 和肌球蛋白结合蛋白 C 的突变最常见。不同的肌原纤维节突变导致心肌异常的肥厚，最常见于室间隔。

4. 肥厚型心肌病的临床表现差异很大，可有胸痛、气短、晕厥或没有任何症状。在美国，是年轻运动员猝死最常见的原因。

5. 肥厚型心肌病的主要治疗如下。

(1)控制症状。

(2)避免剧烈的运动。

(3)筛查猝死的风险因素，有高风险的患者考虑置入心脏自动除颤器。

(4)筛查直系亲属。

(一)定义

1. 肥厚型心肌病的特征是，没有心脏或全身性的原因(如主动脉瓣狭窄或高血压)的左心室壁增厚。临床上对肥厚型心肌病的诊断标准是左心室壁的最大厚度＞15mm。

2. 肥厚型心肌病的血流动力学改变包括，由于室间隔的增厚导致左室流出道狭窄和延长的二尖瓣装置在收缩期的前向运动(SAM)导致二尖瓣关闭不全。大约有 1/3 的患者在休息时发生左心室流出道梗阻的血流动力学改变，另外1/3的患者，在激发后发生。

（二）分类

1. 用二维超声心动图鉴别梗阻性或非梗阻性肥厚型心肌病很重要。主动脉瓣下压力阶差≥30mmHg反映流出道确实有机械性梗阻。

2. 梗阻的部位可以在主动脉瓣下（由二尖瓣收缩期前向运动导致）或心室腔中部（由于室间隔基底段肥厚导致，流出道小）。

3. 在休息时无梗阻的患者，应该做诱发性试验，如运动或Valsalva动作以便识别潜在的梗阻。

4. 肥厚型心肌病心肌肥厚的类型可能是不对称的，也可能累及室间隔或左心室游离壁的任何部分。局限于左心室腔远端部分的增厚（心尖肥厚型心肌病）的形态像"铲子"，心电图上有显著倒置的T波，在日本人中常见。

（三）流行病学

1. 在普通成年人中，肥厚型心肌病的发病率是1∶500，为最常见的遗传性心血管疾病。

2. 肥厚型心肌病是以常染色体显性遗传方式传递，与13个基因编码的蛋白质发生突变相关。

3. 肥厚型心肌病的表型表达不同，不是所有具有遗传缺陷的人都会出现肥厚型心肌病的临床征象。

（四）病因学和病理学

1. 肥厚型心肌病是肌原纤维的原发性病变。

2. 肥厚型心肌病的表现形式不同，取决于遗传、环境及分子因素之间复杂的相互作用。在肥厚型心肌病中，累及的心脏组织细胞的形态怪异，排列紊乱，心肌的间质往往被纤维化所替代。

3. 肥厚型心肌病患者的冠状动脉壁可能增厚导致功能异常。

（五）病理生理学

1. 左心室流出道梗阻是由收缩期二尖瓣的前向运动和（或）收缩中期与室间隔的接触导致。

2. 通常认为，二尖瓣的收缩期前向运动（SAM）是Venturi现象（左心室流出道内高流速的射流将二尖瓣瓣叶拉向室间隔），拖曳效应（血流对瓣叶的直接推动力量），以及二尖瓣的内在异常共同作用的结果。

3. 梗阻是可变的，可通过降低心肌收缩力和增加心室容量减轻梗阻；也可通过减少心室容量或增加心肌收缩力使梗阻加重。

(六)预防

所有肥厚型心肌病患者的直系家庭成员都有患此病的风险,均应接受筛查(见下文)。

二、诊　断

(一)病史

1. 大多数肥厚型心肌病患者无症状。

2. 最常见的症状是继发于左心室充盈压增高和舒张功能不全导致的呼吸困难。

3. 其他的症状包括心绞痛(由于心肌重量的增加、小血管病变或室壁应力导致的心肌供氧不足),晕厥(由于左心室流出道阻塞或心律失常),心律失常(表现为心悸、晕厥或猝死)。

(二)体格检查

1. 听诊时的典型发现是收缩期递增递减的喷射性杂音(ESM),至少在 2/3 的肥厚型心肌病患者中可以听到,最好的听诊部位是沿胸骨左缘,但也可能会在整个心前区。

2. 可用降低前负荷的方法使杂音增强,如站立、Valsalva 动作。用力,如让患者下蹲 10 次,或快步走几步也可诱发收缩期递增递减的喷射性杂音,为有助于诊断非常有用的方法。

3. 相反,让患者蹲下(增加前、后负荷)和用力握拳(增加后负荷)可使杂音强度降低。这种杂音的动态改变不是良性的血流杂音,应该用超声心动图进一步评估。

4. 通常,颈动脉脉搏波上升迅速,到收缩中期出现压力阶差时下降,继而有第二次上升。

5. 由于心室顺应性降低导致颈静脉波显著。

6. 在肥厚型心肌病患者中,亚硝酸异戊酯可降低全身血管阻力,减少左心室容量,从而使杂音增强。

(三)诊断方法

通过体格检查、心电图,包括超声心动图和磁共振成像技术、心导管、基因检测的综合结果诊断肥厚型心肌病。

(四)诊断性测试

【实验室】

1. 基因检测评估患者和家庭成员。

2. 迄今为止,已发现有13种基因有多种突变。60%～70%的肥厚型心肌病患者,可发现有突变。

3. 特殊表型的肥厚型心肌病患者中,基因突变的发生率可能较高。室间隔增厚呈乙状结肠形态(室间隔的基底段突出)的患者,8%有基因突变,而呈反向曲线形态(主要为室间隔中段增厚)患者的基因突变率则高达79%。

【心电图】

1. 通常,肥厚型心肌病患者的心电图多有异常,然而,至少10%患者的心电图可以正常。

2. 肥厚型心肌病患者,没有特别典型的心电图模式。ST段和T波异常最为常见,其次是有左心室肥厚的证据。

3. 有高达50%的患者,在下壁导联,心前区导联或二者有明显的Q波。

4. 心尖肥厚型心肌病的特征是在V_3、V_4导联有深倒置的T波。

【影像】

1. 超声心动图是诊断肥厚型心肌病的主要工具,可准确评估心室壁增厚、二尖瓣异常(包括瓣叶增长)、二尖瓣反流及左心室流出道梗阻。

2. 磁共振成像具有类似超声心动图的诊断功能,当超声图像不理想时特别有用。磁共振还可以评估心肌纤维化(通过钆增强磁共振)。

(五)诊断步骤

1. 心导管检查可用于量化评估左心室流出道梗阻和左心室压力。

2. 大部分有症状的肥厚型心肌病患者的主诉为心绞痛或胸痛。左心导管检查可以排除由心外膜冠状动脉疾病引起的心绞痛。

三、治　疗

多数没有或只有轻微症状的肥厚型心肌病患者,不需要治疗。对于有症状的患者,大多数可以用药物治疗,而不需要用介入的方法。

(一)药物治疗

1. 通常,β受体阻滞药是用于治疗心绞痛和心悸的一线药物。β受体阻滞药用于由于左心室流出道压力阶差导致的气短,疗效较好。

2. 钙通道阻滞药治疗心绞痛有效,但应避免用于有充盈压升高证据和左心室流出道有显著压力阶差的患者。

3. 丙吡胺是Ⅰ类抗心律失常药，有强力的负性肌力作用，可以减少左心室流出道的压力阶差。多达 70%的症状性肥厚型梗阻性心肌病患者对丙吡胺反应良好。应当在医院与有遥测监控的情况下开始用药。通常丙吡胺可与一种 β 受体阻滞药联合应用。

4. 利尿药可降低充盈压，是治疗舒张性心力衰竭最好的药物，但应该谨慎使用，因为可能导致低血压。

5. 硝酸盐对缓解心绞痛有效，但应该谨慎使用，因为可能导致低血压。经皮的硝酸盐，其中包括硝基乳膏或硝基贴片可能是提供这类药物最佳的途径。

(二)手术治疗

1. 在有严重限制性症状，药物治疗无效和休息时左心室流出道有显著的压力阶差(>50mmHg)，或有生理性诱发因素的患者中，应考虑心肌部分切除术。

2. 应由有经验的外科医生做心肌部分切除术。

3. 心肌部分切除术是切除室间隔肥厚部分的标准治疗。心肌切除术已有超过 45 年的经验，手术死亡率低(<1%～2%)，可长期减少左心室流出道梗阻，显著减少心力衰竭的症状，通过较长期的随访可能有降低死亡率的证据。

4. 乙醇室间隔消融术是针对有严重症状(纽约心脏协会心功能分级Ⅲ或Ⅳ级)，所有药物治疗无效和休息时左心室流出道有显著压力阶差(为 50mmHg)，或有生理诱发因素的患者。手术后恢复所需的时间较外科肌切除术短。

5. 乙醇室间隔消融术可能导致心脏传导异常，与心肌部分切除术相比，乙醇消融术后左心室流出道压力阶差较高。

6. 应与患者进行深入的讨论后选择治疗方案。

(三)改变生活方式/风险因素

1. 限制活动将在下面讨论。

2. 肥厚型心肌病患者的晕厥应及时报告，因为可能出现心搏骤停。

3. 基因传递给孩子的风险大约为 50%。

4. 直系亲属应该用超声心动图筛查，如有可能应该做基因检测。

(四)活动

1. 肥厚型心肌病是 35 岁以下运动员发生猝死最常见的原因。

2. 应劝告所有肥厚型心肌病患者，避免运动和剧烈活动，如篮球、足球、冰球和美式足球。运动可引发肥厚型心肌病患者发生致命性心律失常。

3. 患者可以做速度缓慢（运动中尚能说话），使心脏处于低负荷的活动，如步行、慢跑或骑自行车。

四、特殊考虑

1. 对所有肥厚型心肌病患者的直系亲属，应采集病史和体检，做 12 导联心电图和二维超声心动图。

2. 对直系亲属中 12～18 岁的青少年，应该每年评估，因为肥厚型心肌病的表现，通常可能出现在青少年的某段时期。

3. 患者直系亲属中的成年人（年龄＞18 岁），应每 5 年进行超声心动图筛查，因为不同表现形式的肥厚型心肌病可延迟到数十年后发生。

4. 由于遗传的异质性及费用昂贵，可测试基因的实验室为数不多，使肥厚型心肌病基因检测的可用性受限。

5. 遗传专家在帮助患者和其家属处理诊断测试、筛查和有关肥厚型心肌病的其他法律、道德和社会影响的问题中具有重要的作用。

五、并发症

1. 由于肥厚型心肌病患者心肌基质的异常（缺血、纤维化、坏死及异常的肌细胞）有猝死的风险。应在患者每次就诊时做风险评估。有一个风险因素可能就足以建议患者安装体内心脏除颤器（ICD）。

2. 猝死风险因素

(1)此前曾有心搏骤停。

(2)猝死的家族史。

(3)不明原因的晕厥，特别是年轻患者，或劳力时有反复发作的晕厥。

(4)左心室厚度＞30mm。

(5)左心室流出道阻塞。

(6)频繁发作的非持续性室性心动过速。

(7)运动中有异常的血压反应。

3. 约有 5％肥厚型心肌病的患者发生左心室扩张和左心室收缩功能不全。这些患者的预后不良，应该用与扩张型心肌病相同的治疗，包括血管紧张素转化酶（ACE）抑制药。

六、患者的转诊

应该将肥厚型心肌病患者转给熟悉此病的心脏病专家进行治疗。

七、患者的教育

1. 应该花时间向患者和其亲属解释肥厚型心肌病的情况。

2. 肥厚型心肌病协会可以提供进一步的教育和建议，肥厚型心肌病协会是肥厚型心肌病患者的有用资源，可来自网络（www. 4hcm. org，last accessed 6/21/13）。

八、监控与随访

患者应至少每 6 个月随访一次，每年应做动态心电图检查。需要定期做超声心动图检查。需对直系亲属做筛查。

九、结果与预后

某些高风险的肥厚型心肌病患者，每年的死亡率为 4%～6%，但大多数患者的预后良好。肥厚型心肌病协会的研究证明，低风险的肥厚型心肌病患者与年龄相匹配人群的死亡率类似。

（原著者　Shimoli Shah and Keith Mankowitz）

第17章

Chapter 17

心包疾病

1. 心包是由两层围绕心脏的纤维囊组成：脏层心包是附着在心外膜的薄的内层。壁层心包是较厚的结缔组织的外层。

2. 心包腔的两层中含有15～50ml的液体。

3. 心包积液是由脏层心包的间皮细胞不断产生的一种超滤液组成，并通过淋巴管和小静脉重吸收。

4. 虽然心包对心脏的功能非绝对必要，但有以下几种功能。

(1)将心脏固定于纵隔内。

(2)在心脏的运动中起润滑作用。

(3)增强舒张功能。

(4)作为预防感染和炎症的屏障。

(5)参与自主神经反射和旁分泌信号。

第一节　急性心包炎

一、一般原则

1. 急性心包炎是最常见的心包综合征，由心包的炎症引起，有特征性的临床表现。

2. 某些医生更喜欢称它为“心肌心包炎”，因为相邻的心肌也有炎症。

(一)分类

1. 心包炎可分类为急性或复发性。

2. 复发性心包炎为在引发急性发作的原因解决之后又复发的心包炎。

(二)流行病学

1. 确切的发病率和患病率均未知。

2. 每 1000 例入院的患者中，有 1 例确诊为急性心包炎。

(三)病因

1. 急性心包炎最常见的原因见表 17-1。

表 17-1 急性心包炎的病因

- 感染性
  - 病毒(柯萨奇病毒、艾柯病毒、Epstein-Barr 病毒、艾滋病病毒)
  - 结核
  - Lyme 病
  - 其他(病毒、细菌、真菌、寄生虫)
- 尿毒症
- 结缔组织病
- 心肌梗死，急性或亚急性(Dressler 综合征)
- 心脏手术后
- 创伤
- 癌症，化疗，放疗
- 药物(肼屈嗪、普鲁卡因胺、异烟肼、苯妥英、青霉素)
- 甲状腺功能减退症
- 特发性

2. 特发性是最常见的原因。

(1)特发性急性心包炎很少能发现有特定的病因。

(2)病毒感染后实际上可能为某些特发性心包炎的原因。

3. 病毒感染是急性心包炎的第二个最主要的原因。

(1)患者发病之前通常具有上呼吸道感染的症状。

(2)柯萨奇和艾柯病毒是最常见的致病病毒。

4. 自身免疫现象包括结缔组织病、药物诱发、心包切开术后及 Dressler 综合征，均可成为急性心包炎的主要原因。

5. 约有 1/3 的慢性尿毒症患者，可发生尿毒症性心包炎。

(1)通常伴有心包积液。

(2)伴有较明显的氮质血症[尿素氮(BUN)＞60mg/dl]。

6. 在有结核性或艾滋病病毒感染高风险的患者(有接触史、免疫功能低下的状态)中，应怀疑结核性或艾滋病病毒(HIV)相关的心包炎。

7. 急性心肌梗死(AMI)后的心包炎。

(1)心肌梗死后的心包炎可发生在梗死后的最初几天至 6 周内,常继发于梗死心肌局部的刺激。

(2)Dressler 综合征是另一种类型心肌梗死后的心包炎,发生在急性心肌梗死后的 1~8 周。可发生在 1%心肌梗死的患者中,被认为是免疫介导所致。

二、诊　断

(一)临床表现

【病史】

1. 通常患者会有最近发生的胸部不适的表现。

2. 胸部不适描述如下。

(1)锐痛。

(2)胸骨后或在胸部左侧。

(3)放射至背部、颈部和肩部。

(4)沿着斜方肌嵴的疼痛是典型的心包炎,缺血性疾病罕见。

(5)某些患者描述为胸膜炎样,但可能伴有呼吸困难。

(6)胸痛可能会随吞咽动作加重。

3. 典型的疼痛可以在患者上身向前倾时减轻,平卧时加重。

4. 询问患者有无发热、畏寒、发抖、嗜睡、肌痛或上呼吸道的症状,有助于确定是否有感染性的病因。

5. 疑似自身免疫性疾病的患者,关键性的问题包括询问是否有关节痛、早晨关节僵硬、皮肤变化、雷诺现象、腹痛和神经病变。

【体格检查】

1. 急性心包炎患者的体检多无特殊发现,极少数患者可出现特征性的心包摩擦音。

2. 心包摩擦音

(1)由发炎的脏层和壁层心包之间的摩擦造成的。

(2)描述为高调的摩擦音或刮擦样声音。

(3)典型的心动周期由 3 部分组成(即心室收缩期、舒张早期和心房收缩期),但通常只在一或两个部分有摩擦音。

(4)摩擦音经常是短暂和动态的。

(5)在患者向前倾的位置，用膜式听诊器放在胸骨左下缘是最好的听诊方式。

(二)诊断标准

诊断急性心包炎，在下列的 4 项征象中至少有两项。

1. 典型的胸痛。
2. 心包摩擦音。
3. 心电图有提示性的改变。
4. 新出现的心包积液或积液增多。

(三)鉴别诊断

1. 急性心包炎的胸部不适可以与数种疾病类似，其中包括以下几种。

(1)急性冠状动脉综合征(ACS)。

(2)主动脉夹层。

(3)肺栓塞。

(4)肺炎。

(5)气胸。

2. 急性心包炎可能很难与急性冠状动脉综合征鉴别。

(四)诊断性测试

【实验室】

1. 实验室测试可以揭示炎症的非特异性标志物，例如红细胞沉降率和C反应蛋白(CRP)升高，或白细胞增多。

2. 往往由于相邻的心肌受累、血清心肌酶(肌钙蛋白或肌酸激酶同工酶-MB)可能轻度升高。

3. 特殊的测试，如抗核抗体(ANA)、类风湿因子、甲状腺功能、结核菌素试验、血液或病毒培养和细胞学应根据临床情况选用。

【心电图】

1. 大多数病例有心电图变化，但无心电图变化也不能排除心包炎(图17-1)。

2. 在急性心包炎的最初几小时至几天的时间内，连续心电图检查，大约60%患者有特征性的演变过程。

(1)第 1 阶段：在除 aVR 导联之外的所有导联有弥漫的凹陷性 ST 段抬高和 P-R 段压低。此外在 aVR 导联同时出现 ST 段压低和 P-R 段抬高，也有助于诊断。

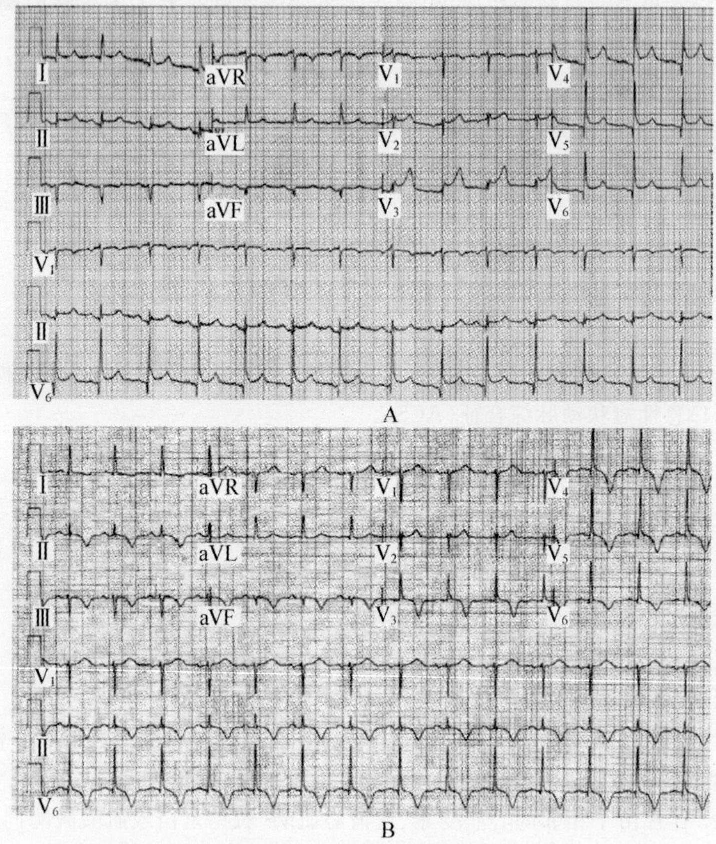

图 17-1 心包炎的心电图

A. 心包炎的第一阶段，表现为弥漫的凹陷性 ST 段抬高和 P-R 段压低，aVR 导联除外，其异常已恢复；B. 心包炎的第 3 阶段；同一个患者 1d 后的心电图显示，ST 段已恢复正常，但出现弥漫性的 T 波倒置

(2)第 2 阶段：ST 段正常伴有 T 波降低或低平。

(3)第 3 阶段：T 波倒置。

(4)第 4 阶段：心电图正常。

3. 在第 1 阶段心电图对急性心包炎的诊断，有高度的特异性。

4. 急性心包炎第 1 阶段的心电图改变和急性 ST 段抬高型心肌梗死之

间的重要区别是，急性心包炎的 ST 段变化为弥漫性，与冠状动脉供血的分布无关；加之，急性心包炎有 PR 段的压低。

5. 同样重要的另一个区别是，急性心包炎的 T 波倒置发生在 ST 段抬高恢复之后，而 ST 段抬高型心肌梗死的患者，T 波倒置和 ST 段抬高是同时出现。

6. 然而，由于这两种疾病的心电图表现有显著重叠，急症超声心动图检查可用于与持续的心肌缺血导致的节段性室壁运动异常鉴别。

【影像】

1. 通常，可用经胸超声心动图获得诊断，在治疗开始的 1～2 周后可用以排除显著的心包积液。

2. 在无并发症的病毒性或特发性心包炎，大量积液不常见。

3. 较大量的积液提醒医生应进行更广泛的鉴别诊断，如慢性炎症、缩窄性、心脏压塞或恶性肿瘤等。

三、治　疗

1. 通常情况下，急性心包炎是自限性的。

2. 通常，短期用非甾体抗炎药(NSAID)治疗，加或不加秋水仙碱。

(一)药物治疗

1. 非甾体抗炎药(NSAID)

(1)常用的典型非甾体抗炎药是阿司匹林、布洛芬、萘普生或吲哚美辛。

(2)所有患者至少用药 2 周，以尽量减少瘢痕形成的风险。

①布洛芬：600～800mg，每 8 小时 1 次。

②阿司匹林(ASA)：650mg，每 4～6 小时 1 次，2～4 周。

2. 在急性心肌梗死后的心包炎或 Dressler 综合征，用其他非甾体抗炎药有禁忌的患者，建议用阿司匹林。心肌梗死后避免使用糖皮质激素和非甾体抗炎药，因为此类药物可能有损于心室的愈合，而增加心室破裂的风险。

3. 秋水仙碱

(1)在秋水仙碱治疗急性心包炎(COPE)临床试验中发现，阿司匹林加用秋水仙碱的方案与安慰剂组相比，可显著减少急性心包炎的复发率。

①秋水仙碱的剂量为每天 1～2mg，然后每天 0.5～1.0mg 共 3 个月。

②用于研究的阿司匹林疗法是 800mg，每 6～8 小时一次共 7～10d，然后逐渐减量，共用 3～4 周。

(2)有些患者可能因胃肠道的不良反应而无法耐受。

(3)不多见但重要的不良反应包括:肝毒性、肌肉毒性、骨髓抑制;因此,应检测患者的血清肌酐、肌酸激酶、转氨酶、血细胞计数。

(4)为了避免毒性,老年和有肾功能不全的患者,必须谨慎使用。

4. 糖皮质激素

(1)因为皮质类固醇有显著的不良反应,很少应用,但某些患者可能需要。

①尽管用了非甾体抗炎药治疗仍有明显的症状。

②自身免疫性心包炎(尤其是继发于结缔组织病)。

③尿毒症性心包炎。

(2)泼尼松的应用剂量有很大差异,通常为 1mg/kg 共 4 周,随后缓慢减量。

(3)某些临床医生在缓慢减量类固醇类药的过程中,添加非甾体抗炎药,并且同时用或不用秋水仙碱。

(4)COPE 临床试验发现,皮质类固醇的应用是预测复发性心包炎的独立风险因素。

(二)其他非药物治疗

1. 对有中等或大量心包积液,并有下列情况的患者,需要考虑心包穿刺术[诊断和(或)治疗]。

(1)有因积液引起的症状。

(2)有心脏压塞(见下文)。

(3)考虑到为化脓性、结核性或恶性积液。

2. 任何有高热,菌血症或败血症迹象的患者,应进行紧急心包穿刺进行诊断。化脓性心包炎的患者,发生心脏压塞,败血症和死亡的风险增加。

(三)手术治疗

尽管已用积极的药物治疗,心包炎仍有反复发作的患者,应考虑心包切除术。

四、并发症

1. 并发症如下。

(1)复发性或慢性心包炎。

(2)心包缩窄(通常是慢性心包炎所致)。

(3)心包积液和心脏压塞(包括心包积血)。急性心包炎患者中,大量心包积液少见,特别是为特发性或病毒性心包炎。

(4)可并发心房颤动。

2. 心包积血虽为罕见的并发症,为减少其发生的风险,应避免使用抗凝血药。

五、监控与随访

1. 急性心包炎患者,开始药物治疗后的 2～4 周应复诊。

2. 心包积液的患者,应进行连续的经胸超声心动图检查。

3. 伴随心肌受累的患者,应避免剧烈活动至少 4 周。

六、结果与预后

1. 大多数病例为自限性。

2. 有 15%～30%的特发性心包炎患者,为复发性心包炎。

第二节　心包积液

一、一般原则

1. 心包积液表示心包腔内液体量增加。

2. 心包积液的意义取决于液体量的多少,积累的速率及其原因。

3. 临床上,约 50ml 的心包积液即可检测到,大量积液可多达 2L 或以上。

(一)分类

1. 积液往往根据其病因分类。

2. 另一种分类是根据发生积液的速度:

(1)急性的积液,即使有少量的液体(＜200ml)也可能发生血流动力学的损害(即压塞)。

(2)慢性的积液,由于积液的聚集经历了较长的时间,心包已被拉伸,可承受大量的液体,因而无心脏压塞。

(二)病因

1. 通常,患者在发生心包积液之前,已确立基础疾病的诊断。

2. 心包炎的任何原因(表 17-1)均可导致心包积液。

3. 在美国的一项研究中，恶性肿瘤是最常见的原因(23%)，其次是放射(14%)、病毒(14%)、胶原血管疾病(14%)和尿毒症(12%)。

(三)病理生理学

根据导致积液的机制将病因分类如下。

1. 增加液体的产生(如慢性炎症)。

2. 因淋巴管和血管受损导致吸收减少。

3. 胶体渗透压平衡的改变(如充血性心力衰竭、肾衰竭、低蛋白血症)。

4. 异物(如血液、脓液、淋巴或肿瘤的浸润)。

二、诊　断

(一)临床表现

心包积液的临床表现差异极大，从无任何症状到危及生命。

【病史】

1. 心包积液的症状，往往是非特异性的。

2. 常见的症状有疲劳、运动能力下降、呼吸困难。

3. 患者可能主诉胸部钝痛或压迫感。

4. 大量的积液可压迫外在的结构，导致吞咽困难、恶心、打嗝、声音嘶哑(因喉返神经受影响)或咳嗽。

【体格检查】

1. 体检往往不会有独特的发现。

2. 大量的积液可能导致心音减弱。

3. 可能有 Ewart 征，为左肺受压导致左肺基底部的浊音。

4. 心包炎的患者，尽管有大量积液，但当患者坐位时，仍可能存在心包摩擦音。

5. 心脏压塞有独特的体检发现，将分别讨论于后。

(二)诊断性测试

【实验室】

如果临床评估有可疑的某种病因，实验室检查可作为支持临床诊断的指征。

【心电图】

1. 心电图可以表现为 QRS 综合波低电压和(或)电交替。

2. 整个 QRS 综合波(R+ S)的振幅

(1)肢体导联<5mm。

(2)心前区导联<10mm。

【影像】

1. 经胸超声心动图

(1)经胸超声心动图是诊断和随访心包积液首选的实验室检查。

(2)积液的多少可以通过测量胸骨旁长轴切面,在舒张期,左心室后壁下的无回声区评估(表 17-2)。

(3)除了积液的多少和位置之外,经胸超声心动图可以检测其他特征,诸如心包厚度、纤维蛋白存积物和包裹性积液或肿块。

表 17-2　超声心动图对心包积液量的估测

积液的多少	容量(ml)	左心室后壁下积液的厚度
生理性	<50	<10mm,在收缩期
小量	50～100	<10mm,在收缩期和舒张期
中等量	100～500	10～20mm,前壁的前面
大量	>500	>20mm,前壁的前面,后壁的下面和心尖

(4)在有大量积液的患者,应明确除外心脏压塞的表现(见下文)。

(5)重要的是在胸骨旁长轴切面根据主动脉的位置区分心包积液和左侧胸腔积液。心包积液时主动脉向后移位,而左侧胸腔积液,主动脉紧贴在左心房之后。

(6)经胸超声心动图也可以检测新近心脏手术后患者经常出现的包裹性积液。

2. 辅助影像

(1)胸部 X 线检查:如果心包积液>250ml,X 线心脏轮廓扩大。

(2)心包积液可导致 X 线心脏轮廓为球状或水瓶形。

(3)电子计算机断层扫描(CT)和磁共振成像(MRI)都能确定积液的量,估测心包的厚度,并且具有可显示心脏周围结构的优点。

【诊断程序】

1. 心包穿刺

(1)如果为大量积液,易于穿刺,并可获得进一步的诊断信息,有助于决定治疗，应考虑做诊断性心包穿刺。

(2)诊断性心包穿刺对诊断有价值，但为相当低的变量。

(3)下列患者应考虑进行心包积液的分析。

①心脏压塞患者引流的心包积液。

②高度怀疑为肿瘤、化脓性或结核性心包炎。

③病因不明的中度至大量积液。

(4)心包积液通常应送检的项目如下。

①细胞计数和分类(虽然对明确原因的价值不大)。

②革兰染色。

③培养。

④细胞学检查。

⑤为了某些病原体，可能需要进行聚合酶链反应测试。

(5)根据临床情况，可能需要做进一步具体的测试(如结核的腺苷脱氨酶)。

(6)对确诊为恶性肿瘤和新发生心包积液的患者，应做心包液体的分析，重要的是应知道，有高达50%的患者，对恶性肿瘤心包积液的分析可能得不到肿瘤的阳性病理证据。

2. 心包活体组织检查

(1)可经皮做心包活检，应在有经验的医院，但通常是通过外科手术进行。

(2)病因不明的心包积液或尽管进行了心包积液引流仍发生复发性积液的患者应做心包活检。

(3)恶性积液的患者进行心包活检有助于明确原发性癌症。

三、治　疗

1. 心包积液的治疗是针对其根本原因。

2. 有症状或难治的病例，或存在感染原因的患者是心包积液引流的指征。

3. 在有大量心包积液和(或)有超声心动图心脏压塞的特征的患者，均应考虑做心包积液的引流。任何有心脏压塞临床征象的患者，应立即进行积液引流(见下文)。

4. 恶性积液经常复发，可能需要留置引流导管。

5. 具体引流术将在下面讨论，并可参考第 8 章。

6. 通常，为降低心包积血的风险，应该避免抗凝治疗，如需要，可在积液解除后考虑。

7. 下列患者是需要心包切除术或"心包开窗"的适应证。

(1)复发性积液。

(2)包裹性积液，尤其是经皮穿刺不能接近的后部积液。

(3)某些需要做活体组织检查的患者。

四、监控与随访

1. 根据心包积液的量，决定随访患者的密切程度。

2. 所有大量心包积液，应定期进行经胸超声心动图复查。

五、结果与预后

预后取决于心包积液的基本原因。

第三节　心脏压塞

一、一般原则

1. 心脏压塞是心包积液可能危及生命的一种并发症。

2. 心脏压塞被认为是医疗的紧急情况，可能立即发生心源性休克和死亡。

(一)定义

心脏压塞是心包腔中含有的液体量足以压迫心脏，干扰心脏充盈导致心排血量减少的情况。心脏压塞可分为 3 类。

1. 急性：通常由急性的原因，在僵硬的心包内即使发生少量的积液，但可导致显著地血流动力学的损害。

2. 亚急性：发生在慢性心包积液的患者，液体系缓慢累积，一旦心包腔内的压力超过右心房腔内的压力，即出现心脏压塞。

3. 低压性：有严重低血容量的情况，即使心包腔内压力轻度升高，也可超过已降低的心内压，而导致心排血量减少。

(二)病因

1. 任何可导致心包积液的病变均可引起心脏压塞。

2. 最常见的原因是特发性、恶性肿瘤、尿毒症、心脏破裂、医源性疾病、细菌感染、结核、放射、黏液性水肿、夹层动脉瘤、心脏术后和狼疮。

3. 继发于恶性肿瘤，细菌感染或结核的心包积液是心脏压塞常见的原因。

4. 在有高热或败血症患者的心包积液，可能是化脓性心包炎。

（三）病理生理学

1. 由于液体积聚在心包腔，为减少心包腔内压力的改变，导致心包壁层的伸展（即提高顺应性）。

2. 当心包顺应性达到最大的伸展度时，心包内压力开始增高，使舒张期充盈受损。

3. 吸气时，静脉回流到心脏右侧的血液量增加。

4. 心脏压塞的患者，由于心包腔内压力的增加，右心室的游离壁不能扩张，因此只能压向室间隔。

5. 当吸气时，室间隔被压向（凸向）左心室，降低左心室的舒张功能，从而导致每搏量降低。

6. 当心排血量减少时，为维持器官的灌注导致肾上腺素能代偿性增强（即增加心率、心肌收缩力和血管收缩）。

7. 如果心包腔内压力持续增加，最终失去增加心排血量的代偿机制，则导致休克。

二、诊　断

（一）临床表现

【病史】

1. 心脏压塞的症状包括烦躁不安、呼吸困难、咳嗽、胸闷不适、极度疲劳、晕厥、焦虑或躁动。

2. 随着病情的进展，可以发现休克的证据：尿量减少、精神状态的改变、迟钝，最终发生心搏骤停。

【体格检查】

1. 心脏压塞的三大典型症状被称为 Beck 三联征，包括低血压、颈静脉怒张和心音减弱。

2. 心脏压塞的体检所见包括以下内容。

(1)颈静脉怒张：颈部静脉也可能显示突出的 X 下降支和 Y 下降支缺如

(图 17-2),心脏压塞的特征包括。

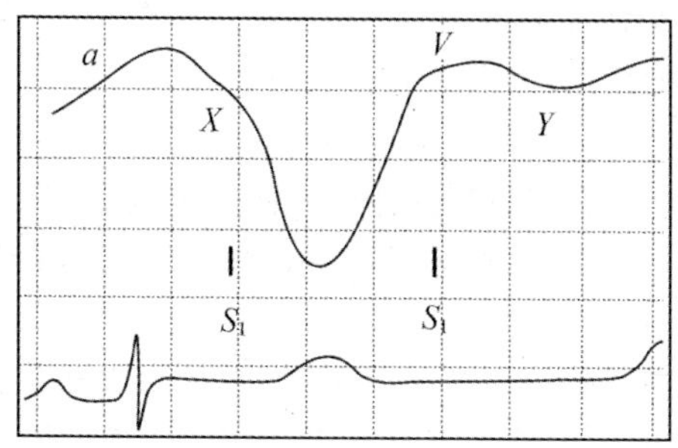

图 17-2　心脏压塞的右心房压力曲线

突出的 X 下降支和无 Y 下降支(引自:Murphy JG. Mayo Clinic Cardiology Review, 2nd ed. Philadelphia, PA: Lippincott Williams & Wilkins;2000:854,with permission.)

(2)心动过速。

(3)心音降低。

(4)低血压。

(5)呼吸急促。

(6)心源性休克的迹象。

(7)奇脉

①奇脉是由于吸气时收缩压明显下降。所有有奇脉患者应疑为心脏压塞。

②吸气时,右心室充盈增加引起压向左心室,导致左心室充盈降低,以及排血量和收缩压降低。

③呼气时,没有室间隔的移位,因而搏出量较高导致收缩压正常。

④此过程称为心室内的依赖,有心脏压塞的患者此种依赖更明显。

⑤可以通过将测血压的袖带停在收缩压以上,然后缓慢放气直至仅在呼气期间听到 Korotkoff 音判断奇脉。

⑥奇脉在测压时,Korotkoff 音消失时的血压在吸气与呼气间有显著差异。

⑦如果此差异＞10mmHg,敏感性为 98%,特异性为 70%;如果差异＞12mmHg,则特异性为 83%。

⑧可能伴有异常奇脉的其他疾病包括慢性阻塞性肺部疾病、缩窄性心包炎和因心肌梗死或肺栓塞导致的右心室衰竭。

(二)诊断性测试

【心电图】

1. 心电图的表现与心包积液相同,可能表现为低电压或电交替。

2. 低电压或电交替对心脏压塞的诊断都不敏感,也无特异性。

【影像】

1. 一旦怀疑有心脏压塞,应急诊做经胸超声心动图检查以便确诊。

2. 通常,经胸超声心动图显示大量的积液,并可能显示心脏在积液中摆动。

3. 积液的量取决于急性或慢性。

4. 经胸超声心动图心脏压塞特征性表现如下。

(1)舒张晚期的右心房切迹。

(2)舒张早期的右心室塌陷。

(3)室间隔的异常运动。

(4)非压缩性的下腔静脉腔扩张,并失去随呼吸的变化。

(5)三尖瓣血流速度随着呼吸的变化>40%,或二尖瓣的血流速度变化>25%。

5. 如以心腔有无塌陷为标准,对心脏压塞诊断的敏感性为90%。

6. 右心室塌陷的特异性为90%,比右心房塌陷更具有特异性。

7. 在肺动脉压升高的患者,即使有心脏压塞,也可能不会出现右心室塌陷。

8. 经胸超声心动图揭示的只是一时性改变,因此,不能评估进展的速度或预测发生致命性的血流动力学损害。

9. 心脏压塞是一个临床诊断,超声心动图有确诊的作用。

10. 决定如何及何时是积液引流的最佳时间,最好是根据患者的临床症状,而不是超声心动图的特殊发现。

11. 如果考虑患者为心脏术后,或心脏外伤导致的心脏压塞,经胸超声心动图提供的信息可能不足以评估心脏压塞,因为可能是局限性或包裹性积液,而通常,手术或外伤后超声窗较差。

12. 心脏术后最常见的出血位置是在左心房的后面,经胸超声心动图几乎看不见该区。

13. 此种情况，为明确诊断应用经食管超声心动图。

三、治　疗

1. 所有临床上有心脏压塞表现的患者，均需要经皮或手术做心包腔引流术。

2. 治疗选项包括经皮穿刺心包引流或手术引流。

3. 选择引流的方法应根据患者的临床情况(紧急程度、积液的位置、复发的可能性)确定。

(一)药物治疗

1. 心包引流术前，必须积极地给患者静脉补液以避免心腔的塌陷。

2. 如果需要，可能需要添加升压药(例如去甲肾上腺素)以支持血压。

3. 此外，气管插管必须谨慎地采用，由于需用镇静药和正压通气都具有减少前负荷的作用，可能促发完全性循环衰竭。

(二)其他非药物治疗

1. 经皮心包穿刺针是快速引流心包积液的方法，适用于所有血流动力学受损的急诊和最紧急的病例(第 8 章)。

2. 可以在床边或在心导管检查室中进行。

3. 大多数术者采用超声引导和通过心包穿刺针注射震动的生理盐水，以确定心包穿刺针的针尖已进入心包腔。

4. 并发症的发生率低，但有显著的风险，包括穿破心脏或冠状动脉撕裂伤。

5. 为了防止心包积液在短期内再积累，通常可将心包引流管留在原处数天。

6. 对于心包引流术后有右心房压力持续升高的患者，应考虑为积液性缩窄性心包炎(见下文)。

(三)手术治疗

1. 如果患者没有或即将发生严重的血流动力学损害，剑突下心包切开是一种微创外科手术，可以提供确切有效的治疗，降低复发的风险。

2. 此外，心包切开术可以直接或经胸腔镜检查，并做组织活检。

3. 还可以在心包和腹膜腔间，创建一个引流通道，使心包的液体直接进入腹膜腔。

4. 对恶性肿瘤性的心包疾病，可能需要做更明确的手术治疗，部分或完全性的心包切除。

5. 经前面的开胸或胸骨切开术需要全身麻醉，且伴有较高的发病率和死亡率。

6. 通常微创是首选的治疗方法，但心包切除术有相对较好的预后，为患者更明确有效的治疗，应该考虑。

第四节　缩窄性心包炎

一、一般原则

1. 可导致心包增厚和瘢痕化的慢性炎症，易于发生缩窄性心包炎。

2. 心包腔的闭塞导致心包正常的顺应性受损。

3. 心脏外部的容量对心脏的限制，从而干扰心脏的正常充盈。

（一）病因

1. 任何对心包的慢性损伤均可导致缩窄，包括宿主的免疫反应。

2. 最常见的原因如下。

(1)特发性或病毒性心包炎，约占所有病例的50%。

(2)心脏手术后的缩窄性心包炎是晚期的并发症，手术后心包炎或出血进入心包腔更常见。

(3)胸部放疗后的缩窄性心包炎，是在放疗后数年发生的晚期并发症。

(4)结缔组织疾病。

(5)结核感染后的心包炎，是发展中国家最常见的原因。

(6)肾病终末期。

(7)恶性肿瘤，通常与心包炎相关的癌症包括乳腺癌、肺癌和淋巴瘤。

3. 渗出性缩窄性心包炎是一种独特和罕见的特异性心包炎，由心包脏层缩窄导致。

(1)其标志性特征是有缩窄性的生理学改变(见下文)，并有心包积液。

(2)典型的患者会因疑为心脏压塞进行心包穿刺。但是，在心包积液引流后，右心房的压力仍高。

(3)特别是在心包积液充分引流(即心包内压力为0mmHg)后，右心房的压力不能降低>50%，或<10mmHg的患者，即应怀疑为渗出性缩窄性心包炎。然而，应注意的是，这种情况也可以发生在右心衰竭或严重三尖瓣关

闭不全的患者。

(4)治疗和临床过程取决于心包炎的原因;虽然,有些患者可能需要进行心包切除术。

(二)病理生理学

1. 心包的增厚和纤维化使心包的顺应性降低。

2. 心包炎的心包往往有钙化,而钙化的心包附着于心外膜。

3. 钙化的心外膜导致心室的顺应性降低,使心室在舒张充盈期不能扩大。

4. 由于心室的顺应性降低,在充盈时舒张压迅速升高,双心室内压力的升高迫使充盈停止。

(1)快速的心室充盈只发生在舒张早期。

(2)由于心室压力很高,心房的收缩无助于心室的充盈。

5. 增高的舒张末期压使得心脏所有 4 个腔室的压力相等。

6. 双心室压力升高导致系统的和肺静脉的压力升高。

二、诊　断

(一)临床表现

【病史】

1. 缩窄性心包炎的症状和体征是由于升高的充盈压引起,左、右侧心力衰竭所致。

2. 在早期,患者可能会主诉疲劳、无力、运动耐受力降低。

3. 后来,因充盈压的继续上升,患者可主诉右侧心力衰竭的症状,如下肢水肿、腹围增大、腹水、最终出现左侧心力衰竭的症状,如劳力性呼吸困难、端坐呼吸和夜间阵发性呼吸困难。

【体格检查】

1. 典型的缩窄性心包炎的体检发现为右侧心力衰竭的体征,包括颈静脉搏动显著(JVP)、肝大、腹水及下肢水肿。

2. 双心室衰竭的表现,如明显的肺水肿较少见。

3. 缩窄性心包炎更特异的体检所见包括以下几种。

(1)由于快速的舒张早期充盈,颈静脉搏动增加并伴有突出的 Y 下降支(图 17-3)。

(2)Kussmaul 征:在吸气时颈静脉搏动没有如预期的减弱,或搏动明显增强。

(3)心包叩击音：早期、响亮、高亢的第3心音，由于心室开始充盈后压力迅速达到均衡所致。

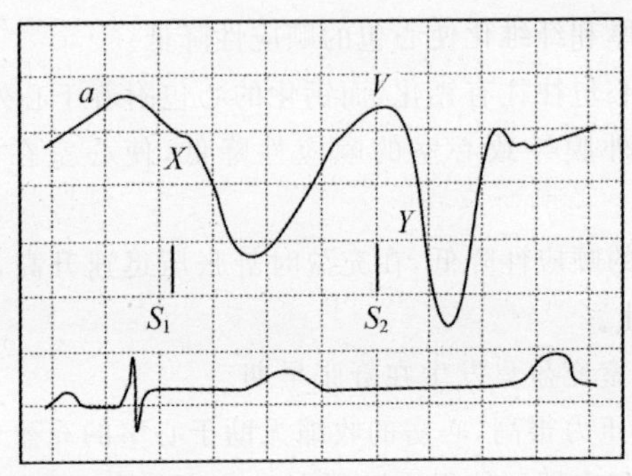

图 17-3 缩窄性心包炎的右心房压力曲线

突出的Y下降支(引自：Murphy JG. Mayo Clinic Cardiology Review, 2nd ed. Philadelphia, PA: Lippincott Williams & Wilkins; 2000, with permission.)

(二)诊断性测试

没有任何单一的诊断方法可为缩窄性心包炎提供确切的证据；因此，通常需要获得数项不同的诊断测试资料，以支持临床上任何怀疑的病例。

【心电图】

1. 通常，心电图的表现包括QRS综合波低电压，广泛的T波低平或左心房扩大。

2. 房颤在缩窄性心包炎患者相当常见。

【影像】

1. 胸部X线检查可能会发现如下影像。

(1)心包钙化(在侧位相易于看到)。

(2)胸腔积液。

(3)双心房扩大的证据。

2. 经胸超声心动图可以发现一些提示缩窄的间接表现。

(1)心包增厚，回声增强。

(2)跟踪轨迹：在心脏收缩时，依附在心肌上心包的运动。

(3)下腔静脉扩张,其宽度可随呼吸的改变消失。

(4)由于快速的舒张早期充盈,室间隔快速的反向搏动。

(5)室间隔后壁在舒张期展平(由于右心压力增高与左心压力相等所致,左心短轴为“D 型”)。

(6)多普勒超声检查显示心室的相互依存。虽然在生理上,双心室间有最密切的相互依存性,但是,并没有特异的能确定诊断的发现。因为外部容量的约束,左右心室的充盈均受到损害。二尖瓣的血流速度在吸气时降低,呼气时增加,而三尖瓣的血流速度则相反,吸气时增加而呼气时降低。

3. 电子计算机断层扫描(CT)和磁共振成像(MRI)可用于检测心包增厚和扩张的肝静脉,以及扩张的右心房和支持缩窄性心包炎的其他发现。这些检查不是诊断性的,仅用于对缩窄性心包炎诊断的支持性检测。

【诊断程序】

1. 左和右心导管可同时进行以评估左心和右心的压力,确定心排血量,并有助于鉴别缩窄性与限制性的生理学改变。

2. 血流动力学测量显示所有 4 个腔室的舒张期压力均升高而且相等。

3. 右心房的压力曲线显示保留 X 下降支和由于舒张早期血流量增加导致的陡峭的 Y 下降支(图 17-3)及 Kussmaul 征。

4. 心室的血流动力学曲线显示舒张期的倾角和高原(“平方根”号),是由于舒张早期的快速充盈,一旦达到收缩的容量就突然停止所致(图 17-4)。

5. 诊断常见的困难是缩窄性心包炎与限制性心肌病的鉴别。

(1)心包或心肌顺应性的降低,对心室充盈的损害相似,因而所产生的体征、症状与血流动力学测量的结果有许多是重叠的。

(2)但是,鉴别非常重要,因为在限制性心肌病患者中,如果做心脏手术死亡风险非常高。

(3)有时限制型心肌病和缩窄可能同时存在于同一位患者(例如胸部放射治疗后)。

(4)心导管检查诊断缩窄性心包炎的标准是收缩期面积指数>1.1(在吸气与呼气时右心室与左心室收缩压-时间面积之比);用此标准诊断缩窄性心包炎的敏感性(97%)和特异性(100%)最高。

(5)在手术前,偶尔可能需要心内膜心肌活检以排除心肌病变。

(6)这两种疾病间的主要差异重点列于表 17-3。

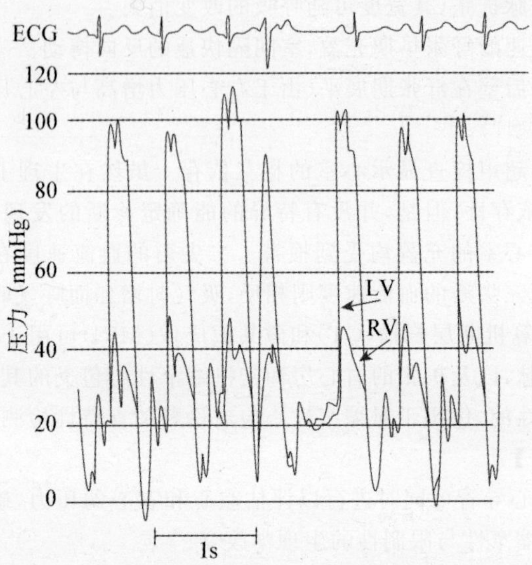

图 17-4　缩窄性心包炎左和右心室同步的压力曲线

突出的倾角和高原("平方根"号),特别是在交界性室性期前收缩之后

(引自:Marso SP, Griffin BP, Topol EJ, eds. Manual of Cardiovascular Medicine. Philadelphia, PA: Lippincott Williams & Wilkins;2000, with permission.)

表 17-3　心包缩窄和限制型心肌病的鉴别

心包缩窄	限制型心肌病
有左右心室之间的相互依存性	没有
异常的心包表现(增厚、回声增强、粘连、钙化)	异常的心肌表现(浸润、异常的活检结果、传导系统疾病)
组织多普勒速度正常	限制性舒张充盈
轻度或没有肺动脉高压	显著的肺动脉高压
室间隔反弹	室间隔运动正常
左心室舒张末压-右心室舒张末压＜5mmHg(均等)	左心室舒张末压-右心室舒张末压＞5mmHg

续表

心包缩窄	限制型心肌病
右心室舒张末压/右心室收缩压＞1/3	右心室舒张末压/右心室收缩压＜1/3
收缩期面积指数＞1.1	收缩期面积指数≤1.1
B 型脑利钠肽低或轻度升高(＜200)	B 型脑利钠肽升高(＞200)

三、治　疗

1. 药物治疗对缩窄性心包炎常无效。

2. 如可能,理想的办法是治疗根本的原因。

3. 小部分患者可能自行缓解或对药物治疗有反应。

(一)药物治疗

1. 药物治疗取决于缩窄的基本原因。

2. 有心力衰竭症状的患者,利尿药、血管紧张素转化酶(ACE)抑制药和低盐饮食为治疗的基础,但成功率往往有限。

(二)手术治疗

1. 心包手术(剥离)是首选的治疗。

2. 手术死亡率可高达 20%。

3. 多数患者在心包剥离术后症状改善。

4. 手术应及早进行,因为缩窄性心包炎是一种渐进性疾病,而且心功能分级差的患者,围术期死亡风险较高。

第五节　心包肿瘤

一、一般原则

1. 心包内有一个(或多个)肿瘤的患者并不罕见。

2. 肿瘤可分为原发性(即它衍生自心包组织)或转移性。

病因

1. 原发性心包肿瘤非常罕见。此类肿瘤可分为 5 种。

(1)心包囊肿

①心包囊肿是间皮细胞为内衬,充满液体的纤维囊,是最常见的原发性

心包肿瘤。

②其大小通常＜3cm，并且通常位于心脏右侧的边界。

③治疗的方法是手术，但往往没有必要，因为没有恶变的可能。

(2)畸胎瘤

①畸胎瘤更常见于青年女性。

②虽然是良性的，但为发展性，可能引起压迫的症状。

(3)间皮瘤

①间皮瘤是恶性的肿瘤，其表现类似大家熟悉的胸膜间皮瘤。

②间皮瘤的发病与接触石棉有关之说仍有争议。

(4)血管肉瘤：血管肉瘤为侵袭性恶性肿瘤，可来自心包或心肌组织。

(5)脂肪瘤：心包脂肪瘤类似于其他部位的脂肪瘤。

2. 心包转移瘤更为常见，要比原发性肿瘤多 100～1000 倍。

(1)心包转移瘤通常发生在病程的后期阶段；通常，在发现心包转移瘤时，原发性肿瘤的诊断已明确。

(2)转移至心包最常见的恶性肿瘤(约占 2/3 的病例)包括以下几种。

①肺癌(最常见)。

②乳腺癌。

③恶性血液病。

(3)虽然整体发病不太常见，但黑色素瘤蔓延到心包的倾向最高。

(4)转移至心包有 3 条途径。

①经淋巴扩散(肺癌和乳腺癌)，有显著的心包积液。

②血行播散(白血病、淋巴瘤、黑色素瘤)，往往会导致出血性积液。

③直接扩散(肺癌和食管癌)。

二、诊　断

(一)临床表现

常见的表现如下。

1. 来自心腔压迫的症状(通常是呼吸困难或晕厥)。

2. 心包炎。

3. 积液/压塞。

4. 心律失常。

(二)诊断性测试

诊断通常有以下几种。

1. 多种成像的方法(胸片、经胸超声心动图、CT 或 MRI)。
2. 心包积液的分析。
3. 组织活检(如果需要)。

三、治　疗

治疗除了全身化疗,包括用引流术局部控制积液、放射,偶尔用化疗药物注入心包腔。

(原著者　Jeremiah P. Depta and Craig K. Reiss)

第 18 章

Chapter 18

肺动脉高压：肺动脉高压和右侧心力衰竭

一、一般原则

（一）定义

1. 肺动脉高压是通用的术语，指肺血管内的血压升高。

2. ACCF/AHA 的共识声明中，对肺动脉高压（PAH）的定义为平均肺动脉压（PAP）≥25mmHg，并有正常的肺动脉毛细血管楔（PCWP），即≤15mmHg 和肺血管阻力（PVR）＞3 Wood 单位，在压力、流量和阻力之间的关系如下。

肺血管阻力（PVR）＝（肺动脉平均压－平均肺动脉闭塞压）/心排血量

（二）分类

根据肺动脉高压的病因和病理生理学，将肺动脉高压分为五大类（表 18-1）。

表 18-1　最新的肺动脉高压临床分类

第 1 组：肺动脉高压
特发性肺动脉高压（IPAH）
遗传性肺动脉高压（HPAH）
骨形态发生蛋白受体Ⅱ突变（BMPR-Ⅱ）
激活素样激酶受体 1（ALK-1）/内皮糖蛋白（有或没有遗传出血性毛细血管扩张）
未知
由毒品和毒素引起
继发性肺动脉高压（APAH）

续表

胶原血管病/结缔组织疾病
感染艾滋病毒
门静脉高压症
先天性心脏疾病
血吸虫病
慢性溶血性贫血
新生儿持续性肺动脉高压
第 1 组：肺静脉闭塞性疾病和(或)肺毛细血管多发性血管瘤
第 2 组：由左心疾病引起的肺动脉高压
收缩功能不全
舒张功能不全
心瓣膜病
第 3 组：由肺部疾病和(或)低氧血症引起的肺动脉高压
慢性阻塞性肺疾病
间质性肺疾病
限制性和阻塞性混合型的其他肺部疾病
睡眠呼吸障碍
肺泡通气不足症
长期暴露于高海拔
发育异常
第 4 组：慢性血栓栓塞所致的肺动脉高压(CTEPH)
第 5 组：原因不明的多因素机制导致的肺动脉高压
血液系统疾病/脾切除术
全身性疾病：结节病、肺 Langerhans 细胞组织细胞增生症、淋巴管肌瘤病、神经纤维瘤病
代谢紊乱：糖原贮积病、Gaucher 病
其他：肿瘤相关的梗阻、纤维化纵隔炎，需要血液透析的慢性肾衰竭

[改编自：Simonneau G，Robbins I，Beghetti M，et al. Updated clinical classification of pulmonary hypertension. J Am Coll Cardiol，2009(54)：S43-S54.]

(三)流行病学

1. 第1组肺动脉高压的患病率大约为25例/百万。

(1)特发性肺动脉高压(IPAH)是一种散发性疾病,患病率为5例/百万。

(2)已知肺动脉高压与服用强效的食欲抑制剂(例如,芬氟拉明、右芬氟拉明)、有毒菜籽油、甲基苯丙胺(冰毒)之间有密切的关系。

(3)肺动脉高压伴有系统性硬化症是肺动脉高压伴有胶原性血管病最常见的形式,其患病率约为系统性硬化症人群的12%。

(4)有肺动脉高压的其他形式的疾病罕见(例如,艾滋病病毒阳性者的发病率为0.5%;门脉高压性肝硬化进行肝移植的患者的发病率为5%~7%)。

2. 在发达国家,第2组肺动脉高压(继发于左心疾病的肺动脉高压)的患病率最高,其次是第3组(继发于肺部疾病)。

在射血分数正常的心力衰竭(HFPEF)及左心室收缩性心力衰竭,或主动脉瓣狭窄的患者,舒张功能不全及左心室(LV)充盈压高,有助于发生肺动脉高压。

3. 第3组肺动脉高压的病例[由肺部疾病和(或)缺氧所致],通常较轻,并与潜在的肺部疾病和(或)低氧血症的严重程度相关。

(1)在特发性肺纤维化、肺通气不足综合征、慢性阻塞性肺疾病,或这些疾病综合征的患者中,肺动脉高压可能严重。

(2)在第3组肺动脉高压的病例中,如肺动脉压高的不成比例(即平均肺动脉压>40mmHg)提示,应该迅速查明促发的因素[如阻塞性睡眠呼吸暂停(OSA)、慢性血栓栓塞性疾病和射血分数正常的心力衰竭]。

4. 第4组肺动脉高压,或慢性血栓栓塞性肺动脉高压(CTEPH):可发生在1%~2%的肺栓塞(PE)幸存的患者中。

(1)约40%的患者在检测出肺动脉高压之前没有明确的急性静脉血栓事件。

(2)栓子的累积负担可能是危险因素。

(3)约10%的慢性血栓栓塞性肺动脉高压的病例与抗磷脂综合征相关。

(4)已经肯定与慢性血栓栓塞性肺动脉高压相关的因素:脾切除术后、慢性骨髓炎、肠道炎症性疾病、血管内的设置(如心脏起搏器导线,房室分流)。

5. 第5组为通过多种机制导致肺动脉高压的许多疾病,包括:

(1)与结节病相关的肺动脉高压,可发生自间质性肺部疾病,左心室的心肌病,大的肺血管在纵隔内受压迫,或肉芽肿累及肺小动脉/静脉。

(2)第 5 组中的有些病例，其表现与第 1 组的患者相似，治疗也可能相同，但应该全面评估肺动脉高压的基本机制(如结节病、Langerhans 细胞组织细胞增生症)之后才能明确。

(四)病理生理学

1. 肺动脉高压复杂的起因包括由感染/环境导致的易感合并症和(或)潜在的遗传导致的易感合并症；例如，骨形态发生蛋白受体Ⅱ(BMPR Ⅱ)或活化素样激酶受体 1 的基因突变(ALK1)。

2. 70%的家族性肺动脉高压和 25%的特发性肺动脉高压患者有骨形态发生蛋白受体Ⅱ的基因突变，而活化素样激酶受体 1 的基因突变致使的遗传性出血性毛细血管扩张症，在肺动脉高压患者中很少见。

3. 肺动脉高压的发病机制可能因不同的病因而异，但汇集于内皮细胞与平滑肌细胞的增殖和功能障碍的共同途径，导致下列因素复杂的相互作用。

(1)复合物如内皮素的过度增殖与血管扩张药如前列环素和一氧化氮/环鸟苷单磷酸(GMP)生产不足导致血管收缩。

(2)在抑制分子水平低的情况下，如前列环素和一氧化氮，内皮素与血栓素 A_2 的有丝分裂特性导致内皮细胞和平滑肌细胞的增殖所致。

(3)在中、小肺动脉部位发生原位血栓是由于血栓素 A_2 的增加和血小板抑制药的水平低，如前列环素和一氧化氮，引起血小板激活和聚集所致。

(4)这种增殖性血管病变的生理后果是增加肺动脉压和右心室的后负荷，导致通过肺循环的任何血流的肺血管阻力升高。

与肺动脉高压相关的病变

1. 右侧心力衰竭(RHF)是肺动脉高压的晚期结果和死亡最常见的原因。

2. 预示肺动脉高压预后不良和与右心室代偿相关的因素如下。

(1)修改的世界卫生组织(WHO)功能分级为Ⅲ或Ⅳ级(表 18-2)。

(2)右房平均压(RAP)高(>20mmHg)。

(3)心排血指数低[<2.0L/(min · m^2)]。

(4)劳力性晕厥。

3. 右侧心力衰竭并发肺动脉高压的病理生理学

(1)肺血管阻力的升高，最初为维持心排血量，发生右心室代偿性肥厚，但长期则导致右心室扩张和功能不全，最终心排血量下降。

表 18-2 修改的世界卫生组织功能分级方案

Ⅰ级:体力活动没有限制。普通的体力活动不引起过度的呼吸困难或疲劳,胸痛或近似晕厥
Ⅱ级:体力活动轻度受限。休息时无症状。普通体力活动导致过度的呼吸困难或疲劳,胸痛或近似晕厥
Ⅲ级:体力活动明显受限。休息时无症状。轻度活动就造成不应有的呼吸困难或疲劳,胸痛或近似晕厥
Ⅳ级:任何体力活动均导致症状。休息时也可出现呼吸困难和(或)疲劳。任何体力活动均使症状加重。出现右心衰竭的体征

(2)在晚期的病例中,右心室功能受损和心排血量下降,因右心室已不能产生足够的压力,而导致肺动脉压下降(图 18-1)。

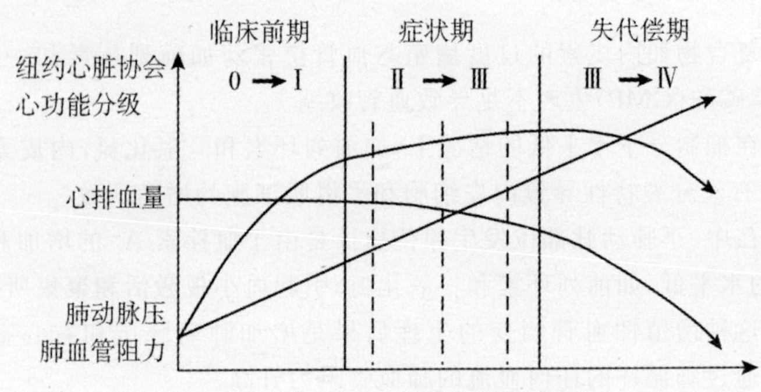

图 18-1 肺动脉高压病程进展

[引自:Galiè N, Manes A, Palazzini M, et al. Pharmacological impact on right ventricular remodeling in pulmonary arterial hypertension. Eur Heart J Suppl, 2007,9(H):H68-H74, with permission.]

4. 右侧心力衰竭的其他原因

(1)右侧心力衰竭最常见的原因是由于左心衰竭所致的肺动脉高压。

(2)没有肺动脉高压的右心衰竭可见于:右心室梗死、心律失常性右心室发育不良、Uhl 异常[又称为“羊皮纸心脏(parchment heart)”先天性无右心室心肌],以及急性大的肺动脉栓塞。

二、诊　断

（一）临床表现

1. 对肺动脉高压有高度怀疑的意识对诊断非常重要。

2. 肺动脉高压的症状为非特异性，包括劳力性呼吸困难、乏力、心悸、胸痛。

3. 延误诊断的平均时间依然很长（约 2.5 年）。

【病史】

1. 病史中应该探索潜在的风险因素和合并症（表 18-1）。

2. 此外，非特异性症状如劳力性胸痛和晕厥是严重右心功能不全的重要线索。

【体格检查】

1. 下肢水肿，腹围的增加提示可能有右侧心力衰竭。

2. 心脏听诊有第 2 心音增强及肺动脉瓣的第 2 音响亮。

3. 右心室功能不全的发展导致三尖瓣收缩期反流性杂音（早期），肺动脉瓣的舒张期关闭不全的杂音（晚期），和右心室的第三心音。

4. 右侧心力衰竭的外周表现包括扩张的颈静脉搏动、肝颈回流征、肝大、肝搏动、腹水及下肢水肿。

5. 应该寻找与肺动脉高压相关的潜在病变的表现（如硬皮病的皮肤改变、肝脏疾病皮肤上的红斑、先天性心脏疾病的杵状指、肺实质性病变的异常呼吸音）。

（二）诊断性测试

1. 根据表 18-1 中肺动脉高压的分类，有必要采用多步骤的方案，最终需诊断肺动脉高压属于哪一类。

2. 基本检查的发现，如胸片中的肺动脉和右心房突出，心电图中的右心室肥大：主要导联的 R 波＞7mm 或 R/S 比值＞1 和可能的电轴右偏，这些表现对诊断有价值，但不够敏感，特别是对比较轻的病例。

3. 用于诊断的一系列检查见图 18-2。

（1）明确诊断。

（2）确定肺动脉高压的临床组别和各类肺动脉高压的特殊病因（表 18-1）。

（3）评估因肺动脉高压导致的功能和血流动力学损害的严重程度。

【实验室】

1. 评估致病原因的实验室测试[肝功能检查、艾滋病病毒抗核抗体(ANA)、可提取性核抗原(ENA)、抗拓扑异构酶(antitopoisomerase)抗体、血红蛋白、甲状腺功能测试]和对心脏功能不全程度的评估[B型脑利钠肽(BNP)]。

2. 根据初步评估的结果需做的附加测试,可能包括乙型和丙型肝炎血清学检测、血红蛋白电泳、抗磷脂抗体和狼疮抗凝物。

3. 评估动脉血气为确定低通气综合征很重要。

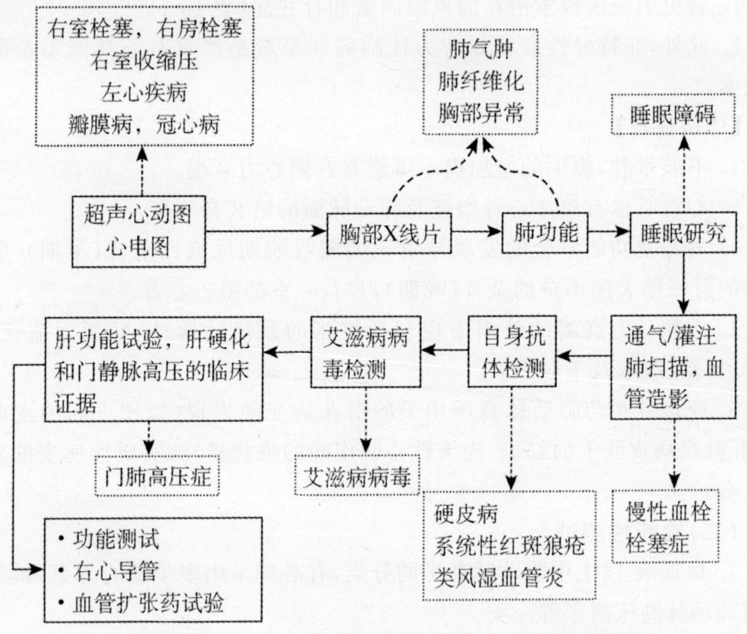

图 18-2 评估不明原因肺动脉高压的诊断流程

[引自:McLaughlin VV, McGoon MD. Pulmonary arterial hypertension. Circulation,2006(114):1417-1431, with permission.]

【影像】

1. 为确定肺动脉高压首选的初步测试是经胸超声心动图、多普勒和注射生理盐水造影。

(1)如果有三尖瓣关闭不全,用多普勒超声测量三尖瓣反流的速度是估测肺动脉收缩压最常用的方法。

①用三尖瓣反流的速度估测肺动脉高压的敏感性为 80%～100%,与介入性测量结果的相关系数为 0.6～0.9。

②ACCF/AHA 的共识建议:如果肺动脉收缩压＞40mmHg,应进一步评估。

(2)经胸超声心动图可以识别可能由左心原因导致的肺动脉高压,其中包括主动脉瓣病变或左心室功能不全。有关舒张性心脏疾病和舒张性心力衰竭的线索包括左心房扩大及根据典型的多普勒二尖瓣血流类型和组织多普勒速度的降低,确定舒张功能不全的分级(为Ⅱ级或Ⅲ级,即假性正常或限制性充盈)。

(3)经胸超声心动图可提供有关右心室功能和形态的重要信息,包括肥厚和(或)扩张的程度、三尖瓣环收缩期偏移(TAPSE＜1.8 预示预后较差)及多普勒超声的 Tei 指数。

(4)生理盐水造影对识别先天性分流(如房间隔缺损、室间隔缺损)或获得性卵圆孔未闭非常有用。

2. 是否施行经食管超声心动图(TEE)取决于经胸超声心动图的结果,TEE 能更好地评估房间隔解剖学(为了房间隔缺损)和二尖瓣病变。

3. 心脏磁共振成像也可以确定心脏异常,尤其是对经食管超声心动图禁忌的患者,并且还可以提供有关右心室功能相关的信息。

4. 通气-灌注(V/Q)肺扫描是排除慢性血栓栓塞性疾病首选的筛查测试,但在肺静脉闭塞性疾病和纤维化纵隔炎患者中,其结果也可以不正常。

5. 当有可疑时,胸部电子计算机断层扫描可发现相关的实质和纵隔的病变。

6. 细小的慢性血栓栓塞性疾病可能被电子计算机断层血管造影漏诊,特别是由没有经验的放射科医师诊断时。

7. 对严重肺动脉高压的患者,为确定慢性血栓栓塞性疾病,进行肺血管造影是安全的,并可确定机化的血栓性物质是否可施行手术清除。

【诊断方法】

1. 肺功能测试(PFT)包括肺功能和肺容量的检查以评估阻塞性(如慢性阻塞性肺疾病)或限制性(如间质性肺疾病)通气异常。

2. 如果发现睡眠性呼吸障碍的症状(例如,白天嗜睡、打鼾、呼吸暂停、晨起头痛),应该做多导睡眠图。

3. 夜间血氧饱和度可以揭示夜间饱和度下降,在肺动脉高压患者中相当常见,即使白天未记录到低氧血症,也应给予吸氧治疗。

4. 6分钟步行测试是评估肺动脉高压的重要测试,可确认损伤的严重程度及预测短期和中期的生存率。

(1)肺动脉高压的患者,基础的步行距离<330m是预后极差的预测指标。

(2)认为能步行≥380m(在治疗中)是预后良好的预测指标。步行的距离也与修改的WHO功能分类密切相关,表18-2。

5. 右心导管检查(RHC)仍然是诊断的金标准,并可进行血管反应性测试。

(1)超声心动图最明显的限制是无法可靠地评估通过肺的血流量和肺静脉压。因此对所有怀疑肺动脉高压的患者,在开始治疗之前应进行右心导管检查,除非患者有因心脏解剖原因不能进行导管检查的罕见情况。

(2)对初步怀疑肺动脉高压的患者,如果无创性检测能确定诊断,则不需要做心导管检查。经无创性筛查后仍然认为可能是肺动脉高压的患者,应该进行右心导管检查。

(3)右心导管检查的测量的参数应包括:肺动脉压、右房压、肺毛细血管楔压(PCWP)、混合静脉血氧饱和度、心排血量(热稀释或菲克法),以及肺血管阻力。

①如果测得的肺毛细血管楔压不可靠,应直接测定左心室舒张末压(LVEDP)。

②如果肺毛细血管楔压或左心室舒张末期压≥15mmHg,即可确定有左心室功能不全,则需要根据其他的评估决定,左心室功能不全是否为肺动脉压升高的原因。

6. 右心导管检查已证实,肺动脉高压的患者,建议做急性血管扩张试验。

(1)应用短效的血管扩张药,如静脉内腺苷、依前列醇(epoprostenol)或吸入一氧化氮。

(2)血管扩张药试验的理论基础是基于两个因素:

①对血管扩张药有急性的反应可确定患者有较好的预后。

②有反应的患者对口服钙通道阻滞药(CCBs)更可能有持续的反应。

(3)如果有严重的右侧心力衰竭[即，肺动脉压＞20mmHg 或心指数＜1.5L/(min · m^2)]，则不应该做血管扩张药试验。

(4)血管扩张药试验阳性(vasoresponder)的定义是平均肺动脉压下降≥10mmHg，总的平均肺动脉压＜40mmHg，同时至少能维持心排血量。

(5)为了解对短效血管扩张药的反应，血管扩张药试验阳性者，应该在放置肺动脉导管情况下，用硝苯地平(nifedipine)或地尔硫䓬(diltiazem)做对钙通道阻滞药反应的试验。

三、治　疗

1. 治疗完全取决于全面评估中确定的肺动脉高压的类型。

2. 继发于左心疾病的肺动脉高压(第 2 组)，应该对左心疾病的致病原因进行适当的治疗，尽可能地降低肺毛细血管楔压和左心室舒张末期压，以达到改善血流动力学的目标。

(1)舒张性心力衰竭(HFPEF)的患者，常常发生继发性肺动脉高压和劳力性呼吸困难，需要用降低后负荷的制药(以降低左心室后负荷)给予利尿药(避免给予过量)和负性变时性制剂。严重贫血的患者，长期使用非类固醇抗炎药(NSAIDs)可使病情加重，应当避免。

(2)左室收缩性心力衰竭伴有肺动脉高压的患者，使用西地那非[sildenafil，一种磷酸二酯酶 5 抑制药(PDE5-I)]可能有益，表现为可改善活动能力，活动时的血流动力学和生活质量。如果经过仔细的血流动力学评估，即在左室充盈压较理想(即肺毛细血管楔压或左室舒张末期压接近正常)和左室收缩功能正常的情况下，记录肺血管阻力仍然高，证明肺动脉高压是永久性的，应该只用西地那非(Sildenafil)。

3. 肺实质性疾病(第 3 组)导致的肺动脉高压，应适当的治疗其潜在的肺部疾病：支气管扩张制药、肺的康复(阻塞性肺疾病)、免疫调节药(间质性肺疾病)、无创性通气[阻塞性睡眠呼吸暂停(OSA)和(或)低通气综合征]。关键是要确保在 24h 都保持充足的血氧饱和度(血氧饱和度≥100%)，以避免缺氧性血管收缩和肺心病。

4. 第 4 组，慢性血栓栓塞性肺动脉高压，可以通过肺血栓切除的专业中心进行肺动脉血栓内膜剥脱术治疗，需要仔细的甄别以确定可能予以切除和预期的血流动力学反应，在致病性病变处于远端的血栓栓塞性病变的患者，为非手术指征，可以尝试药物治疗肺动脉高压。

5. 对急性失代偿性右侧心力衰竭的治疗包括容量状态、低氧血症和低血压之间复杂的相互作用。系统的治疗流程见图 18-3。

(1)识别和纠正促发因素

①促发因素可能包括:对慢性肺动脉高压治疗的中断、没有很好地控制饮食/液体的摄入、感染(尤其是在留置中心静脉导管患者的血液内感染)、肺栓塞、房性心律失常、甲状腺功能亢进症、妊娠、全身麻醉的插管和右侧心肌梗死。

②特别是败血症的患者,由于右心室功能不佳无力增加心排血量,很难耐受全身性血管扩张药;在右心室运动减弱,右心已经过分扩张,运动减弱的患者中,用液体复苏的方法治疗,很难达到平衡;并由于急性右心室过度膨胀,可损害左心室充盈。

(2)纠正低氧血症。

(3)逆转低血压和恢复循环

①调节右心室排血量的因素与左心室相类似(即前负荷、后负荷和心肌收缩力)。在经选择的患者中,肺动脉导管可能对治疗有帮助。

②前负荷:谨慎地使用晶体液体直到中心静脉压(CVP)达到 10～12mmHg。监测系统灌注的情况。

③低血压:舒张压低加之右心室舒张末期压的升高,导致心肌灌注的压力阶差缩小,可促发右心室缺血。升压药是恢复全身血压,保持器官灌注和减少右心室缺血的关键。虽然,没有一个最好的药,常用的药为去甲肾上腺素或多巴胺,为了减少心动过速、心律失常、心肌耗氧量和肺血管收缩,应该用最低的需要量。

④降低后负荷:选择性的肺动脉扩张是阻断右心室功能失代偿和低血压恶性循环的关键。吸入的制剂可降低肺血管阻力,同时轻度降低全身性血管阻力,减少通气与血流的不匹配和低氧血症,是优先选用的药物。可用的吸入剂有一氧化氮(高达 40 分/百万)和吸入的前列环素(5000～20 000ng/ml),应连续雾化吸入。必须避免用非选择性的血管扩张药(例如,硝普钠、硝酸盐、肼屈嗪和钙通道拮抗药)。

⑤收缩力:在血压正常,但未能持续满足外周代谢需要的患者,是应用正性肌力药的指征。选用的药物包括多巴酚丁胺或米力农(milrinone),但要防止低血压和心律失常。

(4)治疗容量过度负荷和右心室的损害。

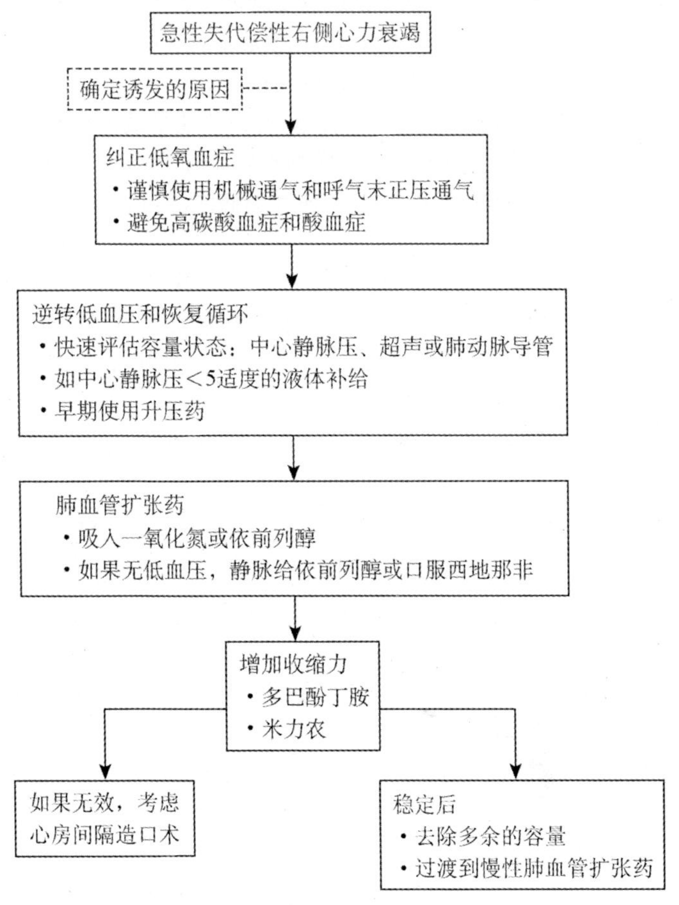

图 18-3　急性失代偿性右侧心力衰竭治疗的流程

(一)药物

【一线药】

血管调节药/血管扩张药治疗。目前，以下药物被批准仅用于治疗第 1 组的患者。通常，已批准用于治疗肺动脉高压的药物，都在短期内即可提高运动能力，功能分类和减少住院，以及延长“临床恶化的时间”。根据观测的数据和大规模的现代登记病例推理，有延长生存期的长期疗效。

(1)钙通道阻滞药应仅用于已证实对短效的血管扩张药有即刻血管反

应,并对短效钙通道阻滞药治疗安全的肺动脉高压患者(如上所述)。

①在严重右侧心力衰竭,对血管扩张药无即刻反应的患者,不恰当地用钙通道阻滞药,可导致血流动力学的虚脱和晕厥。

②长期用的钙通道阻滞药(如氨氯地平、硝苯地平或地尔硫䓬),应该从低剂量开始,在几周内逐渐调整用量,同时监控血压和防止右侧心力衰竭的恶化。在长期用钙通道阻滞药后,并能使肺动脉压力接近正常的患者,应考虑加用血管扩张药/血管调节药治疗。

(2)内皮素受体拮抗药是阻滞内皮素-1 与肺动脉平滑肌细胞和内皮细胞中的 A 或 B 受体的结合,减少使血管收缩和细胞肥大/生长信号的释放。

①两种可用的药物是波生坦(bosentan)和安贝生坦(ambrisentan),已经批准应用于功能Ⅱ级或更严重的患者。

②这两种药物都有致畸性,用波生坦的患者,需要每月用实验室的测试监测肝毒性。

(3)磷酸二酯酶 5 抑制药(PDE5-I)阻断磷酸二酯酶,而磷酸二酯酶可降解在血管舒张和一氧化氮的细胞抑制效应中所必需的细胞内环磷酸鸟苷。

①两种可用的制剂是西地那非(sildenafil)和他达拉非(tadalafil),已批准用于功能Ⅱ级或更严重的患者。

②无须特殊的实验室监测,但此类药物与有机硝酸酯之间有药物的相互作用,故必须避免同时应用。

(4)因为前列腺素类复杂的输送系统和有效剂量的范围宽;通常被认为是最有效的治疗用药,但也是最有潜在毒性的药。前列腺素可诱导血管舒张、抑制细胞生长和抑制血小板聚集。

①市售的前列腺素包括依前列醇(epoprostenol,静脉内),室温下稳定的依前列醇(静脉内),曲前列环素(treprostinil,静脉内、皮下或吸入)和伊洛前列素(iloprost,吸入)。

②已批准应用于功能Ⅲ级或更严重的患者(皮下的曲前列环素也被批准用于功能Ⅱ级的患者)。

③治疗的选择因医生的经验而异,注射用药的剂量需高度的个体化,需要有极好的专业知识和精心的护理。

④前列腺素可用于从未接受治疗的晚期右侧心力衰竭患者,但多数是作为附加的药物,用在对口服制剂无效或治疗反应不佳的患者中。有几项随机对照临床试验已经证实加用口服前列腺素对患者有益。

⑤不良反应包括：与药物相关的不良反应（例如，下颌疼痛、非瘙痒的皮疹，面部潮红、头痛、胃肠道不良反应、肢体疼痛）和输送或给药系统的并发症（如血流的感染、导管相关的血栓形成，在用疗效非常短的药物连续输注中不慎的中断）。

【二线药】

1. 肺动脉高压的患者，推荐使用华法林的目标为达到国际标准化比率(INR)1.5～2.5，对抗凝治疗有良好的风险收益曲线。根据少数对特发性肺动脉高压患者研究的数据，用华法林治疗有利于生存率。

(1)抗凝治疗不是急迫所需，如需要介入性检查或有活动性出血时可停用。

(2)在有门脉性肺动脉高压、复杂的先天性心脏病、全身性硬化症或显著咯血病史的患者中，抗凝治疗要特别小心。

2. 利尿药的治疗可改善右心功能，缓解症状。

(1)通常需要联合应用襻利尿药、醛固酮拮抗药及噻嗪类。

(2)由于右心室的功能依赖于前负荷，通常，患者对于过快的利尿不能耐受，因为前负荷的降低，限制了以心排血量代偿全身性低血压的能力。

(3)避免加重慢性肾功能不全，特别是有长期右侧心力衰竭或肾病的患者。

3. 地高辛有弱的正性肌力作用，对同时有房性心律失常的患者，可能特别有帮助。

4. 正性肌力药(如多巴酚丁胺、多巴胺、米力农、地高辛)可适度地改善右心功能，心排血量和症状。多巴酚丁胺、多巴胺和米力农最适合用于急性失代偿性心力衰竭，特别对有明显器官灌注不足的患者，可短期使用。

(二)其他非药物疗法

1. 补充氧气：为维持正常的血氧浓度(normoxemia)应该给氧，尽可能地避免因缺氧导致的血管收缩。

(1)如果有显著的心内右向左的分流，不可能达到正常的血氧浓度。

(2)当患者乘坐飞机时，也应考虑补充氧气。

2. 置入静脉过滤器可以防止有显著心内右至左分流患者的逆向空气栓子。

(1)右侧心力衰竭的患者，需限制液体和钠盐的摄入。

(2)在经选择的患者中，为恢复功能失调，应考虑做肺康复和运动的训练。

(三)手术治疗

1. 以下的肺动脉高压患者是肺或心-肺移植术的适应证:尽管用了最好的药物治疗,包括经胃肠外途径的前列腺素类,心功能仍然很差,功能级别为Ⅲ～Ⅳ级,及异常的血流动力学参数[右房压＞15 和心脏指数＜2.0L/(min·m^2)]。

(1)单独的肺移植即可使右心功能得到恢复,所以心-肺移植主要适用于有不能修复的复杂先天性缺陷的患者。

(2)肺移植后的中位生存时间约为 6 年,而特发性肺动脉高压患者的 5 年生存率仅为 50%。

2. 有难治性右侧心力衰竭患者(例如,复发性晕厥、严重腹水或全身器官灌注极差),可做心房间隔造口术,经皮创建经房间隔的右至左的分流,以增加输送到动脉循环的血液和到外周组织的氧气。

3. 在经过仔细选择的有心脏内缺损的患者中,为防止发生肺动脉高压,或减轻其进展,可做室间隔缺损封闭术。

(1)做封闭术的指征包括:显著的经左向右分流(肺/全身流量比≥2.0),肺血管阻力低(肺血管阻力＜5 Wood 单位,肺/全身血管阻力比≤0.3)。

(2)继发孔型缺损可以经皮封闭,其他缺损需要手术治疗。

四、特殊的考虑

1. 肺动脉高压患者最初特殊治疗的选择应根据个人风险因素的分层,与可依赖的一些临床情况而定。

(1)心功能分级(Ⅱ或Ⅲ与Ⅳ)。

(2)右侧心力衰竭的临床证据(有与没有)。

(3)进展的速率(渐进的或数个月与快速的或数周)。

(4)活动受损的程度(6min 步行距离是＞400m 或是＜300m)。

(5)血流动力学受损的程度(右心房压＜10mmHg 或是＞20mmHg)。

2. 如果大部分的变量提示为疾病的终末期,总的印象是此患者有严重事件的高风险,包括可能在短期内死亡,应开始用注射的前列腺素。

3. 其他潜在的令人担忧的表现是导致肺动脉高压的诊断(胶原血管疾病、门脉性肺动脉高压和遗传性肺动脉高压),有心包积液,脑利钠肽的水平高,伴有肾功能不全的程度,男性,年龄＞60 岁,静止时的收缩期血压(＜

110mmHg),脉率(92 次),以及弥散量(<32%)。

4. 对肺动脉高压症治疗的早期和远期评估的注册研究(REVEAL)为确定肺动脉高压患者的风险,提出了 19 个临床的变量,可对任何一个患者提供通过简单计算的风险评估,但其实用性有待进一步验证。

5. 合并的疾病、社会的支持、患者的整体健康程度也是很关键的因素,因为肺动脉高压-特殊疗法的提供系统有很大的差异。

6. 为防止呼吸道感染,应接种肺炎链球菌和流感疫苗。

7. 在右侧心力衰竭晚期的患者中,应避免可能显著减少右心室的前负荷和(或)加大右心室的后负荷的高风险行为。

(1)应避免做深度 Valsalva 动作(如剧烈的咳嗽、用力排便或排尿时,剧烈运动包括阻力训练或举重物)。

(2)在高海拔地区(>5000 英尺)的氧浓度低,对患者很危险,应避免到高海拔地区。

8. 避免妊娠,由于妊娠可导致明显的血流动力学改变,而进一步损害已异常的右心室。可选择的避孕方法有多种,但应注意防止血栓栓塞事件。

9. 应当避免用具有血管活性特性的全身性拟交感神经药物(例如,非处方药物中的解充血药、尼古丁和可卡因)。

10. 非甾体抗炎药对右侧心力衰竭患者有多重负面影响。

五、监控与随访

1. 肺动脉高压仍然是一种不治之症,目前的治疗基本上是姑息性治疗。

2. 需要对患者密切监控,以检测右心室功能的恶化和临床情况的进展。

3. 关于如何监控肺动脉高压患者,虽然没有达成共识,大多数中心使用的是综合的临床变量(修改的 WHO 功能分级),运动能力的测试(6min 步行路程),以及客观评估右心室功能(例如,超声心动图、心导管、脑利钠肽、心脏磁共振)。

4. 如果患者病情继续恶化,应转换治疗的类别,或者更可能的是从不同的治疗类别中添加第二或第三种药物。

(原著者　Mohammed Hadi and Murali M. Chakinala)

第19章

Chapter 19

主动脉瓣疾病

主动脉瓣病变，特别是主动脉瓣狭窄(AS)是常见病，随着人口老龄化，患病率增加。在65岁以上的人群中，主动脉瓣狭窄的患病率为2%，85岁以上的人群则为4%。风湿性心瓣膜病在全世界都常见，由于抗生素的使用和人口的老龄化，退行性/钙化性主动脉瓣狭窄在发达国家较为常见。由于对主动脉瓣病变的病理生理认识不足，限制了在药物治疗方面的努力。主动脉瓣狭窄和关闭不全仍为“外科的疾病”。然而，对心脏瓣膜和心室生物学研究的新数据，可能为更有效的药物治疗提供条件。为主动脉瓣病变行经导管置入技术，对主动脉瓣病患者的治疗，可能会发挥越来越重要的作用。主动脉瓣是三叶瓣，使血液从左心室(LV)单向流入主动脉。主动脉瓣狭窄的特征是在心脏收缩期间瓣膜不能完全打开，限制了血液顺利的流动，因而产生左心室和升主动脉之间收缩压的阶差。主动脉瓣关闭不全(AR)是由瓣膜不能完全关闭，导致在舒张期血液从主动脉逆向倒流入左心室。

第一节 主动脉瓣狭窄

一、一般原则

(一)背景

1. 主动脉瓣狭窄性病变是血液从左心室流入主动脉受梗阻最常见的原因。

2. 引起左心室和主动脉之间受梗阻和随后产生压力阶差的其他原因包括瓣膜上的梗阻(瓣上型)和瓣膜下方的梗阻(瓣下型)、固定的梗阻(即主动脉瓣下的膜)和动态的梗阻(即伴有梗阻的肥厚型心肌病)。

3. 主动脉硬化是主动脉瓣膜的瓣叶增厚，会导致通过瓣膜时产生湍流和杂音，但没有产生压力阶差，因此没有狭窄。主动脉硬化被认为是进展为狭窄的风险因素。

(二)流行病学

1. 主动脉瓣狭窄是一种渐进性疾病，其典型的特征是直到瓣膜口的面积达到临界点(一般为$<1cm^2$)之前，有一个无症状的阶段。

2. 通常，没有症状的主动脉瓣狭窄患者，预后良好，估计猝死的风险每年在 1%以下。

3. 降低无事件生存率(无主动脉瓣置换术或死亡)的预期测因子包括经主动脉瓣流速的峰值速度、瓣膜的钙化程度、B 型脑利钠肽(BNP)升高的程度和并存的冠状动脉疾病(CAD)。

4. 一旦患者出现症状，其平均生存期为 2～3 年，猝死的风险增加。

(三)病因

1. 钙化性/退行性

(1)在美国，是主动脉瓣狭窄的常见原因。

(2)通常，三叶瓣钙化性主动脉瓣狭窄发生在 70～90 岁的人群(平均年龄为 75 岁)。

(3)风险因素与冠心病类似，包括年龄、男性、吸烟和高血压，钙代谢异常可使其加重。

(4)在瓣膜上发生骨化活动的生物过程(钙化)。

(5)钙化导致的狭窄可影响三叶瓣和二叶瓣的瓣膜。

2. 二叶主动脉瓣

(1)发生率为 1%～2%(先天性病变)。

(2)通常，在 60～70 岁时出现症状(平均在 60 岁的中后期)。

(3)约 50%的二叶瓣的主动脉瓣狭窄患者，需要主动脉瓣置换术。

(4)二叶主动脉瓣的患者比三叶瓣者更容易发生心内膜炎。

(5)二叶主动脉瓣的患者中，主动脉病变(即，夹层、动脉瘤)的发生率显著增加。

3. 风湿性

(1)为全球瓣膜病最常见的原因，通常在 30～50 岁时发生症状。

(2)几乎总是伴有二尖瓣的疾病。

(四)病理生理学

钙化性主动脉瓣狭窄的病理生理学，涉及瓣膜和心室对狭窄的适应过程。越来越多的证据表明，瓣膜内的活性生物过程的开始很像粥样硬化斑块的形成，最终导致骨形成的钙化（图 19-1）。

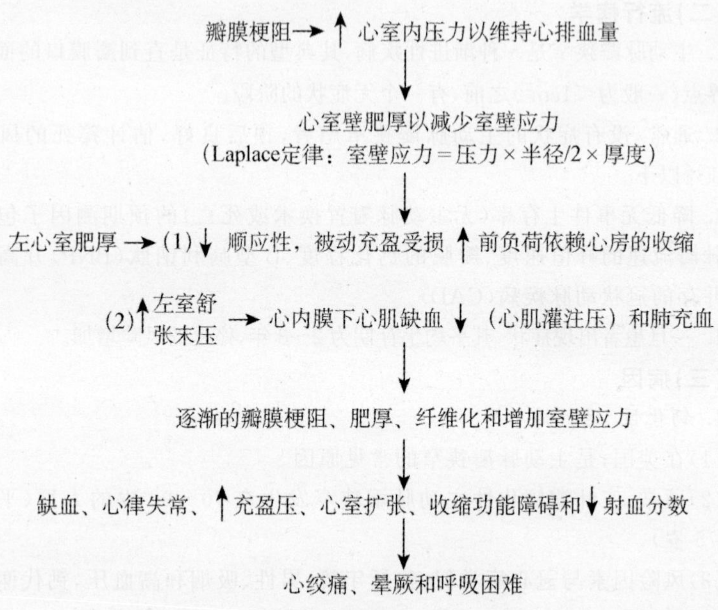

图 19-1　主动脉瓣狭窄的病理生理学

二、诊　断

（一）临床表现

【病史】

1. 典型的症状

(1)心绞痛。

(2)晕厥。

(3)心力衰竭。

2. 以限制活动而避免出现症状的患者可能不少见，此类患者的实际做功能力在逐步和过早的衰退。在重度主动脉瓣狭窄的患者中，这些表现应该被视为是有症状。

【体格检查】

1. 可以听到粗糙的收缩期渐强渐弱性杂音，胸骨右上缘是听诊的最好部位，杂音可放射到两侧颈动脉；达到峰值强度的时间与主动脉瓣狭窄的严重程度相关（峰值越向后延，狭窄越严重）。

2. 主动脉瓣第 2 音减弱（柔和的第 2 音）或消失，提示重度的主动脉瓣狭窄。

3. 开瓣音提示二瓣化的主动脉瓣。

4. 第 4 音反映心房收缩与心室不兼容。

5. 心脏搏动的最大冲击点（心尖）持续而弥漫，但不移位（除非有心室扩张）。

6. 细迟脉（Pulsus parvus et tardus）：在重度主动脉瓣狭窄，颈动脉上升支的峰值延后并减弱。

7. Gallavardin 现象是主动脉瓣狭窄的杂音，杂音中有乐音样成分，最佳的听诊部位是在心尖（很容易与二尖瓣关闭不全的杂音混淆）。

8. 有时，评估主动脉瓣狭窄的严重程度很难。

（二）诊断标准

对重度主动脉瓣狭窄的诊断标准列于表 19-1。

表 19-1　重度主动脉瓣狭窄的标准

经主动脉瓣血流速度（m/s）	＞4.0
平均压力阶差（mmHg）	＞40
瓣口面积（cm^2）	＜1.0

［改编自：Bonow RO, Carabello BA, Chatterjee K, et al. ACC/AHA 2006 guidelines for the management of patients with valvular heart disease. J Am Coll Cardiol, 2006(48)：e1-e148.］

（三）诊断性测试

1. 主动脉瓣狭窄的标准评估列于表 19-2。

2. 对选定患者的进一步评估列于表 19-3。

表 19-2　主动脉瓣狭窄标准的评估

心电图	左心房增大和左心室肥厚
胸部 X 线片	· 左心室肥厚，心脏扩大；主动脉、主动脉瓣或冠状动脉有钙化 · 肋骨切迹提示有主动脉缩窄和二叶主动脉瓣

续表

经胸超声心动图	·瓣叶的数量,形态和钙化 ·使用连续方程计算瓣口面积 (主动脉瓣面积×经主动脉瓣的流速=左室流出道面积×经左室流出道的流速) 连续方程是基于以下的原则:即梗阻的近端和远端流量(速度×面积)相等 ·经瓣膜的压力阶差的平均值和峰值

表 19-3　经选择的某些主动脉瓣狭窄患者需要的进一步评估

经食管超声心动图	·明确是否有二叶瓣(如经胸超声心动图不清楚) ·有时,需要评估左室流出道阻塞的其他或额外的原因
运动试验	·评估运动能力,血压异常反应(运动时血压的增加<20mmHg)或运动诱发症状
多巴酚丁胺超声心动图负荷试验	·对左室功能不全,瓣口面积小(提示重度主动脉瓣狭窄),但平均跨瓣压差低(<30～40mmHg,提示主动脉瓣狭窄不太严重)患者的评估有用 ·可帮助区分真性与假性重度主动脉瓣狭窄 ·评估左心室收缩的储备能力
心导管检查	·有冠心病风险的患者需要接受主动脉瓣置换术 ·在有中度主动脉瓣狭窄和心绞痛症状的患者中,评估是否有冠心病 ·用非介入性测试对主动脉瓣狭窄患者血流动力学严重程度评估结果不确定的患者,或非介入性测试的严重程度与临床的发现之间存在差异的患者(利用 Gorlin 公式)
计算机断层血管造影术	·计算机断层血管造影术可以在瓣膜手术前替代心导管评估冠状动脉解剖(其作用和准确性仍在研究中)

三、治　疗

(一)药物治疗

1. 严重的症状性主动脉瓣狭窄是一种外科疾病;目前,没有药物治疗可以减少其死亡率或延迟手术时间。

2. 然而，对无症状，狭窄不太严重，或非手术适应证的患者，已有药物治疗的指南。

3. 高血压

(1)在主动脉瓣狭窄的患者中，高血压很常见。

(2)未能很好治疗的高血压增加左心室的额外负荷，加重疾病的进展。

(3)血管紧张素转化酶(ACE)抑制药：一些数据表明，血管紧张素转化酶抑制药可能会干扰导致瓣膜钙化的瓣膜生物学的发展。

(4)他汀类药物：一些早期的数据表明，他汀类药物可延缓主动脉瓣狭窄的进展，但对轻度至重度主动脉瓣狭窄患者的若干后续的临床试验结果未能显示他汀类药物的任何利益。目前还不知道早期用他汀类药物的干预(即当瓣膜处于硬化时)是否将会减缓疾病的进展。

(5)用血管扩张药，特别是硝酸甘油，应该谨慎以避免发生低血压。

4. 有失代偿性心力衰竭的重度主动脉瓣狭窄

(1)有左心室功能不全的重度主动脉瓣狭窄患者可能会有失代偿性心力衰竭。

(2)根据临床情况，有几项措施可能帮助患者过渡到最终的手术治疗(即主动脉瓣膜置换术)。

①主动脉内球囊反搏(IABP)(有中度至重度主动脉瓣关闭不全的患者属禁忌)。

②硝普钠。

③经皮主动脉瓣成形术。

(3)上述的每一个措施使后负荷获得某种程度的减少，或者在瓣膜的水平(瓣膜成形术)，或者通过降低全身血管阻力(IABP，硝普钠)；后负荷的降低可以促进血液前向流动。

(4)因为心力衰竭得到改善和终末器官损害得到短暂的逆转，可能降低手术的死亡率。

(二)手术治疗

1. 主要根据有没有症状决定是否需手术治疗(图 19-2)。

2. 几乎全部重度主动脉瓣狭窄的患者，都需要进行主动脉瓣置换手术。

3. 重度症状性主动脉瓣狭窄是致命性的疾病，应该及时手术干预。

4. 在某些有相关的高风险表现，或者需要做其他心脏手术干预的患者

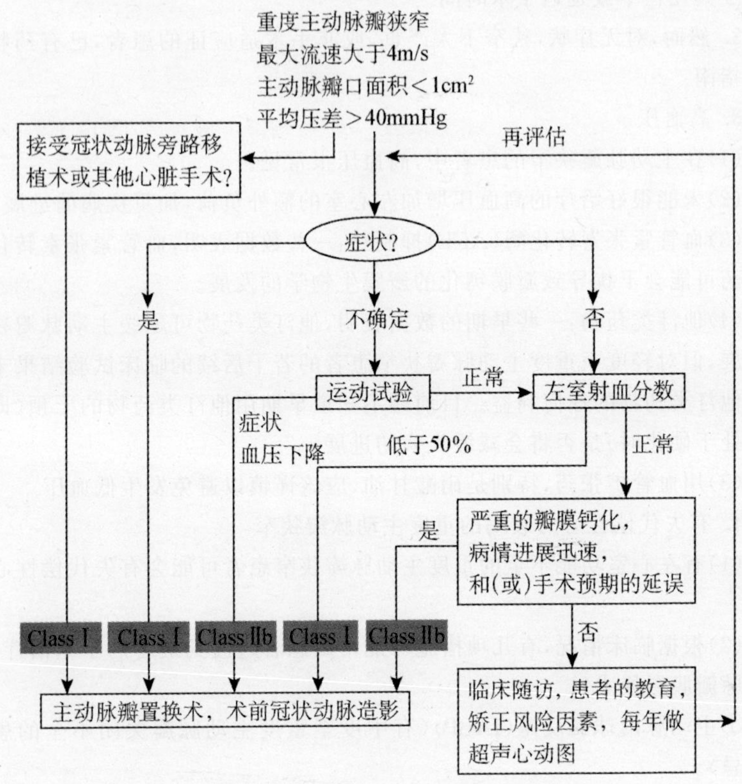

图 19-2 重度主动脉瓣狭窄的评估和治疗

Class. 主动脉瓣置换术适应证的类别

[引自：Bonow RO, Carabello BA, Chatterjee K, et al. ACC/AHA 2006 guidelines for the management of patients with valvular heart disease. J Am Coll Cardiol, 2006, 48(3): e1-e148, with permission.]

中，即使是无症状，或者并不是重度的狭窄，也可以建议进行主动脉瓣膜置换手术。

5. 根据年龄，合并的病症和同时进行的外科手术等情况，主动脉瓣膜置换术的死亡率有显著的差异。

【经导管主动脉瓣置换术】

1. 对高风险或不能手术的患者，经导管主动脉瓣置换(TAVR)正迅速成为一种很有前途的治疗方法。

2. 经导管主动脉瓣置换术可以通过股动脉、心尖或主动脉的方法。

3. 随机经导管放置主动脉瓣(PARTNER)临床试验的结果证明，经导管主动脉瓣置换术与药物治疗相比，可以大幅度的降低被视为“不能手术患者”的死亡率和提高患者的生活质量。

4. 不能手术，但有高风险的患者，经导管主动脉瓣置换术是一种合理的选择。但是，围术期发生卒中的风险较高，但在 3 年时与药物治疗的风险相似。经导管主动脉瓣置换术相关的瓣周漏与预后较差有关。正在进行的临床试验将有助于进一步确定其他组别主动脉瓣狭窄患者中，可能从经导管主动脉瓣置换术中获益。

5. 对伴有多种合并病症的重度主动脉瓣狭窄的老年人，经导管主动脉瓣置换术可能成为一种很好的治疗方法。

【经皮主动脉瓣成形术】

在主动脉瓣狭窄的治疗中，瓣膜成形术的作用有限；成形术能增加主动脉口的面积非常有限，而且在几周到几个月内即可发生再狭窄。但可能用于以下几种情况。

1. 为失代偿性心力衰竭的重度主动脉瓣狭窄患者过渡到做瓣膜置换术的桥梁。

2. 作为不能接受瓣膜置换术患者姑息性治疗的措施。

3. 需要做紧急非心脏手术有严重症状的主动脉瓣狭窄患者。

4. 在手术风险高并伴有严重的肺部疾病的患者，为确定气短主要是由肺部疾病，还是由瓣膜病变所致，而能为患者决定最佳治疗。如果瓣膜成形术后临床反应良好(气短改善)，有助于临床对进行瓣膜置换术的风险/效益评估。

【具有挑战性的临床情况】

1. 无症状的重度主动脉瓣狭窄，患者真的无症状吗？

(1)用运动负荷试验确定患者是否真的无症状。

(2)如果延迟手术后，脑利钠肽升高可能预测症状的发作较早或预后差。

(3)电子计算机断层扫描评估的瓣膜钙化的程度，可能预测症状的发作较早。

2. 在有心绞痛的冠心病，并有中度主动脉瓣狭窄患者中，应确定心绞痛是由什么原因引起。

(1)用获得的所有数据(包括在导管室多普勒超声评估的冠状动脉病变,灌注成像和主动脉瓣狭窄的严重程度)指导处理。

(2)如果主动脉瓣狭窄为中度,冠状动脉病变为阻塞性,应考虑经皮冠状动脉介入治疗以缓解心绞痛,如果介入治疗后心绞痛没有缓解,应考虑主动脉瓣置换术。

3. 同时存在主动脉瓣狭窄/主动脉瓣关闭不全——病变仅为中度时,如果出现症状,应该做什么?

(1)一般情况下,手术的时机仍然是由单独的主动脉瓣狭窄或主动脉瓣关闭不全的指导方针确定。

(2)然而,主动脉瓣狭窄和主动脉瓣关闭不全同时存在的患者,无论是哪种病变发展到严重之前,都可能会出现症状和(或)发生左室功能不全。

(3)主动脉瓣狭窄和主动脉瓣关闭不全同时存在的患者,当出现症状,左心室功能降低,或需进行其他心脏手术时,应做主动脉瓣置换术。

4. 主动脉根部病变——主动脉根部扩张对手术时机和程度的影响?

(1)近50%重度主动脉瓣狭窄的患者为二叶主动脉瓣(BAV)。

(2)并发主动脉病变的患者,可能易于发生主动脉扩张和主动脉夹层。

(3)主动脉瓣二叶瓣的患者,评估主动脉的内径很重要,因为显著的扩张,可能表明需要进行手术治疗,甚至在变成严重的瓣膜狭窄之前。

(4)无论是因为哪一种病变而确定手术(主动脉的内径或主动脉瓣疾病),两者在外科手术时,既可能需要修补,也可能需要置换。

(5)所有主动脉瓣二叶瓣的患者,为确定手术应该做计算机断层扫描(CT)或磁共振成像(MRI)以评估胸主动脉病变。

5. 在左心室功能不全的患者中:如果瓣口面积提示重度的主动脉瓣狭窄,但压力阶差低,是否应该做手术?

(1)多巴酚丁胺超声负荷试验可以区分是真正的,还是假性重度主动脉瓣狭窄,并可以评估左心室的收缩储备能力。

(2)收缩储备能力不足预示手术死亡率增加。

(3)无论有或没有收缩储备能力的患者,主动脉瓣置换术后的长期生存率要比药物治疗的高。

(4)患者是否有左心室的收缩储备能力,不能预测主动脉瓣置换术后左心室的功能是否可恢复。

第二节　主动脉瓣关闭不全

一、一般原则

1. 主动脉瓣关闭不全的自然史见表 19-4。

表 19-4　主动脉瓣关闭不全的自然史

无症状，左心室收缩功能正常的患者	
进展到有症状和(或)左心室功能不全	<6%每年
进展到无症状性左室功能不全	<3.5%每年
猝死	<0.2%每年
无症状有左心室功能不全的患者	
发展到有心脏症状	>25%每年
有症状患者的死亡率	>10%每年

[引自：Bonow RO，Carabello BA，Chatterjee K，et al. ACC/AHA 2006 guidelines for the management of patients with valvular heart disease. JACC，2006，48(3)：e1-e148，with permission.]

2. 主动脉瓣关闭不全是由累及或没有累及主动脉根部的主动脉瓣的病变所致。

3. 主动脉瓣关闭不全的潜在原因，可能对瓣膜和升主动脉的根部有不同程度的影响。通常，主动脉瓣关闭不全的病程为缓慢的发展，但也可能是急性的。

4. 常见的原因包括：二叶主动脉瓣、风湿性疾病、钙化性退行性变、感染性心内膜炎、主动脉的特发性扩张、黏液样变性、系统性高血压、升主动脉夹层、马方综合征(MFS)。

5. 不太常见的原因包括：外伤损伤主动脉瓣，胶原血管疾病(例如，强直性脊柱炎、类风湿关节炎、Reiter 综合征、巨细胞性主动脉炎及 Whipple 病)，梅毒性主动脉炎，成骨不全，Ehlers-Danlos 综合征，离散性主动脉瓣下狭窄，室间隔缺损(VSD)并有主动脉瓣的一个瓣叶脱垂和食欲抑制药。

6. 急性的原因有感染性心内膜炎，升主动脉夹层和创伤。

7. 急性和慢性主动脉瓣关闭不全的病理生理学分别显示于图 19-3 和图 19-4。

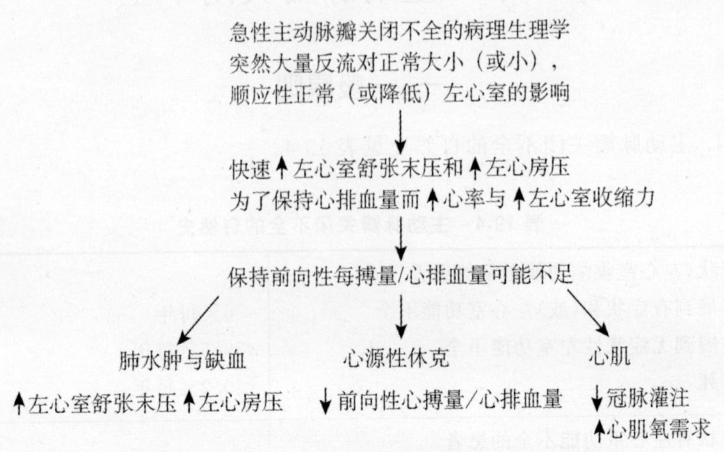

图 19-3　急性主动脉瓣关闭不全的病理生理学

慢性主动脉瓣关闭不全的病理生理
反流性容量过度负荷
↓
代偿机制
(1) ↑左心室扩张→↑左室舒张末期容量和↑室腔顺应性
(2) ↑左心室肥厚（偏心和同心性）由↑心室后负荷刺激
↓
这些代偿机制维持相对低的左心室舒张末压，
足够的前向性心搏量/心排血量和足够的冠状动脉灌注压
↓
失代偿
↓
稳步增加反流性容量负荷
进一步心室扩张→↑室壁应力
无力继续进一步肥厚↓后负荷
收缩功能障碍→↓射血分数/心搏量/心排血量
↑左心室舒张末压

充血性心力衰竭症状（由于充血和↓心排血量）

心绞痛 ↓(冠状动脉灌注压和显著的左心室肥厚)

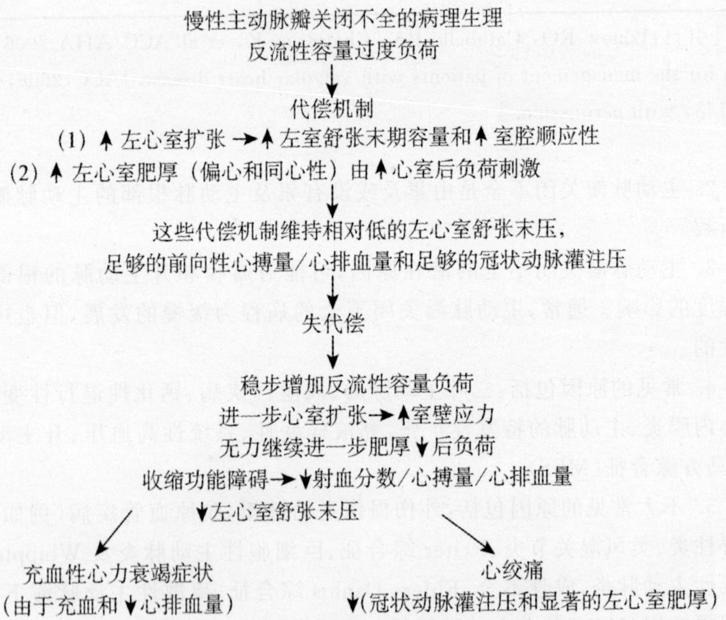

图 19-4　慢性主动脉瓣关闭不全的病理生理

二、诊　断

(一)临床表现

【病史】

1. 急性　急性主动脉瓣关闭不全的典型表现为肺水肿,严重呼吸困难。其他的症状可能与上述的急性主动脉瓣关闭不全的原因有关。

2. 慢性　症状取决于是否有左心室功能不全,和患者是处于代偿期还是失代偿期。代偿性阶段的患者通常无症状,而处在失代偿阶段的患者可能有运动耐力下降、呼吸困难、疲劳和(或)心绞痛。

【体格检查】

1. 急性主动脉瓣关闭不全

(1)心动过速。

(2)可能有脉压宽,但常常因前向的心搏量减少导致收缩压下降,因而脉压不宽。

(3)可能在左侧第 3 肋间,听到短暂而柔和的舒张期杂音(常常听不到)。

(4)收缩期血流杂音(由于容量过度负荷和高动力的左心室)。

(5)第 1 心音减弱,是由于左心室舒张末压(LVEDP)增高和二尖瓣提早关闭所致。

(6)左心室抬举性搏动。

(7)奇脉(可能提示继发于主动脉夹层的心脏压塞)。

(8)测量双臂血压(如有显著的差异提示主动脉夹层)。

(9)寻找感染性心内膜炎的证据。

(10)寻找马方综合征样(Marfanoid)的特征。

2. 慢性主动脉瓣关闭不全

(1)左心室抬举性搏动。

(2)心尖最大搏动点(PMI)侧向移位。

(3)患者身体前倾,在呼气末期可听到渐弱性舒张期杂音,最好的听诊部位在胸骨左侧缘(主动脉瓣关闭不全的严重程度与杂音的持续时间有关,与杂音的强度无关)。

(4)收缩期血流杂音(主要由于容量过度负荷,也可能同时存在主动脉瓣狭窄)。

(5)Austin Flint 杂音,是低调的舒张期杂音,最好的听诊部位在心尖,是由于重度主动脉瓣关闭不全反流的血流冲击二尖瓣前叶，影响前叶的开瓣运动，导致相对的二尖瓣口狭窄所致。

(6)重度主动脉瓣关闭不全的患者，经常可听到第 3 心音，是容量过度负荷的表现，不是充血性心力衰竭(CHF)的体征。

(7)舒张压低，脉压宽(通常＞100mmHg)。

(8)与脉压宽有关的特征性体征

①Musset 征：随着每一个心动周期头部的摆动。

②Corrigan 脉：颈动脉快速向上冲随后很快下降。

③Müller 征：悬雍垂搏动。

④Traube 征：股动脉处听到枪击音。

⑤Duroziez 征：压迫部分股动脉时听到往返性杂音。

⑥毛细血管搏动：轻压指甲的尖端可见到甲床的毛细血管搏动。

(二)诊断标准

重度主动脉瓣关闭不全的诊断标准见表 19-5。

表 19-5 重度主动脉瓣关闭不全的诊断标准

定性	
血管造影的级别	3～4 级＋
彩色多普勒在左心室流出道反流束的宽度	＞65％的左心室流出道
多普勒反流束缩流的宽度(cm)	＞0.6
主动脉反流频谱的压力减半时间(PHT)(ms)	＜200
定量(导管或超声心动图)	
反流量(ml/每搏)	≥60
反流分数(％)	≥50
有效反流口面积(cm^2)	≥0.30
其他重要的标准	
左心室的内径	增加[a]

a. 急性主动脉瓣关闭不全除外，因为其心室没有扩张的时间

［改编自：Zoghbi WA，Enriquez-Sarano M，Foster E，et al. Recommendations for evaluation of the severity of native valvular regurgitation with two-dimensional and Doppler echocardiography. J Am Soc Echocardiogr，2003(16)：777-802.］

(三)诊断性测试

诊断性评估在一定程度上取决于临床表现。

【心电图】

心电图的表现包括心动过速、左心室肥厚、左心房增大(在慢性主动脉瓣关闭不全的患者中多见)。新发生的心脏传导阻滞可能提示主动脉根部脓肿。

【影像】

1. 胸片　有无肺水肿、纵隔增宽和心脏扩大。

2. 经胸超声心动图(TTE)

(1)左心室收缩功能。

(2)收缩末期和舒张末期的左心室内径。

(3)瓣叶的数量和形态。

(4)评估主动脉瓣关闭不全的严重程度(表 19-5)。

(5)心内膜炎或主动脉夹层的证据。

(6)主动脉根部的内径。

3. 经食管超声心动图(TEE)的适应证

(1)如果经胸超声心动图不能确定是否为二叶主动脉瓣。

(2)对主动脉夹层的诊断比经胸超声心动图有更高的敏感性和特异性。

(3)如经胸超声心动图不能确定是否有心内膜炎及主动脉根部脓肿。

(4)经食管超声心动图能更好地观察人工主动脉瓣。

4. 磁共振成像/电子计算机断层扫描

(1)根据医疗机构的情况,选择其中之一作为评估主动脉的内径和(或)主动脉夹层的首选影像学检查。

(2)如果超声心动图对主动脉瓣关闭不全严重程度的评估不够充分,磁共振成像是评估其严重程度有用的工具。

(3)电子计算机断层血管造影(CTA)可能是瓣膜手术之前,替代心导管评估冠状动脉解剖的工具(CTA 的作用和准确性仍在研究中)。

【诊断方法】

1. 需要进行主动脉瓣置换手术,并有冠心病风险的患者,应做冠状动脉造影。

2. 有症状的主动脉瓣关闭不全患者,经无创影像检查不能确定反流的严重程度,或确定的严重程度与临床表现不一致时,需用导管评估左心室的压力和功能,主动脉瓣关闭不全的严重程度(通过主动脉根部血管造影)。

三、治　疗

(一)药物治疗

1. 对主动脉瓣关闭不全患者,药物治疗的作用有限。没有随机安慰剂对照试验的数据表明，血管扩张药治疗能够使得患者发生症状和左心室功能障碍的时间推迟至需要手术时。

2. 血管扩张药治疗[硝苯地平(nifedipine)，血管紧张素转化酶抑制药(ACE inhibitor)、肼屈嗪(hydralazine)]在以下 3 种情况下可能有作用。

(1)有症状或有左心室功能不全，但不能手术的重度主动脉瓣关闭不全患者的长期治疗。

(2)有严重心力衰竭和严重左心室功能不全症状的主动脉瓣关闭不全患者，可在手术前短期应用，以改善血流动力学。

(3)在有高血压、重度主动脉瓣关闭不全、左心室扩张但收缩功能正常的患者，虽无症状，为降低收缩压，可长期应用血管扩张药治疗。

(4)血压正常、无症状的轻度或中度主动脉瓣关闭不全、左室大小和功能正常的患者，不是用血管扩张药治疗的指征。

3. 在慢性重度主动脉瓣关闭不全患者中，可考虑用β受体阻滞药治疗。

(1)以前认为，减慢心率延长舒张期充盈时间将加重反流；因此，在重度主动脉瓣关闭不全的患者中，用β受体阻滞药是禁忌。

(2)以上所述，看似合理。但最近一项对慢性重度主动脉瓣关闭不全患者的观察性研究显示，用β受体阻滞药治疗，可明显降低患者 1 年和 5 年的死亡率。此结果需要随机临床试验研究证实。

(二)手术治疗

1. 任何有症状的重度主动脉瓣关闭不全患者，无论左室收缩功能如何，均是手术的适应证(表 19-6 和图 19-5)。

表 19-6 ACC/AHA 的指南：主动脉瓣关闭不全行瓣膜置换术的Ⅰ类适应证

- 任何有症状的重度主动脉瓣关闭不全患者，不论其左室收缩功能如何
- 无症状的慢性重度主动脉瓣关闭不全，射血分数≤50%的患者
- 慢性重度主动脉瓣关闭不全，需进行冠状动脉旁路移植术，主动脉的手术，或其他瓣膜手术的患者

[改编自：Bonow RO, Carabello BA, Chatterjee K, et al. ACC/AHA 2006 guidelines for the management of patients with valvular heart disease. J Am Coll Cardiol, 2006,48(3):e1-e148.]

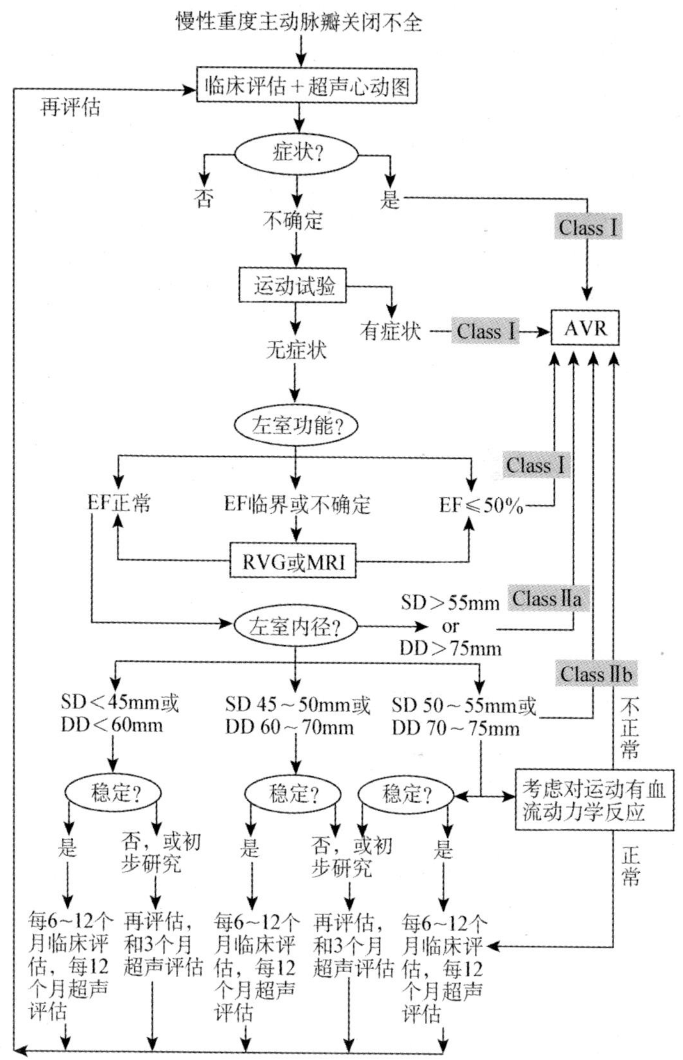

图 19-5　慢性重度主动脉瓣关闭不全的评估和治疗

AVR. 主动脉瓣置换术；RVG. 放射性核素心室造影；MRI. 磁共振；SD. 收缩末期内径；DD. 舒张末期内径；Class. 主动脉瓣置换术适应证的类别

［引自：Bonow RO，Carabello BA，Chatterjee K，et al. ACC/AHA 2006 guidelines for the management of patients with valvular heart disease. J Am Coll Cardiol，2006，48(3)：e1-e148，with permission.］

2. 急性重度主动脉瓣关闭不全的患者，几乎总是有症状。

3. 在小部分患者，可以进行瓣膜修补。通常这些患者主动脉瓣关闭不全的原因是主动脉夹层。

4. 如果有主动脉根部扩张，可以在主动脉瓣置换术时修补或更换。

5. 通常，主动脉瓣置换术，在改善整体死亡率和发病率方面比药物治疗好，患者心力衰竭的纽约心脏协会（NYHA）分级左心室功能不全的程度，以及这些异常的持续时间是术中和术后高死亡率的预测因子。

6. 有失代偿性心力衰竭的患者，为改善术前的血流动力学，可用血管舒张药（即硝普钠）短期治疗。

（原著者　Suzanne V. Arnold and Brian R. Lindman）

第 20 章

Chapter 20

二尖瓣疾病

二尖瓣让血液从左心房(LA)单向流入左心室(LV)。二尖瓣的装置是由瓣环、两个瓣叶、后内侧和前外侧乳头肌及腱索组成。乳头肌及腱索被认为是二尖瓣装置的一部分。为了二尖瓣的适当功能,二尖瓣装置的不同部件必须与左心室共同保持适当的相互作用。

第一节　二尖瓣狭窄(MS)

一、一般原则

(一)病因

1. 二尖瓣狭窄(MS)的特征是在舒张期二尖瓣不能完全打开,使顺行的血流受限,导致左心房和左心室之间产生持续的舒张期压差。

2. 二尖瓣狭窄是根据其病因学分类。

3. 风湿性心脏瓣膜病是二尖瓣狭窄的主要病因。风湿热可引起二尖瓣纤维化、增厚和钙化,从而导致瓣叶接合点、瓣叶和腱索形成某种程度的融合。

4. 其他不常见的原因包括二尖瓣环钙化(MAC)、先天性心脏疾病、类癌(在有右向左分流或肺部受累的情况下)、系统性红斑狼疮、类风湿关节炎和黏多糖病。终末期肾病患者易患二尖瓣环钙化和钙化性二尖瓣狭窄。

5. 功能性二尖瓣狭窄可能发生在由于其他原因导致的左心房流出受阻:其中包括黏液瘤、左心房血栓、心内膜炎并发大的赘生物,左心房先天性隔膜(即三房心)、人工二尖瓣功能障碍或二尖瓣成形术环的过度缝合。

(二)病理生理学

1. 无论是增加跨瓣血流(增强心排血量)还是减少舒张期充盈时间(如

心动过速）的生理状态，均可导致在任何瓣口面积情况下的左心房内压力增高和症状加重。

2. 例如：妊娠、运动、甲状腺功能亢进症、快速心室率的心房颤动（AF）和发热都可导致上述两种或一种情况；此时，首先（图 20-1）注意到的往往是症状。

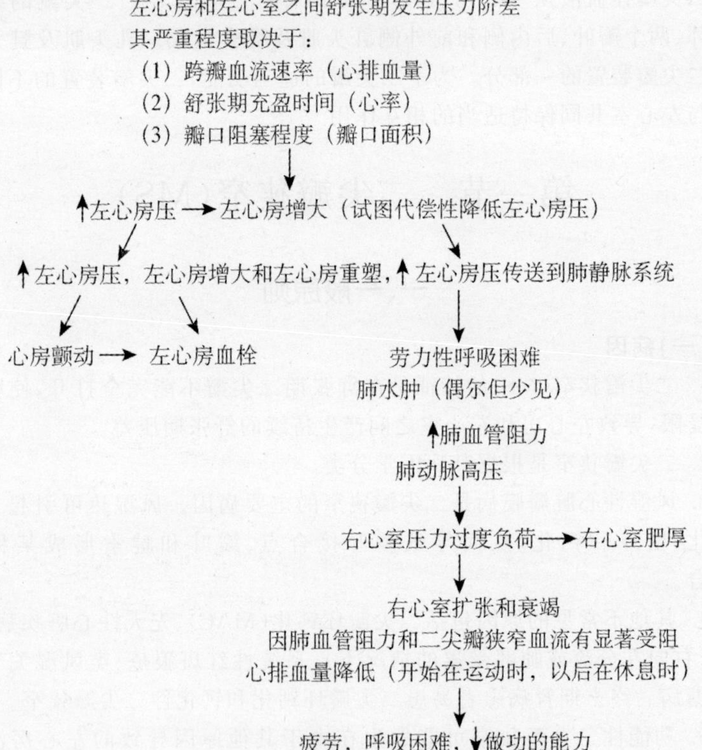
二尖瓣狭窄的病理生理学
↓二尖瓣瓣口面积
左心房和左心室之间舒张期发生压力阶差
其严重程度取决于：
(1) 跨瓣血流速率（心排血量）
(2) 舒张期充盈时间（心率）
(3) 瓣口阻塞程度（瓣口面积）
↑左心房压→左心房增大（试图代偿性降低左心房压）
↑左心房压，左心房增大和左心房重塑，↑左心房压传送到肺静脉系统
心房颤动→左心房血栓
劳力性呼吸困难
肺水肿（偶尔但少见）
↑肺血管阻力
肺动脉高压
右心室压力过度负荷→右心室肥厚
右心室扩张和衰竭
因肺血管阻力和二尖瓣狭窄血流有显著受阻
心排血量降低（开始在运动时，以后在休息时）
疲劳，呼吸困难，↓做功的能力

图 20-1　二尖瓣狭窄的病理生理学

二、诊　断

(一)临床表现

1. 二尖瓣狭窄通常进展缓慢，自风湿热至足以引起症状的严重狭窄之间(通常，在运动时，瓣口面积＜2～2.5cm²，或在休息时瓣口面积＜1.5cm²)有相当长的潜伏期(几十年)。

2. 未经治疗的二尖瓣狭窄患者的 10 年存活率取决于症状的严重程度：无症状或症状轻微的患者为 80%，而有显著限制性症状的患者，其 10 年生存率为 0～15%。

3. 一旦发生严重的肺动脉高压，平均生存期为 3 年。未经治疗患者的死亡原因是(按顺序)进行性的肺部和全身性的充血、全身的栓塞、肺栓塞及感染。

【病史】

在经过长期的无症状期之后，患者可能出现以下症状：呼吸困难、功能降低、端坐呼吸和(或)阵发性夜间呼吸困难、疲劳、心悸(常因心房颤动)、全身性栓塞、咯血、胸痛或感染性心内膜炎的症状和体征。

【体格检查】

1. 体检所见取决于瓣膜狭窄的严重程度，以及身体是否有对狭窄的适应时间。

2. 如果瓣叶依然可活动，可能发生第一心音增强。

3. 开瓣音(OS)是由于在瓣膜完全开放之后突然绷紧所致；主动脉瓣第二音与开瓣音之间的间期与狭窄的严重程度成反比(间期越短，狭窄越严重)。

4. 有舒张中期隆隆低调的杂音，最好用钟形听诊器在心尖部位听诊；狭窄的严重程度与杂音持续的时间相关，而与杂音的强度无关(狭窄越严重，持续时间越长)。

5. 在有心房颤动的患者中，脉搏可能完全不规则。

6. 可能同时有二尖瓣关闭不全(MR)的杂音。

7. 肺动脉瓣第二音(P_2)增强、三尖瓣关闭不全(TR)的杂音，肺动脉舞踏和(或)右心室抬举可能提示有肺动脉高压。

8. 颈静脉压(JVP)增高，肝充血和外周水肿提示有不同程度的右心衰竭(RHF)。

(二)诊断标准

重度二尖瓣狭窄的诊断标准列于表 20-1。

表 20-1 诊断重度二尖瓣狭窄的标准

平均跨二尖瓣压差(mmHg)	>10
肺动脉收缩压(mmHg)	>50
瓣口面积(cm^2)	<1.0

[修改自:Bonow RO, Carabello BA, Chatterjee K, et al. ACC/AHA 2006 guidelines for the management of patients with valvular heart disease. J Am Coll Cardiol, 2006(48):e1-148.]

(三)诊断性测试

1. 二尖瓣狭窄的标准评估 见表 20-2。

2. 心电图 出现二尖瓣型 P 波(在Ⅱ导联 P 波持续时间≥0.12s,表示左房增大),是二尖瓣狭窄的一个重要线索。右心室肥厚(RVH)的心电图表现常常和心房颤动同时存在。

表 20-2 二尖瓣狭窄的标准评估

心电图	·二尖瓣型 P 波,左心房增大和右心室肥厚
胸部 X 线	·左心房增大,右心房/右心室和(或)肺动脉增大,以及二尖瓣和(或)环的钙化
经胸超声心动图	·测定瓣叶的活动度,瓣叶增厚,瓣下增厚,以及用 Wilkins 计分法评估瓣叶的钙化的评分,以便确定经皮二尖瓣球囊瓣膜扩张术(PMBV)的候选人 ·用压力减半时间,连续方程,二维或三维影像直接面积法计算二尖瓣瓣口面积 ·测定肺动脉收缩压(PASP)(用三尖瓣反流频谱的速度) ·测定经瓣膜压力阶差的平均值和峰值 ·测定右心室大小和功能

原著中的表 20-2 误用了主动脉瓣狭窄的标准评估表,上表为译者根据原著文中的内容改写

3. 胸部 X 线 胸部 X 线常常发现左房增大，右心房/右心室和(或)肺动脉增大，以及二尖瓣和(或)环的钙化。

4. 经胸超声心动图(TTE) 提供评估二尖瓣狭窄的病因及其严重程度的机会。

(1)瓣叶的活动度、瓣叶增厚、瓣下增厚及瓣叶的钙化是确定超声心动图二尖瓣计分(Wilkins score)的组成成分，计分的范围为 0～16，计分的重要性是确定经皮二尖瓣球囊瓣膜扩张术(PMBV)的候选人。

(2)超声心动图仍然是确定平均跨二尖瓣压差的主要方法。

(3)可以通过多种方法评估二尖瓣的瓣口面积(压力减半时间，连续方程，通过二维或三维的影像直接测量瓣口面积法)。

(4)用三尖瓣反流频谱的速度估测肺动脉收缩压是二尖瓣狭窄患者超声心动图检查的重要组成部分。

(5)测量右心室大小和功能，对评估预后仍然很重要。

(6)超声心动图运动试验有助于澄清病史不清患者的功能情况。当休息时多普勒检查结果与临床表现和体征/症状之间存在差异时，可以用超声心动图运动试验评估跨瓣压差和肺动脉收缩压。

5. 经食管超声心动图(TEE) 对二尖瓣狭窄患者评估提供有价值的辅助性信息。

(1)在考虑进行经皮二尖瓣球囊瓣膜扩张术的患者中，必须准确地评估是否有血栓及二尖瓣关闭不全的严重程度。

(2)在经胸超声心动图检查二尖瓣狭窄不理想的患者中，应该用经食管超声心动图更仔细地检查二尖瓣的形态和血流动力学。

6. 三维超声心动图 实时的三维经胸或经食管超声心动图可获得二尖瓣的三维影像，并且能在二尖瓣最窄的部分做准确的测量。

7. 心导管检查通常的指征

(1)当临床和超声心动图的评估不一致时(图 20-2)，为了确定二尖瓣狭窄的严重程度。

(2)用心导管检查评估肺动脉和左心房压力对运动的血流动力学反应。

(3)当非介入性检测确定的二尖瓣狭窄严重程度与临床发现不成比例时，心导管检查可为重度肺动脉高压的病因提供线索。典型的例子是在需施行二尖瓣置换术，又有冠心病风险因素的患者。

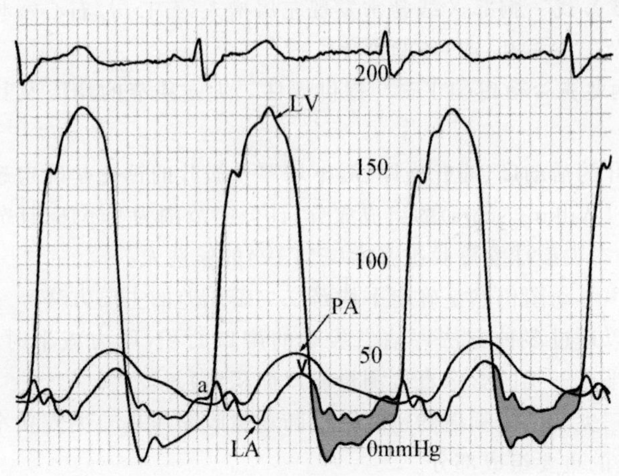

图 20-2　二尖瓣狭窄患者的血流动力学

LV. 左心室；PA. 肺动脉；LA. 左心房

（引自：Murphy JG. Mayo Clinic Cardiology Review，2nd ed. Philadelphia，PA：Lippincott Williams & Wilkins；2000，with permission.）

三、治　疗

二尖瓣狭窄的治疗取决于患者的症状、狭窄的严重程度、并存的肺动脉高压及其严重程度、并存的心律失常以及血栓栓塞的风险(表 20-3)。

表 20-3　ACC/AHA 指南：二尖瓣狭窄患者预防系统性栓塞的Ⅰ类适应证

- 二尖瓣狭窄并发心房颤动的患者(阵发性、持续性或永久性的)是抗凝治疗的适应证
- 以前有栓塞性事件的二尖瓣狭窄患者，即使是窦性心律也是抗凝治疗的适应证
- 二尖瓣狭窄并有左心房血栓的患者，是抗凝治疗的适应证

［改编自：Bonow RO，Carabello BA，Chatterjee K，et al. ACC/AHA 2006 guidelines for the management of patients with valvular heart disease. J Am Coll Cardiol，2006(48)：e1-148］

(一)药物治疗

1. 药物治疗的目的是减慢肺动脉高压的进展,预防心内膜炎,减少血栓栓塞的风险,减轻心力衰竭的症状。

2. 通常,对于心力衰竭的患者,如果有肺充血的证据,应该间歇性的用利尿药和低盐饮食。

3. 对于仅在运动时出现症状的患者(可能与心动过速相关),用负性变时性制剂,如 β 受体阻滞药或非二氢吡啶类钙通道阻滞药可能有益。

4. 由于几乎所有二尖瓣狭窄的病因为风湿性,应预防风湿热。

(二)其他非药物疗法

1. 经皮二尖瓣球囊瓣膜扩张术(PMBV),通常是通过房间隔穿刺的方法进行。此手术的Ⅰ类指征列于表 20-4。

表 20-4　ACC/AHA 指南:二尖瓣狭窄患者经皮二尖瓣球囊瓣膜扩张术的Ⅰ类适应证

· 瓣膜形态有利、没有左心房血栓,或中至重度二尖瓣关闭不全的症状性(NYHA 心功能Ⅱ、Ⅲ或Ⅳ级)中度或重度二尖瓣狭窄的患者是经皮二尖瓣球囊瓣膜扩张术的Ⅰ类适应证
· 无症状的中度或重度二尖瓣狭窄的患者,没有左心房血栓或中度至重度二尖瓣关闭不全,并有肺动脉高压(肺动脉收缩压休息时>50mmHg 或运动时>60mmHg),瓣膜的形态有利是经皮二尖瓣球囊瓣膜扩张术的Ⅰ类适应证

[改编自:Bonow RO, Carabello BA, Chatterjee K, et al. ACC/AHA 2006 guidelines for the management of patients with valvular heart disease. J Am Coll Cardiol, 2006(48):e1-e148.]

2. 经房间隔穿刺后,用一根有球囊的导管穿过房间隔,将球囊放置于二尖瓣环的部位。球囊扩张可分离二尖瓣的连合处,并可破碎瓣叶上的结节性钙化,从而增加瓣口的面积。

3. 通常,可使跨二尖瓣的跨瓣压差下降 50%~60%,心排血量增加 10%~20%,瓣口面积从 1.0cm^2 增大至 2.0cm^2。

4. 经皮二尖瓣球囊瓣膜扩张术的禁忌证包括:左心房血栓、中度至重度二尖瓣关闭不全(>2^+)和超声心动图评分>8(后者是相对禁忌证)。

5. 手术并发症包括:死亡(约 1%)、卒中、心脏穿孔、需要手术矫正的重度二尖瓣关闭不全及需要封闭的残留的房间隔缺损。

6. 在二尖瓣形态良好的患者中，做此手术治疗后，3～7 年无事件的生存率(从没有死亡至不需要瓣膜切开术或更换二尖瓣膜)是 80%～90%。

在有经验的中心，无禁忌证的患者，经皮二尖瓣球囊瓣膜扩张术的疗效与手术二尖瓣分离术(开胸或不开胸)相当。

(三)手术治疗

1. 二尖瓣狭窄手术的Ⅰ类指征列于表 20-5。

表 20-5 ACC/AHA 指南：二尖瓣狭窄手术的Ⅰ类指征

·有下列的情况，并可接受的手术风险，有症状的(NYHA 心功能Ⅲ或Ⅳ级)的中度至重度二尖瓣狭窄是二尖瓣手术(如可能应进行修复)的Ⅰ类指征
·不能做经皮二尖瓣球囊瓣膜扩张术
·经皮二尖瓣球囊瓣膜扩张术有禁忌，因为： ·尽管用了抗凝治疗，左房仍有血栓，或 ·同时存在中度至重度二尖瓣关闭不全，或 ·瓣膜形态不利于经皮二尖瓣球囊瓣膜扩张术
·有症状的中度至重度二尖瓣狭窄，并有中度至重度二尖瓣关闭不全的患者应该进行二尖瓣的置换，除非在手术时发现瓣膜可能修复

[改编自：Bonow RO，Carabello BA，Chatterjee K，et al. ACC/AHA 2006 guidelines for the management of patients with valvular heart disease. J Am Coll Cardiol，2006(48)：e1-e148.]

2. 有一种或多种禁忌证不能施行经皮二尖瓣球囊瓣膜扩张术的患者中，或者因为无条件施行经皮瓣膜扩张术，需用外科手术治疗。

3. 外科瓣膜切开术既可以是封闭式(不需要体外循环)，也可以是开放式的手术(在体外循环下的直视手术)。开放式的瓣膜切开术可以得到更好的结果，是发达国家首选的方法。在一些发展中国家，因为没有开放式心脏手术或经皮穿刺方法的经验，仍继续用封闭式的瓣膜切开术。

4. 在无法做瓣膜修复时，需要做瓣膜置换术。

第二节　二尖瓣关闭不全

一、一般原则

(一)分类

1. 二尖瓣关闭不全(MR)是由于瓣叶关闭不严导致心脏收缩期血液从左心室反流入左心房。

2. 二尖瓣关闭不全的预防依赖于二尖瓣(瓣环和瓣叶)、瓣下结构(腱索和乳头肌)、左心房和左心室的整体功能。这些部位中的任何一个功能异常均可导致二尖瓣关闭不全。

3. 鉴于相互作用的复杂性,描述二尖瓣关闭不全的术语(导致二尖瓣关闭不全的瓣膜部件或心室所有异常的最终共同途径)常常被混淆。

4. 器质性二尖瓣关闭不全主要是由瓣叶和(或)腱索(例如,黏液样变性、心内膜炎及风湿病)异常导致。

5. 功能性二尖瓣关闭不全主要是指由心功能不全,通常伴随瓣环扩张(例如,心肌病和缺血性二尖瓣关闭不全)所致。

(二)病因

1. 退行性(基本上是类似于二尖瓣脱垂综合征)

(1)通常为主要的病变(Barlow 病或弹力纤维缺乏症),但也有并发于影响结缔组织的遗传性疾病,包括 Marfan 综合征(MFS)、Ehlers-Danlos 综合征(EDS)、成骨不全症等。

(2)黏液细胞增殖和软骨形成可发生在瓣叶、腱索和(或)瓣环。

(3)可能是家族性或非家族性。

(4)根据严格的超声标准,在人群中,二尖瓣脱垂的发生率为 1%～2.5%。

(5)女性与男性的比例是 2∶1。

(6)可能有单瓣或双瓣脱垂。

(7)是二尖瓣手术最常见的原因。

2. 扩张型心肌病(DCM)

(1)由以下两个机制引起二尖瓣关闭不全。

①心室扩大引起瓣环扩张。

②由于心室扩大和重塑导致乳头肌移位，从而阻碍瓣叶足够的接合。

(2)可能发生在缺血性扩张型心肌病(以往有心肌梗死的患者，其二尖瓣关闭不全的发生机制经常有重叠)或非缺血扩张型心肌病。

3. 缺血性二尖瓣关闭不全

(1)缺血性二尖瓣关闭不全的术语用词不当，因为它主要发生在心肌梗死之后，而不是缺血本身引起。

(2)缺血性二尖瓣关闭不全主要是由于心室功能不全而不是乳头肌功能不全。其机制通常涉及以下一个或两个因素。

①心室扩大引起的瓣环扩张。

②左心室局部的重塑与乳头肌移位(心室扩张和乳头肌附着壁的不能运动/反向运动，两者可以阻碍瓣叶正常的关闭)。

4. 风湿性二尖瓣关闭不全

(1)可能是单纯的二尖瓣关闭不全，或关闭不全合并狭窄。

(2)由瓣叶和腱索的增厚和(或)钙化所致。

5. 感染性心内膜炎　通常因瓣叶组织的破坏(即穿孔)所致。

6. 其他原因

(1)先天性(裂缝、降落伞二尖瓣或二尖瓣有孔)。

(2)浸润性疾病(即淀粉样蛋白)。

(3)系统性红斑狼疮(Libman-Sacks 病变)。

(4)肥厚型心肌病伴有梗阻。

(5)二尖瓣环钙化(MAC)。

(6)人工瓣瓣周漏。

(7)药物的毒性(如芬氟拉明/芬特明)。

7. 急性的原因

(1)乳头肌断裂。

(2)腱索断裂。

(3)感染性心内膜炎。

(三)病理生理学

急性二尖瓣关闭不全的病理生理学见图 20-3，慢性二尖瓣关闭不全见图 20-4。

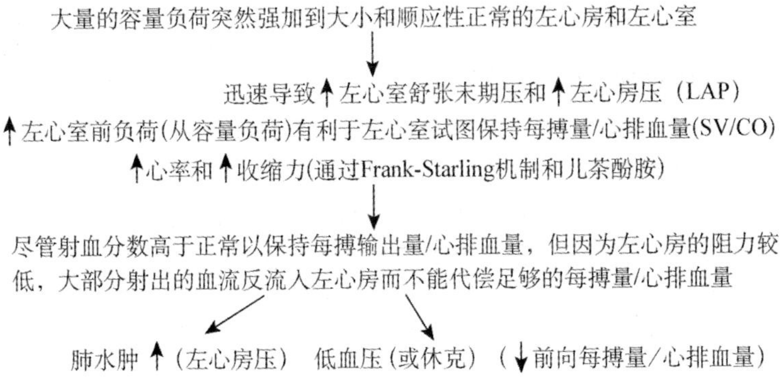

大量的容量负荷突然强加到大小和顺应性正常的左心房和左心室

↓

迅速导致↑左心室舒张末期压和↑左心房压（LAP）

↑左心室前负荷(从容量负荷)有利于左心室试图保持每搏量/心排血量(SV/CO)

↑心率和↑收缩力(通过Frank-Starling机制和儿茶酚胺)

↓

尽管射血分数高于正常以保持每搏输出量/心排血量，但因为左心房的阻力较低，大部分射出的血流反流入左心房而不能代偿足够的每搏量/心排血量

↙　↘

肺水肿↑（左心房压）　低血压(或休克)（↓前向每搏量/心排血量）

图 20-3　急性二尖瓣关闭不全的病理生理学

强加于左心房和左心室的容量负荷（通常为随着时间而逐渐增加）

↓

↑左心室舒张末期压↑左心房压

↓

为适应在较低压力下的容量负荷，左心房和左心室发生代偿性扩张有助于缓解肺淤血，由左心室扩张刺激而引起的左心室肥厚（偏心性）（增加壁的压力-LaPlace定律）

↓

↑前负荷，左心室肥厚，后负荷降低或正常（低阻力的左房使左室减轻负荷）⟶总搏量（射血分数高于正常）和前向的每搏量正常

↓

二尖瓣关闭不全使二尖瓣反流加重(恶性循环，二尖瓣反流使左心室/瓣环进一步扩张↑二尖瓣反流)

↓

收缩功能障碍⟶↓EF↑收缩末期容量⟶↑左心室舒张末压/容量，↑左心房压

↙　↘

肺淤血和肺动脉高压　减少前向的每搏量/心排血量

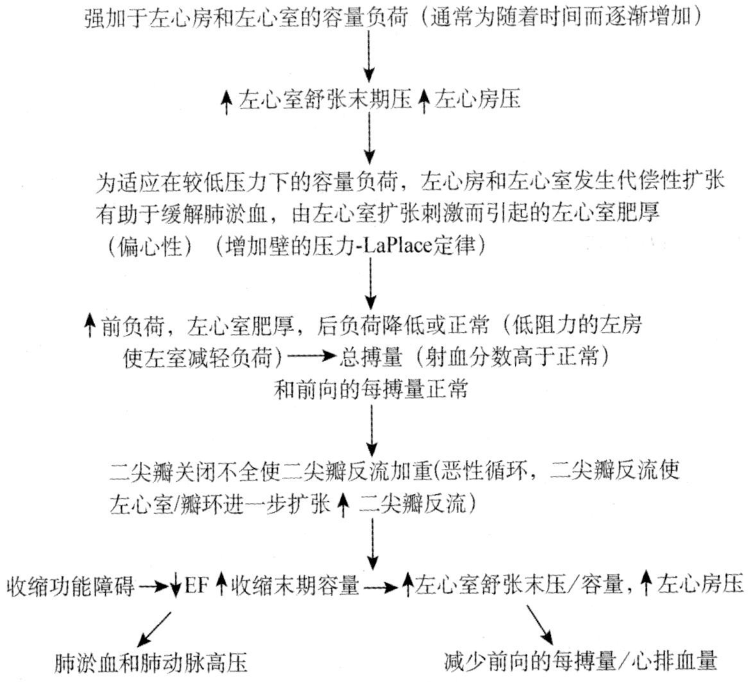

图 20-4　慢性二尖瓣关闭不全的病理生理学

二、诊　断

(一)临床表现

1. 二尖瓣关闭不全的自然史及其进展取决于病因,诊断时的心室功能不全和严重的程度。

2. 轻微的二尖瓣脱垂(MVP)或没有二尖瓣关闭不全的患者通常预后良好,预期寿命正常;仅有少数患者(10%～15%)将继续发展为重度二尖瓣关闭不全。

3. 有重度器质性二尖瓣关闭不全(主要是退行性,或风湿热和心内膜炎所致)而左心室功能正常的患者,代偿性无症状期的持续时间不同,可能会持续数年。

4. 两项关于重度无症状的二尖瓣关闭不全患者的研究显示,10 年的无事件生存率(无死亡或无手术指征)为 10%,8 年的为 55%。与手术后死亡率增加相关的独立因素包括:术前的射血分数(EF)<60%,纽约心脏协会(NYHA)功能分级Ⅲ～Ⅳ级的症状、年龄、并有冠心病、心房颤动及有效反流口(ERO)>40cm^2。这些因素中的某些和其他因素也与术后左心室功能不全和心力衰竭有关。

5. 因为缺血性和由扩张型心肌病所致的二尖瓣关闭不全(这些人群有重叠的病因)的患者,并有合并的疾病,如冠心病和伴有或不伴有心力衰竭的左心室功能不全,其自然病程一般比退行性病变的患者差。在心肌梗死(MI)后,慢性心力衰竭和血供重建后的患者,缺血性二尖瓣关闭不全为死亡率增加的独立因素。二尖瓣关闭不全的严重程度有增加死亡率的影响。在扩张型心肌病的病例中,出现二尖瓣关闭不全常见(高达 60%的患者),与死亡率的增加有独立的相关性。

6. 在有缺血性和扩张型心肌病导致的二尖瓣关闭不全的患者中,因为“二尖瓣关闭不全导致二尖瓣关闭不全加重”,导致心室的进一步扩张,心力衰竭的症状恶化。

【病史】

1. 急性二尖瓣关闭不全

(1)最突出的症状是相对快速地出现显著的呼吸困难,并可能会很快地发展为呼吸衰竭。

(2)也可能出现前向性血流量减少的症状,取决于患者对反流量的补偿能力。

2. 慢性二尖瓣关闭不全

(1)二尖瓣关闭不全的病因和患者就诊的时间将影响其症状。

(2)退行性二尖瓣关闭不全的病程是逐渐进展的,即使是重度二尖瓣关闭不全的患者也可能无症状。

(3)由于补偿机制开始失效,患者可发展为劳力性呼吸困难[可能是由于肺动脉高压和(或)运动时反流量增加使肺水肿加剧导致]、心悸(房颤)、疲劳、容量过度负荷及其他心力衰竭的症状。

(4)缺血性二尖瓣关闭不全和由扩张型心肌病导致的二尖瓣关闭不全可能有类似的主诉。通常,因为此类患者常常伴有左心室功能不全,可能有更多的症状。

【体格检查】

1. 急性二尖瓣关闭不全

(1)呼吸急促,呼吸窘迫。

(2)心动过速。

(3)在心尖部位可听收缩期杂音,可能不是全收缩期,也可能听不到。

(4)因为左心房有大量反流的容量负荷,在舒张期早期快速充盈左心室可能导致第 3 心音和(或)舒张早期的隆隆性杂音。

(5)心尖冲动可能强而有力。

(6)肺部有啰音。

(7)相对低血压(甚至休克)。

2. 慢性二尖瓣关闭不全

(1)心尖部位闻及全收缩期杂音,可放射到腋下。

(2)如后叶脱垂,杂音可放射至前胸壁,如前叶脱垂杂音放射至背部。

(3)二尖瓣脱垂的患者,在杂音之前可听到一收缩中期的咔嚓音。

(4)左心室的心尖冲动侧向移位。

(5)由于在舒张早期有大量前向血流通过二尖瓣进入左心室,可能导致第 3 心音和(或)舒张早期的隆隆性杂音;此征象并不意味着左心室功能不全。

(6)心房颤动引起完全不规则的心律。

(7)响亮的肺动脉第 2 音提示肺动脉高压。

(8)由于主动脉第 2 音过早可能导致第 2 心音显著的分裂。

(9)心力衰竭的其他体征(即下肢水肿、中心静脉压升高、啰音等)。

(二)诊断标准

二尖瓣关闭不全严重程度的定性和定量测量见表 20-6。

表 20-6 重度二尖瓣关闭不全

定性	
血管造影	3～4 级＋
彩色多普勒喷射面积	大于左心房面积的 40%[a]
多普勒缩流宽度(cm)	≥0.7
定量(导管或超声心动图)	
反流量(毫升/每搏)	≥60
反流分数(%)	≥50
反流口面积(cm^2)	≥0.40[b]
(有效反流口【ERO】)	
其他重要的标准	
左心房大小	扩大[c]
左心室大小	扩大[c]

a. 或在左心房内有冲击心房壁的旋流；b. 在缺血性二尖瓣关闭不全，有效反流口面积≥0.20cm^2 定义为重度；c. 慢性重度二尖瓣关闭不全的患者应该出现左心室扩大，急性者往往没有左心室扩大

［改编自：Zoghbi WA, Enriquez-Sarano M, Foster E, et al. Recommendations for evaluation of the severity of native valvular regurgitation with two-dimensional and Doppler echocardiography. J Am Soc Echocardiogr, 2003(16): 777-802.］

(三)诊断性测试

【心电图】

心电图有时可能显示以下表现。

1. 左心房扩大(LAE)，左心室扩大(LVE)和左心室肥厚(LVH)。

2. 心房颤动(AF)。

3. 在缺血性二尖瓣关闭不全中，可有以前心肌梗死的病理性 Q 波。

【影像】

1. 胸部 X 线检查可能显示的异常

(1)左心房扩大。

(2)肺水肿。

(3)肺动脉扩张。

(4)心脏扩大。

2. 经胸超声心动图(TTE)

(1)用于评估二尖瓣关闭不全的病因。

(2)二尖瓣脱垂(MVP)的定义是在超声心动图的某些切面上,二尖瓣脱垂超过瓣环 2mm 或以上。

(3)左心房的大小(慢性重度二尖瓣关闭不全应增大)。

(4)左心室收缩末期和舒张末期的内径(任何病因的慢性重度二尖瓣关闭不全应增大)。

(5)射血分数(如果射血分数≤60%,表明有左心室功能不全)。

3. 经食管超声心动图(TEE)

(1)可更清楚地直接看到瓣膜,有助于确定脱垂的瓣叶/扇贝形小瓣,有无心内膜炎及修复的可行性。

(2)在经胸超声心动图不能明确二尖瓣关闭不全的严重程度时,尤其是对偏心性的反流,经食管超声心动图可能有助于确定。

(3)术中的经食管超声心动图可指导瓣膜的修复和评估手术的结果。

4. 三维超声心动图为指导瓣膜的修复,可以提供更多和更准确的解剖影像

5. 超声心动图运动试验

(1)有助于澄清病史不清患者心脏的功能。

(2)在有劳力性症状,但与休息时评估的二尖瓣关闭不全严重程度不一致的患者中,评估运动时二尖瓣关闭不全的严重程度。

(3)用运动试验评估运动时的肺动脉收缩压。

(4)评估心脏的收缩储备能力(运动时射血分数的变化);可能提示有收缩功能不全。

6. 磁共振成像

(1)当超声心动图对射血分数的评估不足时,可用磁共振成像评估重度二尖瓣关闭不全患者的射血分数。

(2)当超声心动图对二尖瓣关闭不全不能做出定量的诊断时,磁共振成像可用定量的方法评估二尖瓣关闭不全的严重程度。

(3)在缺血性二尖瓣关闭不全患者中,为考虑治疗方案,磁共振成像可评

估存活的心肌。

7. 核素

(1)当超声心动图对射血分数的评估不足时,可用核素影像评估重度二尖瓣关闭不全患者的射血分数。

(2)在缺血性二尖瓣关闭不全患者中,为考虑治疗方案,核素影像可评估存活的心肌。

8. 在心瓣膜手术前为评估的冠状动脉的解剖,冠状动脉电子计算机断层扫描造影可替代左心导管检查

【诊断方法】

1. 肺动脉导管

(1)为了评估慢性重度二尖瓣关闭不全患者的肺动脉高压。

(2)对没有明确症状的患者,评估左心房充盈压。

(3)肺毛细血管楔压(PCWP)曲线中有巨大的V波提示为重度二尖瓣关闭不全。

2. 冠状动脉造影

(1)有缺血性二尖瓣关闭不全的患者,可能会影响治疗方案。

(2)需接受二尖瓣手术,并有冠心病风险因素的患者,应做冠状动脉造影评估冠状动脉。

(3)左心室造影可以评估左心室功能和二尖瓣关闭不全的严重程度。

三、治　疗

慢性二尖瓣关闭不全患者的治疗要点见图20-5。

(一)药物治疗

1. 急性二尖瓣关闭不全

(1)急性严重二尖瓣关闭不全的病例,是手术治疗的指征,经常需要紧急或急诊手术。

(2)静脉用硝普钠或使用主动脉内球囊反搏(IABP)迅速降低后负荷可以减少二尖瓣反流量,通过促进前向的血流和减少肺水肿使患者病情稳定。

(3)通常,患者有心动过速,但应避免减慢其心率,因为患者的每搏输出量降低,维持心排血量取决于心率。

2. 慢性二尖瓣关闭不全

(1)药物治疗的作用可能会因病因的不同而异。

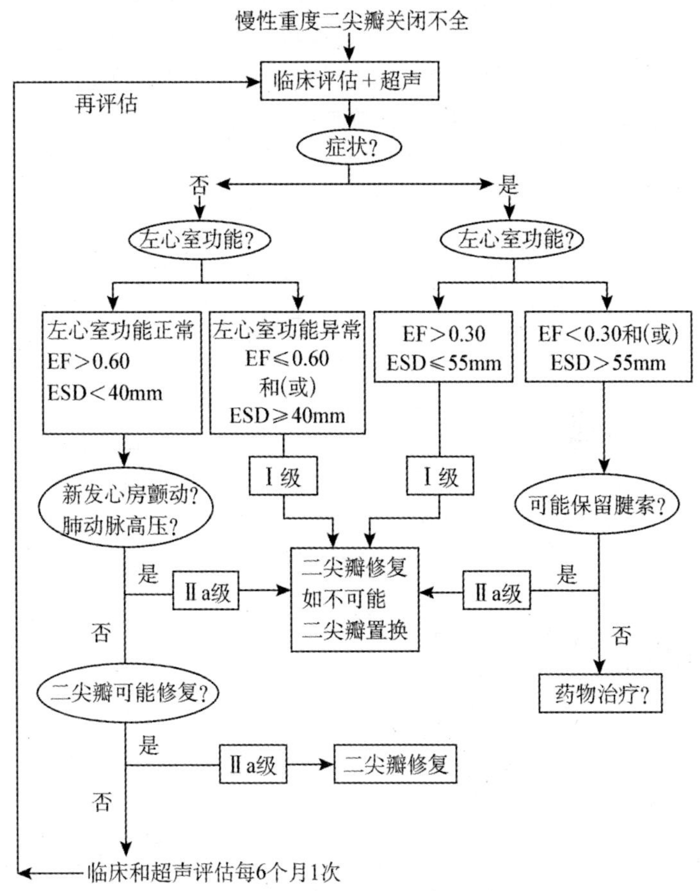

图 20-5 慢性重度二尖瓣关闭不全患者的治疗要点

ESD. 收缩末期内径;EF. 射血分数

[引自:Bonow RO, Carabello BA, Chatterjee K, et al. ACC/AHA 2006 guidelines for the management of patients with valvular heart disease. J Am Coll Cardiol, 2006,48:e1-e148, with permission.]

(2)左心室功能正常无症状和由于瓣叶脱垂所致的慢性重度二尖瓣关闭不全的患者,通常没有普遍接受的治疗药物。对没有高血压的患者,没有已知的使用血管扩张药的指征。关于血管紧张素转化酶(ACE)抑制药或β受体阻滞药是否可延缓心室重构和需要手术的问题正在进行前瞻性的研究。

(3)对功能性二尖瓣关闭不全(缺血性和由扩张型心肌病引起)的患者的治疗,应与其他左心室功能不全的患者一样。血管紧张素转化酶抑制药和β受体阻滞药的指征,并且已经显示能降低死亡率和减轻二尖瓣关闭不全的严重程度。有些患者也可能是心脏再同步化治疗的适应证,已证明再同步化治疗可能降低二尖瓣关闭不全的严重程度。

(二)其他非药物疗法

1. 考虑用于治疗二尖瓣关闭不全的经皮方法正在不断增多,其中有些方法相当复杂。

2. 各种方法都是针对与发生二尖瓣关闭不全的相关组成部分:瓣环的扩张、瓣叶接合的异常及导致的乳头肌移位心室重构。

3. 许多可能因二尖瓣修复受益的患者,由于手术的风险高、高龄或其他合并症而拒绝手术。以导管为基础的设置已用于二尖瓣关闭不全的修复,如经皮通过用夹子夹住两个瓣叶中部的边缘,使大的二尖瓣口成为两个小的瓣口。已批准用此设置治疗症状显著的退行性或功能性二尖瓣反流和手术风险极高的患者。

(三)手术治疗

1. 二尖瓣关闭不全手术的Ⅰ类指征见表20-7。

表20-7　ACC/AHA指南:二尖瓣关闭不全手术的Ⅰ类指征

- 急性症状性重度二尖瓣关闭不全
- 慢性重度二尖瓣关闭不全和症状为NYHA心功能分级Ⅱ、Ⅲ或Ⅳ级而没有重度右心室功能不全[EF<30%和(或)ESD>55mm]的患者
- 无症状的慢性重度二尖瓣关闭不全有轻度至中度右心室功能不全(EF30%~60%)和(或)ESD≥40mm的患者
- 大多数慢性重度二尖瓣关闭不全需要手术治疗的患者,推荐进行二尖瓣修复术而不是进行二尖瓣置换术,而且应该到有进行二尖瓣修复经验的外科中心去做

NYHA. 纽约心脏协会;EF. 左心室射血分散;ESD. 收缩末期内径

[改编自Bonow RO, Carabello BA, Chatterjee K, et al. ACC/AHA 2006 guidelines for the management of patients with valvular heart disease. J Am Coll Cardiol, 2006(48):e1-e148.]

2. 退行性二尖瓣病患者是进行二尖瓣关闭不全手术最常见的指征。

3. 手术死亡率约为 2%，在一些中心有最佳适应证的患者，手术死亡率甚至<1%。

4. 随着手术技术的进步（包括更多和更好可替代瓣膜置换的修复术）及手术死亡率较低，推动了一些中心为重度二尖瓣关闭不全患者在较早期进行手术，甚至仍处于无症状期。但是，对于早期手术治疗，尤其是无症状的患者，应由有修复瓣膜经验丰富的外科医生执行手术，尽一切努力修复瓣膜。但是，无症状的重度二尖瓣关闭不全患者，也可以观察等待，以后再选择手术的时机。

5. 增加手术和（或）术后死亡率的术前因素包括：NYHA 心功能分级很差，左心室功能不全（射血分数<60%）、年龄、伴有冠心病和心房颤动。

6. 与瓣膜置换术相比，瓣膜修复可提高手术生存率，长期生存率，并可改善术后的左心室功能。

7. 器质性二尖瓣病的手术治疗

（1）通常包括瓣膜的修复（行三角形或四边形切除术）和瓣环成形术。

（2）在手术病例数量高的中心，其长期预后非常好，再次手术率在 10 年时为 5%～10%，而 20 年时为 20%左右。

（3）如果不能进行修复，做瓣膜置换时应保留瓣下的腱束结构。

8. 缺血性和由扩张型心肌病所致二尖瓣关闭不全患者的手术治疗

（1）对于这些手术比较有争议，而且更复杂。

（2）孤立的瓣环成形术可能不足以纠正二尖瓣关闭不全。

（3）在慢性缺血性二尖瓣关闭不全的患者中，单做血供重建（冠状动脉旁路移植术或经皮介入治疗）可能降低反流的严重程度。

（4）瓣环成形术和冠状动脉旁路移植术有助于减少术后的二尖瓣关闭不全和严重程度，但显著二尖瓣关闭不全的持续存在和复发率仍较高，甚至在有经验的中心，通常在 30%以上。在这些情况下，手术不能改善术后死亡率或减少心力衰竭的症状。

9. 严重左心室功能不全和中度至重度的二尖瓣关闭不全

（1）在此类患者中，手术并不能改进长期生存率。

（2）已显示，瓣环成形术能改善心力衰竭的症状，射血分数和心室的大小。

（3）最佳的治疗可能包含不仅仅只解决瓣环扩张的瓣环成形术的手术

方案。

(4)导致心室功能不全的原因(扩张、球形和收缩功能差)也同时是需要治疗的目标。

10. 某些伴有心房颤动的患者,应考虑同时施行外科的迷宫手术以恢复窦性心律。可能防止血栓栓塞事件的发生,消除抗凝的需要,并防止可能发生的心力衰竭。

(原著者 William J. Nienaber and Jose A. Madrazo)

第 21 章

Chapter 21

三尖瓣疾病

三尖瓣(TV)位于右心房(RA)和右心室(RV)之间,有 3 个瓣叶:前瓣、后瓣和隔瓣,原发性三尖瓣病变比较少见。

第一节　三尖瓣狭窄

一、一般原则

(一)定义

三尖瓣狭窄(TS)的特征是心脏舒张期三尖瓣不能完全打开,限制了顺行的前向血流,导致在右心房和右心室之间产生持续的舒张期压力阶差。

(二)病因

1. 风湿性心脏病(最常见的原因)。
2. 类癌综合征。
3. 先天性异常(参见第 35 章)。
4. 感染性心内膜炎(粗大的赘生物)。
5. 心内膜弹力纤维增生症。
6. Fabry 病。
7. 美西麦角中毒。
8. Löeffler 综合征。
9. 右心房的肿块可能会引起瓣膜的功能性阻塞。

二、诊　断

(一)临床表现

【病史】

持续性右侧心力衰竭的症状常见,包括外周性水肿、腹围增大、疲劳、心悸(如伴有心律失常时)。

【体格检查】

1. 颈静脉搏动压增高(JVP),有一个巨大的 a 波和 Ÿ 下降支的降速减慢。

2. 肝大并且有搏动。

3. 舒张中期杂音(低调),吸气时增强。

4. 有开瓣音。

5. 下肢水肿,经常有全身水肿。

(二)诊断性测试

1. 心电图　可能显示右心房增大(RAE)和(或)房颤(AF)。

2. 胸部 X 线检查　可能显示右心缘增大。

3. 经胸超声心动图(TTE)

(1)评估瓣膜的形态。

(2)右心房增大。

(3)并有的先天性畸形。

(4)跨三尖瓣的压差。

(5)计算瓣口面积(1.0cm^2 以下为重度)。

4. 经食管超声心动图(TEE)　可更清楚地看到瓣叶,右心房和瓣下结构。

5. 心导管检查　可能是评估右心房和右心室之间舒张期压差的指征。

三、治　疗

(一)药物治疗

药物治疗主要为减轻容量过度负荷的利尿药。进一步的内科处理取决于其他合并症。

(二)手术治疗

1. 三尖瓣狭窄最常见的原因是风湿性心脏瓣膜病,经常累及二尖瓣和

(或)主动脉瓣。

2. 外科介入的时机通常由左侧瓣膜病变的严重程度决定。

3. 重度三尖瓣狭窄可能是三尖瓣成形术或三尖瓣置换(最好是生物瓣)的指征,但可发生三尖瓣关闭不全。

4. 先天性三尖瓣狭窄,可能有影响其处理和治疗决策并存的其他异常。

第二节　三尖瓣关闭不全

一、一般原则

(一)定义

1. 三尖瓣关闭不全(TR)是由瓣叶不能正常的关闭所致,使血液在收缩期从右心室反流入右心房。

2. 高达70%的正常人可发现有轻度的三尖瓣关闭不全。绝大多数患者无明显的临床表现。

(二)病因

1. 继发性三尖瓣关闭不全是由右心室与瓣环扩大和右心室衰竭引起,最常见的是继发于有或没有瓣膜病的左心室(LV)衰竭导致的肺动脉高压,或者不是由左心疾病所致的肺动脉高压。

2. 三尖瓣本身异常导致的三尖瓣关闭不全,有以下的原因。

(1)感染性心内膜炎是最常见的病因,并经常与静脉注射毒品有关。

(2)类癌心脏疾病,通常以三尖瓣关闭不全形式出现,但也可伴有三尖瓣狭窄。

(3)右室心肌梗死(MI),导致乳头肌功能不全。

(4)外伤(例如,起搏器/置入式心脏复律除颤器导线或心脏移植后反复的右心室活检)。

(5)类风湿关节炎。

(6)风湿性心脏瓣膜病,提示有重度的主动脉瓣或二尖瓣病变。

(7)马方综合征(MFS)。

(8)辐射诱发的瓣膜炎。

(三)病理生理学

1. 重度的三尖瓣关闭不全导致右心室的容量过度负荷和右心室的

扩张。

2. 没有肺动脉高压的病例，患者对重度的三尖瓣关闭不全可能很好地耐受许多年。

3. 重度三尖瓣关闭不全和肺动脉高压的患者，通常由于右心房和中心静脉压(CVP)高导致右心充血，外周水肿或全身性水肿，并可能发展为心源性肝硬化。

二、诊　断

(一)临床表现

【病史】

1. 通常，三尖瓣关闭不全患者的临床表现不明显，且耐受性良好。

2. 患者可能会主诉疲劳、下肢水肿、腹围增大、早饱或食欲缺乏，取决于肝充血，肠壁水肿和腹水的程度。

【体格检查】

1. 检查颈静脉脉搏可能显示有突出的V波。

2. 可能听到一收缩期杂音(通常是全收缩期)，最好的听诊部位在胸骨左下缘，而且吸气时增强(Carvallo征)。

3. 可能出现右心的第3心音，或肺动脉第2音增强。

4. 肝有搏动、肝大、下肢水肿，也可能有腹水。

(二)诊断标准

1. 缩流的宽度>$0.7cm^2$。

2. 收缩期反流的血液反流至肝静脉。

(三)诊断性测试

1. 心电图　可显示右心房增大、心房颤动、不完全或完全性右束支传导阻滞(RBBB)和右心室肥厚(RVH)。

2. 胸部X线检查　可能显示右心缘扩大。

3. 经胸超声心动图(TTE)

(1)评估瓣叶的形态和运动。

(2)右心房增大，右心室功能，瓣环扩大。

(3)右心室容量超负荷的迹象(室间隔矛盾运动)。

(4)右心室压力超负荷的迹象(室间隔扁平，左心室成D形)。

(5)用Bernoulli方程计算肺动脉收缩压(PASP)(假设没有肺动脉狭窄)。

$$肺动脉收缩压=4V^2+右心房压$$

其中，V 是三尖瓣反流的速度，右心房压是由下腔静脉(IVC)的大小和可陷性估测。

4. 经食管超声心动图(TEE)　可更清楚地看到瓣叶，右心房和瓣下结构。

5. 肺动脉导管检查

(1)在右心房有突出的 V 波。

(2)直接测量右心房、右心室和肺动脉压力，可能有助于三尖瓣关闭不全病因的诊断。

三、治　疗

(一)药物治疗

1. 药物治疗仅限于利尿药和减轻后负荷以降低右侧心力衰竭的严重程度。

2. 通常，三尖瓣关闭不全继发于其他的病变——肺动脉高压、左心力衰竭或其他瓣膜异常，这些病变是治疗的主要目标。

(二)手术治疗

1. 在有手术指征(有症状的重度三尖瓣关闭不全)的患者中，用瓣环成形修复术优于瓣膜置换手术。

2. 修复后可能再次出现三尖瓣关闭不全。

3. 如果需要做瓣膜置换手术，应选用生物瓣膜，因为机械瓣有血栓形成的风险(右心的压力较低易于诱发机械瓣的血栓形成)。

4. 日益增多的证据表明，在施行二尖瓣手术时，同时进行继发性三尖瓣关闭不全的瓣环成形手术是有价值的，即使在三尖瓣关闭不全并不严重的患者，也值得。

(原著者　William J. Nienaber and Jose A. Madrazo)

第 22 章

Chapter 22

感染性心内膜炎和心脏装置

第一节 感染性心内膜炎

一、一般原则

(一)定义

1. 感染性心内膜炎(IE)是微生物感染累及心脏的内皮细胞表面。

2. 其主要的特征是由微生物、炎性细胞和血小板纤维蛋白沉积物构成的赘生物。

3. 虽然感染性心内膜炎也可发生在室间隔缺损(VSD)和房间隔缺损(ASD),腱索或受损壁的心内膜,但最常见的位置是瓣膜。

4. 多种微生物可引起感染性心内膜炎(表 22-1)。

(二)分类

感染性心内膜炎可以根据以下情况(表 22-2)分类。

1. 表现的类型。

2. 基础瓣膜的特征。

3. 易感因素。

表 22-1　各种微生物导致感染性心内膜炎的频率(%)

微生物	NVE	静脉用毒品者	PVE 早期	PVE 晚期
链球菌	60	15～25	5	35
草绿色	35	5～10	<5	25
牛链球菌	10	<5	<5	<5
粪肠球菌	10	10	<5	<5
葡萄球菌	25	50	50	30
凝固酶阳性	23	50	20	10
凝固酶阴性	<5	<5	30	20
革兰阴性需氧杆菌	<5	5	20	10
真菌	<5	<5	10	5
培养阴性的心内膜炎	5～10	<5	<5	<5

NVE. 自身瓣膜心内膜炎；PVE. 人工瓣膜心内膜炎

［引自：O'Rourke RA, Fuster V, Alexander RW, eds. Hurst's the Heart, 10th ed. New York, NY: McGraw-Hill, 2000: 596, with permission.］

表 22-2　心内膜炎的分类

急性感染性心内膜炎(ABE)	· 高传染性，特别是中毒的感染 · 在 1～2d 发生 · 可引起显著心脏瓣膜破坏和栓塞性感染 · 最常见的是由金黄色葡萄球菌引起
亚急性感染性心内膜炎(SBE)	· 其病程比急性心内膜炎更缓慢 · 在几周至几个月内发病 · 更经常的是与免疫现象有关 · 通常是由链球菌引起，特别是草绿色链球菌；也可以是由一组革兰阴性菌(如流感嗜血杆菌)和其他革兰阴性杆菌引起 · 牛链球菌通常与结肠癌和息肉有关

续表

自身瓣膜心内膜炎(NVE)	·通常由异常的自身心脏瓣膜诱发(例如,二尖瓣脱垂、主动脉二叶瓣) ·常见的微生物:草绿色链球菌、金黄色葡萄球菌、牛链球菌和肠球菌
人工瓣膜心内膜炎(PVE)	·近几十年来发病率增加,占所有心内膜炎的10%~30% ·如发生在瓣膜置换后的2个月内为早期 早期的PVE往往涉及凝固酶阴性葡萄球菌 ·如果在2个月后出现,则为后期 后期PVE的病原体包括NVE的病原体,如草绿色链球菌、金黄色葡萄球菌和肠球菌 ·真菌性心内膜炎(念珠菌和曲霉菌)更常见于人工瓣膜心内膜炎(与自身瓣膜心内膜炎相比) ·瓣膜置换术后的6个月内,是感染性心内膜炎风险最大的时期 ·机械瓣膜和生物瓣膜的感染率似乎相似
右心内膜炎	·经常见于静脉吸毒者;几乎总是涉及三尖瓣 ·最常见的病原体是金黄色葡萄球菌(60%)
非细菌性血栓性心内膜炎(NBTE)	·需要有内皮的损伤和高凝状态 消耗性心内膜炎,当并发于癌症时 Libman-Sacks心内膜炎,常并发于狼疮 抗磷脂抗体综合征 经常与以往用抗生素治疗有关
培养阴性的心内膜炎	·发病率可能高达5%~10% ·由需要复杂营养的或生长缓慢的微生物引起,如流感嗜血杆菌、真菌、厌氧菌、军团菌、鹦鹉热衣原体、立克次体、布鲁菌、巴尔通体
心脏起搏器/除颤器心内膜炎	·由于植入的适应证增加,使发病率增加 ·通常由金黄色葡萄球菌和凝固酶阴性的葡萄球菌引起

续表

真菌性心内膜炎	·往往涉及念珠菌或曲霉菌 ·常常由于人工心脏瓣膜，血管内留置设置，免疫抑制，或静脉用药所致
艾滋病病毒相关的心内膜炎	·最常见的病原体是金黄色葡萄球菌 ·通常与静脉注射毒品或留置静脉导管相关

(三)流行病学

1. 在跨国的 15 项研究综述中，发现感染性心内膜炎的年发病率是 1.4～6.2 例/(10 万患者·年)，死亡率为 14%～46%。

2. 在发达国家，风湿性心脏瓣膜病为基础的感染性心内膜炎患者的比例明显减少。目前已经有转向老年人(退行性瓣膜病)的趋向，发病的中位年龄为 50～70 岁。

3. 在静脉注射毒品，人工心脏瓣膜和人工血管的应用，以及医院内感染的情况下，感染性心内膜炎的发生率较高。

(四)病理生理学

感染性心内膜炎的病理生理学概述见图 22-1。

(五)风险因素

1. 发生感染性心内膜炎的主要风险因素是心脏瓣膜的结构异常，常常导致狭窄或关闭不全的病变(如二叶主动脉瓣、黏液样变性二尖瓣病)。

2. 自身瓣膜心内膜炎(NVE)的诱发风险因素包括：退行性瓣膜病、年龄、静脉用药、口腔卫生差、长期的血液透析和糖尿病。

二、诊　断

(一)临床表现

1. 临床表现不尽相同，可能是轻微不易觉察，也可能有亚急性感染的表现如原因不明的发热，但严重的可有广泛性的瓣膜破坏和严重的心力衰竭。

2. 感染性心内膜炎最常见的临床特征为发热和新出现的心脏杂音。

3. 在老年、免疫功能减退、心力衰竭或有慢性肾病的患者中，可能没有发热。

【病史】

必须做到全面的病史采集，详细评估上述可能诱发感染性心内膜炎的各种情况。

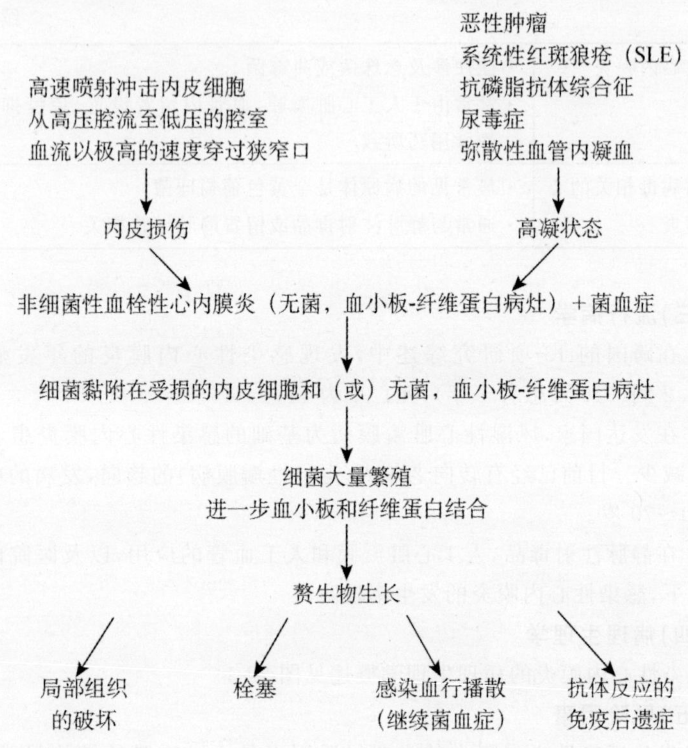

图 22-1　感染性心内膜炎的病理生理学概况

【体格检查】

1. 体检是对有感染性心内膜炎患者评价的重要组成部分，可能被累及的系统见表 22-3。

表 22-3　心内膜炎的体格检查

器官系统	表现
神经系统	· 如有任何神经系统的表现都与死亡率的增加相关 · 有不同的临床表现（例如困惑、警觉性下降、局灶性缺损） · 由于栓塞性卒中，出血性卒中（转移性的栓塞性卒中或真菌性动脉瘤破裂），由微脓肿引起的大脑炎和脑膜炎

续表

器官系统	表现
心脏	· 评估由于瓣膜的破坏，腱索的破裂，或大赘生物阻塞导致新出现的杂音或原有的杂音加重 · 充血性心力衰竭 · 不规则的节律和(或)心动过缓可能表明有心脏传导阻滞
腹部	· 腹痛：由于栓子导致肠、脾和(或)肾的缺血/梗死所致 · 可能有脾大，在亚急性感染性心内膜炎比较常见
皮肤和四肢	· 评估使用静脉注射毒品的体征 · 值得注意的外周表现 · 瘀斑：通常出现在眼结膜、口腔、腭黏膜和耳后 · Osler 结节：柔软的皮下结节常出现在手指的腹面 · Janeway 病变：无痛、苍白、黄斑红点出现在手掌和脚掌 · Splinter 出血：出现在甲床的暗色条纹
眼科	· Roth 斑：圆形视网膜出血有苍白的中心

2. 特别强调应寻找可能支持感染性心内膜炎诊断的免疫和栓塞的发现。

(二)诊断标准

对感染性心内膜炎的诊断标准：Duke 标准见表 22-4 和表 22-5。

表 22-4　用于经改良的诊断感染性心内膜炎 Duke 标准中术语的定义

主要标准

　血培养阳性的感染性心内膜炎

　　两次单独的血培养得到同样的微生物

　　　草绿色链球菌、牛链球菌、革兰阴性菌族、金黄色葡萄球菌；或

　　社区获得性肠球菌，无原发病灶或

　持续血培养阳性其微生物与感染性心内膜炎的微生物一致，定义如下。

　　血液样本的采集至少间隔 12h 以上的两次阳性培养；或

　　所有 3 次或 4 次或 4 次以上单独血液培养的大多数是阳性

　　(第一次和最后一次样本至少间隔 1h)

续表

单独一次血培养阳性的贝氏柯克斯体(Coxiella burnetii)或反相1的IgG抗体效价>1:800
心内膜受累的证据
超声心动图诊断感染性心内膜炎的阳性标准(在有人工心脏瓣膜的患者中,经食管超声心动图的建议:临床标准至少有一定的"感染性心内膜炎的可能性"或有其并发症如瓣周脓肿);对其他患者,经胸超声心动图应作为首选的检查,诊断的定义如下。
附着在心腔内、瓣膜或支撑结构上,在反流束的路径内,或者在置入的材料上有振荡的肿块,而没有其他的解剖可解释;或脓肿;或
人工瓣膜有新的部分裂开
新的瓣膜反流(先前存在的不明显的杂音增强或改变)
次要标准
易感因素,易患的心脏情况,或注射毒品
发热,体温>38℃
血管现象:大动脉的栓子、感染性肺梗死、真菌性动脉瘤、颅内出血、结合膜出血和Janeway病变
免疫现象:肾小球肾炎、Osler结节、Roth斑和类风湿因子
微生物学证据:血培养阳性但不符合如上所述的主要标准,或活动性感染与感染性心内膜炎微生物相一致的血清学证据
超声心动图的次要标准已淘汰

[引自:Li JS, Sexton DJ, Mick N, et al. Proposed modifications to the Duke criteria for the diagnosis of infective endocarditis. Clin Infect Dis, 2000(30):633-638, with permission.]

表22-5 根据经修改的Duke标准的建议的感染性心内膜炎定义

确诊感染性心内膜炎
病理标准
·通过赘生物,已经栓塞化的赘生物,或心内脓肿标本的培养或组织学检查证明有微生物
·病理学的病变:经赘生物或心内脓肿的组织学检查确诊有活动性的心内膜炎
临床标准[a]
·2个主要标准;或

续表

· 1 个主要标准和 3 个次要标准;或 · 5 个次要标准
可能的感染性心内膜炎 · 1 个主要标准和 1 个次要标准;或 · 3 个次要标准
可排除感染性心内膜炎的诊断 · 确实可否定感染性心内膜炎的诊断证据;或 · 抗生素治疗≤4d 就治愈的感染性心内膜炎综合征;或 · 在抗生素治疗≤4d 的患者中,手术或尸检中无感染性心内膜炎的病理证据;或 · 不符合上述可能感染性心内膜炎的标准

凝固酶阴性葡萄球菌和不引起心内膜炎生物体单次培养阳性者除外

(引自:Li JS, Sexton DJ, Mick N, et al. Proposed modifications to the Duke criteria for the diagnosis of infective endocarditis. Clin Infect Dis 000;30:633-638, with permission.)

(三)诊断性测试

【实验室】

1. 血培养:给予抗生素之前,至少要从不同的部位间隔一段时间抽取 2 次血(即第一次取血和最后一次之间至少要间隔 1h,最好是间隔 24h);如果怀疑为真菌性心内膜炎,应该做真菌培养。

2. 全血细胞计数(CBC):评估白细胞增多,血小板增多(急性期反应物),血小板减少症(败血症),贫血[亚急性细菌性心内膜炎(SBE)可导致慢性疾病的贫血]。

3. 血液尿素氮(BUN)/肌酐和尿常规:评估免疫复合物性肾炎的证据。

4. 红细胞沉降率(ESR)、C 反应蛋白(CRP)和类风湿因子(RF)通常升高。

5. 对于培养阴性的心内膜炎,应进行布鲁菌、军团菌、巴尔通体、贝氏柯克斯体、支原体和衣原体等病原体的血清学检测。

6. 偶尔,为确定感染的微生物,需要对取出的瓣膜组织做聚合酶链反应(PCR)的测试。

【心电图】

1. 应做心电图用于评估心脏的传导系统,如有异常(例如不同的改变和进行性的房室传导阻滞)提示有脓肿形成,特别是对有主动脉瓣心内膜炎的患者。

2. 心肌有缺血/梗死性的改变提示有冠状动脉栓塞。

【影像】

1. 胸部 X 线检查

(1)心力衰竭(肺水肿)的证据。

(2)脓毒性栓子,尤其是在静脉用毒品疑为右心内膜炎者。

2. 经胸超声心动图(TTE)

(1)经胸超声心动图可能检测出血培养阳性或阴性者的瓣膜赘生物。

(2)对已知有感染性心内膜炎的患者,可测定瓣膜病变血流动力学改变的严重程度。

(3)还可以评估感染性心内膜炎的并发症(例如,脓肿、穿孔和分流)。

(4)经胸超声心动图可用于重新评估高风险的患者(例如,有致病的微生物、临床恶化、持续或复发的发热、出现新的杂音或持续性菌血症的患者)。

(5)如有下列情况,应进行经胸超声心动图检查。

①对有人工瓣膜的患者有持续发热,但没有菌血症或新出现的杂音,为确定有无人工瓣膜感染性心内膜炎。

②对有人工瓣膜心内膜炎的患者,用抗生素治疗过程中,没有临床恶化,为重新评估人工瓣膜的情况。

(6)经胸超声心动图检查发现有高风险的征象,应经食管超声心动图(TEE)做进一步的评估。

①大的赘生物。

②中度至重度瓣膜反流或狭窄。

③提示有瓣周延伸(例如,脓肿、假性动脉瘤、瘘管)。

④心室功能不全的证据。

(7)通常,在自身瓣膜心内膜炎(抗生素治疗期间没有临床恶化、新的体检发现或持续发热;包括基础的超声心动图检查无反流)的患者中,不建议用经胸超声心动图做重新评估。

3. 经食管超声心动图(TEE)

(1)对有症状的感染性心内膜炎患者,如果经胸超声心动图的检查没有诊断价值,需用经食管超声心动图评估瓣膜病变的严重程度。

(2)对有心脏瓣膜病及血培养阳性的感染性心内膜炎患者,如果经胸超声心动图的检查没有诊断价值，需用经食管超声心动图。

(3)用于诊断对预后和处理有潜在影响的感染性心内膜炎的并发症(如脓肿、穿孔和分流)。

(4)为诊断人工瓣膜心内膜炎(PVE)和评估并发症的一线诊断性工具。

(5)已知有感染性心内膜炎患者的术前评估。

①除非经胸超声影像已证明需要手术。

②为急症的病例，术前做经食管超声心动图将延迟手术。

(6)为感染性心内膜炎患者进行瓣膜手术时，建议术中用经食管超声心动图。

(7)下列情况应考虑用经食管超声心动图。

①对没有已知来源的持续性葡萄球菌菌血症患者，诊断可能存在感染性心内膜炎。

②在有院内葡萄球菌菌血症的患者中，检测感染性心内膜炎。

4. 冠状动脉电子计算机断层扫描血管造影(CCTA) 是替代左心导管术有用的检查，用以评估冠状动脉解剖，特别是病情不太稳定的患者和有主动脉瓣心内膜炎的患者。

5. 脑CT/磁共振成像(MRI)

(1)评估任何新的神经系统的症状。

(2)可能需要用磁共振成像评估大脑损坏的严重程度和由栓子引起的脑出血。

(3)为评估脑真菌性动脉瘤，可能需要磁共振血管造影(MRA)。

【诊断方法】

对有冠心病风险因素，并需要做心脏瓣膜手术的患者，需用心导管检查评估冠状动脉的解剖。

三、治　疗

(一)药物治疗

1. 有效的治疗涉及包括心脏病、传染病和心脏外科的多学科协调的办法，抗生素治疗方案的建议见表22-6，真菌性者除外。

2. 一旦已取得进行血培养的足够样本，应立即开始包括针对最有可能的病原体(金黄色葡萄球菌、革兰阴性杆菌和链球菌，包括肠球菌)的经验性抗生素治疗。

表 22-6　应用于感染性心内膜炎的抗生素治疗方案的建议

微生物	方案(每种微生物的选项)
链球菌、草绿色链球菌和牛链球菌	· 静脉注射青霉素 G 或头孢曲松(ceftriaxone)
对青霉素高度敏感	· 静脉注射青霉素 G 或头孢曲松＋庆大霉素 · 万古霉素
链球菌、草绿色链球菌和牛链球菌	· 静脉注射青霉素 G 或头孢曲松＋庆大霉素
对青霉素相对耐药的病原菌	· 万古霉素
肠球菌	· 氨苄西林或静脉注射青霉素 G ＋庆大霉素
对青霉素、庆大霉素、万古霉素敏感	· 万古霉素＋庆大霉素
金黄色葡萄球菌(自身瓣)	甲氧西林敏感金黄色葡萄球菌(MSSA) · 奈夫西林或苯唑西林＋庆大霉素(可选用) · 头孢唑林＋庆大霉素(可选用) 甲氧西林耐药的金黄色葡萄球菌(MRSA) · 万古霉素
葡萄球菌(人工瓣)	甲氧西林敏感的金黄色葡萄球菌 · 奈夫西林或苯唑西林＋利福平＋庆大霉素 甲氧西林耐药的金黄色葡萄球菌 · 万古霉素＋利福平＋庆大霉素
HACEK	· 头孢曲松或氨苄西林-舒巴坦或环丙沙星
培养阴性(自身瓣)	· 氨苄西林＋庆大霉素 · 万古霉素＋庆大霉素＋环丙沙星
培养阴性(人工瓣＜1 年)	· 万古霉素＋庆大霉素＋头孢吡肟＋利福平
培养阴性(人工瓣＞1 年)	· 氨苄西林＋庆大霉素 · 万古霉素＋庆大霉素＋环丙沙星
培养阴性	· 头孢曲松＋庆大霉素±多西环素

续表

微生物	方案(每种微生物的选项)
疑似巴尔通体(Bartonella)	· 多西环素+庆大霉素
确诊为巴尔通体	· 两性霉素 B±口服吡咯类(azole)长期治疗

HACEK 包括:嗜泡沫嗜血杆菌(Haemophilus aphrophilus)、副流感嗜血杆菌(H. parainfluenzae)、副嗜泡沫嗜血杆菌(Haemophilus paraphrophilus)、放线共生放线杆菌(Actinobacillus actinomycete-mcomitans)、人心杆菌(Cardiobacterium hominis)、侵蚀埃肯菌(Eikenella Corrodens)、金氏杆菌(Kingella kingae)

[改编自:Baddour LM, Wilson WR, Bayer AS, et al. AHA guidelines-infective endocarditis:diagnosis, antimicrobial therapy, and management of complications. Circulation, 2005(111):394-434.]

(1)因为耐甲氧西林的金黄色葡萄球菌(MRSA)的患病率很高。传染病科会诊往往建议用万古霉素作为在等待培养结果期间,对金黄色葡萄球菌的初始经验性治疗。

(2)根据体重和肾功能情况确定剂量,其目标水平为 15～25μg/ml。

(3)苯唑西林或奈夫西林 2g 静脉注射每 4 小时一次(如果不怀疑为耐甲氧西林的金黄色葡萄球菌)。

(4)氨苄西林 2g/静脉注射,每 4 小时一次(如果不怀疑为耐甲氧西林的金黄色葡萄球菌)。

(5)庆大霉素 1～1.5mg/kg 静脉注射每 8 小时一次。

(6)在人工瓣膜心内膜炎的患者中,可用利福平加入奈夫西林(Rifampin)或万古霉素加庆大霉素治疗。

3. 抗凝治疗

(1)在预防血栓栓塞症中,抗血小板药或抗凝药的作用还不清楚。

(2)如果有抗凝治疗指征的患者(例如机械瓣)发生神经系统症状而预期可能手术和(或)易于逆转,应将华法林转换为普通肝素。

(二)手术治疗

1. 因手术技术的发展和对手术可以改善疾病自然史的深入理解,而认识到进行早期手术的重要性。

2. 通常,在有血流动力学不稳定、心力衰竭、复杂的感染性心内膜炎或高度耐药菌引起的感染性心内膜炎(表 22-7)的患者中,也可进行手术。

3. 为了改善血流动力学的不稳定和(或)心力衰竭应尽快进行外科干预。

4. 不应该为了所谓的手术野“灭菌”,在术前用抗生素治疗数天,而延迟手术。

5. 如发生急性神经系统事件,确定手术的时机更为困难,因为早期手术会加重神经功能的损害,增加死亡率。发生显著的栓塞性梗死后,应考虑延迟 2~3 周,或脑出血后至少延迟 1 个月进行手术。

6. 自身瓣膜心内膜炎的手术治疗

(1)急性感染性心内膜炎出现瓣膜狭窄或关闭不全导致心力衰竭。

表 22-7 ACC/AHA 指南:手术治疗感染性心内膜炎的适应证

自身瓣膜心内膜炎的手术治疗
Ⅰ类 1. 自身瓣膜手术的指征是急性感染性心内膜炎,患者出现瓣膜狭窄或关闭不全而导致心力衰竭(证据级别:B) 2. 自身瓣膜手术的指征是急性感染性心内膜炎,患者出现瓣膜狭窄或关闭不全的血流动力学-左心室舒张末期或左心房压增高的证据[例如,主动脉瓣反流的患者,呈现的二尖瓣过早关闭,与二尖瓣反流连续多普勒超声频谱的快速减速(连续波多普勒中“V-波截止征”,表明左房压力快速上升)],或中度或重度肺动脉高压(证据级别:B) 3. 由真菌或其他高度耐药菌引起的自身瓣膜的感染性心内膜炎患者是手术的指征(证据级别:B) 4. 自身瓣膜感染性心内膜炎伴有心脏传导阻滞,瓣环或主动脉脓肿,或破坏性穿透性损伤(例如并发主动脉窦-右心房、右心室或左心房瘘;二尖瓣穿孔与主动脉瓣膜心内膜炎;或纤维环的感染)的患者是手术的指征(证据级别:B)
Ⅱa 类 尽管已用了适当的抗生素治疗,仍有复发性栓子和持久赘生物的自身瓣膜感染性心内膜炎的患者是手术的指征(证据级别:C)
Ⅱb 类 有可活动的超过 10mm 的赘生物,伴或不伴有栓子的自身瓣膜感染性心内膜炎患者可能是手术的指征(证据级别:C)

续表

人工瓣膜心内膜炎的手术治疗
Ⅰ类 1. 人工瓣膜感染性心内膜炎患者，是请心脏外科医生会诊的指征(证据级别:C) 2. 人工瓣膜感染性心内膜炎出现心力衰竭的患者是手术的适应证(证据级别:B) 3. 经造影或超声心动图检查证实有人工瓣与瓣环脱离的感染性心内膜炎患者是手术的适应证(证据级别:B) 4. 有人工瓣梗阻或反流加重证据的人工瓣膜感染性心内膜炎是手术的适应证(证据级别:C) 5. 有并发症(如脓肿形成)的人工瓣膜感染性心内膜炎患者是手术的适应证(证据级别:C)
Ⅱa 类 1. 尽管用了适当的抗生素治疗仍有持续性菌血症或复发性栓子的人工瓣膜感染性心内膜炎患者是手术治疗合理的适应证(证据级别:C) 2. 复发性感染的人工瓣膜感染性心内膜炎患者是手术治疗合理的适应证(证据级别:C)
Ⅲ类 由敏感病原体引起的首次无并发症的人工瓣膜感染性心内膜炎患者不是常规手术治疗的适应证(证据水平:C)

[引自:Bonow RO, Carabello BA, Chatterjee K, et al. American College of Cardiology/American Heart Association Task Force on Practice Guidelines. 2008 focused update incorporated into the ACC/AHA 2006 guidelines for the management of patients with valvular heart disease. J Am Coll Cardiol, 2008(52):e1-142, with permission.]

(2)急性感染性心内膜炎发生主动脉瓣关闭不全(AR)或二尖瓣关闭不全(MR)，有左心室(LV)舒张末期压或左心房压升高的血流动力学证据(如在主动脉瓣反流的患者，呈现的二尖瓣过早关闭，与二尖瓣反流连续多普勒超声频谱的快速减速，或中度至重度的肺动脉高压)。

(3)由真菌或其他高度耐药菌引起的感染性心内膜炎。

(4)如果出现心脏传导阻滞，瓣环或主动脉脓肿，或破坏性穿透性病变，被认为是复杂的感染性心内膜炎。

(5)尽管已用适当的抗生素治疗，仍有复发性栓塞和持续的赘生物。

7. 人工瓣膜心内膜炎的手术治疗

(1)适应证

①心力衰竭。

②造影透视或超声心动图证实的瓣膜破裂。

③阻塞或反流加重。

④脓肿。

(2)考虑重做瓣膜手术的适应证

①尽管有适当的抗生素治疗,仍有持续菌血症或复发性栓子。

②复发性感染。

③早期手术与常规治疗感染性心内膜炎(EASE)的临床试验表明,有大赘生物(>10mm)的感染性心内膜炎患者,早期手术(随机分组后 48h 内)可显著降低在复合终点任何原因的死亡率,并因降低全身性栓塞的风险,而能有效地降低栓塞性事件。

(3)第一次由敏感的病原体引起的人工瓣膜单纯的感染性心内膜炎患者,不是常规手术治疗的适应证。

四、特殊的考虑

2008 年,修订后的预防心内膜炎的建议见表 22-8～表 22-10。

表 22-8 AHA 指南建议应该预防感染性心内膜炎的心脏疾病

- 有人工心脏瓣膜或用人工材料修复的心脏瓣膜
- 以前曾有感染性心内膜炎
- 先天性心脏病
  - 未修复的发绀型先天性心脏病,其中包括姑息性分流和管道
  - 经手术或导管介入手术放置人工材料或设置完全修复的先天性心脏缺陷,术后的前 6 个月内
  - 先天性心脏病修复后,在人工贴片或设备的部位(抑制内皮化),或毗邻部位有残留的缺陷
- 在接受心脏移植,并有因瓣膜结构异常导致瓣膜关闭不全的患者

[引自:Wilson W, Taubert KA, Gewitz M, et al. Prevention of infective endocarditis guidelines from the American Heart Association. Circulation, 2007(116):1736-1754, with permission.]

表 22-9　AHA 指南：感染性心内膜炎预防方案的建议

- 下面的建议只适用于有表 22-8 中心脏情况的患者
- 涉及牙龈组织、牙齿根尖区或口腔黏膜的所有牙科手术操作
- 在没有活动性感染的情况下，非牙科的操作（如经食管超声心动图、食管胃十二指肠内镜或结肠镜检查）不建议用抗生素做预防性治疗

［改编自：Wilson W，Taubert KA，Gewitz M，et al. Prevention of infectiveendocarditis guidelines from the American Heart Association. Circulation，2007(116)：1736-1754.］

表 22-10　AHA 指南：用于牙科手术的预防方案

情况	制剂	方案：术前 30～60min，单剂量	
		成人	儿童
口服	阿莫西林	2g	50mg/kg
无法口服药物	氨苄西林或 头孢唑林或头孢曲松	2g IM 或 IV 1g IM 或 IV	50mg/kg IM 或 IV 50mg/kg IM 或 IV
青霉素或氨苄西林过敏，口服	头孢氨苄[a,b] 或 克林霉素或 阿奇霉素或克拉霉素	2g 600mg 500mg	50mg/kg 20mg/kg 15mg/kg
青霉素类或氨苄西林过敏和不能口服药	头孢唑林或头孢曲松[b] 或 克林霉素	1g IM 或 IV 600mg IM 或 IV	520mg/kg IM 或 IV 20mg/kg IM 或 IV

a. 其他的第一或第二代口服的头孢菌素类药物，其剂量在成人或儿童是相同的

b. 头孢菌素类药物不应用于有过敏、血管性水肿，或青霉素或氨苄西林引起荨麻疹病史的患者

IM. 肌内注射；IV. 静脉注射

［引自：Wilson W，Taubert KA，Gewitz M，et al. Prevention of infective endocarditis guidelines from the American Heart Association. Circulation，2007(116)：1736-1754，with permission.］

五、结果/预后

1. 已证明可增加死亡率的独立预测因素包括高龄、充血性心力衰竭、人工瓣膜、微生物的类型（金黄色葡萄球菌）、2 型糖尿病，肾功能不全以及较大

的赘生物等。已经制定出左心人工瓣膜复杂的感染性心内膜炎死亡的风险分类(表 22-11)。

表 22-11 复杂的左心心内膜炎的预后

参数	记分
精神状态	
思维敏捷	0
嗜睡或迷失方向	4
Charlson 并发病积分	
积分 0～1	0
≥2	3
充血性心力衰竭[a]	
无或轻度	0
中度或重度	3
微生物	
草绿色链球菌	0
金黄色葡萄球菌	6
其他[b]	8
治疗	
外科	0
药物	5
得分	≤6 7～11 12～15 >15
6 个月的死亡率	9% 25% 39% 63%

a. 无或轻度：没有啰音，休息时没有呼吸急促，没有肺水肿；中度或重度：至少有其中一项

b. 包括其他链球菌、肠球菌、凝固酶阴性葡萄球菌、肠杆菌、其他革兰阴性杆菌、HACEK、真菌和培养阴性的心内膜炎

［数据来自：Hasbun R，Vikram HR，Barakat LA，et al. Complicated left-sided native valve endocarditis in adults-risk classification for mortality. JAMA，2003(289)：1933-1940.］

2. 瓣膜功能不全和心力衰竭，脓肿形成（可能导致心脏传导阻滞或心脏各腔室之间的瘘），栓子和难以控制的感染等并发症，导致感染性心内膜炎的发病率和死亡率显著增加。

第二节　置入式心脏装置的感染

一、一般原则

1. 置入式心脏装置类似于任何其他异物，可以被感染。

2. 这些装置包括永久性起搏器（PPM）、置入式心脏除颤器（ICD）、心脏支架、左心室辅助装置（LVADs）和主动脉内球囊泵（IABPs）。

3. 大多数装置的感染是与电生理装置有关，如PPM和ICD。

4. 随着科技的进步，置入心脏电生理装置的患者增加。其结果是与电生理装置相关的感染也增加，并已成为显著的临床问题。

5. 根据装置的类型，受感染部分的位置和严重程度，以及患者的临床特征，此类感染的症状和体征、表现、后果和治疗不同。

（一）流行病学

1. 因为缺乏综合的注册或强制性的报告，心脏装置感染的发生率很难确定。已报告的发生率为0.2%～5.8%。

2. 心脏置入式电生理装置的感染可使死亡率增加2倍。

（二）病理生理学

1. 心脏置入式电生理装置的污染和继发感染可发生在置入时，或在置入后。

2. 在菌血症或真菌血症的患者中，血流将感染菌播种入放置电生理装置的手术囊，形成感染源。

3. 葡萄球菌属占感染患者的60%～80%，尤其是凝固酶阴性葡萄球菌和金黄色葡萄球菌。

4. 革兰阴性杆菌、痤疮丙酸杆菌（Propionibacteroi acnes）、棒状杆菌和念珠菌占心脏置入式电生理装置相关感染的其余部分。

（三）风险因素

1. 糖尿病。

2. 心力衰竭。

3. 肾衰竭。

4. 以前起搏器电源的更换。

5. 潜在的恶性肿瘤。

6. 皮肤科疾病。

7. 紧急安置的装置。

8. 安置装置 24h 内有发热。

9. 围术期使用临时起搏。

10. 操作过程中的低容量。

(四)预防

1. 严格无菌操作

2. 预防性应用抗生素

(1)手术开始之前 60min 应用。

(2)1～2g 头孢唑林,静脉注射。

(3)如果患者曾有过耐甲氧西林的金黄色葡萄球菌(MRSA)感染或对青霉素过敏,则用万古霉素。

3. 有临床感染迹象的患者,避免置入。

二、诊　断

(一)临床表现

症状和体征取决于微生物,有无菌血症,感染的程度与感染的部位。

1. 手术囊的感染

(1)有或无手术囊感染的浅表伤口感染,通常可能有疼痛、肿胀、红斑和创面分泌物或裂开。

(2)手术囊感染或皮下导线感染通常有疼痛、肿胀、感染区域的红斑,手术囊处糜烂和创面的分泌物。

(3)偶尔,深层次的手术囊感染可伴有手术囊处的疼痛,而没有其他全身性症状或体征。

(4)手术囊糜烂可能没有明显的全身性体征或症状,必须像手术囊感染一样进行治疗。

2. 永久性起搏器(PPM)、置入式心脏除颤器(ICD)导线感染[心脏置入式电生理装置(CIED)相关性心内膜炎]。

(1)更常见的全身性症状包括:发热、寒战、全身乏力、食欲缺乏,甚至有血流动力学的损害。

(2)往往有心内膜炎的症状和体征,例如感染性和血栓性栓塞,大多影响右心瓣膜,也可出现三尖瓣关闭不全(TR)、三尖瓣狭窄(TS)、肺栓塞和肺炎。

(3)其临床表现可以是急性或亚急性,但很少有左心心内膜炎的征象。

(二)诊断性测试

1. 在身体内有装置并有发热的患者,临床上必须高度怀疑心内膜炎的诊断。

2. 对于心内膜炎的诊断,没有单一的测试有足够的特异性或敏感性。

3. 开始抗生素治疗之前至少应采集两次血培养。

4. 血培养阳性往往可明确诊断,特别是葡萄球菌。

5. 可能有助于心脏置入式电生理装置相关感染诊断的其他发现包括:白细胞增多、C 反应蛋白(CRP)升高和红细胞沉降率(ESR)增快。

6. 经食管超声心动图(TEE)是为了排除心内膜炎所选择的检查,特别是对有金黄色葡萄球菌菌血症患者,因为金黄色葡萄球菌心内膜炎的患病率很高。

7. 胸部 X 线片、CT 肺血管造影和通气-灌注肺显像也可能有帮助。

8. 镓和放射性标记的白细胞显像,对设备感染既不敏感,也没有特异性。

9. 对发生器、手术囊和移除的导线头的培养可能有助于确定潜在的致病微生物。

10. 不应该在置入式心脏电生理装置(CIED)手术袋的表面,做穿刺抽吸,因为诊断率极差,而且可能将病原体带入手术袋。

三、治　疗

(一)药物治疗

1. 不涉及手术囊或装置本身的浅表或切口感染,不需要移除设置。

(1)抗生素可用涵盖葡萄球菌属的抗生素治疗,如口服头孢氨苄或氯唑西林,为期 7～14d。

(2)与早期的深部感染的鉴别非常困难。

(3)应进行伤口拭子培养,有助于直接的抗菌治疗。

(4)应密切监视患者,如果需要可以将治疗升级,包括用更广谱的抗生素替代,或延长治疗时间,如果感染不能控制,应考虑移除装置。

2. 抗菌药物治疗主要是辅助性,为帮助移除置入式心脏电生理装置。

(1)应该根据体外抗生素敏感性试验的结果选择抗生素。

(2)有关治疗的最佳持续时间没有明确的数据。

(3)应在装置取出后做血培养,如果是阳性,在再置入之前,应考虑静脉用抗生素治疗至少 2 周。

(4)装置取出 24h 后,血培养仍持续阳性的患者,临床医师应考虑给予抗生素治疗 4 周。

3. 置入式心脏电生理装置感染局限于手术囊,而没有糜烂的患者,可用口服抗生素 7～10d,如有糜烂,治疗需延长至 14d。

4. 发生器囊袋感染,需要移除,但可能不需要移除导线。静脉注射的抗金黄色葡萄球菌的抗生素治疗,一般推荐用万古霉素。

5. 置入式心脏电生理装置相关性心内膜炎的抗生素治疗,应与自身瓣膜心内膜炎(NVE)的治疗相同。

(1)完全移除整个置入式心脏电生理装置包括:发生器、缝合套管、缝合线和导联线,后者是感染最值得怀疑之处,或在大多数的病例,能确定感染物,则移除感染物。

(2)适用于所有置入式心脏电生理装置的感染,仅有表浅或切口的感染者例外。

(3)如果保留任何组件,感染的复发率高。

(4)置入式心脏电生理装置任何部件糜烂,意味着整个系统的污染,有必要取出整个系统。

(5)美国心脏协会(AHA)用于诊断置入式心脏电生理装置相关心内膜炎的指南。

6. 有置入式心脏电生理装置的患者,没有局部感染的证据,但血培养阳性,造成处理上的困难。

(1)上述情况的临床参数提示经适当抗生素治疗后,仍有复发性菌血症。

①确定没有菌血症的其他来源。

②菌血症在 24h 以上。

③有置入式心脏除颤器(ICD)。

④有人工瓣膜。

⑤在设置置入后的 3 个月内发生的菌血症。

(2)如血培养仍然为阳性,应认真考虑取出装置。

(二)其他非药物治疗

1. 由于技术的改进,经皮取出置入式心脏电生理装置的导联已成为移除导线的首选方法。其改进的技术包括准分子激光、烧灼和旋转切割系统。

2. 此操作有显著的风险,包括填塞、血胸、肺栓塞、导线迁移、肺炎和死亡。

3. 在有许多病例的有经验的机构中,经皮移除导线可相对安全和成功地取出置入式心脏电生理装置,成功率高达 95%～97.5%,并发症的发生率低(0～0.4%),并且感染的根除率高。

4. 当经皮处理失败或仍有部件保留于原处时,应考虑手术治疗。

5. 在有较大的赘生物(直径>2cm)的患者中,可以安全地经皮处理。

6. 不能因抗生素治疗而推迟手术。

四、特殊的考虑

1. 心脏置入式电生理装置(CIED)取出后的再置入。

2. 感染的装置取出后的每位患者,都应该再评估是否需要再置入。

3. 如果必要,应在对侧再置入。如果不可能在对侧再置入,考虑将装置置入腹部,经皮下隧道将导线传送至装置处。

4. 再置入需推迟到感染已经完全控制时。

5. 没有前瞻性研究的数据表明再置入的最佳时机;然而,建议在感染完全控制后最少 24～48h,最好是 2 周之后。

6. 左心室辅助装置(LVAD)的感染。

7. 感染是置入左心室辅助装置的常见并发症,也是发病和死亡的主要原因。

8. 置入左心室辅助装置的持续时间越长,感染的风险越高,最常发生在 2 周后。不同调查数据显示的感染发病率不相同,报道的范围为 13%～80%。

(1)与脉动流(PF)装置相比,新一代的连续血流泵(CF)左心室辅助装置的驱动线出口部位较小。

(2)供应商对感染并发症的认识和经验提高,有利于左心室辅助装置的患者。

(3)脓毒血症是死亡的最常见原因,占脉动流(PF)装置患者死亡的 41%,连续血流泵(CF)左心室辅助装置患者死亡人数的 20%。

(4)已经有研究显示，用连续血流泵(CF)左心室辅助装置患者中，败血症的发生率低于用脉动流(PF)装置的患者。

(5)感染的类型

①最常见的类型是驱动线的感染，常表现为局部炎症和在出口位置渗出。

②也可发生囊袋感染导致局部炎症性改变。

③偶尔，因为感染累及瓣膜和(或)该设置内部接触血液的表面，也可发生心内膜炎。

④患者可能有以上数种类型的感染同时存在。

(6)微生物

①涉及的微生物取决于感染的类型和是否伴有血流的感染。

②葡萄球菌是最常见的微生物，其次是革兰阴性杆菌(包括绿脓杆菌和埃希杆菌)、肠球菌、棒状杆菌属及念珠菌属。

③导管相关的血流感染(CRBSIs)往往为葡萄球菌或念珠菌属。

④与设置有关的感染通常为革兰阳性球菌(金黄色葡萄球菌或肠球菌属)，虽然也可发生革兰阴性菌的感染，包括铜绿假单胞菌、肠杆菌属或克雷伯菌属。

(7)风险因素通常与患者的合并症有关，包括糖尿病和肥胖症。风险因素也与围术期的事件有关，如出血、所输的血液制品、血栓形成和再次手术探查。

(8)临床表现可能包括发热，白细胞增多和(或)感染的局部体征。左心室辅助装置相关的心内膜炎可能有发热、菌血症、栓塞事件和瓣膜功能不全。

(9)不认为是心脏移植的禁忌证。

(10)治疗应针对致病微生物，感染没有得到控制则可能需要移除装置。

9. 冠状动脉支架的感染

(1)冠状动脉内支架的感染罕见，但常常是致命的，因为它严重损坏动脉壁。

(2)为继发于支架置入时的污染，或者是由于后来的菌血症所致。感染可发生在置入后的4周内。

(3)发热、静脉炎、局部感染及菌血症可能发生于1%以下的所有经手术治疗的患者。

(4)金黄色葡萄球菌和铜绿假单胞菌是最常见的致病菌。

(5)也可能发现并发脓肿、化脓性全心炎和心包积脓。

(6)已证明,经肱动脉的途径,由于是用切开的方法,与其有关的感染性并发症的发病率要高 10 倍。患侧股动脉反复穿刺或手术后留置鞘与感染的发病率增加有关。

(7)预防的策略应该包括无菌技术,避免经过血管内置入物、人工髋关节侧的途径穿刺,并尽量减少手术后留置导管。

(8)治疗应包括用能对抗多种药耐药的革兰阳性球菌和革兰阴性杆菌有效的抗生素的经验性治疗。

10. 主动脉内球囊泵(IABP)的感染

(1)主动脉内球囊泵感染罕见,其感染率与应用持续的时间相关。

(2)局部伤口感染最为常见,通常菌血症是继发于主动脉内球囊泵的污染或插入部位的感染。

(3)感染的风险因素包括:股部的污染,特别是肥胖的患者和紧急时未能在手术室或导管室中放置。

(4)治疗应该采用适当的抗生素,局部伤口护理,并在可能时,尽快移除主动脉内球囊泵。

(原著者　Risa M. Cohen and Pablo F. Soto)

第 23 章

Chapter 23

先进的心电图：心电图 201

一、一般原则

在第 3 章建立了最重要的原则（为了避免错误，每一次以同样的方式阅读心电图；实践，实践，再实践；保持有意义的心电图），本章重点介绍一些常见的临床情况，更难诊断的心电图表现，有助于获得诊断。

二、诊　断

（一）心肌梗死

1. 心电图上，在解剖上相邻的导联发现 ST 段抬高是心肌梗死（MI）的典型表现。在心肌梗死部位相对的区域，有 ST 段压低，可进一步证实诊断。

（1）下壁心肌梗死通常是由右冠状动脉（RCA）闭塞所致。在大多数人，右冠状动脉供给房室结，所以，在下壁心肌梗死常发现 PR 间期延长或房室传导阻滞。

（2）此外，右冠状动脉通过其边缘支供给右心室（RV）。右冠状动脉的这些分支动脉近端的阻塞可导致右心室梗死。

①在右心室梗死的情况下，静脉用硝酸盐可使回心血流量减少，导致血压急剧下降，而右心室的收缩功能主要依赖于前负荷，故为禁忌，此点在临床上很重要。

②当导联Ⅲ的 ST 段抬高比导联Ⅱ或 aVF 的更显著时，应怀疑有右心室梗死。

③应该用右侧的心电图导联（图 23-1）诊断右心室梗死，注意右侧的导联 V_4（V_4R）是否有 ST 段抬高。

（3）大多数人，心脏后壁是由左回旋支远端供应。不幸的是，在标准的 12 导联心电图中没有导联靠近心脏的后壁，所以心脏后壁的心肌梗死，在心电图上可能看不到。但在后壁 ST 段抬高的对应部位的变化（即前壁的 ST 段压低）可提示诊断，特别是在 V_1 导联，也可以通过在导联 V_7～V_9（图 23-1）发现 ST 段抬高，而获得诊断。

2. 在有相应的临床表现时，有新出现的或可疑为新的左束支传导阻滞（LBBB）图形，应考虑到心肌梗死的诊断。

（1）重要的是要知道，左束支有丰富的血液供应，主要由左冠状动脉前降支（LAD），几个间隔支和对角支供血。因此，新发生的左束支传导阻滞图形，提示左冠状动脉前降支近端阻塞导致的大面积前壁梗死。

（2）许多左冠状动脉前降支近端阻塞的患者，发病急剧、有胸痛、低血压和（或）新出现的心力衰竭的症状和体征。

（3）与此相反，在心电图的筛查中，左束支传导阻滞的图形常常可发现在无症状的患者中。在临床稳定和无症状的患者中，左束支传导阻滞不可能是由急性、大面积前壁心肌梗死导致，因此正确的临床判断非常重要。

（4）在已知预先存在左束支传导阻滞患者出现胸痛时，左束支传导阻滞的图像可能造成诊断的困难。经常错误地认为，在有左束支传导阻滞心电图上不能做出急性心肌梗死的诊断。事实上，在这种情况下，有几种心电图的表现，可以诊断急性心肌梗死。普遍引用的标准包括 3 个。

①ST 段抬高≥1mm，与 QRS 一致。

②在 V_1、V_2 或 V_3 导联，ST 段压低≥1mm。

③ST 段抬高≥5mm 与 QRS 不一致。

3. 心肌梗死以外可导致心电图上 ST 抬高的原因有很多。还有更多的临床意义，而不仅只是 ST 段抬高，其原因包括从良性的情况到可危及生命。

（1）许多年轻的成年男子心室复极特别快速，导致凹型的 ST 段抬高，通常在 V_2 导联最大。

（2）早期复极图形被描述为有切迹的 J 点（刚好在 QRS 波后）和高大、直立的 T 波，在 V_4 导联最明显。

（3）左束支传导阻滞图形导致 ST 段偏移的方向与 QRS 主波偏转的方向相反。

（4）高钾血症、肺栓塞（PE）及左心室肥厚均可导致不同方式的 ST 段抬高。

（5）Brugada 综合征也可以在 V_1 和 V_2 导联有明显的下斜型的 ST 段抬高。

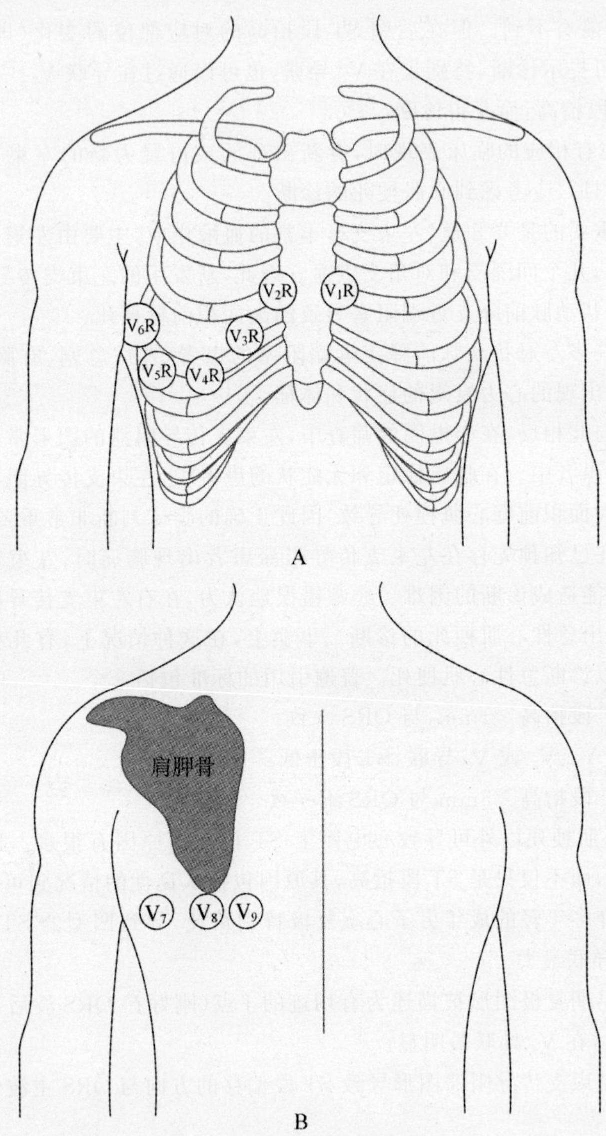

图 23-1 额外的心电图导联

A. 右侧导联($V_1R \sim V_6R$)用于诊断右室梗死；B. 后壁导联($V_7 \sim V_9$)用于诊断后壁梗死

(6)心脏挫伤和心脏电复律可引起短暂、显著的 ST 段抬高。

(7)心肌梗死相似的常见病是心包炎。患者可以有显著的胸痛，心电图也有 ST 段抬高。鉴别两者的几项重要的临床和心电图的要点列于表 23-1。

表 23-1　有助于心肌梗死与心包炎鉴别诊断的表现

鉴别要点	心肌梗死	心包炎
病史	有冠心病的风险因素：高龄、糖尿病、高血压、高胆固醇血症、吸烟史、早发冠心病的家族史	近期病毒感染史、胸部放疗史、癌症史
胸痛特点	可能有不同的表现，但典型的是在胸骨下区域有"恒定和严重挤压感"，有或没有放射到左腭和左臂	可有不同的表现，但呼吸和卧位时加重；坐位身体向前倾时可改善
体检	可有不同的发现，但呼吸困难，出汗，啰音更具特异性	可有不同的发现，但摩擦音是心包炎所特有
心电图特征	ST 段抬高按冠状动脉供血的"解剖"分布，其对应部位的 ST 段压低	弥漫性 ST 段抬高，PR 段压低
心脏特异性标志物(肌钙蛋白)	大的心肌梗死，生物标志物显著升高	轻度或没有生物标志物升高
超声心动图	导致梗死的动脉分布区的室壁运动异常	无室壁运动异常

(二)心动过速

1. 在心动过速时，心电图的解释对正确的诊断和心律失常的治疗非常重要。各种心动过速患者的处理已在第 7 章中讨论。

2. 对快速性心律失常的诊断方法总结于图 23-2，此种分类对临床上处理这些患者很有用。

3. 心动过速可以分为窄的综合波或宽的综合波，其根据是 QRS 时间＜或＞120ms。

(三)宽综合波的心动过速

1. 宽综合波的心动过速有一定程度的通过心室的差异性传导，并且可能发现于下列的 3 种情形之一：室性心动过速(VT)、伴差异传导的室上性心

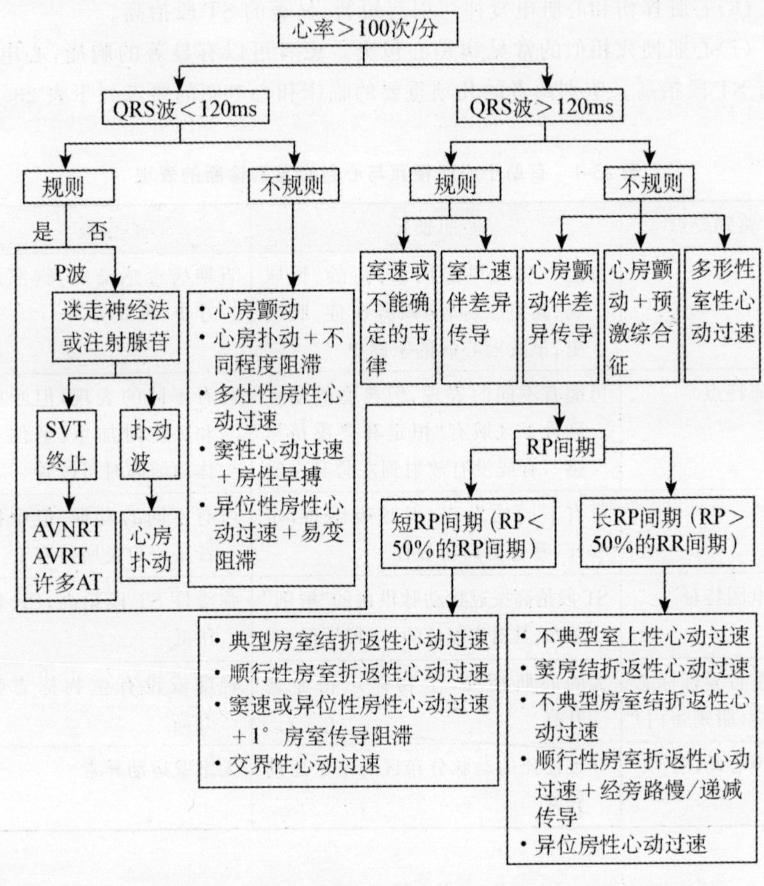

图 23-2 心动过速的分解

AVNRT. 房室结折返性心动过速；AVRT. 房室折返性心动过速；AT. 房性心动过速；SVT. 室上性心动过速

动过速（SVT）、预激性心动过速（详见第 7 章和第 25 章中的讨论）。

2. 确定宽综合波心动过速心电图的节律具有重要的预后和治疗意义，因为上述 3 种情况中每一种的治疗都非常不同。

3. 有利于室性心动过速或室上性心动过速伴差异传导鉴别的临床线索列于表 23-2。

表 23-2　宽综合波心动过速中鉴别室性和室上性心动过速的临床线索

临床线索	室性心动过速	室上速伴差异传导
病史	有结构性心脏疾病	无结构性心脏疾病
起始	心室过早去极化(VPD)	心房过早去极化(APD)
P 波时间	房室分离	房室相关
QRS 形态	室性心动过速的 QRS 形态与之前的心室过早去极化相同 融合搏动或夺获搏动 一致性的正的 QRS 波 (V_1～V_6 的 QRS 都是正性) 如果有 RBBB，QRS>140ms 如果有 LBBB，QRS>160ms 极轴(−90°～180°)	有差异性传导的特征性 QRS 波形态(V_1，V_6)
对刺激迷走神经的反应	无变化	减慢或终止

RBBB. 右束支传导阻滞；LBBB. 左束支传导阻滞

4. 通常，不经过快速传导的 His-Purkinje 系统的室性心动过速，心室的激动更奇特，QRS 波群极宽，并有切迹。

5. 通常，有心房和心室分离，在室性心动过速的图中可以看到窦性 P 波。

6. 为鉴别伴差异传导的室上性心动过速与室性心动过速，常常需要进一步的鉴别工具，如 Brugada 标准(图 23-3)。

7. 有沃帕魏(WPW)预激综合征的患者，发生的预激性心动过速的形式，可以发展为危及生命的伴快速心室传导的心房颤动(AF)。如果心动过速的节律不规则或者特别快(心室率每分钟 150～250 次)，应怀疑为预激综合征性心动过速。

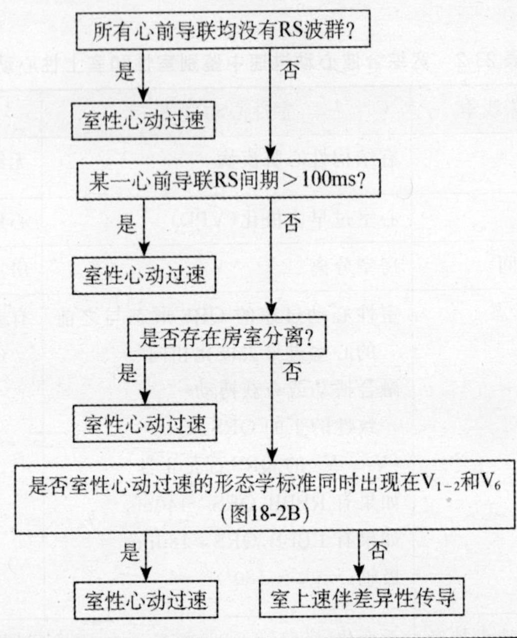

A

	完全性左束支传导阻滞		完全性右束支传导阻滞	
	室速	室上速	室速	室上速
V_1导联	在V_1、V_2导联有以下任一特征： r波≥0.04s S波下降支有切迹 S波最低点延迟＞0.06s	在V_1、V_2导联没有以下特征： r波≥0.04s S波下降支有切迹 S波最低点延迟＞0.06s	左侧峰较高 双相RS或QR	三相rsR' 或rR'
	a b c or	or		
V_6导联	单相QS		双相rS	三相qRs

B

图 23-3 A 和 B. 为宽综合波心动过速中室上性心动过速伴差异传导与室性心动过速鉴别的 Brugada 标准

(四)窄综合波心动过速

窄综合波心动过速是经过希浦系统激活心室，此类心律失常大多数起源于室上。

1. 心房颤动(AF)：为最常见的持续性快速心律失常，将单独在第 26 章讨论。

2. 心房扑动(AFL)：第二常见的心律失常，据报道每年的发生率约 1%。

(1)其发生率随着年龄的增长和潜在的心脏疾病增加，多见于男性。

(2)通常，心房扑动有规律的心室律，但当房室传导不规律(2:1至 4:1至 3:1等)时，则变为不规律。

(3)机制：在心房内围绕功能或结构性传导障碍的折返循环。心房率是每分钟 250～350 次，通常不是以 1:1的比例传导到心室；大多数为 2:1传导。每分钟 150 次、有规则心室律的室上性心动过速，应怀疑是心房扑动。

(4)通常，与心房颤动一样，与患者心脏手术后，有肺部疾病，甲状腺功能亢进症和心房扩大有关。

(5)心电图：在典型心房扑动，有“锯齿”形的扑动波，在Ⅱ、Ⅲ和 aVF 导联扑动波的形态最佳，V_1 导联有正性偏移。

3. 多灶性房性心动过速(MAT)

(1)很不规律。

(2)室上性心动过速(SVT)通常见于有多种合并症的老年住院患者。

(3)多灶性房性心动过速最常见于慢性阻塞性肺疾病(COPD)和心力衰竭的患者，但也与葡萄糖耐受不良、低钾血症、低镁血症、药物(如茶碱)和慢性肾衰竭有关。

(4)心电图：多灶性房性心动过速的心电图上，至少有 3 种不同形态的 P 波，在Ⅱ、Ⅲ和 V_1 导联最易于辨认。

4. 窦性心动过速(ST)

(1)是长 RP 心动过速最常见的机制。

(2)大多数情况下，窦性心动过速是交感神经兴奋状态(例如，发热、疼痛、血容量减少、贫血和缺氧)的正常生理反应，但也可以由非法的药物(例如，可卡因、安非他明、甲基苯丙胺)和处方药(例如，茶碱、阿托品、β 肾上腺素能激动药)诱发。

(3)不正常的窦性心动过速是指窦性心率持续增高，但没有明确的生理、病理或药理的影响。

5. 异位性房性心动过速(EAT)

(1)异位性房性心动过速有不同程度的传导阻滞,可出现很不规律的节律,其心房速率为每分钟150～200次,可以此特点与房扑进行鉴别。

(2)有不同程度传导阻滞的异位性房性心动过速与地高辛中毒有关。

(3)异位性房性心动过速的特征是有规律的、心房波的形态源自窦房结复合体之外,导致的长RP性心动过速。

(4)机制:增强的自律性、触发活动和可能的微折返。

6. 房室结折返性心动过速(AVNRT)

(1)这种折返节律发生在房室结有分离成"慢"与"快"通道功能的患者中,可发生于任何年龄,但多发于中年和女性。结构性心脏疾病不是先决的条件。

(2)"典型"的房室结折返性心动过速比较常见。

①传导经慢通道顺行向下,然后经快通道逆行,从而导致短RP性心动过速。

②心电图:P波隐藏在QRS波群中或埋在QRS波群的末端,形成一个伪R′(V_1)或伪S′波(Ⅱ导联)。与心动过速和窦性心律的QRS比较,可发现逆行的P波。

(3)"非典型"房室结折返性心动过速:经房室结的快通道顺行传导,然后经房室结的慢通道逆向传导,从而导致长RP性心动过速。

7. 房室折返性心动过速(AVRT)

(1)顺行性房室折返性心动过速(O-AVRT)是最常见的折返性心动过速,约占所有房室折返性心动过速的95%,将在下面进一步讨论。

(2)附加通道介导的折返节律:是电信号经房室结顺行传导至心室,经附加通道或"旁路"逆行传导至心房,导致短RP性心动过速。

(3)心电图:逆行P波经常见于QRS波后,通常与QRS波分开。

(4)在预激综合征的患者中,顺行性房室折返性心动过速是室上性心动过速最常见的机制,像预激综合征窦性心律的心电图(定义为短的PR间期和QRS波的上行支有delta波)。

(5)顺行性房室折返性心动过速(O-AVRT)可发生在无预激的患者中,仅在逆行传导式的心动过速时,其传导经旁路通道("隐蔽性途径")。

(6)不太常见的,经附加途径逆行传导至心房的过程很缓慢,足以使心房激动发生在RR间期的后半部分,导致长RP性心动过速。此种不断发生的长

RP 性心动过速可导致心动过速性心肌病。

8. 交界性心动过速

(1)来自房室交界区的自律性的电脉冲，同时传导到心室和心房，类似典型的房室结折返性心动过速，使得逆行的 P 波常常埋在 QRS 波群中。

(2)常见于儿童，在成人中少见。

9. 窦房结折返性心动过速

(1)折返电路(至少是一部分)位于窦房(SA)结内。

(2)起病和终止突然，可由房性期前收缩诱发。

(3)心电图：P 波形态和电轴与正常窦性心律时的自身窦性 P 波一致。

10. 确定窄综合波心动过速基本节律的两个关键性方法是，分析 P 波，和采用腺苷或使用迷走神经刺激法(图 23-4)。

11. P 波的分析

(1)心房颤动时没有 P 波，或非常不规则的 P 波。

(2)心房扑动：常常是规则的锯齿样心房激动波，其速率为每分钟约 300 次。

(3)短 RP 性心动过速：在典型的房室结折返性心动过速(通过慢通道激活心室和通过房室结的快通道激活心房)或顺行性房室折返性心动过速(通过房室结的慢通道激活心室和通过附加旁路的快通道激活心房)，P 波可能“埋”在 QRS 综合波末端。

(4)长 RP 性心动过速：P 波较明显，其所在位置与前一个 QRS 综合波的距离相比，更接近下一个 QRS 综合波。原因包括异位性房性心动过速，非典型房室结折返性心动过速(通过快通道激活心室和通过房室结的慢通道激活心房)。

12. 刺激迷走神经的方法和使用腺苷暂时减慢通过房室结的传导，可完成两个重要的功能

(1)降低心室率，让医生看到单纯心房的描记(心房颤动、心房扑动、异位性房性心动过速、多灶性房性心动过速)。

(2)可终止以房室结作为折返环的一部分的心律失常(房室结折返性心动过速和房室折返性心动过速)。

(3)注意：腺苷可终止某些异位性房性心动过速。

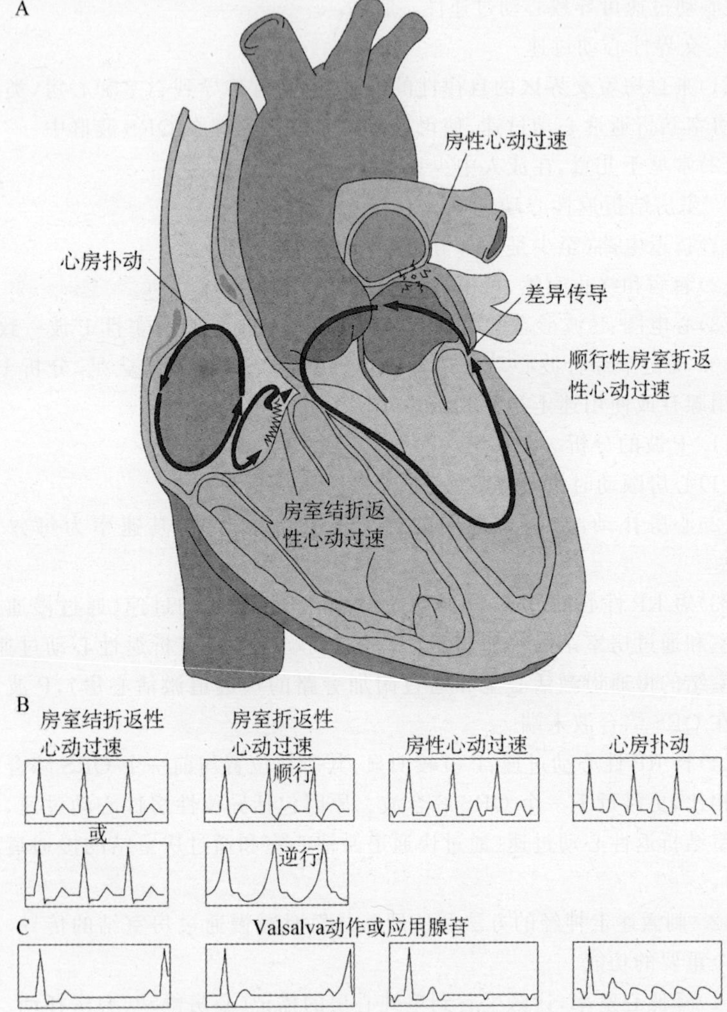

图 23-4　室上性心动过速的主要机制和典型的心电图记录

A. 规律心动过速的机制示意图；B. 心动过速特殊机制的心电图；C. 静脉用腺苷或乏氏 Valsalva 动作后暂时终止通过房室结传导的心动过速特殊机制的心电图

［改编自：Delacretaz E. Supra-ventricular tachycardia. N Engl J Med，2006(354)：1039-1051，with permission.］

三、特殊的考虑

1. 通常的心电图模式,如果每次以同样合理的方法解释心电图(见第 3 章),就不可能误诊。

2. 许多常见的心电图模式,与某些典型的临床情况相关。

(1)高钾血症:高钾血症有多种心电图的表现,其中包括高尖的 T 波、宽 QRS、PR 间期延长、P 波的缺失、正弦波模式。

(2)洋地黄的作用:伴有特征性"上扬"的 T 波和向下倾斜、弯曲的 ST 段。

(3)洋地黄中毒:由于洋地黄增加心房和心室组织的自律性,而减缓窦房结和房室结的传导,洋地黄中毒出现两种常见的心电图表现:伴房室传导阻滞的房性心动过速和双向性室性心动过速。

(4)魏伦斯波(Wellens waves):表现为胸前导联深而对称的 T 波倒置。Wellens 波提示严重的左冠脉前降支近端闭塞,中枢神经系统的疾病(蛛网膜下腔出血,此时对称的 T 波倒置被称为 Birch 波)或为心尖肥厚性心肌病。

(5)奥斯本波(Osborne waves):也称 J 波,在 QRS 波末端有切迹,和深低温有关。

(6)左心室肥厚:有许多关于心电图(表 23-3)确定左心室肥厚标准的研究。已证明,这些标准有相当高的特异性(>90%),但不够敏感(<50%)。

表 23-3　确定有左心室肥厚的各种心电图标准

标准	测量	计分
Cornell 电压	V_3 S 波+aVL R 波>28mm(男) V_3 S 波+aVL R 波>20mm(女)	
Framingham	aVL 的 R 波>11mm V_4~V_6 的 R 波>25mm V_1~V_3 的 S 波>25mm V_1 或 V_2 的 S 波+V_5 或 V_6 的 R 波>35mm Ⅰ的 R 波+Ⅲ的 S 波>25mm	
Sokolow-Lyon 指数	V_1 的 S 波+V_5 或 V_6 的 R 波>35mm	

续表

标准	测量	计分
Romhilt－Estes 计分	任何肢体导联 R 波或 S 波≥20mm 或 V_1/V_2 的 S 波≥30mm 或 V_5/V_6 的 R 波≥30mm	3
	ST-T 波异常(有或无洋地黄影响)	
	左心房异常	1 或 3
	电轴左偏	3
	QRS 时间≥90ms	2
	V_5/V_6 内在偏移(从 QRS 波群的开始到 R 峰值的时间)≥50ms	1
		1
	确定的左心室肥厚＝5 分或以上	
	可能的左心室肥厚＝4 分	

(7)心室预激：称之为沃-帕-怀特预激综合征，其特征是在心房和心室间有附加通道，可绕过房室结激活心室。心电图的表现包括：短 PR 间期(＜120ms)，QRS 综合波的起始部模糊不清(称为 delta 波)及 ST-T 波的变化与 QRS 向量的方向相反。

(8)肺部疾病的模式：由于肺过度充气，导致悬垂心，肺动脉压力升高，慢性阻塞性肺病(COPD)的患者，可能有 QRS 综合波低电压，电轴右偏，V_1 导联为 RSR′型的不完全性右束支传导阻滞(RBBB)表现，右心房增大，心前区导联的 R 波延迟转型(在 V_5 或 V_6 导联的 QRS 综合波为正向波)。

(9)肺动脉栓塞(PE)：在急性肺栓塞，肺动脉压力急剧升高，可能会导致窦性心动过速或房性心律失常，不完全性右束支阻滞，典型的 S1Q3T3 模式(导联Ⅰ的 S 波、导联Ⅲ的 Q 波及导联Ⅲ倒的 T 波)。

3. 本章总结性地列出几份未知诊断的心电图(含解释，图 23-5～图 23-9)，用来锻炼你的心电图分析技能。

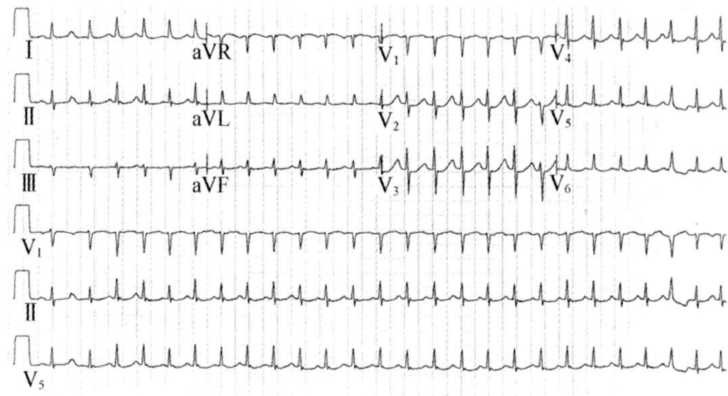

图 23-5　心电图的解释

心率：每分钟 160 次。节律：规律而窄的 QRS 综合波，没有明显的 P 波。这是一份窄综合波性心动过速的心电图。鉴别诊断包括房室结折返性心动过速（AVNRT）、房室折返性心动过速（AVRT）、自律性房性心动过速、心房扑动、心房颤动。心电轴：导联 I 向上和导联 II 也向上，所以心电轴正常。间期：没有 P 波所以没有 PR 间期。QRS 综合波窄，没有左心室肥厚。QT 间期＜400ms。损伤：没有显著 ST 段抬高或压低。没有显著地 Q 波。综上所述：窄综合波性心动过速，可能是房室结折返性心动过速。需要注意的是逆行 P 波可能埋在 QRS 综合波内

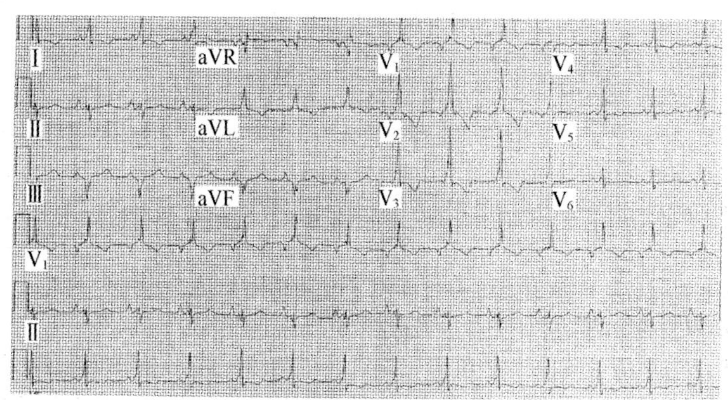

图 23-6　心电图的解释

心率：每分钟 80 次。节律：窦性心律。心电轴：导联 I 向上和导联 II 向下，所以是电轴左偏。间期：在 V_1 导联 P 波是显著的负波，左房扩大（LAE），在导联 II 的 P 波是显著的正波，右心房增大（RAE）。PR 间期＜120ms，胸前导联最容易看清。QRS 波宽，但仅在初始向上部分（delta 波）。无左心室肥厚。QT 间期正常。损伤：既没有显著地 ST 段偏移，也没有 Q 波，但 V_2～V_3 导联有明显倒置的 T 波。综上所述：PR 间期短，有 delta 波，局限性的 T 波倒置，此患者有通过旁路的心室预激

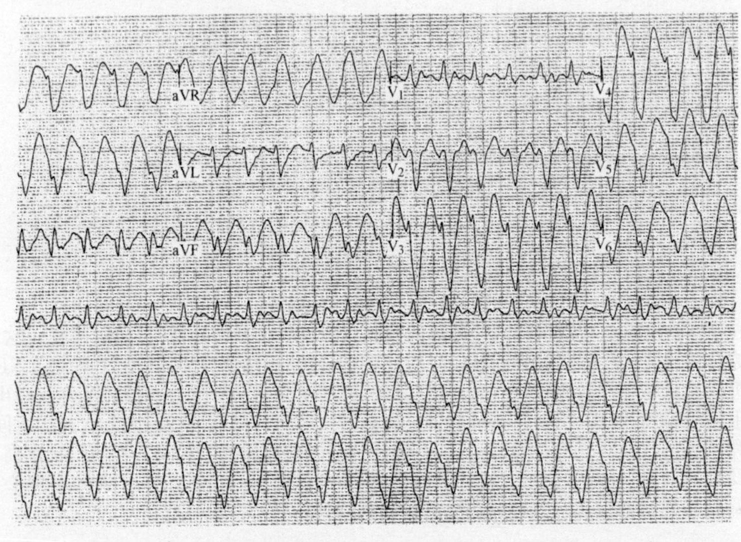

图 23-7　心电图的解释

心率：每分钟 150 次。节律：没有明显的 P 波，规律而宽的 QRS 综合波。这是一份宽 QRS 综合波性心动过速的心电图。鉴别诊断包括室性心动过速，室上性心动过速伴有差异传导，心室预激。心电轴：导联Ⅰ向下和导联Ⅱ也向下，是极度的电轴左偏。间期：无 P 波，所以没有 PR 间期。QRS 综合波明显增宽(200ms)。既不是左束支传导阻滞的形态，也不是右束支传导阻滞的形态，因此称为心室自主传导延迟(IVCD)。在这份宽综合波性心动过速的心电图上不能评估左室肥厚和 QT 间期。损伤：在这份宽综合波性心动过速的心电图上很难评估有无损伤。综上所述：利用现有的各种工具，包括 Brugada 标准，这是一例室性心动过速。由于 QRS 综合波极度增宽和心室自主传导延迟的形态(既不是真正的右束支传导阻滞，也不是左束支传导阻滞)，所以疑是高钾血症所致

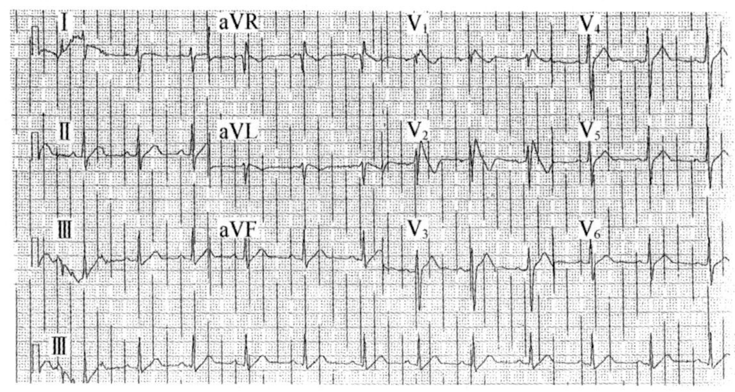

图 23-8　心电图的解释

心率：每分钟 70 次。节律：窦性心律。心电轴：导联Ⅰ向下和导联Ⅱ向上，所以是心电轴右偏。间期：P 波和 PR 间期均正常。QRS 综合波窄，无心肌肥厚。QT 间期短(校正 QT 间期＝ 340ms)。损伤：在 V_1 和 V_2 导联，大而快速的下坡型 ST 段抬高，在其相对的导联没有对应性变化或 Q 波。综上所述：这是一份典型的 Brugada 综合征患者的心电图，在 V_1 和 V_2 导联有弓背形 ST 段抬高和不完全性右束支传导阻滞型

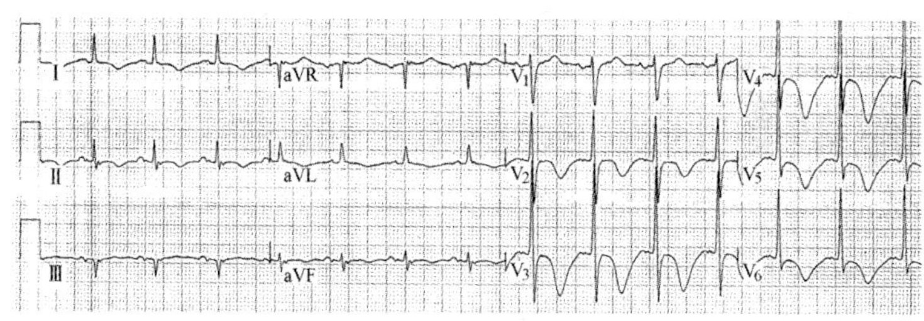

图 23-9　心电图的解释

心率：每分钟 90 次。节律：窦性心律。心电轴：导联Ⅰ向上和导联Ⅱ也向上，所以心电轴正常。间期：P 波和 PR 间期均正常，QRS 综合波窄。根据 Sokolow-Lyon 的标准(导联Ⅰ的 S 波 ＋ V_5 导联的 R 波＞35mm)确诊为左心室肥厚。QT 间期较长(校正 QT 间期＞600ms)。鉴别诊断包括先天性、脑梗死或先兆性梗死(Wellens 波)。损伤：没有显著地 ST 段偏移。仅在导联Ⅲ有 Q 波，一般是正常的。在胸前导联有大而深、对称性倒置的 T 波。综上所述：这是一份典型的由严重左冠状动脉前降支(LAD)近端病变导致的有 Wellens 波的心电图

(原著者　Shivak Sharma and Timothy W. Smith)

第 24 章

Chapter 24

缓慢性心律失常和永久性心脏起搏器

一、一般原则

(一)定义

1. 心动过缓是一种常见的心律,定义为心室率低于 60 次/分。

2. 心动过缓可以归因于在自身传导系统内的某处功能异常。因此,需要复习传导系统中除极波的正常传导,每个部分各自的血管供应以及内在和外在的影响(表 24-1),有助于诊断。

3. 窦房结是由许多特殊的起搏细胞集结而成,位于右心房的上部。在正常情况下,起始于窦房结的除极波经心房肌和结内途径向下和向左传导,产生心房收缩。

(1)正常静息时的窦房结速率为每分钟 50～90 次,是由交感神经和副交感神经的输入相对平衡确定。

(2)窦房结的动脉血液供应是窦房结动脉。

(3)解剖学上窦房结动脉来自不同的冠状动脉:右冠状动脉(RCA)占 65%;左冠状动脉回旋支占 25%;或两者(右和左冠状动脉的回旋支)同时供应占 10%。

4. 除极波随后到达另一组特殊的细胞——房室(AV)结,位于房间隔内的右心房侧。通常情况下,房室结应作为心房和心室之间连接的唯一的电活动纽带。

(1)通过房室结的传导是递减性的,通常有 55～110ms 的延迟;也就是在大部分心电图(ECG)测量中的 P-R 间期。

表 24-1　心动过缓的原因

内在
先天性疾病(可能在中年后出现)
特发性退行性变(老年人)
梗死或缺血
心肌病
浸润性疾病:结节病、淀粉样变性、血色素沉着症
胶原性血管疾病:系统性红斑狼疮、类风湿关节炎及硬皮病
手术创伤:瓣膜手术和移植
感染性疾病:感染性心内膜炎、莱姆病(Lyme disease)及南美锥虫(Chagas)病
外在
自主介导的
神经心源性晕厥
颈动脉窦过敏
迷走神经张力增高:咳嗽、呕吐、排尿、排便和插管
药物:β受体阻滞药、钙通道阻滞药、地高辛和抗心律失常药
甲状腺功能减退症
低温
神经系统疾病:颅内压增高
电解质紊乱:高钾血症和高镁血症
高碳酸血症/阻塞性睡眠呼吸暂停
败血症

(2)房室结由慢反应纤维组成,同窦房结一样具有内在的起搏性能,产生的速率为每分钟 40～50 次。由于其除极的速度较慢,只有在窦房结功能出现障碍时,才在临床上有意义。

(3)心室对心房除极的反应是由房室结内自主神经系统的作用进行调节。

(4)房室结的血液供应主要来自房室结动脉,通常起源于后降支动脉(PDA)(80%)的近侧,也可来自左冠状动脉回旋支(10%),或两者同时供应(10%)。此外,也可接受来自左冠状动脉前降支(LAD)的侧支血流。

5. 除极波从房室结向下传导至位于室间隔膜部的希氏束,然后进入右束支和左束支,最后到达浦肯野纤维,除极心室肌。

(1)希氏束和右束支的血液供应是来自房室结动脉和左冠状动脉前降支的穿隔支。

(2)左束支进一步分为左前分支,由左冠状动前降支的穿隔支供血,和左后分支,运行在左前分支的后下方,由后降支动脉的分支和左冠状动脉前降支的穿隔支供血。

(二)分类

随着对心脏传导系统的基本理解,能够根据它们功能不全的位置进行心动过缓的分类,并决定其预后和指导其治疗。

1. 窦房结功能不全

(1)窦房结功能不全或病窦综合征,在美国是心脏起搏器置入术最常见的原因。可有以下几种表现。

①窦性心动过缓:其定义为规律的 QRS 波群,其前有"窦"性 P 波(在Ⅱ、Ⅲ、aVF 导联均为直立 P 波),心率在每分钟 60 次以下。年轻的患者和运动员经常有休息时的窦性心动过缓而且耐受性良好。所有患者的夜间心率均较低。

②窦性暂停和窦性停搏:指的是窦房结未能除极,表现为无心房收缩间期(无 P 波)。可能伴有心室无收缩,或来自交界组织心室肌的逸搏。在健康,无症状的人,特别是在睡眠时,可发现有 2～3s 的暂停。暂停达 3s 以上,特别是在白天出现时,应考虑为窦房结功能不全的诊断。

(2)窦性传出阻滞代表窦房结有适当的激活,但除极波无法传导到窦房结周围的组织,在体表心电图中,除了有传出阻滞的 P-P 间期是无传出阻滞的 P-P 间期的倍数之外,几乎无法与窦性停搏相区别。

(3)快慢综合征是指快速性心律失常与缓慢性心律失常交替出现。典型的例子是在心房颤动(心动过速)终止后,窦房结功能恢复(心动过缓)之前可能出现的长间隙。

(4)变时功能不全是指代谢需要时,不能适当的增加心率。

2. 房室传导障碍

(1)房室传导可延迟(一度房室传导阻滞),偶尔中断(二度房室传导阻滞),频繁但不总是中断(重度或高度房室传导阻滞),或完全不能传导(三度房室传导阻滞)。

(2)一度房室传导阻滞描述为传导延迟,通常局限在房室结,导致体表心电图的 P-R 间期＞200ms。此种情况称之为"阻滞"是用词不当,因为根据定义，没有搏动脱落（即每一个 QRS 综合波前都有 P 波）。

（3）二度房室传导阻滞是指房室传导有周期性的中断（即有“搏动脱落”）。二度房室传导阻滞分为莫氏Ⅰ型和莫氏Ⅱ型，两者之间的区别很重要，因为两者的发展不同，莫氏Ⅱ型可能发展为较高度心脏传导阻滞。

①莫氏Ⅰ型阻滞（文氏现象）表现为连续的心房脉冲在房室传导中有逐渐延迟，直到一个脉冲未能传导，随后又开始重复上述的过程。莫氏Ⅰ型的阻滞通常是在房室结内，预示预后良好，发展成完全性心脏传导阻滞的可能性不大。在体表心电图上，典型的文氏阻滞表现如下。

a. 一个未传导的 P 波之前，P-R 间期逐渐延长。房室文氏现象的另一个特点是未传导的 P 波之后的第一个 P-R 间期，要比未传导 P 波之前的最后一个 P-R 间期短。

b. 脱落的搏动之前的每一个 R-R 间期是缩短的。因此，在心电图上脱落搏动的 R-R 间期将为最短 R-R 间期的两倍以下。

c. 一组不规律的 QRS 综合波有规律地出现。

②莫氏Ⅱ型阻滞的预后较差，其特征是没有逐渐的传导延迟而突然出现房室传导阻滞。在心电图上未传导的 P 波之前的 P-R 间期保持不变。莫氏Ⅱ型阻滞发展为完全性心脏传导阻滞的发生率相当高。

（4）三度（完全性）房室传导阻滞，是所有的心房脉冲都不能传导到心室。心房和心室之间完全分离。有规律的心室除极（逸搏心律）。

（5）严重的或高度房室传导阻滞，是指以三度房室传导阻滞为主，但偶尔有 P 波会传导到心室，并有稳定的 P-R 间期。不像完全性三度房室传导阻滞有规律的心室除极，由于是间歇性传导，导致心室的除极不规律。

二、诊　断

（一）临床表现

1. 缓慢性心律失常有不同的临床表现，从无症状到非特异性（例如，头晕、疲劳，无力及运动不能耐受），到很明显的症状（即晕厥）。对缓慢性心律失常的耐受性，很大程度上取决于患者因心率降低，代偿性增加心排血量反应的能力。重点应放在症状是否与已有的心动过缓有直接暂时的关系。其他重点的病史包括以下几个方面。

（1）特别是涉及右心循环的缺血性心脏疾病，可诱发许多缓慢性心律失常。因此，始终应注意急性冠脉综合征的症状。

(2)诱发的情况(如排尿、咳嗽、排便和有毒的气味),发作前后的情况可能有助于识别神经心源性病因。

(3)在有潜在窦房结功能不全的患者中,由于心动过速引起窦房结受抑制,快速性心律失常停止后,可能有一个长间歇。因此,心悸症状可能揭示存在潜在的快-慢综合征。鉴于治疗快速性心律失常的药物是为了减慢心率,快-慢综合征导致处理上的困难。

(4)在病史采集中要注意有无结构性心脏疾病,甲状腺功能减退症,阻塞性睡眠呼吸暂停,胶原性血管疾病,感染(例如,菌血症、心内膜炎、莱姆病和美洲锥虫病),浸润性疾病(如淀粉样蛋白、血色素沉着症和结节病),神经肌肉疾病及心脏手术史(如瓣膜置换和先天性心脏病的修复)。

(5)应审查药物,应特别注意影响窦房结和房室结的制剂(即钙通道阻滞药、β受体阻滞药和地高辛)。

2. 如果心动过缓正在发作中,应停止病史采集和体格检查,立即进行心律失常引起的血流动力学的评估。如果患者有灌注不良的迹象(例如,低血压、精神恍惚、意识减退、发绀等),应立即启动紧急心脏生命支持(ACLS)的处理方案。如果患者病情稳定,应进行全面的体格检查,特别是心血管的检查及上述合并病症(图 24-1)相关的任何表现。

(二)诊断性测试

1. 在任何有疑似心律失常的患者中,12 导联心电图是极其重要的诊断工具。仔细检查心脏节律,能记录到最佳心房活动的导联为Ⅱ、Ⅲ、aVF 导联或 V_1。

2. 重点应放在确定是否有窦房结功能障碍(P 波的时间间期),或房室传导异常(PR 间期,束支传导阻滞)的证据。也应寻找陈旧的和急性缺血性心脏疾病表现的证据。

【实验室】

1. 实验室检查,大多数患者应包括电解质和甲状腺功能测试。

2. 根据临床情况进行地高辛水平和心肌肌钙蛋白的检查。

【心电图】

1. 心动过缓病例的心电图分析,重点应沿传导系统进行检查以发现功能不全可能的部位。

2. 发现心律失常与症状的关系,阻滞的部位将有助于确定是否有必要植入起搏器。图 24-2 和图 24-3 是根据分类一节中所述,一些有代表性节律

目标
- 确认缓慢性心律失常
- 确定患者是否有症状
- 提供及时的治疗，如果有必要
- 确定是否需要永久性起搏器

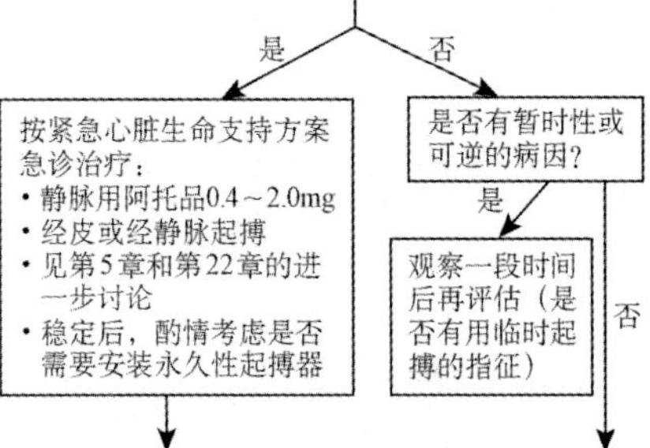
是否有灌注不良或血流动力学不稳的迹象？
是
否
按紧急心脏生命支持方案急诊治疗：
• 静脉用阿托品0.4～2.0mg
• 经皮或经静脉起搏
• 见第5章和第22章的进一步讨论
• 稳定后，酌情考虑是否需要安装永久性起搏器
是否有暂时性或可逆的病因？
是
否
观察一段时间后再评估（是否有用临时起搏的指征）

临床特点
现病史：
- 头晕、头晕目眩、近乎晕厥、晕厥
- 劳力性呼吸困难、运动耐力下降、疲劳
- 胸痛、呼吸急促、出汗
- 打鼾、白天嗜睡、睡眠呼吸暂停
- 最近的用药/剂量的改变
- 诱发的环境

既往史：
- 心脏病史：
  - ➢心律失常（心动过速和心动过缓），永久性心脏起搏器
  - ➢充血性心力衰竭/冠心病
  - ➢瓣膜手术
- 浸润性疾病：结节病、血色病、淀粉样蛋白
- 甲状腺疾病史
- 心内膜炎、莱姆病、美洲锥虫病
- 其他：脑血管疾病；阻塞性睡眠呼吸暂停、青光眼

药物史：
- β受体阻滞药、钙通道阻滞药、地高辛、可乐定
- 其他抗心律失常药物
- 滴眼液

体检：
- 一般情况：温度波动、心率下降、血压下降、血氧饱和度低
- 精神：嗜睡、神志不清
- 心血管：心率、节律、杂音
- 体表：发绀、脉搏
- 其他：甲状腺肿大、神经缺陷、反射减弱

诊断学：
- 电解质：钾升高、镁升高
- 如有指征：检查甲状腺素、动脉血气（CO_2水平降低），地高辛水平

EKG/遥测：
- 连续的节律记录（导联Ⅱ、Ⅲ，aVF，或V_1）
- 检定P-QRS关系
- 急性的或旧的缺血性心脏病的证据（ST偏移，Q波）
- 识别阻滞
- 评估心室无收缩的长度

安装永久性起搏器适应证

Ⅰ类适应证：
- 症状性窦性心动过缓或房室传导阻滞
- 窦性心动过缓是由于必要药物治疗的结果
- 症状性变时功能不全
- 严重的房室传导阻滞伴有：
  - ➢清醒患者心跳停止3s或以上
  - ➢逸搏心率＜40次/分
  - ➢房室结导管消融
  - ➢神经肌肉疾病
  - ➢预料术后不能恢复的传导阻滞
- 慢性双束支或三分支传导阻滞伴有：
  - ➢间歇性的完全的心脏传导阻滞
  - ➢二度Ⅱ型传导阻滞
  - ➢交替性束支传导阻滞
- 二度Ⅱ型传导阻滞伴有宽QRS波
- 持续间歇-依赖型室性心动过速
- 反复晕厥、颈动脉窦按摩导致心跳停止3s或以上

Ⅱa类适应证：
- 无症状性心动过缓伴：
  - ➢3度房室传导阻滞和(或)HR＞40次/分和(或)左室功能不全
  - ➢二度Ⅱ型房室传导阻滞伴窄QRS波
  - ➢二度Ⅰ型房室传导阻滞或EPS检查中显示阻滞在希氏束或希氏束以下
- 双束支或三分支传导阻滞和电生理检查显示：
  - ➢无症状的HV间期延长＞100ms
  - ➢起搏诱导希氏束内阻滞
- 已排除其他原因的双束支或三分支传导阻滞和晕厥
- 不明原因的晕厥与电生理检查有窦房结功能不全
- 高危患者并有先天性长QT综合征
- 反复晕厥伴：
  - ➢过敏性心脏抑制反应
  - ➢在倾斜台测试记录中证明有心动过缓

图 24-1　缓慢性心律失常处理的图解

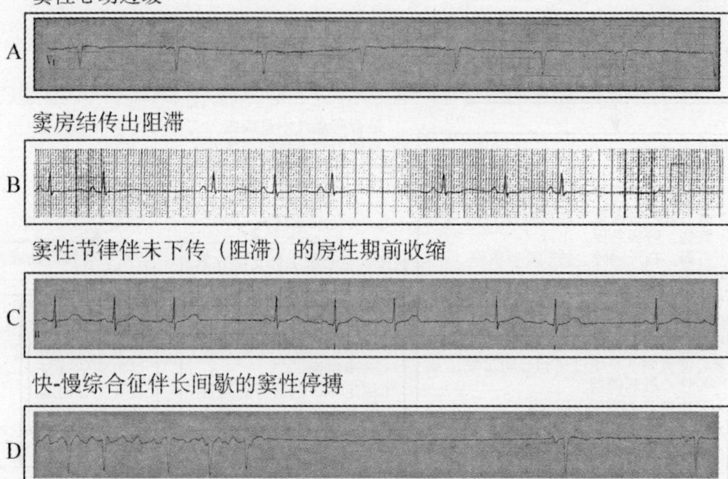

图 24-2 窦房结功能不全的心电图

A. 窦性心动过缓。窦性心率大约是每分钟 45 次；B. 窦房结传出阻滞。需要注意的是有暂停的 P-P 间期正好是无暂停 P-P 间期的 2 倍；C. 窦性节律伴未下传(阻滞)的房性期前收缩。这种节律往往认为是窦房结功能不全或房室传导阻滞。注意过早未下传的 P 波落在 T 波中，其后重新启动的窦房结激动，使之看似为暂时的停顿；D. 快-慢综合征伴长间歇的窦性停搏。注意：不规则的快速心律失常终止后的第一个窦性搏动之前，有一长达 4.5s 的间期

的心电图。

【诊断方法】

1. 如果心律失常是发作性和短暂的，一份心电图可能不足以做出诊断。在此情况下，则应进行某种形式的连续监测。住院的患者，可以利用中央遥测进行连续监测。

2. 为了评估窦房结对劳力的反应(变时能力)，让患者在走廊里行走或上楼梯是容易和便宜的方法。有劳力性呼吸困难症状的患者，正规的心电图运动试验可以用来诱发莫氏Ⅱ型的房室传导阻滞，因为窦性心率增加可使心室率下降。

3. 如果是每天发作的门诊患者，可用 24～72h 动态心电图监测。

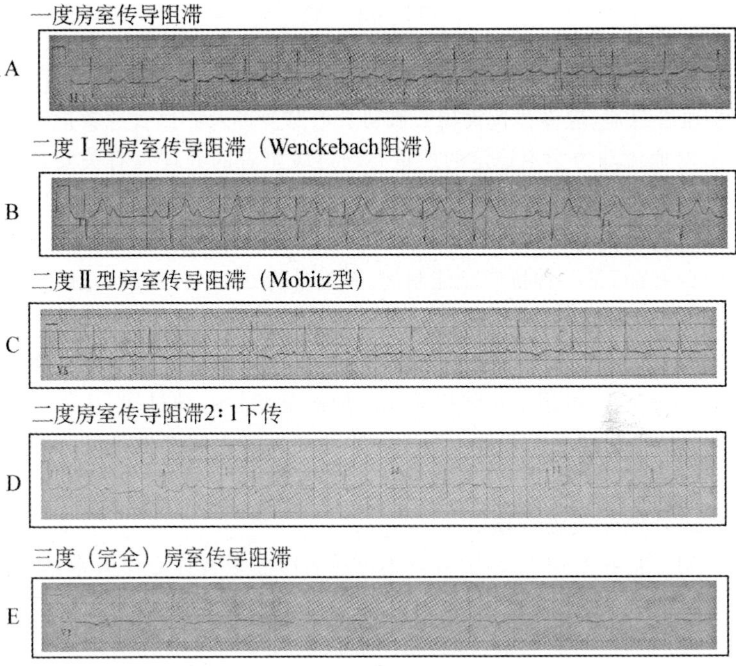

图 24-3　房室传导阻滞的心电图

A. 一度房室传导阻滞。没有脱落的心搏和 P-R 间期>200ms；B. 3∶2 二度房室传导阻滞——莫氏Ⅰ型，注意“成组的心搏”，在脱落的心搏之前的 P-R 间期延长。在该条心电图中每一组的第 3 个 P 波正好落在其前面一个心搏的 T 波上；C. 二度房室传导阻滞，莫氏Ⅱ型。注意：没有进行性传导延迟的证据，而突然发生房室传导阻滞；D. 2∶1房室传导阻滞。此图很难鉴别莫氏Ⅰ型和莫氏Ⅱ型传导阻滞发生的机制。注意：窄 QRS 波，支持阻滞的起源点接近近侧（符合Ⅰ型传导阻滞的机制），较宽的 QRS（伴有束支或分支阻滞）提示Ⅱ型阻滞的机制；E. 三度（完全性）心脏传导阻滞。注意心房和心室的节律各自有独立的规律性（交界性逸搏），整条心电图中两者之间完全无关联

4. 如果症状不是频繁发作，应该考虑使用事件记录器，或置入式循环记录仪。应鼓励患者精确的记录症状日记。

三、治 疗

1. 缓慢性心律失常导致症状显著和血流动力学不稳定的患者，应该认为是心血管急症，应设法按美国心脏协会心肺复苏及心血管急救指南处理。

2. 对血流动力学不稳定的严重心动过缓患者的处理及有关安置临时起搏的深入讨论见第 7 章和第 8 章。

(一)药物治疗

1. 阿托品，是一种抗胆碱能制剂，其剂量为 0.5～2.0mg 静脉用药，是对心动过缓紧急处理的基础药物。

2. 静脉内(IV)输注多巴胺[5～10μg/(kg · min)]或肾上腺素静脉内输注(2～10μg/min)可用于对阿托品无反应的症状性心动过缓，认为与作为临时措施的体外起搏同样有效。静脉内输注异丙肾上腺素也是另一种合理的选择。

(二)其他非药物疗法

1. 对于药物干预无反应，或有不可逆病因的缓慢性心律失常，应考虑置入起搏器。

2. 临时起搏的适应证：由药物中毒或电解质紊乱引起的症状性二度或三度房室传导阻滞和急性心肌梗死(MI)患者的完全性心脏传导阻滞或莫氏Ⅱ型二度房室传导阻滞。

3. 窦性心动过缓，心室率缓慢的心房颤动(AF)，或莫氏Ⅰ型二度房室传导阻滞的患者，仅在有显著的症状或血流动力学不稳定的患者是应用临时起搏器治疗的适应证。

4. 临时心脏起搏的最好的方法是通过静脉插入心脏起搏器。虽然也可用经皮体外起搏，但由于缺乏可靠的夺获及导致患者感到明显不适，故作为二线的方法。

5. 低温的患者是经皮起搏的禁忌证，即使患者心脏停搏也不推荐用。

(三)手术治疗

1. 一旦确定血流动力学已稳定，或者已重新建立，重点应转向确定患者的病情是否需要置入永久性心脏起搏器。

2. 在有症状的患者中，主要的决定因素包括是否有可逆的致病因素和症状与心律失常的相关性。

3. 在无症状的患者中，主要的决定因素是，基于传导异常是否有可能进展为更高程度的心脏传导阻滞的自然史。

【永久起搏】

1. 永久起搏包括置入起搏器和心内起搏电极，其目的在于保持需要的心率，以避免缓慢性心律失常引起的症状和血流动力学的异常。

2. 起搏器技术的进步，已有维持房室同步和有心率适应性程序的双室同步起搏，是更加符合正常的生理起搏。

3. 永久起搏的Ⅰ类（公认/有利的证据）和Ⅱa 类（衡量相互矛盾的观点/支持效益的证据）适应证列于图 24-1。

4. 起搏器被设计成每当心率降至低于预编程序速率的下限时提供心脏电刺激。根据每个人的心率编程设置起搏率，因此，心电图上永久起搏器的表现，因人而异。

5. 起搏钉信号刚好在产生的 P 波或 QRS 波群之前，表明心腔夺获。心房的电极通常放置在右心耳，因此产生正常（窦）形态的 P 波。右心室起搏的电极通常放置在右心室的心尖，因此，QRS 波群通常类似左束支传导阻滞（LBBB）的形态。下壁导联（Ⅱ、Ⅲ和 aVF 导联）的心电轴可能为负性。图 24-4 列出起搏器正常和非正常运行的常见心电图表现。

6. 起搏器的发生器通常放置在胸部区域的皮下。电极（多个）通过中央静脉放置在心脏的腔室。置入起搏器的并发症包括气胸、装置的感染、出血，罕见的有心脏穿孔与心脏压塞。

7. 置入前，患者必须无任何活动性感染，并必须考虑到有关抗凝的问题。在接受静脉注射肝素或皮下使用低分子量肝素的患者中，起搏器囊袋发生血肿很常见。严重的病例，需要手术处理。

【起搏的模式】

1. 起搏的模式按 3 个或 4 个字母的序列进行分类。

（1）第 1 个字母指的是置入的腔室：A 为心房，V 为心室，D 为双腔室（A + V）或 O 为无。

（2）第 2 个字母指的是感知的腔室：A 为心房，V 为心室，D 为双腔室（A + V）或 O 为无。

（3）第 3 个字母指的是反应的类型，起搏器必须有感知的信号：I 为抑制，T 为触发，D 代表双相（I + T），或 O 为无。

（4）第 4 个字母用于表示速率自适应性起搏（R）存在的情况下对于增加代谢需求的反应。几乎所有置入同步起搏器均有速率调节的功能。

2. 为患者选择最适当的起搏系统时有几个变量要考虑：置入起搏器的主要指征，窦房结的反应性，房室传导的状态，同时存在的快速性心律失常，和患者的活动水平。

(1)目前最常使用的起搏系统包括 VVIR、DDDR 或 AAIR 装置。

(2)一般情况下，AAI 系统应该仅用于没有任何房室传导异常的窦房结功能不全。

(3)有房室结或希-浦氏束疾病的患者，使用双腔室装置(DDD)比 AAI 更合适。

(4)慢性心房颤动患者应优先使用单心室电极 VVI 编程的起搏器。

(5)现代的起搏器也具有模式切换的能力。DDD 起搏系统适用于有阵发性快速性心动过速的患者。当患者发生心动过速时，定速器切换到非跟踪模式(DDI)，以避免跟踪房性心律失常。当快速性心律失常纠正后，会返回到 DDD 模式。

【起搏器故障】

1. 起搏器故障是一种潜在威胁生命的情况，特别是对于依赖起搏器的患者。当怀疑起搏器发生故障时，应该做 12 导联的心电图(图 24-4)。

2. 如果没有看到起搏活动，可以在起搏器上放置程控的磁铁以评估输出失败和夺获的能力。用程控的磁铁将起搏器切换至非同步起搏模式。例如，VVI 模式切换成为 VOO(非同步心室起搏)模式，DDD 模式变成 DOO(非同步房室起搏)模式。

3. 所有置入式除颤器也有起搏功能，而且起搏功能不受磁铁的影响。

4. 如果故障很明显，或者如果心电图未能显示异常，但仍怀疑有故障，则应对此起搏器做正式的检查。应给每位置入起搏器的患者一个携带在身上的起搏器卡，注明置入起搏器的制造商和型号。

5. 也应该拍胸片(两种位置)以评估有无明显的电极异常(移位、打折、迁移等)的证据。

6. 起搏器故障的分类通用包括过度感知、未能夺获、感知失败(感知不足)及起搏器介导性心动过速。

(1)过度感知是指起搏器应该释放刺激时未能释放刺激。一般发生在起搏器将外部的信号感知为起源于心脏的信号。过度感知的例子可以在手术过程中看到，起搏器可能将电灼的刺激不适当的感知为心脏的活动，导致不适当的抑制应有的起搏；在依赖起搏器的患者中，建议在手术时，临时改用非

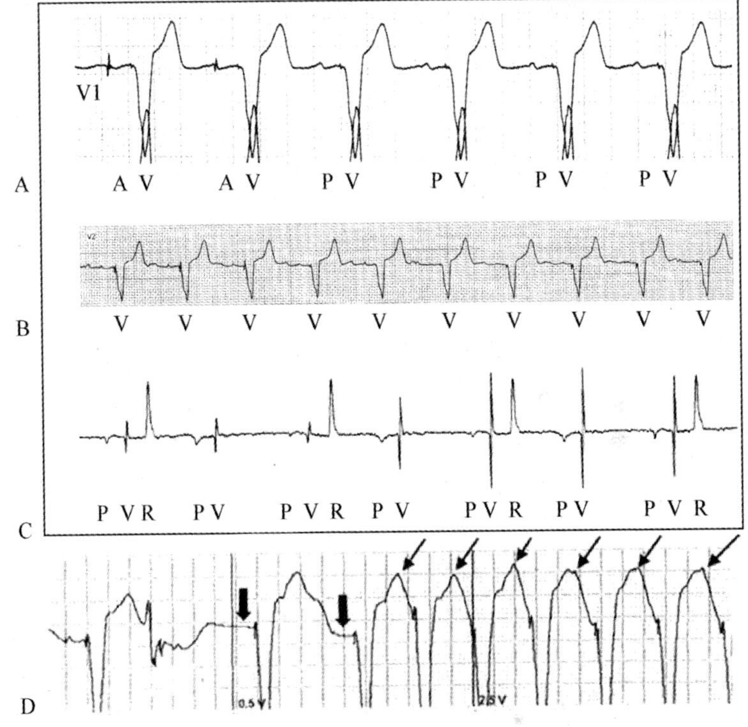

图 24-4　起搏节律

A. 正常双腔(DDD)起搏，前面两个综合波为房室(AV)顺序起搏，随后的是心房感知的窦和心室起搏；B. 正常的单腔(VVI)起搏，基本的节律是心房颤动(没有明显的 P 波)，心室起搏为每分钟 60 次；C. 起搏器功能异常。基本的节律是窦(P)性，每分钟 80 次有 2∶1的心脏传导阻滞和一度房室传导阻滞(长 PR 间期)。在每个 P 波之后可看到心室起搏钉信号(V)，证明适当的感知和跟踪 P 波；然而，没有夺获；D. 起搏器介导性心动过速。两次心室起搏事件(粗箭头)导致心房感知事件(细箭头)。每次心房感知事件之后是心室起搏，又引起另一次心房感知性事件，并不断循环

(A～C 引自：Cooper DH，Faddis MN. Cardiac Arrhythmias. In：Cooper DH，et al. eds. The Washington Manual of Medical Therapeutics，32nd ed. Philadelphia，PA：Lippincott Williams & Wilkins；2007，with permission.)

同步模式编程的起搏模式。断裂电极的噪声,也可能是过度感知的原因。电池或发生器故障导致的单纯输出失败罕见。

(2)"未能夺获"指的是起搏器释放的刺激,未能产生心肌除极(即 P 或 QRS 波群)。由于电极周围组织的变化(即,新发生的心肌梗死),或抗心律失常药物导致除极波所需要的电压阈值增高所致。电极断裂或轻微移位也应考虑。

(3)感知不足,发生在预编程的感知幅度和(或)频率阈值,不足以识别心脏自身的活动时。这可能导致起搏钉信号出现在自身的 P、QRS 或 T 综合波的顶部。

(4)起搏器介导性心动过速是一种"无间断循环性心动过速",是由前面的心室起搏激动逆行传导到心房引起的搏动。通常,心电图上显示起搏率,在起搏器编程速率的上限(URL)(图 24-4)。

四、特殊考虑

1. 急性心肌梗死和传导异常

(1)在心肌梗死的患者中,缓慢性心律失常和传导异常常见。必须仔细考虑所涉及的动脉梗死的程度,先前的传导性疾病。如果心律失常是自限性或为不可逆的,最能确定再灌注是否成功。

(2)下壁心肌梗死,传导阻滞的部位通常在房室结水平。这些节律异常往往是由于心肌梗死后的第一个 24h 迷走神经张力增高(Bezold-Jarisch 反射)所致,并且常常对阿托品有良好的反应。传导阻滞持续或加重,也可能会发生在心肌梗死后的 24h 后,对阿托品很少有反应。此种迟发的传导阻滞可能对甲基黄嘌呤,例如茶碱或氨茶碱有反应。大多数病例的传导异常在 1～2 周消失,不需用永久起搏器。

(3)前壁心肌梗死,更可能是由于缺血和组织坏死引起的传导异常。传导阻滞的部位通常在房室结以下,通常对阿托品很少有反应。更可能导致不可逆的缓慢性症状性心律失常,需要置入永久起搏器。

2. 心脏移植和缓慢性心律失常

(1)心脏移植之后,由于捐助者的心脏无迷走神经输入的去神经作用导致快速的窦率,尤其是年轻的捐助者。

(2)也有发生缓慢性心律失常的报道,最常见的表现是窦房结功能异常。可能的原因包括手术创伤、围术期缺血、移植前的药物和排斥反应,房室传导异常不太常见。

(3)现在，心脏移植用双腔吻合术比心房吻合术更多见，减少了手术对窦房(SA)结或窦房结动脉创伤的可能性，因此降低了术后缓慢性心律失常的发生率。

(4)如果发生房室传导阻滞，应高度怀疑排斥反应，或冠状动脉血管病变。

(5)右束支传导阻滞(RBBB)是心脏移植后一种常见的传导异常，往往是由于为了确保适当的免疫抑制治疗，而需要定期的右室间隔心内膜心肌活检所致。不需要置入永久起搏器。

3. 感染和心动过缓

(1)虽然感染和发热性疾病通常会引起静息性心动过速，但有一些感染性综合征可并发缓慢性心律失常。

(2)怀疑或已知有心内膜炎的患者，要每天进行心电图检查，并仔细审查 P-R 间期延长或更高程度的房室传导阻滞的情况，可能是潜在的或正在发生的主动脉根部脓肿的信号。

(3)莱姆病(Lyme disease)，是一种由蜱传播的伯氏疏螺旋体(Borrelia burgdorferi)感染的疾病，是在美国东北部的流行病。可出现一系列的表现，包括心肌炎、心脏传导异常，罕见病例可出现左侧心力衰竭。房室传导阻滞最常见。这些心律失常通常在几天到几周内自发恢复，很少需要永久性起搏器。然而，症状性心动过缓和明显的 P-R 间期延长(＞300ms)可能预示不好的预后，很可能发展为完全性心脏传导阻滞。

(4)南美锥虫病(Chagas disease)，一种流行在南美的原虫疾病，其中 90%以上的病例有心脏受累。除了心力衰竭，患者可有各种不同程度的房室传导阻滞。

4. 颅内压增高

(1)对有心动过缓、高血压和呼吸抑制(库欣三联征或反射)的患者，应高度怀疑有危险的颅内压增高。

(2)可导致颅内压增高的临床症状包括肝功能衰竭、中枢神经系统肿瘤、外伤及脑积水。

(3)上述情况都需要立即进行治疗，以避免出现极其严重的神经受损。

5. 药物毒性：在任何服用地高辛的老年、肾功能不全或服用新药如胺碘酮的患者，应怀疑地高辛中毒的可能。地高辛中毒的典型表现是自律性的增强，增加房室传导阻滞[阵发性房性心动过速伴房室传导阻滞（“PAT with block”）是地高辛中毒的标志]。治疗是支持性的，包括临时起搏及停用地高辛。

(1)在危及生命的情况下，可以使用地高辛免疫抗原(Digibind-Fab)。

(2)Digibind可诱发心力衰竭和严重的低钾血症，并且费用很高。仅适用于怀疑地高辛显著过量(>10mg)，血清地高辛水平极度高(>10ng/ml)，或有危及生命的缓慢性心律失常的患者。

6. 如果怀疑β受体阻滞药中毒，可用阿托品(最高为2mg)静脉输液，和可以用胰高血糖素50～150μg/kg，1min以上静脉注射，随后用1～5mg/h静脉滴注(溶在5%葡萄糖内)，绕过β肾上腺素受体阻滞药，作用于其下游，以改善心肌收缩力和心率。

(1)如果心动过缓和低血压仍然存在，处理升级的次序包括静脉用胰岛素/葡萄糖、钙、异丙肾上腺素和升压药(去甲肾上腺素或多巴胺)。

(2)血液透析可用于索他洛尔(sotalol)、阿替洛尔(atenolol)、醋丁洛尔(acebutolol)和纳多洛尔(nadolol)，但不用于美托洛尔(metoprolol)、普萘洛尔(propranolol)或噻吗洛尔(timolol)的中毒。经静脉起搏可用于对初始处理无反应的高度房室传导阻滞的患者。

7. 如果怀疑钙通道阻滞药(CCB)过量，应给予胰高血糖素和钙。经静脉起搏可用于对非介入性的治疗无反应的心脏传导阻滞的患者。

(1)非二氢吡啶[地尔硫䓬(diltiazem)和维拉帕米(verapamil)]更有可能引起严重的心动过缓、窦性停搏和高度房室传导阻滞。二氢吡啶[氨氯地平(amlodipine)、硝苯地平(nifedipine)和尼卡地平(nicardipine)]可引起低血压，更常见的是反射性心动过速。

(2)钙通道阻滞药的中毒，往往对阿托品没有反应。

(原著者　Derrick R. Fansler and Jane Chen)

第 25 章

Chapter 25

心源性猝死

一、一般原则

(一)定义

心源性猝死(SCD)是出现症状 1h 内心脏原因的意外突发性自然死亡。主要原因为室性心律失常,尤其是心室颤动(VF)和室性心动过速(VT)。

(二)分类

1. 室性心律失常

(1)单形性室速。

(2)多形性室速。

(3)心室颤动。

2. 缓慢性心律失常

(1)心搏骤停。

(2)无脉电活动(PEA)。

(三)流行病学

1. 心源性猝死约占所有死亡人数的 15%和心脏有关死亡人数的 50%。

2. 美国心脏协会估计,在美国,心源性猝死的人每年有 30 万~35 万。

3. 心源性猝死的总体发病率是每年每 1000 人中 1~2 人(0.1%~0.2%)(图 25-1)。

4. 院外心搏骤停的平均成活率在 10%~20%以下。

5. 有报道,在选定的高危人群中(如冠状动脉疾病),心源性猝死的发病率每年高达 10%~12%。

6. 然而,超过 2/3 心源性猝死的患者被认为是属于“低风险”,没有已知的心脏风险因素或者是仅有“低风险”的冠心病。

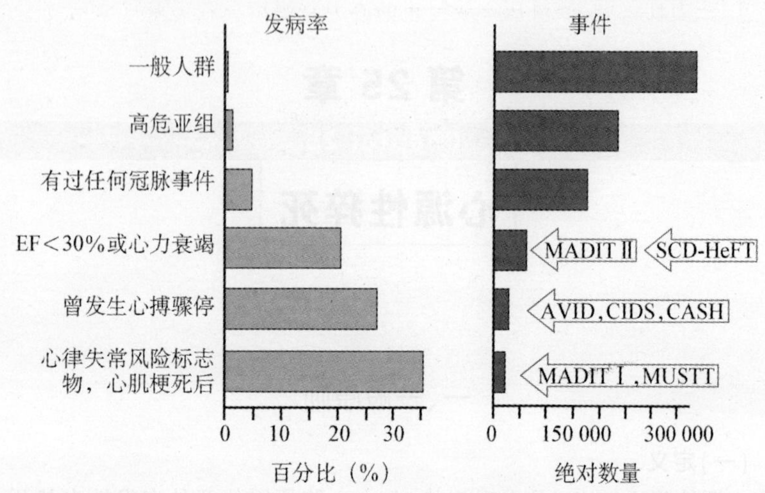

图 25-1　普通人群和特定的亚组人群 1 年的心源性猝死事件发生率和绝对数。"普通人群"是指未经选择的年龄≥35 岁的一组人，"高风险亚组"是指有多种冠心病事件(第一次)风险因素的人群。包括特定亚组人群患者的临床试验显示在图的右侧。AVID，抗心律失常药和置入式除颤器；CASH，心搏骤停(Cardiac arrest)在汉堡的研究；CIDS，加拿大的置入式除颤器研究；MADIT，多中心自动除颤器置入临床试验研究；MUSTT，多中心非持续性心动过速试验；SCD-HeFT，心力衰竭中的心源性猝死临床试验研究

[改编自：Myerburg RJ，Kessler KM，Castellanos A. SCD. Structure，function，and time-dependence of risk. Circulation，1992(85)：I2-I10，with permission.]

(四)病因

1. 心源性猝死的患者，80%与冠心病有关。

2. 总共有 10%～15%的心源性猝死患者，是由各种非缺血性心肌病(NICMs)所致。

3. 总共有 5%～10%的心源性猝死患者，是由于离子通道、瓣膜或炎性原因所致(图 25-2)。

4. 室性快速性心律失常，与心肌缺血、遗传性离子通道疾病有密切的相关性。

5. 缓慢性心律失常(如心脏停搏和无脉性电活动)是心源性猝死不太常见的原因，但与多器官功能衰竭有关。

6. 张力性气胸、心脏压塞或严重的心力衰竭可导致无脉性电活动。

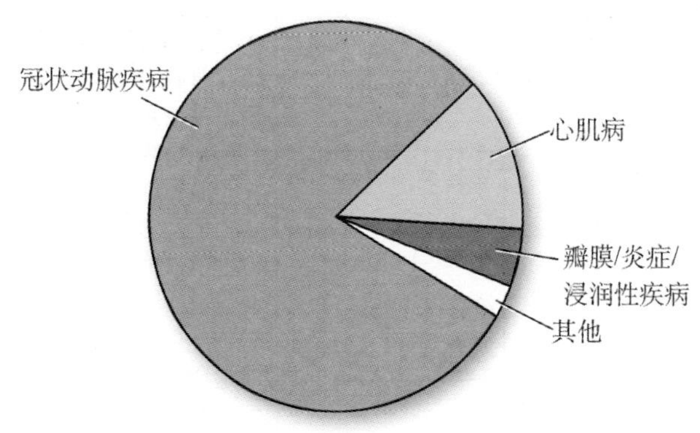

图 25-2　心源性猝死的病因

(五)病理生理学

心脏结构的异常,生化的改变和电不稳定共同促发心律失常导致心源性猝死(表 25-1 和图 25-3)。

(六)风险因素

1. 在冠心病和其他的一些心肌病患者中,左心室射血分数(LVEF)的显著下降是心源性猝死的最强有力的独立预测指标,但其特异性低。

2. 在射血分数降低的患者中,表现为频繁的室性早搏或短阵室性心动过速的心电不稳定性,预示心源性猝死的风险增加,但此种表现的特异性仍不足以用于临床。

3. 因为大多数心源性猝死的事件都与冠心病有关,因而与动脉粥样硬化密切相关的风险因素也与心源性猝死的其他风险因素相关。

(1)年龄:在青少年,每年为 1/10 万;中年人每年为 0.1%;而在老年人每年则为 0.2%。

(2)性别:在年轻人中,心源性猝死更多见于男性;在 65 岁以上的人性别之间的风险几乎无差异。

(3)高胆固醇血症。

(4)高血压。

4. 左心室肥厚,常为高血压的结果,使心源性猝死的风险增加,而且其风险的严重性超过了单有冠心病的风险。

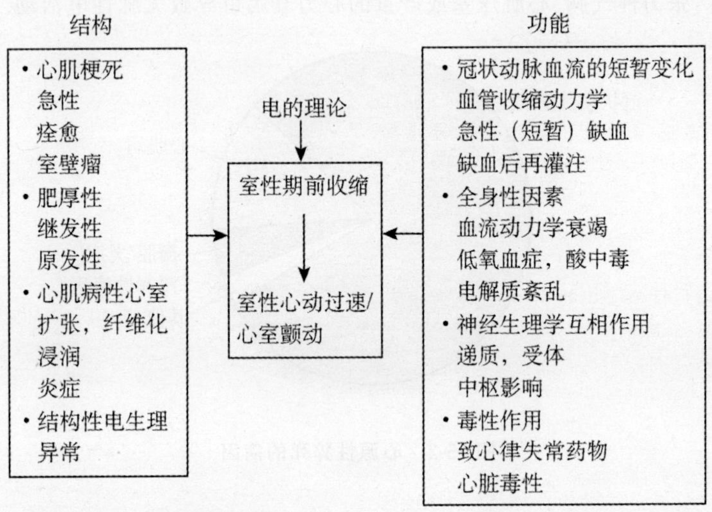

图 25-3 心源性猝死的生物学模式

通常认为结构性心脏异常是心源性猝死的根本原因。然而，异常的解剖基质的功能改变通常需要心肌稳定性的改变，从而导致可能致命的心律失常。在这个概念的模式中，短期或长期的结构异常与功能调节的相互作用，影响室性期前收缩(PVC)诱发室性心动过速或心室颤动的概率

5. 生活方式的因素：吸烟和肥胖。即使调整了与冠心病相关的风险因素之后，吸烟和肥胖也可使心源性猝死的预期发生率增高。

6. 大量的人口研究也已证明，在上午、周一、冬季和有急性社会心理压力者，心源性猝死的风险增加。

7. 虽然，心搏骤停的幸存者是心源性猝死的高危人群，许多有心源性猝死风险因素，未曾发生心搏骤停的患者，心源性猝死的风险也比较高(图 25-1)。

(七)与心源性猝死相关的情况(表 25-1)

表 25-1 与心源性猝死相关的异常情况

心肌病
·缺血性心肌病——陈旧性和急性心肌梗死
·非缺血性心肌病——扩张、乙醇、产后

续表

冠状动脉疾病 · 冠状动脉炎 · 冠状动脉粥样硬化——缺血/梗死 · 冠状动脉栓塞和其他机械性梗阻(例如夹层和痉挛) · 先天性冠状动脉异常
肥厚型疾病 · 高血压性心脏疾病 · 左心室肥厚 · 阻塞性和非阻塞性肥厚型心肌病 · 肺动脉高压
瓣膜异常 · 主动脉瓣关闭不全/狭窄 · 感染性心内膜炎 · 人工瓣膜功能不全
炎症、浸润、肿瘤和退行性变的过程 · 淀粉样变 · 致心律失常性右心室发育不良 · 南美锥虫病 · 血色素沉着病 · 神经肌肉疾病-肌肉萎缩症、肌强直性营养不良、Friedreich 共济失调 · 结节病 · 病毒性心肌炎
先天性心脏疾病 · 先天性主动脉瓣和肺动脉瓣狭窄 · 手术后修复 · 右至左分流
电生理异常 · 传导系统异常——沃-帕-森预激综合征,希-浦肯野纤维的纤维化 · 复极异常——先天性和获得性长 QT 综合征(见下文-药物),Brugada 综合征

续表

心脏震荡(胸壁外伤)
中枢神经系统(如颅内出血,重度的精神压力/情绪)和神经激素调节异常(儿茶酚胺)
药物诱导-抗心律失常药(ⅠA,ⅠC,Ⅲ类),精神药品(氟哌利多醇和三环类)和其他可延长QT间期的药物
婴儿猝死综合征
毒素/代谢紊乱——低镁血症,低/高钾血症,低钙血症,酸中毒
其他情况——心脏压塞,主动脉夹层,快速失血,大面积肺栓塞,突发性完全的气道阻塞

[改编自:Myerburg RJ, Castellanos A. Cardiac Arrest and Sudden Cardiac Death. In:Bonow RO, Mann DL, Zipes DP, Libby P, eds. Braunwald's Heart Disease: A Textbook of Cardiovascular Medicine, 9th ed. Philadelphia, PA: Elsevier, 2012:845-884.]

1. 缺血性心肌病(ICM)

(1)猝死的一级预防,受最近对左心室射血分数降低的心肌梗死后患者的6项临床试验(表25-2 MADIT Ⅰ,CABG-PATCH,MUSTT,MADIT Ⅱ,DINAMIT和SCD-HeFT临床试验)的影响很大。

(2)置入式心脏除颤器(ICD)预防心源性猝死:在8年的时间内,救活1例缺血性心肌病患者,需要置入式心脏复律除颤器的数目是6。

(3)除了β受体阻滞药外,其他抗心律失常药物(AAD)的治疗不能预防心源性猝死。

(4)为了努力确定最高风险的患者,早期的研究选入有非持续性室性心动过速,并为电生理研究(EPS)可诱导性心律失常(MADIT Ⅰ,MUSTT)的患者,在这些试验研究中,可能解释应用置入式心脏复律除颤器的最大效益(可使所有原因死亡率的相对风险减少54%~60%)。

(5)两个最大的试验研究(MADIT Ⅱ和SCD-HeFT临床试验)仅选入有左心室射血分数降低的患者,发现有置入式心脏除颤器的患者,所有原因死亡率的相对风险减少23%~31%。

表 25-2　10 个引用最多的置入式心脏除颤器应用于预防不同类型的心肌病和心源性猝死的临床试验

缺血性心肌病和非缺血性心肌病	二级预防	AVID	1016 例有晕厥或其他严重心脏症状，LVEF≤40%的心室颤动或持续室速患者，应用 ICD 与抗心律失常药物复苏后的 3 年平均存活率分别为 75.4%和 64.1%	死亡率相对风险减少(RRR)31%(P=0.02)
		CASH	288 例因室性心律失常导致心搏骤停的幸存者，应用 ICD 与胺碘酮或美托洛尔复苏后 57 个月的平均存活率为 65.4%和 55.6%	死亡率相对风险减少 23%(P=NS,0.08)
		CIDS	659 例继发于心律失常的心搏骤停或晕厥的幸存者，应用 ICD 与胺碘酮 3 年的平均存活率分别为 76.7%和 73.0%	死亡率相对风险减少 20%(P=NS,0.142)
	一级预防	SCD-HeFT	2521 例 NYHA 分级 2～3 的心力衰竭和 LVEF≤35%的患者，应用 ICD 与胺碘酮与安慰剂 45 个月的平均存活率分别为 78%、72%和 71%	死亡率相对风险减少 23%(P=0.007)
缺血性心肌病		CABG-PATCH	900 例择期冠状动脉旁路移植术，左室射血分数<35%，信号平均心电图(SAECG)异常的幸存者，应用 ICD 与常规治疗后 32 个月，平均存活率分别为 77.4%和 79.1%	死亡率相对风险增加 7%(P=NS,0.64)
		DINAMIT	674 例近期心肌梗死(6～40d)，LVEF≤35%，NYHA 1～3 级的心力衰竭，心率变异性异常或平均心率快的患者，用 ICD 与常规治疗，30 个月的平均存活率分别为 81.3%和 83%	死亡率相对风险增加 8%(P=NS,0.66)

续表

缺血性心肌病	一级预防	MUSTT	704 例以前有心肌梗死，LVEF≤40%，有非持续性室性心动过速，和电生理研究可诱导的室性心动过速的患者，用 ICD＋AAD，AAD 或常规治疗后的 5 年平均存活率分别为 76%、45%和 52%	死亡率相对风险减少 55%～60%（P≤0.001）
		MADIT Ⅰ	196 例以前有心肌梗死，LVEF≤0.35%，NYHA 1～3 级心力衰竭，非持续性室性心动过速及电生理研究可诱导的室性心动过速的患者，应用 ICD 或传统的治疗，27 个月的平均存活率分别为 84.2%和 61.4%	死亡率相对风险减少 54%（P＝0.009）
		MADIT Ⅱ	1232 例有既往心肌梗死和 LVEF≤30%的患者，用 ICD 或常规治疗后，20 个月的平均存活率分别为 80.2%和 85.8%	死亡率相对风险减少 31%（P＝0.016）
非缺血性心肌病		DEFINITE	458 例非缺血性心肌病，左心室射血分数≤35%及室性期前收缩或非持续性室性心动过速，用 ICD 与标准治疗后的 2 年存活率分别为（87.8%）和（82.5%），ICD 可减少因心律失常突发死亡的风险	死亡率相对风险减少 35%（ P ＝ NS，0.08）

AAD. 抗心律失常药；ICD. 置入式心脏复律除颤器；AVID. 抗心律失常药物与除颤器比较；CASH. 汉堡的心搏骤停的存活率研究；CIDS. 加拿大置入式除颤器研究；SCD-HeFT. 心力衰竭的心源性猝死临床试验；CABG-PATCH. 冠状动脉旁路移植修补片的临床试验；DINAMIT. 除颤器在急性心肌梗死的临床试验；MUSTT. 多中心非持续性心动过速临床试验；MADIT Ⅰ. 多中心自动除颤器置入的临床试验；MADIT Ⅱ. 多中心自动除颤器置入的临床试验；DEFI-NITE. 去颤器在非缺血性心肌病治疗的评估

(6)关于缺血性心肌病患者，置入心脏复律除颤器的时机，目前的建议是在心肌梗死后 1 个月以上，或血管重建术后 3 个月以上。

(7)虽然急性心肌梗死的患者，处于心律失常导致死亡的最高风险期，但许多发生在心肌梗死期间的心律失常，不能预测长期死亡率。

(8)在 MADIT Ⅱ临床试验研究中,置入式心脏除颤器对陈旧性心肌梗死的患者,预防死亡的效益最大。

(9)在近期有冠状动脉血供重建或近期有心肌梗死的患者中,置入心脏除颤器的临床(CABG-PATCH,DINAMIT)研究,没有证明早期应用置入式心脏复律除颤器对死亡率的效益。

(10)为了缺血性心肌病患者心源性猝死的一级预防,目前的建议是应该使用适当的治疗心力衰竭的药物(β受体阻滞药、血管紧张素转化酶抑制药、血管紧张素受体阻滞药、醛固酮拮抗药),抗血小板药物(阿司匹林)和动脉粥样硬化的药物(他汀类药物)。

(11)如果有缺血的存活心肌,是进行血管重建的指征。

(12)施行上述措施之后,仍有重度左心室功能不全,但预期置入后可有良好的功能状态,生存 1 年以上的患者,是置入式心脏复律除颤器的适应证。

2. 非缺血性心肌病(NICM)

(1)虽然非缺血性心肌病要比缺血性心肌病(ICM)较为少见,非缺血性心肌病患者也有心源性猝死(SCD)的风险。

(2)两项以非缺血性心肌病为主,使用置入式心脏复律除颤器的临床试验研究的结论如下(表 25-2)。

①心力衰竭的心源性猝死临床研究(SCD-HeFT)报道中的各种原因死亡率相对风险减少 23%,表明在缺血性心肌病与非缺血性心肌病患者之间相似。

②全部为非缺血性心肌病患者最大的临床试验(DEFI-NITE)研究证明,使用置入式心脏除颤器(ICD)对降低死亡率的趋势不显著,但可显著降低心律失常导致的死亡率(80%)。

③所有非缺血性心肌病(NICM)一级预防临床试验的荟萃分析显示,使用置入式心脏除颤器(ICD)的所有原因死亡率相对风险减少 31%。在非缺血性心肌病患者中,在 2 年的时间内,在 25 例置入式心脏复律除颤器患者中,可救活 1 例。

④由于非缺血性心肌病的某些原因随着时间的推移,经治疗后可能得到解决,美国国家医疗保险和医疗补助服务,批准置入心脏除颤器的标准是至少经过 3 个月的药物治疗后,仍有左心室射血分数降低的患者。

(3)在非缺血性心肌病的患者中,晕厥,不管其病因,都是高风险患者。

(4)对有心源性猝死高风险的非缺血性心肌病患者的处理,应该从用适当的心力衰竭治疗开始(第 14 和第 15 章)。

(5)在治疗 3～9 个月后,用无创性心脏成像重新评估左心室功能,以确定是否需要置入式心脏复律除颤器。

3. 肥厚型心肌病(HCM)　某些肥厚型心肌病患者是心源性猝死高风险的患者(参见第 16 章)。

4. 致心律失常性右心室心肌病(ARVC)

(1)致心律失常性右室心肌病已被认为是年轻和老年患者心源性猝死的一种原因。

(2)典型的病理学是纤维脂肪替代右心室的心肌,也可以发生在左心室。

(3)遗传和分子研究已经证实,致心律失常性右室心肌病为一种桥粒结构复杂的心脏疾病。

(4)明显的结构异常并不总是有症状,此病常表现为晕厥、心动过速(单形或多形性室速,经常有左束支传导阻滞)或心源性猝死。

(5)致心律失常性右室心肌病,像肥厚型心肌病一样,与年轻运动员的心源性猝死有关。

(6)有证据显示,剧烈的心肺运动有助于加速致心律失常性右室心肌病的进程。

(7)有关患者心源性猝死的发生率的报道有较大差异,其范围为 0.8%～9%。

(8)观察性研究已经确定,可能预测心源性猝死风险增加的临床因素如下。

①心源性猝死的家族史。

②不明原因的晕厥史。

③左侧心力衰竭。

(9)通常,在有心源性猝死风险因素的致心律失常性右室心肌病患者中,建议应用置入式心脏除颤器作为一级预防,不管是否有风险因素。置入式心脏除颤器作为心源性猝死二级预防。

5. 炎症和浸润性心肌病

(1)炎症和感染性心肌病,可以因完全性心脏传导阻滞或室性心律失常导致猝死。

(2)认为最常见的致病原是病毒,但许多其他感染病原体也可能引起,其中包括细菌、真菌、原生动物、寄生虫、螺旋体及立克次体。

(3)非感染性致病物包括毒素、辐射和化疗。

(4)急性情况下的心源性猝死的处理主要是支持性的,但也包括药物治疗、消融治疗或在持续性心律失常的患者中,可能必须置入心脏除颤器。

(5)类固醇免疫调节药似乎不能改变其预后。

(6)浸润性心肌病包括各种混合性疾病,包括结节病、淀粉样变性、血色素沉着病和 Fabry 病。

(7)就整体而言,浸润性和炎症性疾病的处理,通常涉及基本疾病的治疗。

(8)继发于炎症性疾病的慢性心肌病,置入心脏除颤器的适应证与非缺血性心肌病一样。

6. 心脏结节病

(1)心源性猝死可能是结节病的首发表现。

(2)1/4 的心脏结节病患者会发生完全性心脏传导阻滞,高达 70%的患者将最终死于心源性猝死。

(3)皮质类固醇可能减少肉芽肿的形成,以及随后的心律失常和减少心源性猝死的发生,但不能完全排除。

(4)存在自发性室性心动过速,严重的左心室功能不全和严重的室内传导紊乱的患者,则需要置入式心脏复律除颤器和(或)起搏器治疗。

7. 心脏淀粉样变

(1)心脏淀粉样变常常预后不良。

(2)与死亡有关的几项标志物包括心脏肌钙蛋白;可检测出心脏肌钙蛋白的患者,其中位生存期为 6～8 个月,检测不到者则为 21～22 个月。

(3)置入式心脏复律除颤器似乎并不影响长期的结果,除非是有家族性淀粉样变性等待心脏移植的患者。

8. 原发性心电异常(遗传性心律失常/离子通道疾病)

(1)长 QT 综合征(LQTS,见第 27 章)。

(2)短 QT 综合征(见第 27 章)。

(3)特发性心室颤动。

(4)早期复极综合征。

9. 布鲁格达(Brugada)综合征

(1)是心源性猝死一种少见的原因,并有右束支传导阻滞和胸前导联(V_1,V_2)的持续性 ST 段抬高。

(2)主要是由于钠通道功能的改变(SCN5A)。

(3)亚洲人群似乎风险较高,如泰国人在睡眠中死亡(Lai Tai)、菲律宾人睡眠中起身和呻吟后死亡(Bangungut)和日本人的晚间意外猝死(Pokkuri)。

(4)患者90%是男性。

(5)心源性猝死风险因素包括晕厥和ST段抬高。

(6)ST段抬高可以是自发的,也可以由服用钠通道阻断药,如氟卡尼、普鲁卡因胺、阿义马林诱发。

(7)电生理检查对风险分层的作用仍不明确。

(8)有心律失常风险的患者,可用奎尼丁或异丙肾上腺素治疗,甚至对有置入式心脏复律除颤器的患者也有用。

(9)心源性猝死的长期预防包括对晕厥、持续性室速或以前有心搏骤停史的患者,置入心脏复律除颤器。

10. 心脏震荡(Commotio cordis)

(1)在心室复极(T波峰值之前15～30ms)的特定时刻,前胸部受到低冲击的创伤,也可能会导致心室颤动和心源性猝死。

(2)在美国,这种情况几乎全都发生在青壮年的男性参与高速运动时(如棒球、长曲棍球和曲棍球)。

(3)心脏震荡事件目击者的典型报告是,看来似乎是对受害者胸部无关紧要的冲击,某些受害人立即倒下,另一些人几秒钟后倒下。

(4)已证明,立即进行心肺复苏术(CPR)和除颤能改善生存率。

(5)现场有自动体外除颤器,可缩短实施除颤的时间,已经有显著增加生存率的历史。

(6)从历史上看,在医院外,成人在心跳停止3min之内,得到除颤的存活率为50%以上。

(7)最初3min之后除颤,每延迟1min存活的可能性约降低10%。

(8)大多数旁观者低估了创伤的严重程度,或者认为受害人只是一般的跌倒,因而延迟了心肺复苏的努力。

二、诊　断

(一)临床表现

1. 前驱症状　近25%的患者在发生心源性猝死事件之前几天或几个月有胸痛、心悸、呼吸困难或疲劳。

2. 最终事件的发作　临床状况从几秒钟改变到持续 1h。

3. 心搏骤停　由于缺乏脑血流，突然发生意识丧失。成功的复苏取决于心律失常的类型（心室颤动/室性心动过速的生存率要比无脉性电活动/心脏停搏高）、骤停的处置（除颤器的使用和经过培训人员的心肺复苏术）及基本的临床状态。

4. 生物性死亡　复苏后没有恢复自主循环，发展为不可逆的器官功能不全。

(二)鉴别诊断

血压突然降低也可以发生在严重的感染性或过敏性休克，血管内大量液体的丢失及急性肾上腺皮质功能不全的患者。

(三)诊断性测试

【实验室】

1. 实验室检测的临床效用通常是回顾性的，不能作为一线的诊断方法，特异性也很差。

2. 如果心肌梗死是诱发心律失常的原因，在发作几小时后，心脏生物标志物（即肌钙蛋白和肌酸激酶-MB）可升高。

3. 动脉血气和基础代谢的情况可能显著不正常，特别是心脏停搏和无脉性电活动（PEA）的患者。

4. 上述实验室的任何测试，可随着重要器官灌注不足的时间延长，而出现不正常，从而损害诊断的特异性。

【心电图】

应用遥测或 12 导联心电图（ECG）立即查明导致心源性猝死的心律失常的原因。

1. 宽 QRS 性心动过速——室性心动过速或心室颤动。

2. 窄 QRS 综合波节律为无脉性电活动（PEA）。

3. 没有任何电活动表明心搏骤停。在两个或两个以上心电图导联上，评估是否有低振幅的或“细小”的心室颤动。

【影像】

1. 便携式胸部 X 线摄影可显示急性肺部病变（如张力性气胸）导致心律失常而引起的心源性猝死。

2. 如果心肌梗死或心脏压塞导致心律失常是引起心源性猝死的原因，床边超声心动图可显示新的室壁运动异常和心脏压塞。

三、治 疗

1. 紧急的处理

(1)快速的心脏复苏最为重要:因为发病到复苏之间的时间对成功率有显著影响;不可逆的脑损伤在心搏骤停 5min 之内开始。

(2)初步的评估:目击心搏骤停者,应该评估患者的意识和脉搏是否消失。如果怀疑是心源性猝死,首先应采取紧急医疗系统的急救措施。

(3)基本的生命支持:使用 CAB 记忆法(循环、气道、呼吸),经过训练的救援人员可以清除气道,建立通气,并开始胸外按压;因为对心室颤动/室性心动过速的及时除颤,是治疗心源性猝死最有效的措施。在急救早期,除颤器非常重要。

(4)高级心脏生命支持(ACLS):目标是建立有灌注的心脏节律,保持通气和支持循环。各种心律失常的处理程序见第 7 章;需强调,对室性心动过速/心室颤动患者早期除颤极其重要。

(5)稳定病情:患者进入重症监护病房后,应进一步稳定病情和寻找心搏骤停可逆转的基本原因。适当的测试包括:心电图(缺血、心肌梗死或长 QT 综合征);血液的检测(特别是钾、镁和心脏生物标志物);用二维超声心动图、放射性核素和(或)心脏磁共振成像评估左心室结构和功能。在适当的时候应排除非心源性原因,如肺栓塞。由于冠心病的患病率较高,大部分治疗计划应包括急诊做冠状动脉造影,进行心肌缺血的评估。对于心源性猝死复苏后,预防再次发作的治疗,可用静脉给予抗心律失常药(AAD)(见下文)。

2. 长期处理

(1)纠正可逆的原因。

(2)使用置入式心脏复律除颤器,预防事件的再次发生。

(3)抗心律失常药治疗和(或)经皮导管消融。

(一)药物治疗

1. 紧急的情况

(1)在复苏的早期可给予胺碘酮(150mg 10min 内静脉注射),并继续静脉内滴注(1mg/kg,6h,然后 0.5mg/kg,18h)。

(2)利多卡因不经常用,普鲁卡因胺是偶尔使用的替代性静脉用药。

(3)对于大多数室速患者,可用 β 受体阻滞药治疗;然而,由心动过缓诱发室性心动过速/心室颤动的患者,不应给予 β 受体阻滞药,因为这些患者可能从用增加心脏速率的阿托品,异丙肾上腺素或起搏治疗获益。

(4)对多形性室速和长 QT 间期的病例,静脉注射镁非常有效。

2. 长期的处理

(1)抗心律失常药通常用于减少快速性心律失常的发作,因而可减少心律失常导致的置入式心脏复律除颤器经常的电击对患者的负担。

(2)常用于室速二级预防的口服抗心律失常药物包括:胺碘酮(amiodarone)、索他洛尔(sotalol)、美西律(mexiletine)、β受体阻滞药如美托洛尔(metoprolol)、阿替洛尔(atenolol)及醋丁洛尔(acebutolol)。

(二)手术治疗

1. 置入式心脏除颤器(ICD)

(1)置入式心脏复律除颤器是一种可置入的装置,其内有能识别危及生命心律失常的编程,并能释放治疗使心脏恢复为窦性节律。

(2)大多数的置入式心脏复律除颤器是经皮下置于上胸部,经静脉将电极置入右心室腔。在少数患者中,置入式心脏复律除颤器置入腹部的皮下,并通过手术将电极放置于心外膜。

(3)置入式心脏复律除颤器的类型:心脏内有一个电极(单心室腔系统),2 个电极(双心腔系统)或 3 个电极(双心室心脏再同步系统)。

(4)随机临床试验(AVID,CIDS,CASH;表 25-2)比较了置入式心脏复律除颤器与抗心律失常药物(AAD)对室性心动过速/心室颤动幸存者的治疗结果,置入式心脏复律除颤器可使死亡率的相对风险(RRR)减少 28%,使因心律失常死亡的相对风险减少 51%。

(5)心脏复律除颤器装置可程控应用于在特定心率范围内的不同治疗(快速的抗心动过速起搏或电休克)。

①对室性心动过速/心室颤动风险增加的患者置入式心脏复律除颤器的前瞻性随机对照临床试验,已证明复律除颤器释放休克疗法能降低死亡率。

②终止室性心动过速和心室颤动的成功率超过 95%。

(6)置入式心脏复律除颤器治疗,已成为大多数心搏骤停幸存者的标准治疗。

2. 导管消融术

(1)导管消融术对于尽管已用抗心律失常药物治疗,仍反复出现室性心动过速的患者,起到辅助性治疗的作用。

(2)在室壁瘤基础上反复发作的室速,对导管消融和抗心律失常药物治疗不成功的患者，手术修复术（Dor 方法）可能会降低室速的复发率。

四、特殊的考虑

当置入式心脏复律除颤器是禁忌（例如有活动的菌血症）时，外用救生背心穿戴式心脏复律除颤器（LifeVest），可以过渡到最终能够使用置入式心脏复律除颤器。

（原著者　Marye J. Gleva and Jefferson Lee）

第 26 章

Chapter 26

心房颤动

一、一般原则

1. 心房颤动(AF)是最常见的持续性心律失常,占心律失常住院患者的1/3以上。

2. 心房颤动与血栓栓塞性卒中、心力衰竭和所有原因的死亡率的增加相关。

3. 心房颤动可按症状发生的频率和持续时间分为阵发性、持续性、长期持续性和永久性。

4. 心房颤动的处理包括控制速率、控制节律和为预防血栓性栓塞症的抗凝治疗。

5. 控制速率可用β受体阻滞药、钙通道阻滞药或地高辛。

6. 控制节律可用抗心律失常药物,同步直流电(DC)复律。某些经选择的患者可用手术和导管为基础的疗法。

7. 在用口服抗凝药预防血栓栓塞性事件的总体目标中,必须权衡出血的风险。根据潜在的风险因素,用 $CHADS_2$ 的风险评分预测每年的卒中风险。

(一)定义

1. 心房颤动是一种室上性心律失常,其特点是不协调,混乱的电活动和心房适当的机械功能受损,心室的反应不规则。

2. 心房颤动的机制可能有多种因素,但是,主要涉及源于肺静脉局部电的"触发器"和一种心房颤动发生和发展的解剖学基础。

(二)分类

1. 阵发性心房颤动　在连续≤7d以内,有≥2次的发作,每次发作往往在24h内可自行终止。

2. 持续性心房颤动　持续7d以上无法自行终止。持续性心房颤动需要药物和(或)电击的干预恢复为窦性心律。持续性心房颤动可能是患者的第一次表现,也可能是几次阵发性心房颤动发作的结果,或者是长期持续性心房颤动(1年以上)。

3. 永久性心房颤动　连续的心房颤动可能是复律失败,或没有尝试过复律,持续1年以上的心房颤动。指的是患者已决定不再以任何方式包括导管或外科消融恢复为窦性心律的心房颤动。

4. 孤立性心房颤动　在较年轻(<60岁)、心脏结构正常患者的阵发性、持续性或永久性心房颤动。

(三)流行病学

1. 仅在北美地区,就有220万人患有心房颤动,但通常无症状,仅因为其并发症,如卒中之后才获得诊断。心房颤动患者常并发有其他情况,包括高血压、心力衰竭、冠状动脉心脏疾病和心脏瓣膜/结构性心脏疾病。

2. 显然,心房颤动的发生率随着年龄的增长而增加。

3. 估计在一般人群中,心房颤动的患病率大约为1%,其范围差别很大,从55岁以下成人的0.1%到80～89岁高龄老人的9%。

4. 在人的一生中,大约4个人中就有1个人有发生心房颤动的风险。

(四)病因

有许多常见的病因和风险因素可诱发心房颤动,其中只有某些是可逆的。PIRATES记忆法是有助于记住其病因的方法(表26-1)。

表26-1　易患心房颤动的因素("PIRATES"记忆法)

P:心包炎,肺疾病,肺栓塞,手术后
I:缺血,感染
R:风湿性心脏病(特别是二尖瓣病变)
A:乙醇("假日心脏"),心房黏液瘤
T:甲状腺功能亢进,茶碱
E:扩大(尤其是左心房扩大)
S:系统性高血压、病窦综合征、睡眠呼吸暂停和体形(肥胖)

(五)病理生理学

1. 引起心房颤动的机制是多样的,从异位灶的重复发出电信号,到多个折返循环。大多数心房颤动的患者,这些异位兴奋灶位于或靠近肺静脉。

2. 心房颤动的机制涉及多重折返小波的组合,大多起源于肺静脉内或其邻近的局灶性触发点,并可能通过在左心房后面的高频折返源(rotor)保持。

3. 心房的传导性受潜在的结构性疾病、心脏自主神经张力、心房的大小及心房纤维化程度的影响。

4. 要恢复为窦性心律,离发病的时间越短成功率越高;心律失常存在的时间越长,则心房颤动越稳定。

5. "心房颤动引发心房颤动"的是指心房电重构加强了潜在心房颤动的机制,例如心房动作电位间期和不应期的缩短。

二、诊 断

(一)临床表现

【病史】

1. 常见的症状包括心悸、气短、乏力、劳动能力下降和胸部不适。

2. 不太常见的症状可有端坐呼吸和心力衰竭引起的水肿。有病态窦房结综合征(SSS)的患者,可能出现晕厥。

3. 栓塞性事件可引起局灶性神经系统症状或器官/肢体的缺血。

4. 许多发生心房颤动的患者无症状。

5. 重要的是要获得心房颤动患者的临床情况,包括发病的时间、诱发的原因、症状持续的时间和频率,以及伴随的并发症和共存的疾病。此外,既往病史可以评估潜在的心脏疾病,社会习惯可有助于识别风险因素。

【体格检查】

1. 如果是阵发性心房颤动,可能没有明显的发现。发作时的发现有:不规则的脉搏、心动过速或静脉波上无 a 波。对于更为严重的病例,可能出现心力衰竭的表现。

2. 很重要的是找出可能的病因,如心脏瓣膜的杂音或潜在性肺部疾病的喘息音。可能有甲状腺肿大,提示甲状腺功能亢进。其他表现可能包括局灶性神经功能缺损,表明近期有血栓栓塞症。

(二)诊断性测试

【实验室】

如果需要,应该进行甲状腺功能测试和心脏生物标志物检查。

【心电图】

1. 在连续记录节律的心电图上,可识别心房颤动,其特征为心室节律不规则和无P波(图26-1)。

2. 根据房室结和传导系统的不同特性,迷走神经和交感神经张力和旁道的存在与否,心室的反应不同。

3. 心房颤动可能发生其他的心律失常,包括心房扑动和其他房性心动过速。

4. Ashman现象是指一种宽而复杂的搏动,是由于心房的激动,以不同的周期长度,被短暂的阻滞在一个束支——通常是右束支,其前面常常有一个"长-短"的间期。

5. 怀疑有心房颤动的门诊患者,是做动态心电图监测的指征,有助于识别阵发性心房颤动的频率和持续时间。

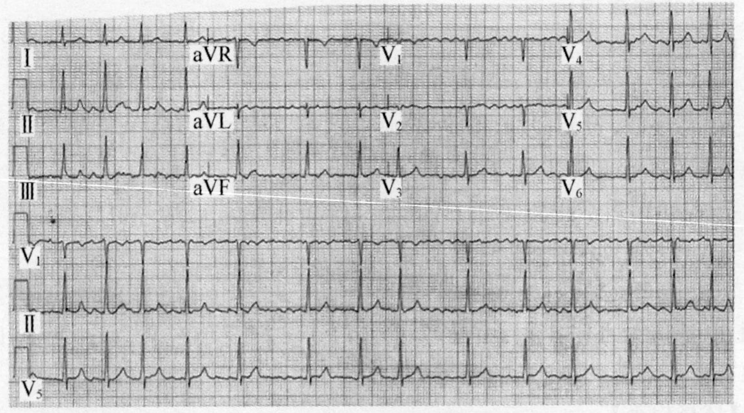

图26-1 典型心房颤动的心电图

注意不规则的心室节律和颤动波取代了P波

【影像】

1. 胸部X线摄影有助于确定肺部的疾病和评估心脏的界限。

2. 超声心动图

(1)经胸超声心动图可以评估心房和心室的大小,以及检测心脏瓣膜疾病。

(2)经食管超声心动图(TEE)对识别左心房内的血栓更敏感,并可用于评估复律之前是否需要抗凝治疗。

(3)与心房颤动的发生有关的超声心动图表现包括:左心房增大、左心室(LV)肥厚及左心室缩短分数降低 。

三、治　疗

1. 新发心房颤动的患者并不一定需要住院。入院的指征包括:有缺血症状,快速心率,显著 ST 段改变,相关的药物问题,老年患者,有血流动力学受损的心脏疾病,或者已接受心脏复律而需要开始某些抗心律失常药物治疗的患者。

2. 心房颤动的治疗需要考虑的 3 个主要目标。

(1)控制心率。

(2)控制节律。

(3)预防血栓性栓塞症的抗凝治疗。

3. 应针对每个患者的病情选择适合的治疗,其根据是心房颤动的类型、安全系数、症状和患者的意见。为新诊断的心房颤动,复发的阵发性心房颤动,反复发作的持续性心房颤动和永久性心房颤动的处理概述和流程请参阅(图 26-2 至图 26-4)。

(一)药物治疗

【控制速率】

1. 适当的控制心室的速率可使舒张期有合适的心室充盈时间,避免速率相关的缺血,通常能改善心脏血流动力学。

2. RACE Ⅱ永久性心房颤动控制速率效率的研究提示:射血分数＞40%的持续性心房颤动患者,与宽松的心率控制(休息时的心率在每分钟 110 次以下)相比较,严格的控制心率(休息时每分钟 80 次以下或在 6min 的步行中每分钟 110 次以下),未能获得更好的疗效。

3. 有收缩性心力衰竭的房颤患者,用常规的控制节律的治疗,与无症状心房颤动患者使用控制速率的治疗比较,未能获得更好的疗效。

4. 控制心室率对于避免与快速心率相关的血流动力学不稳定,缓解患者的症状,以及预防心动过速相关的心肌病都很重要。

5. 纠正相关的原因(缺氧、甲状腺功能亢进症、感染)能显著地提高控制速率的成功率。

6. 根据药物学,用 β 受体阻滞药或非二氢吡啶类钙通道阻滞药,或用结

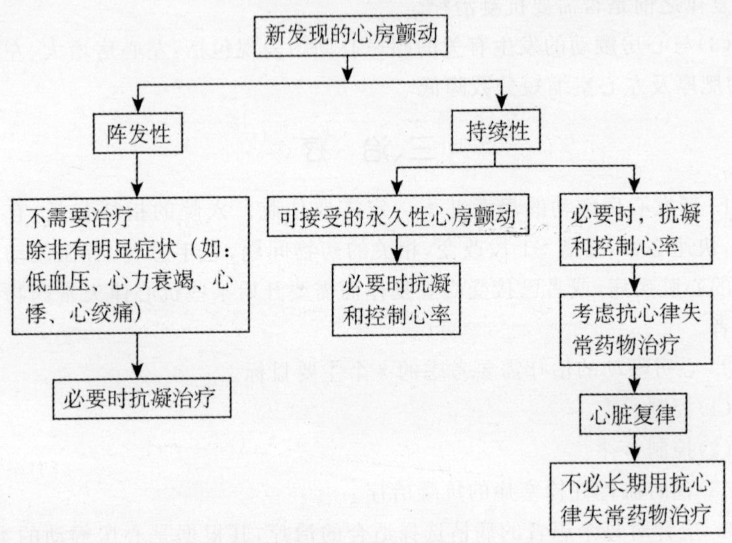

图 26-2　新诊断心房颤动患者的处理概述和药物治疗流程

［引自：Fuster V，Rydén LE，Cannom DS，et al. 2011 ACCF/AHA/HRS focused updates incorporated into the ACC/AHA/ESC 2006 guidelines for the management of patients with atrial fibrillation. J Am Coll Cardiol，2011(57)：e101-e198，with permission.］

缔阻滞药，和用地高辛增强迷走神经张力，都是通过抑制房室结的传导控制心室率。

(1)β受体阻滞药

①β受体阻滞药是与心房颤动相关的甲状腺功能亢进、急性心肌梗死、手术后肾上腺素能高张力状态患者的首选药物。也可用于大多数其他原因的心房颤动。

②在有急性失代偿心力衰竭或反应性呼吸道疾病的患者中，使用β受体阻滞药应特别小心。

(2)钙通道阻滞药(非二氢吡啶类)

①可用于大多数原因的心房颤动。

②有心力衰竭或低血压的患者，应用时应谨慎。

(3)地高辛

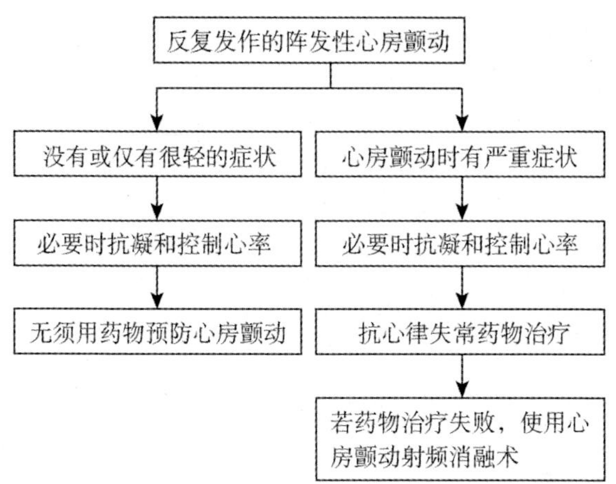

图 26-3 反复发作的阵发性房颤患者的处理概述和药物治疗流程

[引自:Fuster V, Rydén LE, Cannom DS, et al. 2011 ACCF/AHA/HRS focused updates incorporated into the ACC/AHA/ESC 2006 guidelines for the management of patients with atrial fibrillation. J Am Coll Cardiol,2011(57): e101-e198, with permission.]

①是有症状性心力衰竭和左心室射血分数降低心房颤动患者的首选药物。

②门诊可以活动的患者疗效不佳。

③有急性肾功能衰竭或慢性肾疾病的病例,应避免用地高辛。

(4)胺碘酮

①胺碘酮是Ⅲ类抗心律失常药,与交感神经和钙通道拮抗药一样有阻滞房室结的性能。

②应该作为二线用药,主要用于心率难以控制或低血压的患者。

③胺碘酮可能将心房颤动转为窦性心律,在长时间心房颤动而没有抗凝治疗的患者中,有增加血栓性栓塞的风险。

④胺碘酮导致地高辛的水平增加及抑制华法林的代谢,所以有同时使用这些药物的患者,应适当的调整剂量。

(5)对于某些患者,可能需要用数种药物的联合治疗,但应该铭记,可能增加显著的心动过缓。

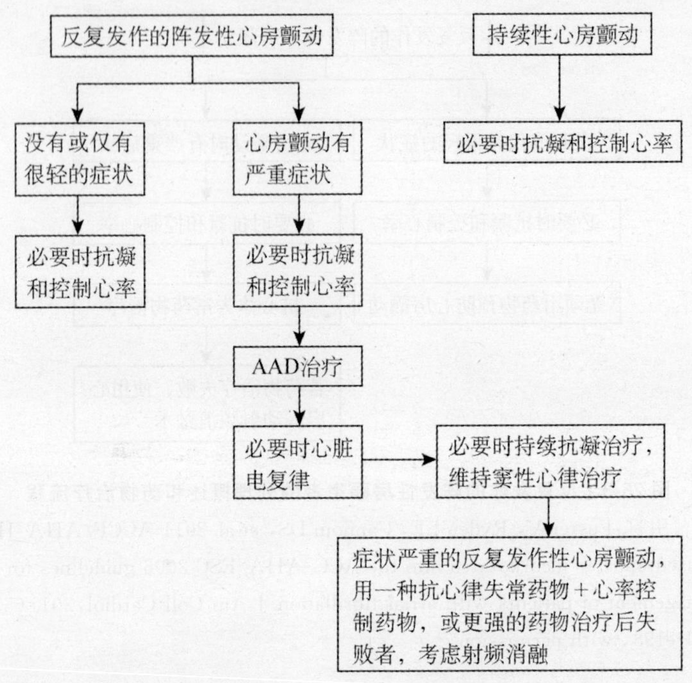

图 26-4　反复发作的持续性或永久性心房颤动患者的处理概述和药物治疗的流程

AAD. 抗心律失常药治疗

［引自：Fuster V，Rydén LE，Cannom DS，et al. 2011 ACCF/AHA/HRS focused updates incorporated into the ACC/AHA/ESC 2006 guidelines for the management of patients with atrial fibrillation. J Am Coll Cardiol，2011(57)：e101-e198，with permission.］

【控制节律】

1. 有多种抗心律失常药物可用于控制节律和保持窦性节律；根据安全性、合并症和已诊断心房颤动的类型进行适当的选择(图 26-5)。

2. 尽管有证据表明以前用某些抗心律失常药物［例如，胺碘酮(amiodarone)、氟卡尼(flecainide)、伊布利特(ibutilide)、普罗帕酮(propafenone)和索他洛尔(sotalol)］治疗，可以增加直流电复律的成功率；但是，药物复律比直流电复律的疗效差。

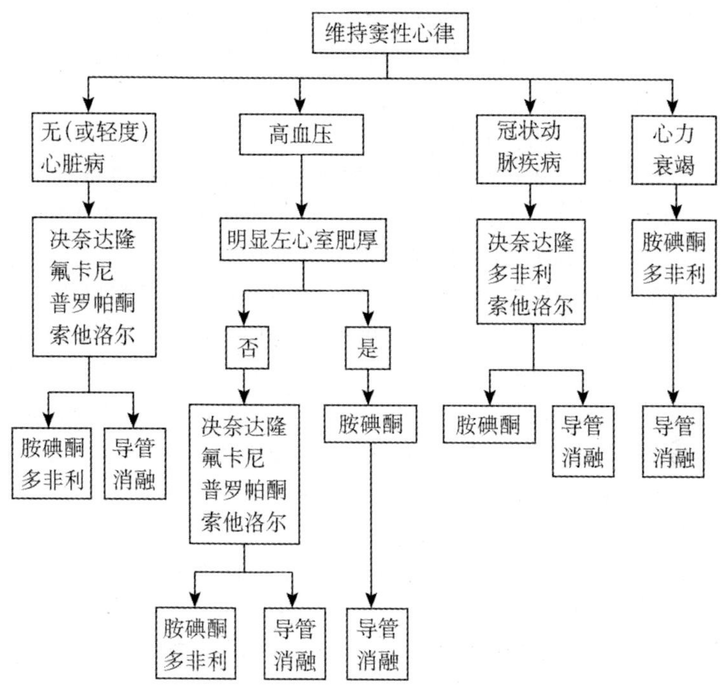

图 26-5　反复发作的阵发性或持续性心房颤动患者，根据不同疾病状态的抗心律失常药物治疗以维持正常窦性心律的处理概述和流程

［引自：Fuster V，Rydén LE，Cannom DS，et al. 2011 ACCF/AHA/HRS focused updates incorporated into the ACC/AHA/ESC 2006 guidelines for the management of patients with atrial fibrillation. J Am Coll Cardiol，2011(57)：e101-e198，with permission.］

3. 关于药物选择有不同的意见，但通常，对没有或有很轻的心脏病患者，优选药物是氟卡尼、索他洛尔、普罗帕酮和决奈达隆(dronedarone)，而胺碘酮或者多非利特(dofetilide)可用于有左心室功能降低或心力衰竭的患者。

4. 某些有致心律失常不良反应的药物，在开始应用和增加剂量时，患者需住院，进行连续遥测和常规心电图监控。

5. 服用有潜在致器官毒性药物的患者，需要定期在门诊随访和监测。

6. 尽管可控制节律，但许多心房颤动的患者仍会复发。成功复律后，不用抗心律失常药物治疗的患者，持续窦性心律 1 年以上的只有 20%～30%。

7. 心房颤动复发的风险因素包括老年、心力衰竭、左心房扩大、肥胖、高血压及风湿性心脏疾病。

8. 控制节律策略相关的研究结果

(1)多数老年、无症状持续性心房颤动患者的节律控制策略与速率控制策略作对比的大型临床试验结果显示：节律控制策略对死亡率无影响，但控制速率的策略有提高生存率和降低卒中风险的趋势。

(2)大多数有症状的心房颤动患者，愿意用控制节律策略以维持窦性心律。大型临床研究显示：与无症状未用控制节律治疗的患者相比，两组患者之间的生活质量无显著差异。

(3)通常，在未服用华法林患者，或用亚抗凝治疗(未达治疗剂量)的患者，发生栓塞性事件的频率，在两组患者中相等。

【抗凝治疗】

1. 预防卒中

(1)心房颤动的患者，在左心耳内的血液易于停滞而形成血栓，卒中的风险显著增加。

(2)估计心房颤动的年度卒中风险，在 50～59 岁的患者为 1.5%，80～89 岁的患者为 23.5%。

(3)与心房颤动相关的血栓栓塞性事件的风险因素和没有抗凝治疗的年度卒中风险可以用 $CHADS_2$ 评分系统估测(表 26-2)。最近介绍的扩大评分系统(CHA_2DS_2-VAS_C)中包括：女性、血管疾病和 65～74 岁作为附加的风险因素，并增加了年龄＞75 岁(表 26-2)的参数。

表 26-2　非瓣膜性心房颤动患者卒中的风险

$CHADS_2$ 风险评分标准	计分
C：充血性心力衰竭	1
H：高血压	1
A：年龄≥75 岁	1
D：糖尿病	1
S：过去有卒中或短暂性脑缺血发作	2

续表

$CHADS_2$ 评分	推荐的疗法	
0	阿司匹林(81～325mg/d)或无治疗*	
1	阿司匹林(81～325mg/d)或口服抗凝药**	
≥2	口服抗凝药**	
CHA_2DS_2-VAS_C 风险标准	计分	
C:充血性心力衰竭/左心室功能不全	1	
H:高血压	1	
A:年龄>75 岁	2	
D:糖尿病	1	
S:以前有卒中、短暂性脑缺血发作、血栓栓塞	2	
V:周围血管或冠状动脉疾病	1	
A:年龄 65～74 岁	1	
S:性别分类(即女性)	1	
CHA_2DS_2-VAS_C 评分	推荐的疗法	
0	不需要治疗	
1	阿司匹林(81～325mg/d)或口服抗凝药**	
≥ 2	口服抗凝药**	
评分	调整的卒中率(%/年),其根据为 $CHADS_2$ 评分	调整的卒中率(%/年),其根据为 CHA_2DS_2-VASc 评分
0	1.9	0
1	2.8	1.3
2	4.0	2.2
3	5.9	3.2
4	8.5	4.0
5	12.5	6.7
6	18.2	9.8
7		9.6
8		6.7
9		15.2

*.未接受治疗、65 岁以下无心脏疾病(孤立性心房颤动的患者)

**.如用的口服抗凝血药是华法林,INR 应为 2.0～3.0,目标值为 2.5。INR<2.0 不能有效地预防卒中。如果为机械瓣,INR 的目标值为>2.5

(4)预防血栓栓塞性事件的总体目标,必须注意的是避免口服抗凝药发生出血性并发症。因为口服抗凝药的风险/效益之间的关系在每个人都是独特的,所推荐的抗凝治疗方案也存在差异。美国心脏病学院/美国心脏协会/欧洲心脏病学会的建议,见表 26-3。

表 26-3 心房颤动患者的抗血栓治疗

	达比加群 (Dabigatran)	阿哌沙班 (Apixaban)	利伐沙班 (Rivaroxaban)
作用机制	直接抑制凝血酶	直接抑制 Xa 因子	直接抑制 Xa 因子
药物前体	是	否	否
食物的影响	否	否	否
剂量(口服)	75～150mg bid*	2.5～5mg bid▲	15～20mg QD**
肾清除率	85%	～27%	～33%
平均半衰期	14～17h	～12h	5～13h
效果达峰时间	0.5～2h	3～4h	2～4h

*. 肌酐清除率>30ml/min 的患者,150mg 每天 2 次;肌酐清除率 15～30ml/min 的患者,75mg 每天 2 次。发生急性肾衰竭的患者停止服用。有机械心脏瓣膜的患者不能应用

▲. 建议的剂量为 5mg,每天 2 次。2.5mg 每天 2 次推荐用于至少有下列两种情况的患者:年龄 80 岁或以上,体重 60kg 或以下,SCr 1.5mg/dl 或以上。不推荐用于重度肝功能损害的患者

**. 肌酐清除率>50ml/min 的患者,晚餐后口服 20mg;肌酐清除率 15～50ml/min 的患者,晚餐后口服 15mg。中度和重度肝功能损害或与肝病相关的凝血功能障碍的患者请勿使用。数据来源为每个药物的说明书

(5)使用简化的 $CHADS_2$ 评分系统,对卒中风险计分高($CHADS_2$ 评分≥2)的患者,推荐使用抗凝治疗。对于卒中风险较低($CHADS_2$ 评分为 0)的患者,充分抗凝的风险大于效益,因此,合理的治疗是用阿司匹林。中等风险的患者($CHADS_2$ 评分为 1)可能使用阿司匹林或口服抗凝药。

2. 华法林

(1)华法林抑制肝内维生素 K 依赖性凝血因子的合成。

(2)华法林的抗凝血作用可因基因多态性,口服摄取的维生素 K 和其他药物的相互作用而有高度的可变性。

(3)抗凝的作用可用国际标准化比值(INR)血液试验进行监控,标准的报告方式是凝血酶原时间(PT)。大多数患者,INR 的目标值为 2.0～3.0,而某些临床情况下可能需要更高的目标值。

(4)当开始用华法林时,应每周测定血液 INR,以调整剂量达到期望的 INR 目标值。达到稳定的剂量后,即数次血液测定的 INR 值处于目标范围内,测试的次数可以减少。

(5)教育患者保持相对一致的饮食,对最好的调节华法林的剂量往往有帮助。不吃含维生素 K 的食物是一种常见的错误,达到华法林治疗成功的剂量与患者食物中的维生素 K 无关。

3. 华法林的替代性药物

(1)注意事项(表 26-3)

①通常,用华法林的替代品,在调整剂量时不需要经常做血液试验,使患者和医生都感到方便。

②所有华法林替代性药物的剂量,必须根据肾功能不全的情况进行调整。未预料到的过度抗凝是威胁生命的出血性并发症的主要原因。

③重要的是要知道,对华法林替代制剂没有可靠有效的逆转药。某些制剂,可以考虑用的制剂有凝血酶原复合物(PCC)或重组凝血因子Ⅶa(rFⅦa),但这些制剂都没有临床试验的报道。

(2)达比加群

①达比加群是一种直接凝血酶抑制药,根据与华法林对比的直接临床试验结果(RE-LY)显示,在非瓣膜性心房颤动的患者中,达比加群可减少卒中和全身性栓塞的风险。

②服用达比加群 150mg 每日 2 次,对卒中的预防优于华法林,但重要出血性事件的发生率两者相似。

③服用达比加群 110mg 每日 2 次(当前美国没有),对卒中的预防并不比华法林差,而且出血性事件的发生率较低。

④服用达比加群 75mg 每日 2 次 BID 的用法,没有正式的研究。

⑤达比加群最常见的不良反应是消化不良或胃溃疡,由于此药物的性质为酸性所致。

(3)阿哌沙班

①阿哌沙班是一种口服Xa因子抑制药,已经批准用于降低非瓣膜性心房颤动患者的卒中和全身性栓塞的风险。

②阿哌沙班对卒中的预防优于华法林,而且相关的出血性事件较低,并能改善总体死亡率。

③停用阿哌沙班时,有增加卒中的风险。如需要停用阿哌沙班,考虑同时用另一种抗凝药替换至少维持1周。

④最常见的不良反应是出血性并发症。

(4)利伐沙班

①利伐沙班是一种口服Xa因子抑制药,已批准用于减少非瓣膜性心房颤动患者的卒中和全身性栓塞的风险。也已批准用于其他血栓栓塞性疾病,例如治疗和预防深部静脉血栓(DVT)和肺栓塞(PE)。

②在一项关键性的临床试验中证实,利伐沙班的效益不亚于华法林,总体大出血事件类似,但颅内和致命性出血事件的发生率较少。

③市面销售的利伐沙班是每天一次的给药剂量。

④停用利伐沙班时,有增加卒中的风险。如需要停用果利伐沙班,考虑同时用另一种抗凝药替换至少维持1周。

⑤利伐沙班最常见的不良反应是出血性并发症。

(5)氯吡格雷

①通常,阿司匹林加氯吡格雷不能代替其他口服抗凝药。

②已证明,华法林和阿司匹林+氯吡格雷之间的出血性风险相似,但是华法林在预防心房颤动患者的血管性事件中优于阿司匹林+氯吡格雷。

(二)其他非药物疗法

1. 可以用同步直流电和(或)抗心律失常药物进行复律。

2. 由于复律后的前几周内血栓栓塞性事件的风险增加,择期复律一般应在应用抗凝治疗至少持续4周之后进行。

3. 如果患者血流动力学不稳定,即使无抗凝的情况下,也应进行紧急同步直流电复律。

4. 在无抗凝情况下可进行同步直流电复律的其他情况包括:新发的心房颤动(心房颤动持续时间<48h)或经食管超声心动图(TEE)证明左心房内没有血栓的心房颤动患者。

5. 病情稳定的患者,如果心房颤动已经持续超过48h,或具体的时间未知,或同时有二尖瓣狭窄,或有血栓栓塞的病史,应当延迟复律,至抗凝治疗能保持在适当的水平[国际标准化比值(INR)2.0～3.0]3～4 周之后，或直至经食管超声心动图对左心耳有无血栓的情况进行评估之后。

6. 为减少卒中风险的另一个选择是闭塞左心耳，因为左心耳是血栓形成最常见的部位。这个过程可在做考克斯-迷宫手术(Cox-Maze procedure)过程中的辅助手术治疗，但也可做经皮左心房封堵术，仍在研究中。

(三)手术治疗

1. 导管为基础消融

(1)因为心房颤动的触发点经常被发现在肺静脉或其周围，已经研发出针对这一区域的经皮肺静脉电隔离术(PVI)。

(2)与 Cox 迷宫手术比较，经皮肺静脉电分离手术的优点是恢复得更快，手术死亡率较低。

(3)主要缺点是成功率比较低(为阵发性心房颤动的患者，单次性手术成功率＞60%，多次性手术成功率＞70%)。

(4)由于这种复杂手术相关的风险状况，建议导管消融治疗心房颤动的方法仅用于，至少用过一种Ⅰ类或Ⅲ类抗心律失常药物治疗无效，并有症状的心房颤动患者。

2. 手术为基础的消融

(1)治疗心房颤动的金标准手术治疗是考克斯-迷宫的方法，其目的是消除所有可能发生在心房内的大折返电路。

(2)最初，该手术涉及在右和左两个心房的许多手术切口(切割和缝合)，但如今已经有了更精细的改变，如应用各种能源系统，包括射频能量、微波、冷冻消融、激光和高强度的聚焦超声，做线性消融线。据报道长期成功率为 70%～95%以上。

(3)以前，此种手术通常是在进行其他心脏手术时做的附加手术，但最近，已用于为经导管消融不成功患者的独立手术。

四、生活方式/风险的改变

1. 对于肥胖患者，减体重可减少心房颤动的发作。

2. 睡眠呼吸障碍可以触发心房颤动，对有选择的患者，应评估睡眠情况。

3. 限制活动并未显示出可减少心房颤动的发作。

五、特殊的考虑

1. 沃尔夫-帕金森-魏(WPW)综合征

(1)WPW综合征患者的心房颤动发作，可能是一种危及生命的心律失常，因为有通过旁路非常迅速的房室传导。

(2)WPW综合征的患者是用钙通道阻滞药的禁忌证，因为可通过旁路增加心室率，导致低血压或心室颤动。

(3)如果患者有低血压，可以施行直流电复律。血流动力学稳定的患者，可以给予静脉注射普鲁卡因胺或胺碘酮。

2. 病态窦房结综合征(SSS)

(1)心房颤动伴有病态窦房结综合征的患者，往往有显著的窦性心动过缓和窦性暂停的快速交替性心房颤动。

(2)在用房室结抑制药难以控制心房颤动心室速率的患者中，某些病例，可能需要置入永久性起搏器。

3. 药物难治的心房颤动　在药物治疗无法控制心率和症状的患者中，可用替代性方案包括：置入永久起搏器并进行房室结的消融("消融和起搏"的方案)，或者用更积极控制节律的措施，如经皮肺静脉电隔离术(PVI)。

(原著者　Thomas K. Kurian and Mitchell N. Faddis)

第 27 章

Chapter 27

QT 综合征

第一节　长 QT 间期综合征

一、一般原则

1. 长 QT 间期综合征(LQTSs)的特征是在体表心电图(ECG)上 QT 间期延长。晕厥和心搏骤停通常是室性心律失常(尤其是尖端扭转型)的结果。

2. 虽然,长 QT 间期综合征最初被描述为是一种罕见的遗传性病变,但是,现在普遍认为获得性 QT 间期延长(通过药理作用)也是重要的病因。

3. 先天性长 QT 间期综合征是一种遗传性心脏离子通道病,而获得性长 QT 间期综合征代表由外在因素,通常是由药物或电解质异常导致离子通道功能的改变。

4. 1957 年,Jervell 和 Lange-Nielsen 报道的第一例长 QT 间期综合征,患者有致心律失常的 QT 间期延长,伴先天性耳聋,称之为 Jervell 和 Lange-Nielsen 综合征。其后,Romano 和 Ward 描述了正常听力的患者也有这种综合征(Romano-Ward 综合征)。

5. 在基因分型之前,另外两种综合征,Andersen-Tawil 综合征和 Timothy 综合征也归入长 QT 间期综合征,但它们的临床特征有很大的不同。

6. 1990 年,确定了长 QT 间期综合征的先天性的遗传基础,发现心脏 Na^+ 和 K^+ 通道的突变导致 QT 间期延长。

7. 在两种形式中,心律失常和心搏骤停的机制相似。

(一)定义

1. 在体表 12 导联心电图(图 27-1)中测量 QT 间期,可确定长 QT 间期综合征的诊断。

(1)通常,在导联Ⅱ或导联 V_5 测量 QT 间期,但应该在任何导联中都可发现长 QT 间期。

(2)因为心率直接影响 QT 间期,最好的做法是用经纠正 QT 间期(QTc),可采用 Bazett 公式($QTc = QT/\sqrt{RR}$)校正。然而,已知在心动过缓的患者中,用该方法的校正测量值,低估了 QT 间期,而在心动过速患者中,高估了 QT 间期。

2. 通常,QTc 间期的正常上限男性为 440ms 以下,女性为 460ms 以下。已有用于估计 QTc 间期的速记规则为:心率在每分钟 70 次和 70 次以上,如果 QT 间期小于 R-R 间期的一半,表示 QTc 间期不延长。

3. 在特定的离子通道(参见分类)有突变,即使 QT 间期正常也有可能被定义为长 QT 间期综合征。此类患者,只有存在交感神经刺激、锻炼或特定的触发点时,才有 QT 间期延长。因而成为"潜伏"的长 QT 间期综合征。

4. 获得性长 QT 间期综合征,需要有使用特殊的药物或电解质异常的情况。

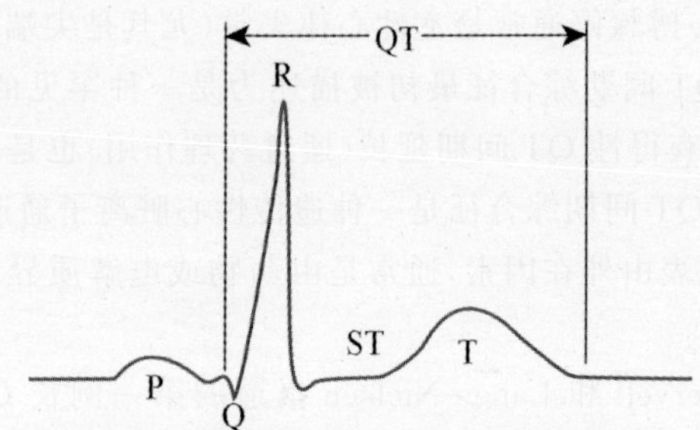

图 27-1 体表心电图和 QT 间期的测量

[引自:Morita H, Wu J, Zipes DP. The QT syndromes:long and short. Lancet,2008(372):750-763, with permission.]

(二)分类

1. QT 间期延长的广义分类,按病因分为遗传性或先天性或获得性。

2. 先天性长 QT 间期综合征根据患者特定的基因突变分类(见诊断性测试)。目前已描述的至少有 10 种亚型。

3. 可能伴有 QT 间期延长的其他内科疾病,包括心肌梗死、肥厚型心肌病、扩张型心肌病、心肌炎、甲状腺功能减退症、嗜铬细胞瘤、蛛网膜下腔出血及 Takotsubo 心肌病。

(三)流行病学

1. 先天性长 QT 间期综合征最初估计的患病率为 1/10 000～1/5000。然而，随着特定的基因突变分型的发展，最近的研究表明患病率更高，一项新生儿的研究提示患病率接近 1/2000。

2. 有研究估计在美国，每年发生心源性猝死的事件为 1000～2000 例。很难确定是心脏停搏还是晕厥。

(四)病理生理学

1. QT 间期的时间代表心室除极和复极的持续时间，与心室肌细胞的动作电位持续时间相关。

2. 心脏动作电位与通过特定通道的跨膜离子流有关，特别是钠离子和钙离子的流入和钾离子的外流(图 27-2)。

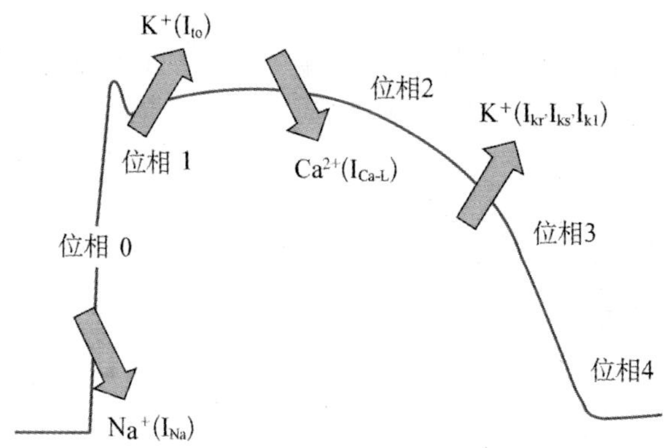

图 27-2　心脏动作电位的位相与跨膜离子流的关系。向下的箭头表示流入(除极)的电流，向上的箭头表示流出(复极)的电流

3. 临床上，QT 间期延长是心肌动作电位延长的反应，是由钾离子通道功能的丧失或钠离子通道功能的增强导致。

(1)动作电位的延长往往不均匀，会导致复极的波动，表现为早期后除极(EAD_S)。

(2)早期后除极可以启动触发活动，可能会刺激周边的细胞并导致室性过早除极(VPD)。这种发生得很早的室性过早除极可以引起局部的折返激动。

(3)在有 QT 间期延长和复极分散的心脏中,这种局部折返激动继而传播成为多形性室性心动过速,常常表现为尖端扭转型室性心动过速。

4. 通常,在尖端扭转型室性心动过速后,有长-短的 R-R 间期,其中一个室性过早除极(短的间期),其后有一段可能是代偿性的停顿(长的间期),随后是另一个室性过早除极。

5. 与尖端扭转型室性心动过速相连接的另一个现象是心搏之间的 T 波振幅的变化(T 波交替),出现在心律失常事件前的不同时间,因此是尖端扭转型室性心动过速高风险的标志。

6. 复极储备是解释在确定综合征的不同临床表现中,各种先天性和获得性因素的相互作用的概念。

(1)提示离子通道中的过剩,和为参与复极的各离子电流提供一种安全措施。

(2)在复极储备"差"的患者中,当接触到可延长 QT 间期的药物或交感神经刺激时,可能特别容易诱发心律失常。

二、诊　断

(一)临床表现

1. 患者可能在青少年时期出现与室性心律失常相关的不同的主诉,往往是不明原因的晕厥和心搏骤停。

2. 通过尸检的分子遗传学研究,现在已经知道先天性长 QT 间期综合征是婴儿意外死亡(婴儿猝死综合征)的主要原因。

3. 惊厥的病史,往往代表着漏诊的心室颤动,应增加怀疑的程度。

4. 彻底了解家族的病史是必要的,其中包括突发性心源性猝死、晕厥、长 QT 间期综合征的诊断,此类患者需要置入除颤器。

5. 药物,尤其是那些新近的处方药,应审查是否有潜在的 QT 间期延长的作用。获得性长 QT 间期综合征的患者,经常服用多种有 QT 间期延长作用的药物。及时识别常见可导致 QT 间期延长的药物,是为使用多种抗心律失常药患者预防心律失常的关键。

(二)诊断标准

1. 长 QT 间期综合征的诊断主要是根据心电图的特征(见定义)。

2. 在进行基因检测之前，将心电图的表现，结合临床病史和家族史，诊断长 QT 间期综合征的标准列于表 27-1。包括一个积分的评分系统，其中 3 分以上表示长 QT 间期综合征的概率高，2～3 分表示中等概率，0～1 分表示低概率。

表 27-1　长 QT 间期综合征的诊断标准

心电图表现	计分
QTc	
≥480ms	3
460～470ms	2
450ms（男）	2
尖端扭转型	2
T 波交替	1
T 波有切迹（3 个导联）	1
低心率（与年龄相比）	0.5
临床病史	
晕厥	
有应激	2
无应激	1
先天性耳聋	0.5
家族史	
家庭成员有明确的长 QT 间期综合征	1
在直系亲属中有 30 岁前不明原因的心源性猝死	0.5

[改编自：Schwartz PJ，Moss AJ，Vincent GM，Crampton RS. Diagnostic criteria for the long QT syndrome. An update. Circulation，1993(88)：782-784，with permission.]

(三)诊断性测试

1. 特异性基因突变分型的测试，有符合心电图改变标准和病史的患者应予以考虑。

(1)关于适当使用基因检测仍有不同的意见。笔者的经验是，有发生长 QT 间期综合征中等概率的患者，应该测试，但应很好了解测试的信息和如何应用测试。

(2)如果已知存在家族性突变,可以针对特定的突变进行基因检测。

(3)对 QT 间期的延长值(440～460ms)为临界点,并有高度可疑病史的患者,可用肾上腺素滴注和持续心电监护,其目的是激发潜在的 QT 间期延长。

(4)多数长 QT 间期综合征的病例已经归类为 LQT1、LQT2 或 LQT3。每一种特异性基因突变的表型特征将在以下各节论述。

(5)特定的基因,离子通道和表型特征列于表 27-2。

(6)LQT1 是长 QT 间期综合征最常见的遗传变异,为基因分型病例的 33%～45%。

①临床表现包括晕厥和运动导致肾上腺素引发的心律失常。发生晕厥前最常报告的事件是游泳。由于与肾上腺素刺激相关,为了诊断的目的,肾上腺素输注可能对"诱发"有潜在 LQT1 的患者特别有用。

②LQT1 的特征性 T 波的基部宽和单相。

③参与 LQT1 的基因是 KCNQ1,受影响的通道认为是电压-门控钾离子通道 I_{KS},负责动作电位的延迟整流电流。KCNQ1 中的突变可通过常染色体显性或常染色体隐性模式遗传。常染色体隐性模式有时伴有严重的耳聋;称为 Lange-Nielsen 综合征。

(7)LQT2 是第二种最常见的遗传变异,包含 25%～35%基因型的患者中。

①临床上,事件往往是由响亮的声音和认知上的压力导致交感神经释放的突然变化所致。

②LQT2 的特征性 T 波是平坦和分叉。

③参与 LQT2 的基因是 KCNH2(有时称为 HERG),负责钾整流电流 I_{Kr} 的快速组成部分。正常情况下,I_{Kr} 的电流参与动作电位的终末部分,对早期后除极提供保护。

(8)LQT3 发生在 2%～8%有长间期综合征基因型的患者。

①临床上,导致心搏骤停的事件发生在休息时,尤其是在夜间。约 20% LQT3 的心脏事件是肾上腺素能刺激引起。

②LQT3 的特征性心电图改变包括一个长的等电位的 ST 段,随后是一个窄而高尖的 T 波。

③参与 LQT3 的基因是 SCN5A,导致 Na^+ 电流的功能增强,致使心脏动作电位平台期延长。

表 27-2　离子通道病和长 QT 间期综合征

长 QT 综合征	染色体	基因	蛋白	电流
1	11p15.5	KCNQ1	KvLQT1	I_{Ks}
2	7q35-36	KCNH2	HERG	I_{Kr}
3	3p24-21	SCN5A	Nav1.5	I_{Na}
4	4q24-27	ANK2	Ankyrin-B	I_{Na-K}，I_{Na-Ca}，I_{Na}
5	21q22	KCNE1	MinK	I_{Ks}
6	21q22	KCNE2	MiRP1	I_{Kr}
7	17q23	KCNJ2	Kir2.1	I_{K1}
8	12p13.3	CACNA1C	Cav1.2	I_{Ca}
9	3p25.3	CAV3	Caveolin-3	I_{Na}
10	11q23.3	SCN4B	NaVβ4	I_{Na}

［改编自：Morita H，Wu J，Zipes DP. The QT syndromes：long and short. Lancet，2008(372)：750-763.］

2. 诊断为长 QT 间期综合征后，继发事件（晕厥或心搏骤停）的风险是可变的，已经报道的高风险特征见表 27-3。

（1）长 QT 间期是事件的强有力的预测指标，随着 QT 间期的延长，心律失常的风险成倍增加。

（2）QT 间期的测量与基因突变的结合，可显著加强风险分层，并对指导治疗（表 27-4）有重要的价值。

表 27-3　预测室性心律失常或 QT 间期显著延长的高风险因素

心电图改变

QT 间期延长

QT 变异的增加（QTc＞500ms）

从 T 波峰值到结束的时间间隔延长

T 波交替

T-U 波

续表

电解质异常 低钾血症 低镁血症
女性
老年
艾滋病
左室收缩功能不全
以前有药物性长 QT 或尖端扭转的病史
亲属有药物引起长 QT 间期史

表 27-4 用遗传和心电图数据，对 40 岁之前发生事件的风险分层

高风险(≥50%)	QTc>500ms 和 LQT1 或 LQT2 和 LQT3(男性)
中等风险(30%～49%)	QTc<500ms,LQT2(女性)和 LQT3(男性或女性) QTc ≥ 500ms 和 LQT3(女性)
低风险(<30%)	QTc<500ms,LQT1(男性)和 LQT2(男性)

[数据引自:Priori SG, Schwartz PJ, Napolitano C, et al. Risk stratification in the long-QT syndrome. N Engl J Med,2003(348):1866-1874.]

三、治 疗

1. 所有 QT 间期延长的患者,必须注意有无电解质异常,特别是低血清钾和镁。长期血清钾和镁低的患者应遵医嘱口服补充剂。

2. 先天性长 QT 间期综合征的患者,应严格避免使用已知可延长 QT 间期的任何药物。患者应接受教育,例如通过 www. qtdrugs. org 可给予这方面的信息,此网站由亚利桑那大学的药学院(University of Arizona College of Pharmacy)建立和更新。

3. 获得性 QT 间期延长的患者,一旦知道是某药物引起,应尽快停用。

4. 通常,获得性 QT 间期延长的患者,如果停用药物或电解质紊乱得到纠正后,QT 间期已回到正常,则不需要进一步治疗。

5. 通常,对任何有先天性长 QT 间期综合征的患者,应建议限制运动。

(一)药物治疗

1. 先天性长 QT 间期综合征的患者,主要治疗是用药物抑制心律失常。

2. 已证明 β 肾上腺素能阻滞药对一定的遗传变异(LQT1)非常有效,但对其他遗传变异(LQT2)效果较差。

(1)β 受体阻滞药对预防 LQT1 的症状可能特别有效。

(2)β 受体阻滞药在预防 LQT2 的事件上有混合的结果,可产生肾上腺素抑制的竞争作用(抗心律失常)及心动过缓(致心律失常)。

(3)β 肾上腺素能阻滞药对 LQT3 效果较差。

(4)普萘洛尔(Propranolol)和纳多洛尔(nadolol),是可选择应用的 β 受体阻滞药,两者均需逐渐调整至可耐受剂量。

3. 美西律(Mexiletine)和氟卡尼(flecainide),两者对 LQT3 的治疗可能都有效。

(1)美西律是一种 Vaughan-WilliamsIB 类的阻滞 Na^+ 通道的抗心律失常药,可能有临床疗效。

(2)对于特定 SCN5A 突变的患者,氟卡尼是一种 IC 类的 Na^+ 通道阻滞的抗心律失常药,也可能有效,已经有报道提示对 Brugada 综合征型心电图表现的某些患者有疗效。

(二)其他非药物疗法

1. 置入式心脏除颤器(ICD)对致命性心律失常是一种有效措施,是能挽救长 QT 间期综合征患者生命的治疗。

2. 处于后续事件高风险或经历过心搏骤停后复苏的患者,应考虑置入心脏除颤器。

3. 尽管已用最佳的药物治疗,仍有事件发生的患者,应考虑置入心脏除颤器。

(三)手术治疗

1. 用手术切断左侧颈交感神经链(星状神经节切除术)是目前正在评估的抑制心律失常的手术。

2. 此手术的理论基础源于交感/肾上腺素成分常常是诱发长 QT 间期综合征患者发生事件的因素。

3. 手术切断心交感神经也可能对 LQT1 有效。

第二节　获得性 QT 间期延长

1. 某些药物如奎尼丁致心律失常作用的知识，早在对长 QT 间期综合征患者的遗传和分子学研究之前就有所了解。

2. 用复极储备（见本章的病理生理学）的概念可解释 QT 间期延长的可变风险。此概念延伸之一是认识到，不同患者对重度 QT 间期延长和尖端扭转型室性心动过速的易感性有差异。

3. 有延长 QT 间期作用的药物很常见，临床医生应熟悉某些最常用的药物（表 27-5）。

表 27-5　已知常见的可使 QT 间期延长的药物

抗心律失常药物
多非利特（Dofetilide），胺碘酮（Amiodarone），索他洛尔（Sotalol），奎尼丁（Quinidine），丙吡胺（Disopyramide），伊布利特（Ibutilide）
抗精神病药
氯丙嗪（Chlorpromazine），氟哌啶醇（Haloperidol），硫利达嗪（Thioridazine），氯氮平（Clozapine），利培酮（Risperidone）
抗感染药
克拉霉素（Clarithromycin），红霉素（Erythromycin），金刚烷胺（Amantadine），阿奇霉素（Azithromycin），加替沙星（Gatifloxacin）
止吐药
氟哌利多（Droperidol），昂丹司琼（Ondansetron），格雷司琼（Granisetron）
抗抑郁药
某些 5-羟色胺再摄取抑制药
其他
西沙必利（Cisapride），美沙酮（Methadone），含砷的制剂（arsenic）

（1）见 www. qtdrugs. org 网站的 QT 间期延长药物的综合清单。

（2）已经知道在所有药物中，共有 2%～3%的药有延长 QT 间期的作用。

4. 尖端扭转型室性心动过速，更常见于服用抗心律失常药物的患者，发生率为 1%～5%。有 QT 间期延长作用的其他药物，导致尖端扭转型室性心动过速罕见，其发生率在 0.1％以下。

5. 已知某些临床特点能预测药物引起尖端扭转型室性心动过速，其中包括女性、低钾血症、心动过缓，最近曾有心房颤动复律（尤其是用能延长 QT 间期的抗心律失常药物）、心力衰竭、洋地黄、原来就有 QT 间期延长、亚临床的先天性长 QT 间期综合征及低镁血症。

6. 关于非心脏专科医生是否可开具能延长 QT 间期药物处方的讨论，日益增多。

（1）如果其中一种药认为是必需的，非常重要的是，一定要警告患者有关的风险，并指示患者要及时报告如心悸、头晕、晕厥，或晕厥前兆的任何症状。

（2）此外，易引起电解质异常的情况，如新服用的药物（特别是利尿药）、恶心、呕吐、腹泻等病情，也需要及时报告。

第三节　短 QT 间期综合征

一、一般原则

1. 短 QT 间期综合征（SQTS）是一种罕见的遗传性疾病，其特点是异常短的 QT 间期（图 27-3），有增加房性和室性心律失常的风险。

2. 2000 年，最初描述该综合征（http://shortqtsyndrome.org，上次更新于 2013 年 8 月 5 日）的报告中，53 例患者来自 14 个家庭。证实在这 14 个家庭中，有 9 例患者出现心搏骤停。

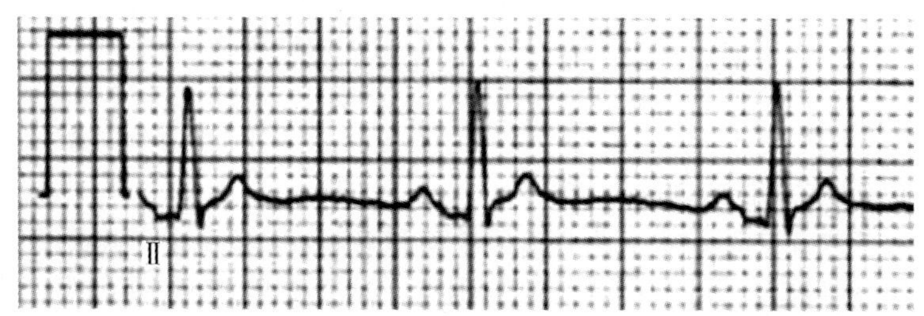

图 27-3　发现短 QT 间期综合征第一例患者的Ⅱ导联体表心电图；心率为每分钟 60 次，QT 间期为 230ms

(一)定义

1. 与长 QT 间期综合征一样,短 QT 间期综合征主要是通过对 12 导联体表心电图(图 27-1)中的 QT 间期测量确定。

2. 正常 QTc 间期的下限男性为 360ms,女性为 370ms。

3. 诊断为短 QT 间期综合征的患者,QTc 间期为≤345ms,QT 间期常常为<300ms。

4. 除了 QT 间期短之外,短 QT 间期综合征的家族史,或心源性猝死病史,已证明的心房或心室颤动,或提示心房或心室纤维颤动的症状,对于短 QT 间期综合征的诊断都具有重要的意义。

5. 由于短 QT 间期综合征的 QT 间期受心率的影响极小,在心率每分钟 60 次以上时,采用 Bazett 公式矫正 QT 间期,在某些病例(尤其是心率较快的儿童)可能导致短 QT 间期综合征的漏诊。因此,使用心电图诊断短 QT 间期的最好方法,是尽可能在心率接近每分钟 60 次时测量 QT 间期。

(二)病理生理学

1. 短 QT 间期综合征和长 QT 间期综合征一样,有不同的遗传模式,迄今已发现导致短 QT 间期综合征的突变在 KCNH2、KCNQ2 和 KCNJ2 基因内。由此定义为 3 种综合征,SQT1、SQT2 和 SQT3,并都有钾离子流(I_{Kr}、I_{Ks} 和 I_{K1})功能的增强而导致动作电位缩短,因而发生 QT 间期的缩短。许多患这种病的患者尚未被基因分类。

2. 动作电位缩短导致不应期的缩短,增加了不应期的离散,反过来又为折返和快速性心律失常如心房和心室颤动创建了基础。

3. 已知,此类患者中的某些有右束支传导阻滞,左前半阻滞和房室(AV)传导阻滞等不同的传导系统疾病。

4. 短 QT 间期综合征的一种特殊的亚类,是在出生时就有心房颤动和心室颤动率非常缓慢的儿童。

5. 某些有早期复极、特发性心室颤动和 Brugada 综合征的患者,如果有短 QTc 间期(345~360ms),这些因素的综合提示心搏骤停的风险增加。

(三)流行病学

1. 非常短的 QT 间期在一般人群中非常罕见。在最近对 106 432 例住院患者的研究中,没有一例患者的 QTc 间期短于 300ms。

2. 在 Framingham 的研究中,低于平均 QTc 间期 2 个标准差,男性为 332ms 和女性为 344ms。

(四)病因

1. 短 QT 间期综合征主要是一种遗传性疾病,然而,已知有继发性 QT 间期缩短的原因。

2. 高钙血症是 QT 间期缩短的常见原因,常常是由甲状旁腺功能亢进症、恶性肿瘤肾病和药物的作用所致。

3. 也已有报道,在慢性疲劳综合征、对阿托品的反应、地高辛中毒、增强儿茶酚胺状态和体温过高等临床情况,也可发生短 QT 间期。

二、诊　断

(一)临床表现

1. 在没有家族史和心电图的情况下,符合短 QT 间期综合征诊断的病史信息常常无特异性,更可能是其他情况的表现。

2. 如果患者已知有短 QT 间期,有房性或室性心律失常的主诉,则很明显是支持短 QT 间期综合征的诊断。

3. 患者可能会主诉心悸和毫无先兆的晕厥。

4. 也可能表现为心搏骤停。

(二)诊断性测试

1. 诊断完全依赖于明确的心电图结果。短 QT 间期(男性＜360ms 和女性＜370ms)是一种罕见的发现,应该立即进一步检查病因。在有短 QT 间期综合征的患者中,迄今已报道的关于短 QT 间期综合征的 QTc 间期为≤345ms。

2. 高而尖的 T 波,尤其是在左胸前导联是某些短 QT 间期综合征的特征。

3. QT 间期不随心率的变化而变化,是短 QT 间期综合征患者的典型表现。

4. 心房和心室两者的有效不应期都非常短。

5. 电生理学研究期间很容易诱发心室颤动,常常是在电极导管位于右心室时发生。

6. 没有对疑似短 QT 间期综合征的患者进行评估的指南。

(1)当有可能是短 QT 间期综合征时,重要的是识别和治疗其继发性原因(见病因)。

(2)对已知的突变进行基因检测可以确认短 QT 间期综合征的诊断。

(3)关于进一步研究的价值没有很好地确定,其中包括动态监测,为了评估 QT/RR 斜率的负荷测试,为了评估不应期的介入性电生理测试,以及诱发快速性心律失常。

三、治 疗

1. 目前,对短 QT 间期综合征唯一确定的治疗是置入心脏除颤起搏器(ICD)以预防心源性猝死。已经发现,在某些病例高而尖的 T 波对心内电的感知出现问题,造成重复计算和不适当的电击。

2. 目前,还没有药物能可靠地治疗短 QT 间期综合征的患者,为了防止心源性猝死需置入心脏除颤起搏器。

(1)在需反复除颤电击的患者,加上抗心律失常药可能有助于治疗。

(2)已经提出奎尼丁作为可能治疗短 QT 间期综合征的药物,认为它的效益是通过阻滞 I_{Kr} 通道,延长动作电位。

(3)由于氟卡尼和普罗帕酮能同时延长心房和心室的不应期,已建议作为治疗心房纤维颤动的二线用药。

(原著者 Andrew J. Krainik and Preben Bjerregaard)

第 28 章

Chapter 28

外周动脉疾病

外周动脉疾病由一组导致主动脉及其非冠状动脉的分支动脉，包括颈动脉、上肢、内脏和下肢动脉分支的渐进性狭窄、阻塞或动脉瘤样扩张病组成。

已认识到外周动脉疾病(PAD)的重要性：有风险因素的患者，其患病率可能高达 29%。有 PAD 的患者，每年并发心肌梗死(MI)、脑血管意外(CVA)和血管性死亡的风险为 4%～5%。

本章主要集中讨论导致下肢、肾、颈动脉区域缺血的血管性疾病。

第一节　下肢外周动脉疾病

一、一般原则

(一)分类

1. 下肢动脉疾病(PAD)的患者，其范围包括无症状的急性威胁到肢体的紧急情况的患者。临床医师必须区分其症状的严重程度，决定先做进一步的检查，还是实施急症的治疗计划。

2. 下肢动脉疾病常见表现

(1)无症状。

(2)跛行。

(3)严重的肢体缺血(CLI)。

(4)急性肢体缺血(ALI)。

(二)流行病学

1. 下肢动脉疾病的患病率，根据踝-肱测试验估计为人口的 3%～10%。年龄超过 70 岁的人增加至 15%～20%。

2. 年龄在50～69岁有吸烟或糖尿病病史的高风险患者，下肢动脉疾病的患病率估计为29%。

(三)病因

最常见的原因是动脉粥样硬化。

【风险因素】

1. 下肢动脉疾病的主要病因是动脉粥样硬化，确定的风险因素是吸烟、糖尿病、高血压、高血脂、高同型半胱氨酸症和冠状动脉疾病(CAD)的家族史。

2. 吸烟是一个显著与剂量相关的发生下肢动脉疾病的促成因素。80%以上的患者都有现在或以前吸烟的历史，吸烟者有下肢动脉疾病的可能要比检测到的冠心病多2～3倍。

【相关的情况】

1. 虽然下肢动脉疾病可引起显著的发病率，下肢动脉疾病和冠心病之间相同的病理生理学和风险因素意味着这些患者的大多数将死于心血管疾病，如心肌梗死或缺血性卒中。

2. 有下肢动脉疾病的患者中，由于冠状动脉心脏疾病事件死亡的风险增加2～6倍，卒中或短暂性脑缺血发作(TIA)可能增加4～5倍。

二、诊　断

(一)临床表现

1. 无症状性下肢动脉疾病

(1)肢体功能并不一定正常。

(2)患者可能没有典型的劳力性肢体不适，但可能有不太典型的症状，如降低步行速度或肢体平衡差。

2. 跛行

(1)间歇性跛行的症状是由于运动引起局部缺血所致。

(2)慢性下肢动脉硬化性闭塞症的症状各不相同，但经常描述为反复出现的痉挛或行走时无力，需要短时间休息后才能恢复。

(3)症状可能发生在下肢的任何部位，包括臀部、大腿或小腿。

3. 严重肢体缺血(CLI)

(1)严重肢体缺血的肢体疼痛是发生在休息时(休息痛)或即将发生肢体缺失时，是由于受影响肢体的血流严重受损引起的。

(2)该术语应该用来描述有休息时慢性疼痛，有溃疡或坏疽的所有患者，提供了有动脉阻塞性疾病的客观证据。

4. 急性肢体缺血(ALI)

(1)急性肢体缺血是由肢体灌注突然减少所致,威胁到组织的生存能力。症状的发生是源于心脏或主动脉动脉粥样硬化斑块形成的血栓或下肢的栓塞。

(2)急性肢体缺血患者的典型症状和体征包括“6 个 P”:疼痛(pain)、麻痹或无力(paralysis)、感觉异常(paresthesias)、无脉搏(pulselessness)、皮肤苍白(pallor)和肢体发凉(冷)[polar (cold)]。

【病史】

1. 年龄≥50 岁无症状而有心血管风险因素的患者和所有≥70 岁的患者都应询问有无行走障碍、静息性疼痛及未愈合的伤口。如果有,应做进一步的测试。

2. 跛行可能与椎管狭窄的假性跛行相混淆。典型的是与椎管狭窄相关的肢体不适不是由活动导致重复出现,而是站立时加剧,坐下即可缓解。

3. 严重肢体缺血常表现为静息性疼痛,而在仰卧位时加剧。严重肢体缺血患者往往会保持肢体在使疼痛缓解的位置,常常无法行走。

4. 如上所述,急性肢体缺血患者的典型症状和体征包括“6 个 P”:疼痛(pain)、麻痹和无力(paralysis)、感觉异常(paresthesias)、无脉搏(pulselessness)、皮肤苍白(pallor)和肢体发凉(冷)[polar (cold)]。

【体格检查】

1. 可看见的体征

(1)毛细血管再充盈。

(2)未愈合的伤口或溃疡。

(3)网状青斑(为动脉粥样栓塞现象)。

(4)小腿萎缩。

(5)足背脱毛发。

2. 听诊和触诊　主要血管床的血管杂音及外周脉搏的触诊,包括股、腘、胫后和足背动脉(图 28-1)。杂音或震颤的存在只说明有湍流,但不能确定有动脉狭窄。此外,应当注意外周脉搏的容量和质量。

3. 仰角依赖性测试(抬高下肢的试验)

(1)这是一项筛选性测试方法,让患者仰卧,然后提高下肢达到 60°以上的水平。脚底发生苍白表明该下肢有动脉疾病。

(2)然后,患者端正地坐着,将双腿悬挂在体检台上,任何一侧下肢颜色的恢复延迟和静脉怒张可能证明有血液循环不足。

(3)更严重的疾病,沿着坠积性水肿的区域发生深红色,所谓坠积性发红。

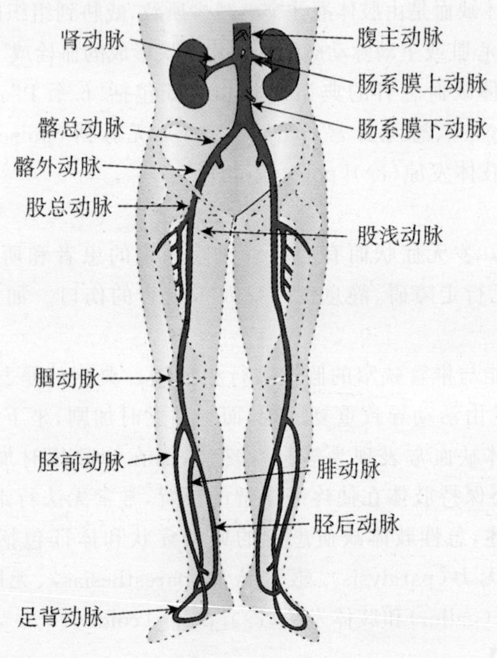

图 28-1　下肢外周动脉主要分支解剖图

(二)诊断性测试

1. 所有有跛行症状的患者应进行踝-肱指数(ABI)测定,以明确诊断,并建立基础的结果(图 28-2)。

(1)高龄和糖尿病导致血管变硬,使踝-肱指数(ABI)的检测不可靠。发生这种情况时,可以用趾-肱指数(TBI)代替。

①脚趾动脉的压力<30mmHg 提示有缺血,伤口愈合不良,截肢的风险增加。

②踝-肱指数<0.9 和趾-肱指数<0.7 可诊断有下肢动脉疾病。

③为了评估冠心病风险和脂质处理的目的,认为踝-肱指数<0.90 有冠心病的风险,甚至对无症状患者也有相等的价值。

(2)如果静息的踝-肱指数正常,而临床有高度的怀疑,可以在运动后重

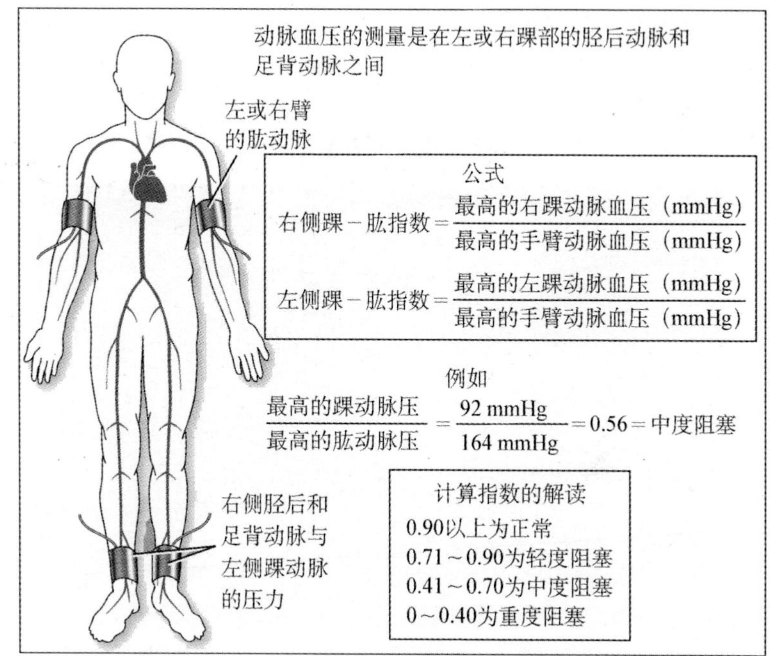
动脉血压的测量是在左或右踝部的胫后动脉和
足背动脉之间
左或右臂
的肱动脉
公式
右侧踝－肱指数＝最高的右踝动脉血压（mmHg）/最高的手臂动脉血压（mmHg）
左侧踝－肱指数＝最高的左踝动脉血压（mmHg）/最高的手臂动脉血压（mmHg）
例如
最高的踝动脉压/最高的肱动脉压＝92 mmHg/164 mmHg＝0.56＝中度阻塞
右侧胫后和
足背动脉与
左侧踝动脉
的压力
计算指数的解读
0.90以上为正常
0.71～0.90为轻度阻塞
0.41～0.70为中度阻塞
0～0.40为重度阻塞

图 28-2　进行压力测量和踝-肱指数计算

［引自：White C. Intermittent claudication. N Engl J Med，2007（356）：1241-1250，with permission.］

为了计算踝-肱指数，双上臂与两脚踝动脉的收缩压使用手持式多普勒仪测定。以足背和胫后动脉的最高读数用计算指数

复检测或进行跖屈试验。当站立时，患者提起他（她）的脚后跟离开地面，脚尖着地站着，然后返回到正常位置，当出现症状或重复做 50 次后再检测踝-肱指数。

（3）节段性肢体压力检查可能有助于进一步确定下肢动脉病的位置和程度。血压计的袖口分别放置在大腿上部、大腿下部和小腿上部测定血压。在节段之间的收缩压下降 20mmHg 表明有动脉狭窄。

（4）用肢体容积描记（pneumoplethysmography）记录脉冲容积以识别脉冲轮廓和幅度的变化。有动脉疾病时，斜率变平、脉冲宽度变宽，且重搏切迹消失。

2. 多普勒超声

（1）多普勒超声结合多普勒速度和动脉壁可视性灰度的波形分析。

(2)正常的波形是三相的，在心脏收缩时的前向血流之后有一短暂的舒张早期逆向血流，接着是舒张晚期的前向血流。

(3)如有动脉狭窄，其远端的血流速度增加。在严重的狭窄，没有逆向血流部分(图 28-3)。通过分析波形结合收缩速度最高值的测量确定狭窄的程度。

A

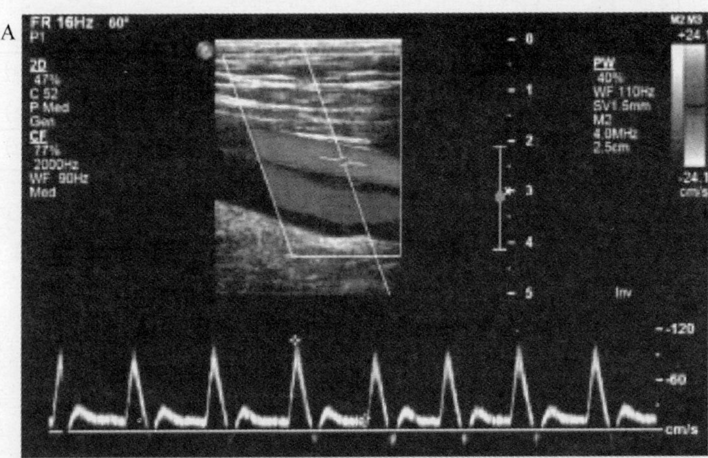

B

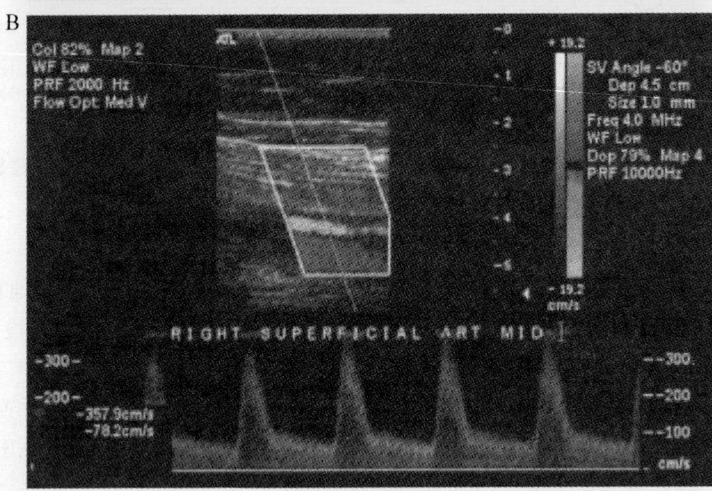

图 28-3 患者无(A)和有(B)下肢动脉疾病的多普勒动脉波形。有下肢动脉疾病的患者，收缩期峰值流速增加，舒张期逆向血流消失

[引自：Begelman SM, Jaff MR. Noninvasive diagnostic strategies for peripheral arterial disease. Cleve Clin J Med,2006(73):S22-S29, with permission.]

3. 为了指导血管重建术，需要具体的解剖描绘，可以应用的成像如计算机断层扫描（CT）、磁共振血管造影（MRA）或数字减影血管造影。

（1）数字减影血管造影（图 28-4）是测试的金标准，但是有介入性，并有使用造影剂和暴露于辐射中所带来的风险。

（2）CT 血管造影快速而且无创，但同样有使用造影剂和暴露于辐射中所带来的风险。发现在动脉粥样硬化病变中的钙，可能使绘制的图像不太准确。

（3）MRA 的风险较少，并可获得详细的信息，只是先前有支架置入的患者会影响图像的质量。

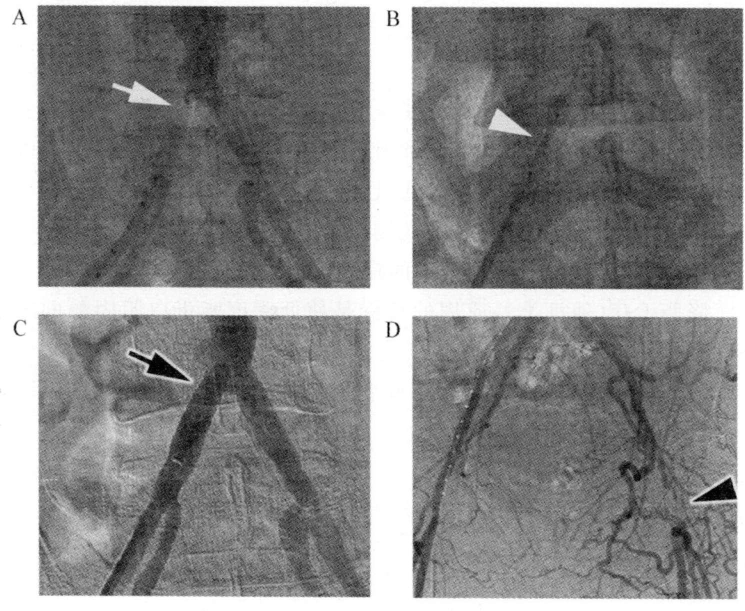

图 28-4　下肢外周动脉疾病血管造影和介入治疗

A. 右髂总动脉开口处重度模糊不清的病变（白色箭头）。血管内有一根带标记的猪尾巴导管用于血管造影及评估病变的长度。B. 一个 7.0mm×16mm 的兼容性（Racer）裸金属支架放置（美敦力公司，明尼阿波利斯）在右髂总动脉病变处（白箭头）。C. 支架放置后的数字减影血管造影显示大量的血液流经支架（黑色箭头）和右髂总动脉通畅的血流。D. 为同一患者的数字减影血管造影，证实左股动脉（黑色箭头）慢性完全闭塞并有开放很好的侧支动脉

三、治 疗

1. 首要的目标应该是通过纠正风险因素，特别是戒烟以预防外周动脉病变。

2. 当预防失败时，早期发现外周动脉病变，并改变生活方式及治疗，在某些病例，应该同时采用机械性再灌注治疗以维持和提高生活质量，并避免肢体情况的恶化和威胁生命。

（一）药物治疗

1. 抗血小板治疗

（1）阿司匹林（每天 75～325mg）；

（2）氯吡格雷（每天 75mg）。

2. 西洛他唑（Cilostazol）是一种磷酸二酯酶 3 型抑制药，同时具有血管扩张和血小板抑制的性质，与安慰剂比较研究已显示，可使步行距离改善约 50%。由于在心力衰竭的患者中，用其他磷酸二酯酶抑制药与死亡率增加相关，故有左心功能不全的患者应避免用此药。

3. 己酮可可碱（pentoxifylline）的疗效仍不清楚。

4. 降脂治疗（他汀类），应用的目标是使低密度脂蛋白胆固醇的水平降低至 100mg/dl 以下。

5. 抗高血压疗法[血管紧张素转化酶（ACE）抑制药和（或）β 受体阻滞药]，应用的目标是使血压降至＜140/90mmHg，或糖尿病患者降至＜130/80mmHg。

6. 血糖控制在目标值：糖化血红蛋白＜7%。

（二）其他非药物疗法

1. 戒烟。

2. 每日检查足部和适当的足部护理。

3. 监督锻炼计划：几个月后，患者的功能情况可能改进。每周 3 次≥30min 的运动试验证明，可使最大行走能力提高 150%。

（三）手术治疗

1. 在有跛行症状的患者中，如已导致生活质量下降或工作能力受到限制，而经锻炼计划和医疗处理之后没有明显疗效者，可能要考虑血供重建的方案。

2. 血管内的治疗方法有：置入支架或没有置入支架的经皮腔内血管成

形术(PTA)(图 28-4),经导管的溶栓疗法,用器械的血栓切除术及开放性的外科手术,可根据合并病症和血管解剖的情况合理选用。

3. 大约 5%有间歇性跛行的患者,为了严重的症状或防止进展为慢性肢体缺血(CLI)需要进行血供重建术,只有 2%的患者最终因远端缺血需要截肢。相比之下,近 50%慢性肢体缺血的患者,为了挽救肢体,需要血供重建。

四、患者的转诊

1. 对于病情进展迅速的患者,为了限制组织坏死的程度及提高挽救肢体的机会,必须将患者紧急转诊到血管专科。

2. 如果出现急性肢体缺血(ALI)的迹象(6P 体征),需血管专家紧急会诊,应立即考虑抗凝以防止血栓性物质的扩展,并准备紧急的血供重建。

五、监控/随访

1. 临床上稳定的患者,应以病程、体格检查和无创性检查,如定期评估踝-肱指数。

2. 有渐进性症状的患者,可能需要更频繁的评价,包括影像或介入性血管造影。

3. 所有外周血管疾病(PAD)的患者,需要定期随访原发性疾病和继发性心血管疾病的连续性的医疗处理情况。

第二节 肾动脉狭窄(RAS)

一、一般原则

(一)流行病学

1. 肾动脉狭窄(RAS)导致的肾血管性高血压,继发性高血压最常见,并可纠正的原因。

2. 进行心导管检查的患者,肾动脉狭窄的发现率可能高达 30%,其中有 11%~18%的患者,病变狭窄的程度在 50%以上。

(二)病因

1. 动脉粥样硬化性疾病是大多数肾动脉狭窄的原因。少见的原因列于表 28-1。

表 28-1 肾动脉狭窄的原因

·动脉粥样硬化
·肌纤维发育不良
·肾动脉瘤
·主动脉或肾动脉夹层
·血管炎
·血栓性或胆固醇性栓塞
·胶原血管病
·腹膜后纤维化
·创伤
·移植后狭窄
·放疗后

2. 肌纤维发育不良(FMD)是肾动脉狭窄的第二个常见的原因。虽然男女均可发生,但其典型的表现是发生在年轻女性的高血压患者中。

(三)病理生理学

1. 肾灌注不足导致肾素-血管紧张素系统的激活,醛固酮和血管紧张素Ⅱ的血管活性性质导致容积扩张和血压升高。

2. 高度肾动脉狭窄的进展可导致肾功能、肾体积的丧失,最终发生缺血性肾病。

3. 动脉粥样硬化的肾动脉狭窄往往累及肾动脉口和主动脉。

4. 肌纤维发育不良累及肾动脉中部和远端,并且可能延伸到侧支。特征性的"串珠状"外观(图 28-5)和位于肾动脉内,有助于区别动脉粥样硬化性与肌纤维发育不良性的肾动脉狭窄。肌纤维发育不良也可以影响其他动脉床,尤其是颈动脉和椎动脉。

二、诊　断

(一)临床表现

1. 肾动脉狭窄,许多人可能无临床症状。

2. 严重的高血压和体液潴留是肾动脉狭窄的标志性表现。应及时评估有无肾动脉狭窄的临床表现如下。

(1)30 岁前发病的高血压。

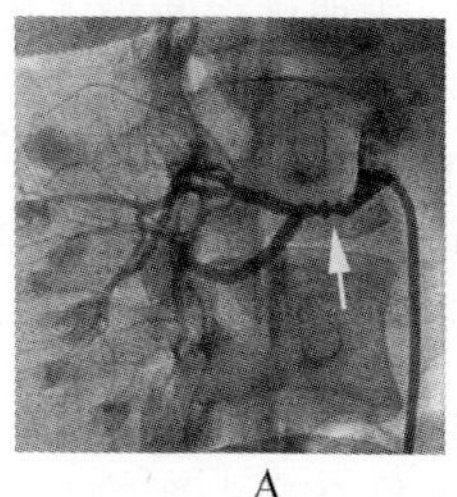

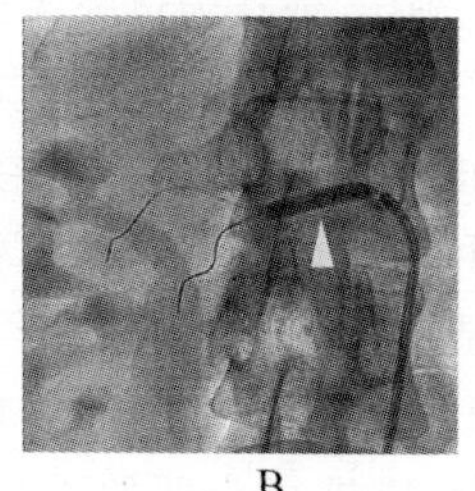

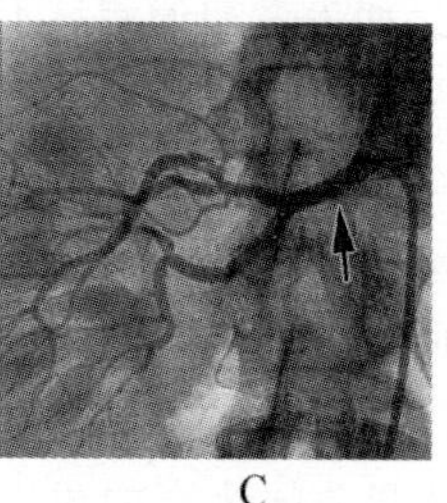

图 28-5　重症顽固性高血压患者肾动脉的肌纤维发育不良

A. 右肾动脉介入性血管造影,右肾动脉有典型的"串珠状"的外观(白色箭头);B. 4.0mm×20mm 的血管造影造型(Angiosculpt)(Angioscore,弗里蒙特)计分血管成形术球囊(白色箭头)的扩张治疗狭窄的病变;C. 干预后的血管造影显示,血流顺利地通过右肾动脉病变处(黑色箭头)随后用不兼容的血管成形术球囊进一步的扩张

(2)55 岁以后发病的重度高血压。

(3)急进型高血压(先前得到控制的高血压突然和持续性恶化)。

(4)顽固性高血压(尽管用了 3 种药物,其中之一必须是利尿药仍不能控制的难治性高血压),恶性高血压(同时有急性终末器官损害的证据)。

(5)血管紧张素转化酶抑制药,或血管紧张素受体阻滞药(ARB)治疗后肾功能进一步恶化。

(6)不明原因的肾萎缩或两个肾之间大小的差异在 1.5cm 以上。

(7)突然发生的原因不明的肺水肿。

(二)诊断性测试

1. 推荐用双相多普勒超声(Duplex ultrasonography with Doppler)作为检测肾动脉狭窄的初始测试。

2. CT 或 MRA 可以确定病变的特征,对超声成像很难确定的患者有帮助。

(1)CT 使用的造影剂对肾有毒性,用于有肾动脉狭窄的人可能特别危险。

(2)传统上认为 MRA 使用的钆对比剂,对肾的毒性要比 CT 造影剂少。然而,在有显著肾功能损害的患者中,钆和肾源性的系统纤维化相关已引起关注。

3. 如果最初的测试不能确定,或认为风险太大,为明确诊断可考虑进行经导管造影。

4. 由于有下肢动脉病和冠心病患者的动脉粥样硬化性肾动脉狭窄的患病率高,在有冠心病的患者和临床怀疑有肾动脉狭窄者,在进行介入性血管造影时,应考虑进行肾血管造影。

5. 由于脑动脉瘤与肌纤维发育不良(FMD)有关联,在所有肌纤维发育不良性肾动脉狭窄的患者中,应进行头部的 MRA 检查或头部的 CT 血管造影。

三、治　疗

(一)药物治疗

1. 动脉粥样硬化性肾动脉狭窄,治疗主要集中在控制肾血管性高血压。

2. 有双侧肾动脉狭窄的患者,应避免应用血管紧张素转化酶抑制药和血管紧张素受体阻滞药(ARB),因为这些药物可能导致肾动脉狭窄的生理性后果的恶化。

(二)手术治疗

1. 血供重建的策略可以考虑用于有血流动力学变化的显著肾动脉狭窄,其定义为:①目测狭窄的直径≥50%~70%,和经病变的峰值压力阶差>20mmHg,或用 5F 的导管或压力导丝测得的平均压差≥10mmHg;②任何直径≥70%的狭窄;③血管内超声测得直径有≥70%的狭窄。

2. 特别在下列情况下,可能需要干预。

(1)快速的,难治疗的,或恶性高血压。

(2)高血压伴有不明原因的单侧肾小。

(3)不能耐受药物治疗的高血压。

(4)慢性肾病有双侧肾动脉狭窄或有一个功能肾的肾动脉狭窄。

(5)复发性,突然发生原因不明的肺水肿。

(6)在重度高血压的情况下复发心绞痛。

3. 对于肾动脉狭窄血供重建的类型。

(1)经皮腔内血管成形术并置入支架(PTA)(图 28-5)的技术,已经有了较高的临床成功率和较低的再狭窄率,尤其是对开口处的病变。

(2)肌纤维发育不良性肾动脉狭窄的患者例外,这种病例,单用球囊血管成形术是首选的治疗。

(3)在某些情况下,特别是大动脉瘤性疾病和小而多发性肾动脉狭窄,解剖学不利于进行经皮疗法的病例,手术血管重建是可选择的治疗。

四、生活方式/风险因素的改进

减少心血管的风险因素可能有助于肾动脉狭窄的治疗,更可能影响其他心血管疾病的风险。这些因素如下。

1. 戒烟。
2. 控制血压(140/80mmHg 以下)。
3. 控制血脂达到目标水平。
4. 控制血糖达到目标水平。

第三节　颈动脉狭窄

一、一般原则

1. 在美国,卒中是死亡的第 3 个主要原因,也是长期残疾的主要原因。

2. 颈动脉狭窄的检测为确定卒中高风险的患者,预防脑血管事件和其他不良心血管事件提供了机会。

3. 近 50%有动脉粥样硬化性颈动脉疾病的患者有严重的冠心病。其结果是,虽然最近的试验已经集中在经皮颈动脉介入治疗与颈动脉内膜切除术对预防卒中的作用,但颈动脉疾病的处理必须是多种形式的,包括缓和风险因素的治疗,如高血压、血脂异常和糖尿病的治疗,以及避免滥用烟草。

(一)分类

1. 无症状性颈动脉狭窄的定义是有明确的颈动脉斑块而没有神经系统症状,如一过性黑矇、短暂性脑缺血发作(TIA)或脑血管意外(CVA)。

2. 反之,症状性颈动脉狭窄提示栓塞性或缺血性疾病的神经系统症状。

3. 经颅多普勒的研究已经证明,栓塞性事件可能出现在无症状性颈动脉狭窄和伴有较高的症状性事件的发生率。

(二)流行病学

1. 颈动脉狭窄>50%的出现率,年龄 65 岁以上的男性为 7%,女性为 5%。

2. 虽然卒中和短暂性脑缺血发作有多种病因,大约 80%是缺血性原因。

大约25%的缺血性卒中是由于血管狭窄或闭塞引起的。

3. 卒中可改变的风险因素包括高血压、吸烟、血脂异常、糖尿病。

4. 一般情况下，随着颈动脉狭窄的进展和症状的发生，卒中的相对风险也增加。

(三)病理生理学

1. 颈动脉狭窄是动脉粥样硬化斑块形成最常见的结果，虽然肌纤维发育不良、囊性中层坏死或动脉炎不太常见，但也可能起一定的作用。

2. 动脉粥样硬化性颈动脉疾病可能通过两种机制导致脑血管缺血性事件。

(1)血流量的限制：虽然通过 Willis 环的侧支循环可能补偿，重度狭窄或颈内动脉急性斑块破裂可能会导致受影响大脑半球的缺血/梗死。

(2)脑栓塞性事件：血栓性栓塞或来自颈动脉斑块的动脉粥样硬化碎片可导致卒中。

二、诊　断

(一)临床表现

【病史】

1. 动脉粥样硬化性颈动脉狭窄，可以有无症状而有颈动脉杂音，短暂性脑缺血发作或卒中的表现。

2. 提示脑血管缺血或梗死的局灶性神经系统症状包括(但不限于此)：一侧肢体无力、感觉异常或感觉丧失，疏忽，异常的视觉空间能力，单眼失明，偏盲，失语，共济失调，脑神经受损，视野缺损，眩晕，不平衡和不协调。

【体格检查】

1. 听诊　进行颈动脉听诊可有杂音，大多数是收缩期杂音；如果杂音延伸至舒张期，则表示颈动脉有大约80%狭窄及显著的压力阶差。

2. 神经系统的评估　有颈动脉杂音的患者，应通过简单的神经系统-力量，感觉和方向的检查，进行对神经系统症状的评估。先前存在神经功能缺损的患者，应检查并记录以前曾有的脑血管意外(CVA)的情况。

(二)诊断性测试

【实验室】

有症状和无症状的颈动脉狭窄患者，都应进行评估，其中包括对全身性动脉粥样硬化医疗处理。

1. 空腹血脂。

2. 肾功能。

3. 空腹血糖和糖化血红蛋白。

4. 虽然生物标志物如 C 反应蛋白(CRP)和基质金属蛋白酶(MMP)已有希望为脆弱的颈动脉斑块进行预测,但其可靠性还没有被明确的证实。

【影像】

1. 多普勒超声

(1)已经有报道,超声对有明确的 50%以上颈动脉狭窄的敏感性为 87%~99%,特异性为 69%~96%。

(2)如果确实有以下情况,无症状的患者也应进行颈动脉超声检查。

①听到颈动脉的杂音。

②已知或怀疑颈动脉狭窄。

③有全身动脉粥样硬化(例如,外周动脉病或冠心病)的证据。

(3)所有有症状的患者,当出现局灶性缺血性神经系统症状时,应进行颈动脉超声检查。

2. 磁共振成像(MRI)/磁共振血管造影(MRA)

(1)MRI/MRA 使颈动脉解剖结构和主动脉弓血管直至威利斯环(Circle of Willis)都呈现高分辨率的成像。

(2)用造影剂的 MRA 提高了高度狭窄和血液流动慢缓的影像。

(3)已报道,磁共振血管造影的敏感性为 97%~100%,特异性为 82%~96%。但有将狭窄的程度估计过高的缺点。

3. CT 血管造影

(1)CT 血管造影可获得颈动脉,主动脉弓血管以及脑血管的成像。

(2)用三维重建的多排成像已显著地改善影像的质量,现在可能已接近能与介入性血管造影的分辨率相媲美,其敏感性为 100%,特异性为 63%。

(3)严重钙化的病变,金属牙或颅内置入物可引起显著的成像伪影。

(4)CT 血管造影必须用碘造影剂,但对已有肾功能不全的患者,碘造影剂对肾有毒性。

4. 介入性血管造影

(1)虽然该技术是有创性的,而且可能导致显著的风险,部分取决于颈动脉和主动脉弓解剖的变异和潜在卒中的风险,但此种血管造影可提供优异的血管解剖学的分辨率。

(2)有计划以导管为基础的干预之外,常规的诊断性造影普遍不愿意使用的原因是为了期望解决有争议的非侵入性测试的结果。

三、治　疗

(一)药物治疗

1. 药物治疗的重点应放在控制脑血管事件的可改变的风险因素上。

2. 抗血小板药物

(1)如果没有禁忌证,应该使用阿司匹林(每天 75～325mg)进行抗血小板治疗。

(2)氯吡格雷(每天 75mg)可作为阿司匹林的代替物。

(3)双嘧达莫,在某些经选择的患者可考虑与阿司匹林合并使用。

3. 对于有短暂性脑缺血发作或卒中史的患者,应开始控制风险因素,包括高血压、糖尿病和胆固醇(用他汀类药物)等。

(二)手术治疗

1. 颈动脉血供重建仍是正在进行临床观察的课题。

2. 无症状的颈动脉狭窄

(1)最近公布的指南建议:对经选择的无症状性高度颈动脉狭窄和低围术期风险的患者,可考虑由外科医生进行预防性颈动脉内膜切除术,其发病率/死亡率在 3%以下。

(2)在经选择的无创性检查成像证实 70%以上的狭窄和有创性成像证实 60%以上狭窄的无症状患者,可以考虑颈动脉内支架置入术。

3. 症状性颈动脉狭窄

(1)患者近期(最近 6 个月以内)有短暂性脑缺血发作,或过去 6 个月内有同侧严重缺血性卒中(无创性检查成像证实>70%的狭窄和有创性成像证实>50%)的颈动脉狭窄,建议由外科医生进行颈动脉内膜切除术,围术期的发病率和死亡率在 6%以下。

(2)如果没有禁忌证,可能可以较早做血供重建(事件发生后 2 周以内)。

(3)在发生与血管内介入疗法相关的并发症属于平均风险或低风险的患者中,颈动脉内支架置入可能是一种替代性治疗。

(4)决定施行支架置入术还是内膜切除术,应该根据外科医生的经验,患者的临床情况,血管的解剖和病变的复杂程度,根据每个病例的情况确定。

(原著者　C. Huie Lin and Jasvindar Singh)

第 29 章

Chapter 29

主动脉疾病

主动脉由 3 层组成:内膜是薄的内衬里层,主要包括内皮细胞;中层是肌肉性中间层,包括平滑肌细胞和弹性蛋白;外膜是纤维性外层。

血管壁的营养供给来自血管腔的被动扩散和滋养血管,共同提供血液给大部分的主动脉,但肾动脉以下的腹主动脉除外。

主动脉病变或主动脉的疾病通常累及主动脉的内膜或中层,病理生理学将取决于基本的疾病状态。然而,某些生理学的基本原则与所有主动脉病变的了解有关。

1. 光滑的内膜层和弹性的中层致使主动脉具有血管阻力低和自然扩张的性能。

2. 主动脉的弹性直接与血压有关;压力越高,主动脉壁变得越硬,因为其负荷由弹性蛋白承担的很少,多数是由胶原蛋白承担。

3. 随着年龄的增长,主动脉壁内的胶原/弹性蛋白的比率在增加,导致主动脉结构的顺应性降低。

4. 动脉粥样硬化也使受累主动脉段的弹性减少,并且可能会破坏内膜层。

5. 基因引发的主动脉疾病通常会导致主动脉中层异常,使扩张性能下降、中层囊性变(CMD)、进行性的管壁变弱及动脉瘤样扩张或夹层。

6. 虽然导致主动脉疾病的病理生理过程不同,通常,其临床后果严重。

第一节 腹主动脉瘤(AAA)

一、一般原则

1. 腹主动脉瘤(AAA)的定义是腹主动脉的直径在 3.0cm 以上。

2. 腹主动脉瘤是主动脉瘤最常见的一种类型。

3. 年龄50岁以上的男性，有3%～9%的人有腹主动脉瘤，男性要比女性多5倍。

4. 腹主动脉瘤与主动脉壁的慢性炎症状态有关，随着时间的推移，导致弹性蛋白和平滑肌细胞的功能降低，削弱血管壁的功能，从而导致主动脉壁的扩张。

5. 风险因素包括吸烟、动脉粥样硬化、肺气肿、高血压和高脂血症。

二、诊　断

(一)临床表现

1. 腹主动脉瘤最常见的(90%)部位是在肾动脉以下的腹主动脉。

2. 腹主动脉瘤有几年的隐匿过程，症状相对较少。

(1)绝大多数腹主动脉瘤较小。

(2)逐渐扩大可能会引起腹部或背部疼痛。

(3)并发症包括附壁血栓形成、远端血栓栓塞症及快速扩张或破裂。

3. 以动脉瘤的大小预测5年破裂的风险。

(1)动脉瘤的直径为3.0～4.0cm的患者，破裂的风险为5%。

(2)动脉瘤的直径为4.0～5.58cm的患者，破裂的风险为10%～20%。

(3)动脉瘤的直径为5.5～6.0cm，破裂的风险为30%～40%。

(4)动脉瘤的直径在7cm以上的患者，破裂的风险为80%。

(5)动脉瘤的增大是非线性的；直径越大，增长的速度越快。

4. 动脉瘤的破裂

(1)有30%～50%腹主动脉瘤破裂的患者，在到达医院之前死亡。

(2)症状包括腹部或背部疼痛；当破裂入腹腔时有低血压。

(3)腹主动脉瘤破裂患者的手术死亡率>40%～50%。

(二)诊断性测试

【影像】

1. 超声

(1)超声是广泛应用，相对准确，价格低廉，而且是无辐射的测试。受到体型、肠道的覆盖和气体，以及操作者水平的限制。

(2)美国预防服务工作组(USPSTF)已经建议：年龄在65～75岁有吸烟史的人，应常规筛查腹主动脉瘤。

2. 计算机断层扫描(CT)

(1)计算机断层扫描(CT)血管造影术是高度准确,并且能看到主动脉近端和远端及分支血管的检查。

(2)可提供有价值的信息,如附壁血栓、钙化以及同时存在的解剖学异常。

(3)计算机断层扫描已经取代了作为腹主动脉瘤常规性成像的血管造影。

(4)计算机断层扫描受到需要静脉造影剂和辐射的限制。

3. 磁共振成像(MRI)

(1)磁共振成像(MRI)和磁共振血管造影(MRA)是诊断腹主动脉瘤及其大小高度准确的检查。

(2)磁共振成像不需要用静脉注射的碘造影剂。

(3)无辐射暴露。

(4)受可用性的限制。

三、治　疗

(一)药物治疗

下面的处理和治疗对预防腹主动脉瘤的扩张有益。

1. 控制高血压。

2. 控制高脂血症和他汀类药物治疗。

3. 在动物模型中,血管紧张素转化酶抑制药(ACEI)、血管紧张素受体阻断药(ARBs)和多西环素已显示出有益的作用,但还没有证明能改变人的病程。

(二)其他非药物疗法

1. 戒烟。

2. 适度的运动。

(三)手术治疗

1. 直径＜5.0～5.5cm 的腹主动脉瘤,不是手术的适应证,除非有并发症。

2. 直径＞5.0～5.5cm 的腹主动脉瘤或有并发症,是手术或血管内介入治疗的适应证。

(1)开放性手术修复可直接看到腹主动脉瘤,在切除动脉瘤后,用移植物将主动脉的近端和远端做端对端的缝合。

(2)主动脉腔内修复(EVAR)包括导管为基础的方法,将支架-移植物放置在主动脉内的动脉瘤部分,不包含有正常血流和压力的动脉。

①支架移植物是悬挂在金属框架(通常是不锈钢)上的织物(纺织聚酯,与在开放性手术中使用的材料相类似)。

②支架移植物的近端和远端放置在主动脉腔内有动脉瘤处,因此,已将动脉瘤置于在主动脉腔外,并不切除动脉瘤。

③解剖学上必须允许有足够用于放置的空间,以便使支架移植物的近端和远端的锚有适当的“着陆区”。

④主动脉腔内修复的并发症包括:穿过织物或织物周围(“内漏”)的泄漏,支架的移位或断裂和感染。

第二节　胸主动脉瘤(TAA)

一、一般原则

(一)定义

1. 一般认为,胸主动脉大小在4.0cm以上为不正常。当诊断为胸主动脉瘤(TAA)时,年龄、体表面积和性别必须加以考虑。

2. 已经有与体表面积,年龄相关的主动脉根部及升主动脉内径的列线图。

(二)流行病学

1. 胸主动脉瘤比腹主动脉瘤较为少见,年发生率约为1/10 000人。

2. 最常累及升主动脉(60%),其次为降主动脉(30%～35%)和主动脉弓(5%～10%)。

(三)病因

1. 累及主动脉根部的胸主动脉瘤是由多种致病机制引起的,其中包括退行性、动脉粥样硬化、感染、炎症和遗传性疾病(表29-1)。

表 29-1　胸主动脉瘤的病因

· 中层囊性变(CMD) 　· 老年和高血压加快中层囊性变	· 动脉粥样硬化
· 遗传性病症[a] 　· 马方综合征 　· Loeys-Dietz 综合征 　· 家族性胸主动脉瘤/夹层综合征 　· 血管性 Ehlers-Danlos 综合征	· 先前曾有主动脉手术 　· 尤其是以前有主动脉夹层修复术
· 先天性病变 　· 二叶主动脉瓣 　· Turner 综合征 　· 主动脉缩窄 　· 先天性心脏疾病	· 炎症/传染性病变 　· 巨细胞动脉炎 　· 多发性大动脉炎 　· 白塞病 　· 梅毒性主动脉炎 　· 细菌性主动脉炎

a. 应对有这些病变患者的一级亲属进行主动脉疾病的筛查

2. 中层囊性变(CMD)的组织学发现是动脉中层的一种黏液样表现,动脉中层有嗜碱性染色的囊肿,表示弹性蛋白和胶原纤维的退行性变和平滑肌细胞的丧失。

(1)在老年人中可出现不同程度的中层囊性变,长期的高血压可使其加重。

(2)中层囊性变也可以在遗传性疾病中看到,如马方综合征(MFS)、洛伊-迪茨综合征(Loeys-Dietz)(LDS)、家族性胸主动脉瘤(FTAA)、特纳综合征(Turner syndrome)和二叶主动脉瓣(BAV)。

(3)中层囊性变致使主动脉壁提供承受重力支持的主要组成部分消失,导致渐进性的主动脉扩张和动脉瘤的形成。

3. 通常,累及降主动脉的动脉粥样硬化,比累及升主动脉更为常见。动脉粥样硬化性动脉瘤的风险因素,与冠状动脉疾病相似。

4. 马方综合征是一种基因触发的常染色体显性遗传病,受影响的人数为 1/10 000～1/5000。

(1)是由染色体 15 上的 FBN1 突变引起,其编码为原纤维蛋白-1,是一种结构性蛋白,微纤维的主要成分。

(2)主动脉根部瘤是马方综合征中累及主动脉根部的典型表现,最大处是在主动脉窦部(sinuses of Valsalva)。

(3)马方综合征是一种表型变化的疾病,影响骨骼、眼(晶状体异位)、皮肤、硬脑膜(硬脑膜膨出)和肺(自发性气胸)。

(4)在马方综合征受影响的组织中观察到过度激活的转化生长因子β(TGF-β);已知,阻滞TGF-β的药物,如ARBs在马方病小鼠的实验中能减轻动脉瘤的形成。这些药物在马方综合征患者的前瞻性试验正在进行中。

5. Loeys-Dietz综合征(LDS)是一种常染色体显性遗传的主动脉瘤综合征,是由于TGFBR1和TGFBR2的突变,其特征有眼距过宽(wide-set eyes),悬雍垂分叉或宽和广泛动脉纡曲的三联体。患者可能有腭裂、天鹅绒般、半透明的皮肤、漏斗胸畸形、畸形足和蜘蛛指(趾)。

(1)患者在年轻时有发生主动脉夹层(AD)或破裂的高风险,主动脉的大小比马方综合征者小。

(2)Loeys-Dietz综合征可在升主动脉、主动脉弓和其他中-大型动脉引起动脉瘤,常累及有动脉瘤或夹层的弓形血管。

(3)Loeys-Dietz综合征和马方综合征的临床鉴别要点之一是Loeys-Dietz综合征没有晶状体脱位。

6. 家族性胸主动脉瘤和夹层综合征(FTAA/D)是一种常染色体显性遗传和夹层为特点的一组疾病,具有可变的表型表达与不同的发病年龄,但没有马方综合征或洛伊-迪茨综合征的特点。某些患者可能有二叶主动脉瓣(BAV)和(或)脑动脉瘤。

(1)可能有网状青斑、烟雾病和动脉导管未闭。

(2)血管平滑肌的基因突变,14%发生在ACTA2和1%的在MYH11。

(3)FBN1和TFGBR1和TGFBR2的基因突变也有描述。

(4)在有不明原因胸主动脉瘤或夹层患者的一级亲属中,有高达20%的人可能有胸主动脉疾病。因此,必须对家庭成员做筛查工作。

7. 血管性Ehlers-Danlos综合征(Vascular Ehlers-Danlos syndrome, vEDS)是一种罕见的疾病,但严重的病变是由COL 3A1基因突变引起。

(1)这种遗传是常染色体显性遗传的模式,vEDS的特点是中等或大动脉的自发性破裂或夹层。

(2)动脉破裂或夹层可能发生在没有显著动脉瘤形成的主动脉或中型动脉。

(3)因为脆弱的血管结缔组织缺乏为缝合线提供支持相应的胶原蛋白，使血管的手术修复非常困难。

8. 二叶主动脉瓣发生在 1%～2%的人群，并且与升主动脉瘤，夹层和主动脉缩窄的发生率增加的风险相关。

(1)有超过 50%二叶主动脉瓣患者有主动脉扩张，通常在升主动脉和根部，与瓣膜狭窄或关闭不全无关。典型的二叶主动脉瓣的主动脉瘤累及升主动脉。

(2)在二叶主动脉瓣患者，因为其主动脉中层的弹性组织异常，主动脉夹层的发生率是正常人群的 10 倍以上。

(3)大约有 10%的二叶主动脉瓣患者，可能有家族性，也可能是一种外显率降低的常染色体显性遗传；应该对有二叶主动脉瓣和动脉瘤患者的一级亲属进行二叶主动脉瓣和(或)胸主动脉瘤的筛查。

9. 特纳综合征(Turner syndrome)是由第二性染色体(XO 或 XP)的全部或部分丧失引起的一种遗传性疾病，与二叶主动脉瓣或主动脉缩窄有关。

(1)中层囊性变(CMD)可发生在特纳综合征，并可能导致胸主动脉瘤。

(2)因为特纳综合征常有身材矮小，主动脉的大小必须以体表面积校正。

10. 炎性主动脉炎是由疾病引起的，如巨细胞性动脉炎、多发性大动脉炎(Takayasu arteritis)和 HLA-B27 的脊柱关节病。

11. 感染性动脉瘤，也称为真菌性动脉瘤，可由包括葡萄球菌属、链球菌属或沙门菌属的急性感染引起。

(1)患者表现为发热，疼痛和菌血症。

(2)感染性动脉瘤往往呈囊状，可能迅速进展，并有高风险或破裂。

(3)梅毒性主动脉炎非常罕见，累及升主动脉。

二、诊　断

(一)临床表现

1. 大多数胸主动脉瘤无症状，常常因其他原因进行放射线检查或超声心动图检查时偶然发现。

2. 患者的症状与动脉瘤的扩大有关，可能有胸部或背部疼痛。

(1)主动脉根部的扩张可能会导致显著的主动脉瓣关闭不全。

(2)附壁血栓的形成可能会导致血栓栓塞症。

3. 最严重的并发症是主动脉破裂或夹层。

4. 胸主动脉瘤的自然史和进展取决于病因。

(1)年龄相关的中层囊性变或动脉粥样硬化可能形成需经多年,缓慢长大的动脉瘤,与洛伊-迪茨综合征(LDS)或血管性埃-当洛综合征(vEDS)相关的胸主动脉瘤可能会迅速增大,或者是相对较小的动脉瘤发生急性夹层。

(2)扩张的速率和破裂的风险也取决于主动脉的大小。

①与腹主动脉瘤相似,动脉瘤的大小和破裂风险之间的关系是非线性的。

②<5cm 的胸主动脉瘤,破裂或夹层的年度风险约 2%;5~6cm 者,3%;>6cm 者,7%。

(二)诊断性测试

【影像】

1. 胸部 X 线检查(CXR)可能显示宽的纵隔或突出的主动脉结。小的动脉瘤,胸部 X 线检查可能没有明显的发现,CXR 不是一个能用来排除胸主动脉瘤的测试。

2. 经胸超声心动图(TTE)可用于明确主动脉根部的大小及升主动脉近端的情况。

(1)TTE 也能提供关于主动脉瓣的结构和功能的信息。

(2)可能看到升主动脉和降主动脉的近端,但其质量和精确度不如 CT 或 MRI。

3. 经食管超声心动图(TEE)是一种能很好获得主动脉根部、主动脉弓和降主动脉图像的方法。

(1)在升主动脉中-高水平有一个可能被 TEE 错过的小盲点。

(2)它能提供有关心脏和瓣膜功能有用的信息。

4. CT 血管造影(CTA)和 MRI/MRA 是极好的测试,能获得整个胸主动脉的图像。

(1)动脉瘤的测量必须小心进行,如果主动脉是弯弯曲曲的时候,因为轴向切片可能是主动脉处在倾斜角度的图像,提供的主动脉图像不准确,不是主动脉真实横向的尺寸。

(2)MRI/MRA 可以作为长期监控的首选影像学检查,因为没有辐射和碘造影剂的影响。

三、治　疗

(一)药物治疗

1. 严格控制血压(BP)(目标为 120/60mmHg 以下)是关键,通过降低主动脉剪切力，以尽量减少渐进性的扩张、破裂和夹层的风险。

2. β受体阻滞药降低血压，以及减少每次收缩的压力速率（DP/DT）的变化，因此 TAA 用β受体阻滞药是有适应证的。

3. ARB类药物，通过拮抗 TGF-β，对马方综合征患者，也可能对洛伊-迪茨综合征（LDS）患者可能有减缓主动脉扩张的作用，这种可能性的前瞻性研究正在进行中。

（二）其他非药物疗法

1. 必须戒烟。

2. 生活方式的改变，建议限制对主动脉的损伤，如避免沉重的举重性活动，以及某些职业与运动的参与。

3. 基因引发的动脉瘤综合征的病例，妊娠可引起 TAA 的迅速扩大，并增加破裂或夹层的风险，所以必须与患者讨论避孕和怀孕的时间问题。

（三）手术治疗

1. 胸升主动脉瘤

（1）主动脉的手术切除和修复。

（2）累及主动脉根部和有主动脉瓣关闭不全是影响外科手术的两个因素。

（3）当有由于一异常的主动脉瓣发生显著的主动脉瓣关闭不全和累及主动脉根部时，应该施行改良的 Bentall 手术。

①切除主动脉瓣，根部和近端升主动脉后，悬浮在机织涤纶聚酯制成的管上的人工瓣膜，以端对端的方式进行缝合。

②冠状动脉以“按钮”的方式保留在原有的主动脉壁，并重新置入主动脉移植物。

（4）如果主动脉瓣本身是正常的，那么有可能会重新悬浮患者原有的主动脉瓣移植物；这称为瓣膜保留手术。

2. 胸降主动脉瘤

（1）手术切除动脉瘤后接着是移植物的端对端的吻合术。

①结扎降主动脉的小分支。

②体外循环是必需的。

③手术发病率和死亡率可能非常显著，取决于合并病症。

（2）胸主动脉瘤腔内修复（TEVAR）术，通常是在有适当的解剖学条件的患者中施行。

①胸主动脉瘤腔内修复术与传统的开放式修复相比，它有显著较低的与手术相关的死亡率。

②支架-移植物的近端和远端放置在动脉瘤以外的主动脉腔处，因此它仅放置在主动脉腔内的动脉瘤处，不切除动脉瘤。

③解剖学上必须允许有足够用于放置的空间，以便能使支架——移植物近端和远端的锚有适当的"着陆区"。

④胸主动脉瘤腔内修复术的并发症包括穿过织物或织物周围("内漏")的泄漏，支架的移位或断裂和感染。

四、监控/随访

1. 长期的监控和随访，即使已明确进行了修复也必须执行，根据胸主动脉瘤的位置、大小和基本病因，确定成像的方法(TTE，CTA，或 MRI)和时间。

2. 一般情况下，初步诊断后，成像检查应比较频繁的(每 6 个月)进行，直至认为瘤体稳定为止。此后，每 1～2 年进行成像检查 1 次。

第三节　主动脉夹层及其变异

一、一般原则

(一)定义

1. 典型的主动脉夹层(AD)是一种内膜，血液从撕裂处进入主动脉壁内，并以顺行或逆行的方式延伸，形成一个假腔或通道。

2. 主动脉壁内血肿(IMH)是由营养血管的自发性破裂造成主动脉中层无内膜瓣的血肿。

3. 主动脉穿透性溃疡(PAU)是动脉粥样硬化性病变穿透中层的结果，可能导致主动脉破裂、夹层或假性动脉瘤的形成。

(二)分类

1. 主动脉夹层(AD)有几种分类系统，升主动脉受累与否作为分类的特征(图 29-1)。

2. 累及升主动脉的夹层，按 DeBakey 的分类系统分为Ⅰ型和Ⅱ型，而 Stanford 的分类系统均属于 A 型。

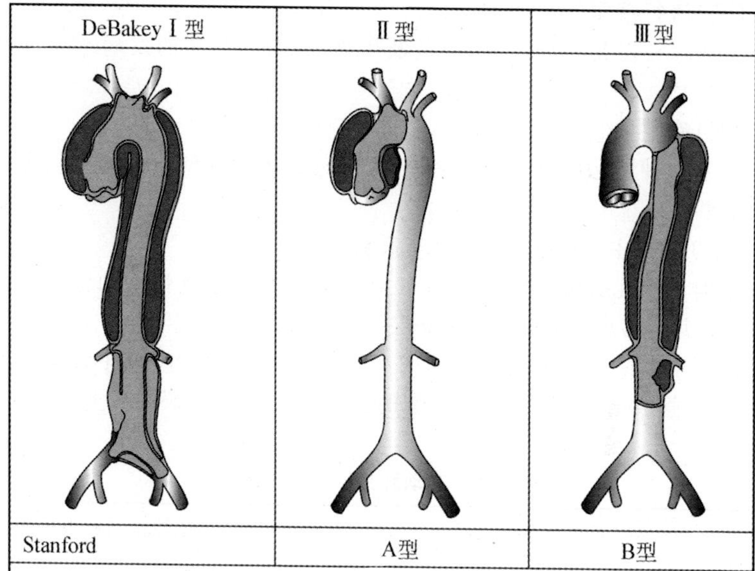

DeBakey分型

Ⅰ型：起源于升主动脉，至少延伸至主动脉弓，常常延伸至主动脉弓远端以下

Ⅱ型：起源并限于升主动脉

Ⅲ型：起源于降主动脉并继续向主动脉远端延伸，很少会逆向延伸至主动脉弓和升主动脉

Stanford分型

A型：所有累及升主动脉的夹层，不管起源于何处

B型：所有不累及升主动脉的夹层

图 29-1　主动脉夹层的分类系统 Stanford and DeBakey

［引自：Nienaber CA，Eagle KA. Aortic dissection：new frontiers in diagnosis and management. Part Ⅰ：from etiology to diagnostic strategies. Circulation，2003(108)：628-635，with permission.］

3. DeBakey 的Ⅲ型或 Stanford B 型的夹层均不累及升主动脉。

4. 解剖学的分类很重要，因为决定外科或内科的处理取决于夹层的位置。升主动脉夹层(DeBakey 的Ⅰ，Ⅱ型，或 Stanford 的 A 型)需要立即进行手术修复，而累及降主动脉(DeBakey Ⅲ型或 Stanford 的 B 型)的夹层最初为内科治疗。

(三)流行病学

主动脉夹层是一种罕见，但危及生命的病症，每年的发病率为每(5～30)/百万人。

(四)病因

1. 有几种情况易患主动脉夹层，大部分是因动脉壁组合物(表 29-2)异常的结果。

2. 约 75%主动脉夹层的患者有高血压。

3. 有遗传性疾病，如 MFS、LDS、vEDS、BAV 或家族性主动脉瘤综合征的患者尤其容易患主动脉扩张和夹层。

4. 可卡因或甲基苯丙胺引起的高血压、炎症性疾病，如巨细胞性动脉炎，或由导管或主动脉手术直接引起的创伤、破坏血管内膜导致夹层。

表 29-2 主动脉夹层的风险因素

· 高血压	· 动脉粥样硬化/穿透性主动脉溃疡
· 遗传性病症[a] · 马方综合征 · 洛伊-迪茨综合征 · 家族性胸主动脉动脉瘤/夹层综合征 · 血管性埃勒斯-当洛综合征	· 外伤-钝伤或医源性 · 导管所致 · 主动脉瓣手术 · 冠状动脉旁路移植术 · 减速损伤(例如，马达车辆碰撞)
· 先天性疾病 · 二叶主动脉瓣 · Turner 综合征 · 主动脉缩窄 · 主动脉瓣上狭窄	· 炎症/传染性疾病 · 巨细胞性动脉炎 · 多发性大动脉炎 · 白塞病 · 梅毒性主动脉炎
· 使用可卡因/甲基苯丙胺	· 妊娠

a. 患者的一级亲属应进行主动脉疾病的筛查

二、诊　断

(一)临床表现

1. 主动脉夹层的临床表现可能有相当大的变异，用于疑似病例的诊断指数必须保持高标准。

2. 主动脉夹层显著的发病率和死亡率是由于终末器官的损伤和主动脉的破裂(表 29-3)。

3. 扩张的假腔压迫器官系统的分支血管,或夹层直接延伸到器官系统的血管腔内,导致器官受损。

4. 心血管和神经系统的表现是主动脉夹层的两个特别严重的并发症。

(1)当升主动脉受累时,急性主动脉瓣关闭不全可能会导致心力衰竭。

(2)心脏压塞,主动脉破裂或冠状动脉受累的心肌梗死可能迅速导致血流动力学性休克和死亡。

①夹层合并急性心包积血可能会导致心脏压塞。

②已有报道,因反复的出血和急性失代偿而做心包穿刺术的不良后果。因此,可进行紧急手术的患者,应避免做心包穿刺术。

(3)神经系统的后遗症可能是急性夹层累及颈动脉或椎动脉的结果,脑灌注不良可能导致晕厥,精神状态的改变和卒中。横贯性脊髓炎、脊髓病、截瘫或四肢瘫可能是脊髓灌注不良导致。

5. 可能会发生很难诊断,并且可致命的肠系膜缺血。

表 29-3　主动脉夹层的并发症

- 主动脉破裂
- 心肌缺血/梗死
- 神经系统的缺陷:卒中,昏迷,意识改变,晕厥和截瘫
- 灌注不良:冠状动脉,肠系膜,四肢,脊髓,肾和肝
- 低血压/休克
- 血胸
- 心脏压塞/心包积血
- 急性主动脉瓣关闭不全和充血性心力衰竭
- 继发性动脉瘤形成

【病史】

1. 与心绞痛的渐进性不适形成鲜明的对比,急性夹层动脉瘤的疼痛是一起病就非常激烈,通常是突然发作而且严重,经常描述为胸部、颈部或肩胛间区尖锐的、撕裂性疼痛。

2. 除了夹层本身之外，表现出来的症状也可能与灌注不良或累及各器官的并发症有关。

【体格检查】

1. 体检应包括完整的脉搏检查，双臂和双腿血压的测定，因为可能有脉搏的短缺或血压的异常。

2. 心脏听诊可能有主动脉瓣关闭不全的杂音。

3. 大多数患者有脉搏的差异和主动脉瓣关闭不全的杂音，但仅仅靠体检不足以排除主动脉夹层。

(二)诊断性测试

【实验室】

1. 血浆 D-二聚体可能有助于评估；通常，急性主动脉夹层患者的血浆 D-二聚体升高；已经显示，如 D-二聚体正常有适度的阴性预测价值。

2. 重要的是在主动脉壁内血肿(IMH)，D-二聚体可能不升高，在临床有高度怀疑指征的情况下，一次正常的 D-二聚体不能排除急性主动脉夹层。

3. 血浆 D-二聚体评估主动脉夹层的确切作用尚未确定。

【影像】

1. 胸部 X 线检查(CXR)

(1)可能显示纵隔增宽，或主动脉轮廓异常。

(2)胸腔积液可能代表血胸，在主动脉弓偶尔可出现沉积的钙。

(3)高达 10%～20%主动脉夹层的胸部 X 线检查没有明显的异常。因此，正常的胸部 X 线结果不能排除主动脉夹层。

2. 鉴于主动脉夹层的严重性质，立即明确诊断和确定其程度非常重要。对影像的选择应根据方法的敏感性、特异性、临床的稳定性，以及是否有专业操作者及其经验(表 29-4)。

(1)如果患者血流动力学不稳定或有低血压，应采用 TEE 或 CT 扫描快速评估夹层的并发症，包括心包积液，主动脉瓣关闭不全或主动脉破裂。

(2)CT 能广泛而迅速应用。需要用静脉造影剂评估夹层并提供整个主动脉，主动脉弓和分支血管的影像。

(3)经食管超声心动图(TEE)需要一位有经验和熟悉执行食管插管程序的操作者；而且，可以在床边进行，可很好地看到主动脉瓣，主动脉根部和心包。

表 29-4　用于主动脉夹层的诊断性影像方法的比较

方法	敏感性（%）	特异性（%）	优点	缺点
TEE	98～99	94～97	可极好的评估主动脉根部和胸降主动脉，主动脉瓣和心包	需要经食管插入；仅限于胸主动脉，有关分支血管的资料很少
CT	96～100	96～100	能广泛而迅速地应用；可提供整个主动脉和分支血管以及并发症，包括破裂、心包积血和灌注异常的影像	需要用的碘造影剂，对肾有毒性
MRI	98 以上	98 以上	所有类型的夹层都有极好的准确性和敏感性与特异性	应用受限制，取像程序耗时，扫描过程中，监控少

TEE. 经食管超声心动图；CT. 电子计算机断层摄影；MRI. 磁共振成像

（4）由于时间的延误和血流动力学监测的困难，MRI 通常不考虑作为首选的检查。

（5）虽然经胸超声心动图（TTE）可能诊断主动脉夹层，但它的敏感性和特异性远远不如其他的诊断方法。

三、治　疗

（一）药物治疗

1. 当怀疑有主动脉夹层时，最重要的是应立即开始用 β 受体阻滞药治疗以减少剪切力，然后尽快明确诊断（表 29-5）。

2. 在不损害器官灌注的情况下，应尽可能地降低血压。

3. 建议用 β 受体阻滞药治疗，目标是使心率达到为每分钟 70 次以下。

4. 如果 β 受体阻滞药治疗有禁忌证，可以考虑用非二氢吡啶类钙通道阻滞药（如地尔硫䓬、维拉帕米）。

5. 在没有负性变时性药物的情况下，应特别小心的是要避免使用血管扩张药，如硝普钠，因为它们可能会诱发反射性心动过速，由此增加 DP/dt，可能使夹层动脉瘤延伸。

表 29-5 主动脉夹层选择性的药物治疗[a]

静脉用的β受体阻滞药(首选的负性肌力药)[b]
· 艾司洛尔(Esmolol):500μg/kg 静脉推注,然后持续静脉滴注 50～200μg/(kg·min),至出现效果。半衰期短,可以快速递增剂量 · 拉贝洛尔(Labetalol):20mg/2min 静脉推注,然后每 15 分钟 40～80mg,直至有充分的反应(最大剂量为 300mg),然后持续静脉滴注每分钟 2～10mg,递增滴注量至出现效果
静脉用的血管扩张药(开始用β受体阻滞药之后)
· 硝普钠:没有首剂,开始就用连续输液 20μg/min,递增滴注量 0.5～5μg/(kg·min),最大量为 800mg/min。只能用在应用β受体阻滞药的患者 (注意:肾功能不全的患者或长期输注者,可能发生硫氰酸盐的毒性) · 依那普利:0.625～1.25mg 静脉给予,然后每 6 小时增加 0.625～1.25mg 至最大剂量为每 6 小时 5mg,递增滴注量至出现效果

a. 治疗的目标是心率低于 70 次/分,在不损害器官灌注的原则下,尽可能降低血压

b. 禁忌用β受体阻滞药的患者,可用硫氮酮:0.25mg/kg,2min 静脉给予,然后持续静脉输注 5～15mg/h,递增静脉滴注量至出现效果

(二)手术治疗

1. 任何升主动脉夹层都是急诊手术的指征。

(1)单纯药物治疗的 14d 死亡率为 50%以上。

(2)手术治疗 14d 死亡率约为 25%。

(3)手术修复包括可能时切除撕裂的内膜,清除进入近端和远端的假腔,并以端对端的方式放置移植物代替升主动脉。

(4)如果主动脉夹层并发显著的主动脉瓣关闭不全,重新修复主动脉瓣或者换瓣,取决于瓣膜和主动脉根部的基本情况。同时置入瓣膜-移植物或进行瓣膜保留手术可根据情况而定。

(5)目前,对累及升主动脉的主动脉夹层不进行腔内修复术。

2. 降主动脉夹层的手术治疗。

(1)没有并发症的降主动脉(B 型)夹层最初可用内科治疗。

(2)B 型主动脉夹层急性期手术治疗的死亡率在 30%以上,相比之下单纯药物治疗的死亡率约为 10%。

(3)降主动脉夹层的长期并发症包括动脉瘤形成、破裂和逆行剥离。在长期随访中,需要应用 CT 或 MRI 进行监视。

(4)降主动脉(B 型)夹层的手术或腔内修复用于有并发症的患者,如终末器官缺血,顽固性疼痛,未能控制的高血压、破裂或主动脉内径迅速扩大的患者。

(5)采用血管内支架术治疗降主动脉(B 型)夹层急性并发症的处理经验日益增长。偶尔,分支血管的血液来自假腔,由于通过假腔的血流缓慢因而可能发生显著地缺血。在这些情况下,假腔的支架置入或球囊开窗术,可能是减轻缺血的可行方法。

四、特殊的考虑

(一)主动脉壁内血肿(IMH)

1. 主动脉壁内血肿是主动脉夹层的一种变形,没有内膜撕裂或假腔,而是发生在主动脉壁内的原发性血肿,可能与血管滋养管的破裂相关(图 29-2)。

2. 主动脉壁内血肿可能是局灶性,也可能沿主动脉壁内顺行或逆行扩展。位置的分类与主动脉夹层的分类相同(A 型和 B 型)。

3. 症状也与主动脉夹层的相似,主要是突然发作的胸部或背部疼痛。

4. 并发症包括进展为典型的主动脉夹层、主动脉破裂、心包积血和主动脉瓣关闭不全。

5. 主动脉壁内血肿的自然史可能包括以下几种。

(1)进展为主动脉夹层(A 型 IMH 可能高达 25%~50%)。

(2)血肿得到彻底的解决。

(3)持久和稳定的血肿。

(4)进展为主动脉瘤。

6. 诊断的方法包括经食管超声心动图(TEE),用造影剂的 CT,MRI 和(或)/MRA。典型的外观是壁光滑的管腔与新月形或圆周形增厚的中层。

7. 累及升主动脉的壁内血肿推荐用手术治疗,降主动脉的壁内血肿推荐用内科处理和细心的随访观察。

(二)穿透性主动脉溃疡(PAU)

1. 穿透性主动脉溃疡是粥样硬化斑块穿透中层而形成的一种溃疡,也可能在主动脉壁形成弹坑样的溃疡(图 29-2)。可能是单一的,也可能同时有

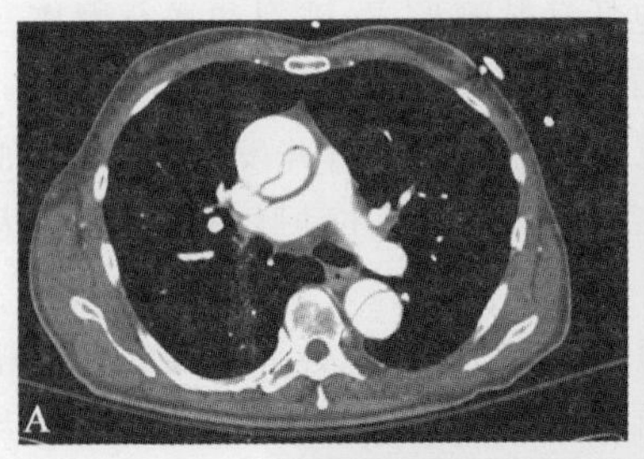

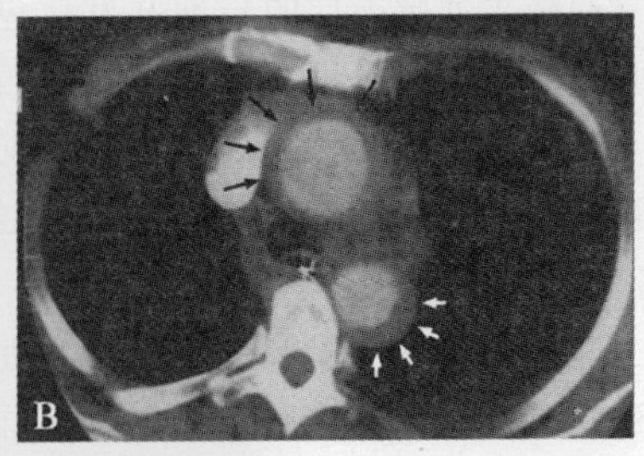

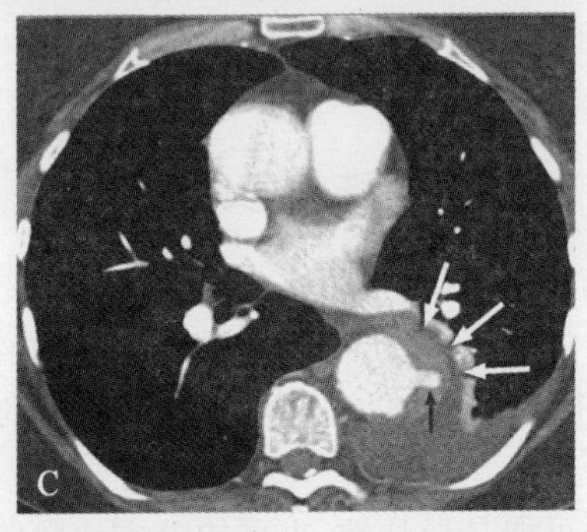

图 29-2 急性主动脉综合征的类型

A. 典型的主动脉夹层；B. 主动脉壁内血肿(IMH)，黑色的箭头表示在升主动脉的 IMH；白色箭头表示在降主动脉新月形的 IMH；C. 在主动脉(黑色箭头)的穿透性粥样硬化性溃疡(PAU)。白色箭头指的是与其相关的血肿

[改编自：permission from Braverman AC, Thompson RW, Sanchez LA. Diseases of the aorta. . In: Bonow RO, Mann DL, Zipes DP, Libby P, eds. Braunwald's Heart Disease, 9th ed. Philadelphia, PA: Elsevier, 2011: 1309-1337.]

多个粥样硬化斑块和溃疡，通常位于降主动脉和腹主动脉。

2. 典型的穿透性主动脉溃疡，常发生在有显著主动脉脉粥样硬化和血管疾病，以及有多种冠心病危险因素的老年人。

3. 症状与典型的主动脉夹层非常相似，包括突然发作的胸部、背部或腹部疼痛。

4. 穿透性主动脉溃疡可能导致主动脉破裂、夹层、假性动脉瘤和后期形成动脉瘤。穿透性主动脉溃疡引起的主动脉夹层可能是局灶性的夹层，并有厚壁的瓣。

5. 诊断方法包括 TEE、CT 和 MRI/MRA 和主动脉造影。

(1)典型的外观是一种局灶性的动脉粥样硬化斑块的弹坑样的外观,并且有内膜的移位。

(2)用造影剂检查将证明构成弹坑样溃疡口的外翻"outpouching"。

6. 通常,对升主动脉的穿透性溃疡建议手术治疗。

7. 在降主动脉的穿透性主动脉溃疡,干预性治疗仅用于有持续性疼痛,主动脉显著扩张、破裂或假性动脉瘤形成的患者。

(1)在降和腹主动脉的穿透性主动脉溃疡及其并发症特别适合采用血管内治疗,因为通常主动脉受影响的段相对较短。

(2)在穿透性主动脉溃疡的患者中,开放式外科手术的风险往往很高。

(原著者　Jay Shah and Alan C. Braverman)

第 30 章

Chapter 30

标准显像和诊断性检查方法：心脏核医学

一、一般原则

(一)定义

1. 单光子发射计算机断层显像(SPECT)是用于评估心肌灌注和存活能力最常用的方法。

2. 用途如下。

(1)心肌灌注显像(MPI)。

①单光子发射计算机断层显像最常见的临床应用。

②负荷试验中的应用(静息与负荷试验图像的比较)。

③有心绞痛症状的患者,只做静息显像。

(2)心肌存活量的评估。

(3)左心室(LV)的容量和功能的评估。

(二)物理学

1. 放射性示踪剂采用静脉给予。存活的心肌细胞可以摄取血液中的核素,并能保留一定的时间。

2. 因为核素衰变,γ照相机通过围绕患者旋转的轨道途径(图 30-1)捕获发射的光子,产生数字图像。

(1)γ照相机旋转到不同的位置,从不同的切面收集光子。

(2)收集多幅图像,每幅图像包括在 20～25s 发射的数据。

(3)自每个切面收集的图像信息反向投射到成像矩阵,用以重建心脏的图像(图 30-2)。

(4)然后以电子形式获得图像。

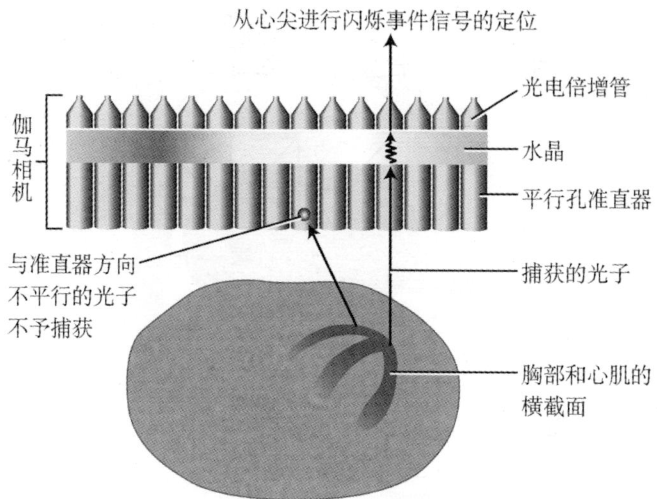

图 30-1　从心肌发出的光子传输到 γ 相机

（引自：Braunwald E，Zipes DP，Libby P，et al. eds. Braunwald's Heart Disease：A Textbook of Cardiovascular Medicine，9th ed. Philadelphia，PA：Elsevier，2004，with permission.）

3. 用特殊的技术认证左心室的长轴，并衍生出 3 个标准平面（图 30-3）的断层图像。

（1）短轴图像是通过与心脏的长轴垂直切割获得。

①产生圆圈状的短轴切面。

②这些短轴图像与二维超声心动图胸骨旁短轴切面的图像相似。

（2）垂直长轴图像是通过与心脏的长轴进行平行切割获得。

（3）水平长轴图像也是通过对心脏的长轴进行平行切割获得，但是与垂直长轴的图像垂直。

4. 代表性的图像显示于图 30-4 至图 30-6。

（三）放射性示踪剂

1. 大多数单光子发射计算机断层显像（SPECT）研究所使用的制剂是锝-99m（^{99m}Tc）（^{99m}Tc-甲氧基异丁基异腈，^{99m}Tc-替曲膦，与 ^{99m}Tc-teboroxime）或者是铊-201（^{201}Tl）。

2. 为了解单光子发射计算机断层心肌灌注显像，就需要了解这些示踪

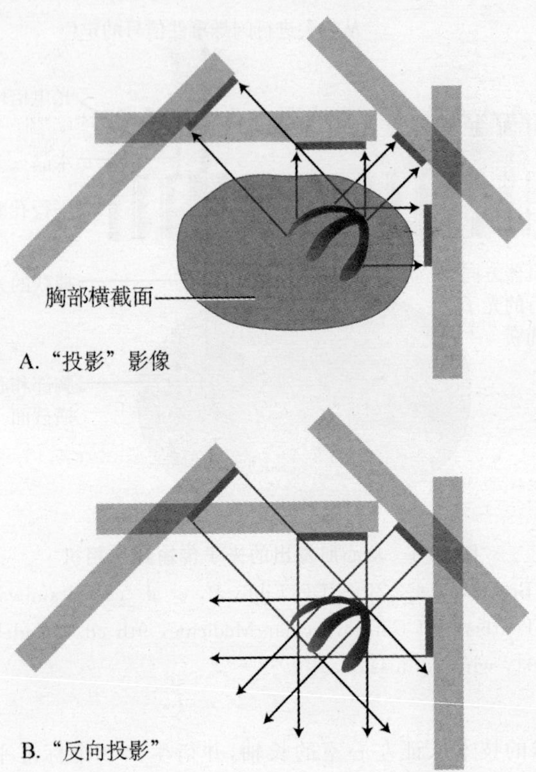

图 30-2　用γ相机的光子探测，摄像机旋转不同的角度可以从多个切面采集图像

（引自：Braunwald E，Zipes DP，Libby P，et al. eds. Braunwald's Heart Disease：A Textbook of Cardiovascular Medicine，9th ed. Philadelphia，PA：Elsevier，2004，with permission.）

剂的性能。

3. ^{201}Tl

(1)^{201}Tl 的性能与钾相似。

①两者都是通过主动转运进入细胞(利用 ATP 酶)。

②因为两者都无法进入瘢痕组织细胞，在瘢痕组织中无示踪剂。

(2)利用瘢痕组织中无示踪剂的特性，可区分梗死、正常和缺血的

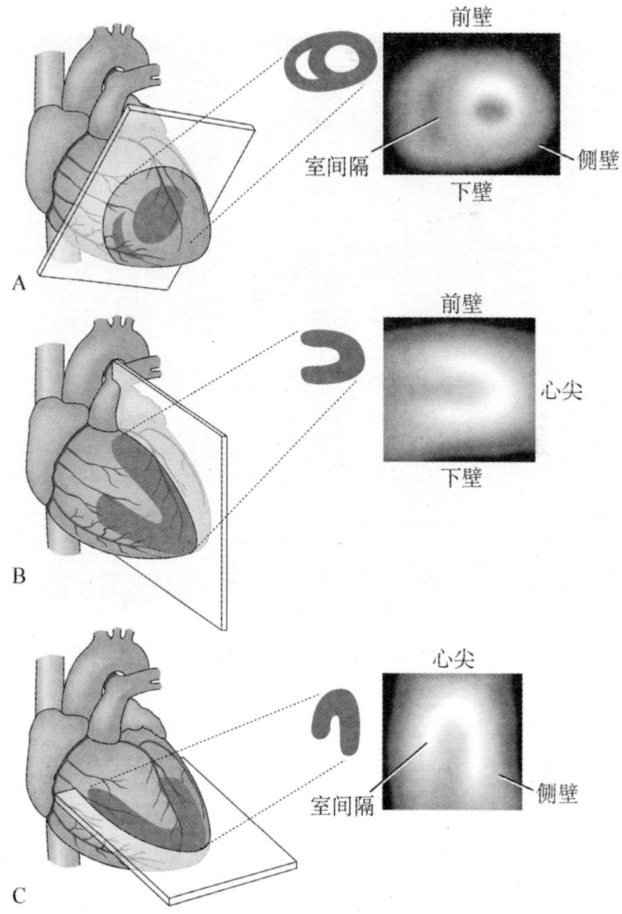

图 30-3 左心室的断层切面

A. 短轴切面;B. 垂直长轴切面;C. 水平长轴切面(自上至下)

(引自:Braunwald E,Zipes DP, Libby P, et al. eds. Braunwald's Heart Disease: A Textbook of Cardiovascular Medicine, 9th ed. Philadelphia, PA:Elsevier,2004, with permission.)

心肌。

(3)^{201}Tl 的半衰期约为 73h。

(4)^{201}Tl 可发射 80keV 的光子能量。

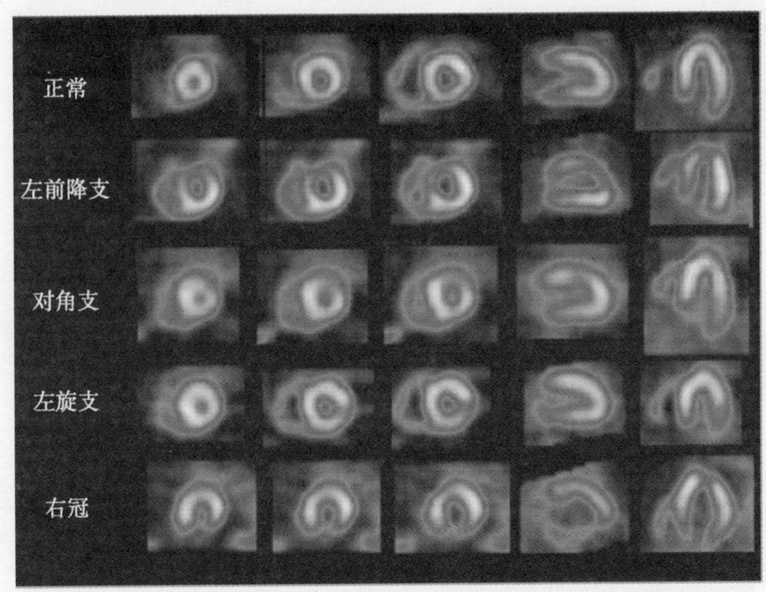

图 30-4 ^{99m}Tc 负荷试验图像显示各冠状动脉分支区的灌注缺损

(引自:Fuster V, Alexander RW, O'Rourke RA, et al. eds. Hurst's The Heart, 13th ed. New York, NY:McGraw-Hill,2005, with permission.)

(5)心肌对^{201}Tl的早期摄取,主要是与局部的血流量相关。

(6)灌注不良区域的心肌只在最初摄取非常少的^{201}Tl(最初的 5～10min)。

(7)其后续的灌注主要是由于^{201}Tl的浓度差(再分配相)。

(8)由于动脉粥样硬化的血管不能像正常内径的血管一样灌注心肌,在峰值负荷测试中,初始摄取^{201}Tl的量也很低。

4. ^{99m}Tc是相对较新的制剂。

(1)半衰期为 6h。

(2)发射 140keV 的光子能量。

(3)首次通过仅吸收 60%,并且很少有再分配。

(4)最常用^{99m}Tc的方案是双同位素法。

5. 华盛顿大学/Barnes 犹太医院用的是 1d 双核素 SPECT 显像方案。

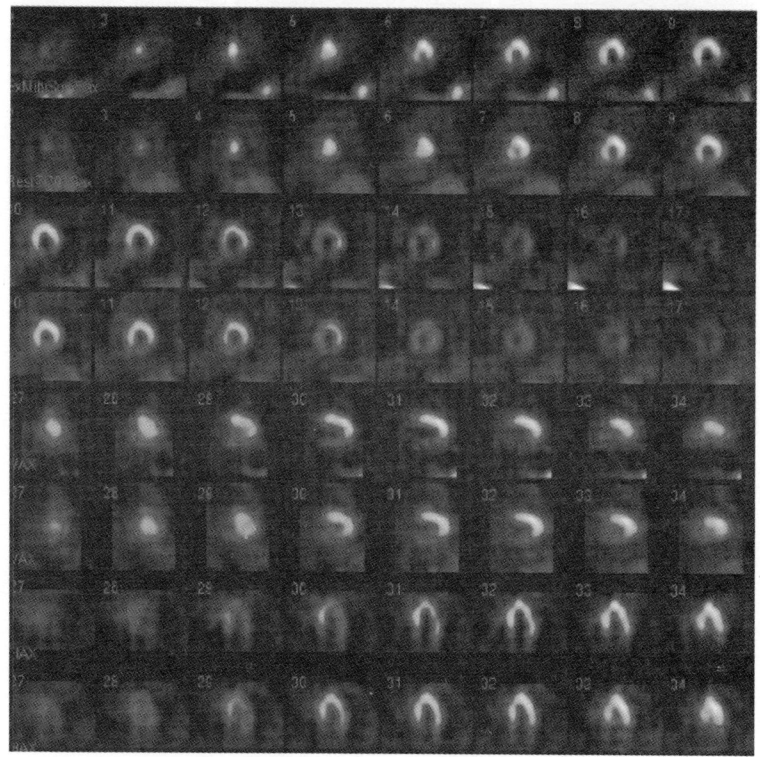

图 30-5　静息 SPECT 心肌灌注显像(MPI)的图像。上 4 行为负荷试验的图像；下 4 行为静息时图像。下壁有大的透壁性心肌梗死，下侧壁和侧壁有中-重度的缺血

(引自：Fuster V，Alexander RW，O'Rourke RA，et al.，eds. Hurst's The Heart，13th ed. New York，NY：McGraw-Hill，2005，with permission.)

(1)此方案为静息显像时一次注射 3.0～3.5mCi 的 ^{201}Tl，在峰值负荷试验时一次注射 25～30mCi 的 ^{99m}Tc。

(2)静息显像时，注射 ^{201}Tl 后立即进行 SPECT 扫描。充分利用了 ^{201}Tl 首次通过吸收率高的特性。

(3) ^{201}Tl 显像后，立即为患者进行负荷试验。

(4)在运动峰值或输注血管扩张药时，注入锝-99 25～30mCi，15～30min

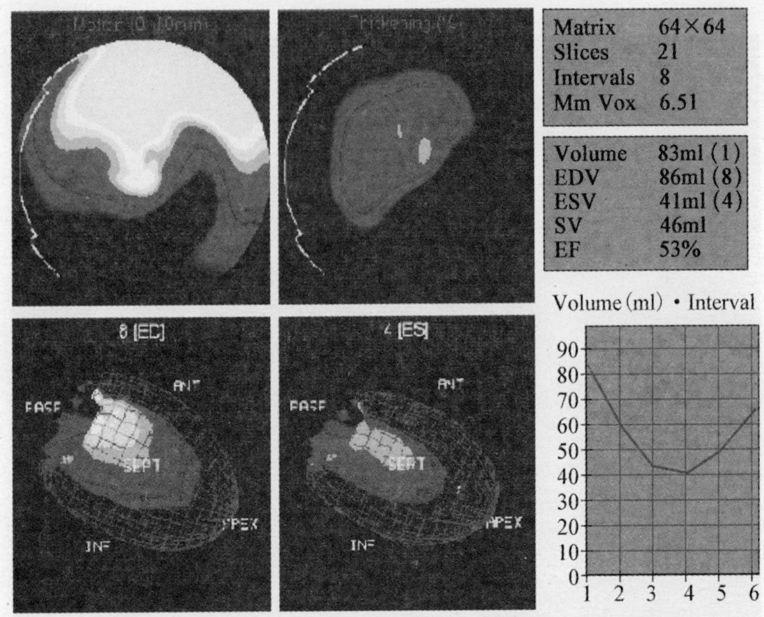

图 30-6 用心电门控单光子发射计算机断层显像测量左心室射血分数，室壁运动和容量

Matrix. 矩阵；Slices. 切面；Intervals. 间隔；Mm Vox. 毫米 V_{OX}；Volume. 容量；EDV. 舒张末期容量 . ESV. 收缩末期容量；SV. 心搏量；EF. 射血分数

后再次行 SPECT 扫描。

(5)整个检查过程约需要 90min。

(四)影像的分析及解释

1. SPECT 心肌扫描的分析和描述如下内容。

(1)是否有灌注缺损及其位置。

(2)灌注异常的面积和严重程度。

(3)负荷试验中缺损的可逆性。

(4)是否有梗死灶(也应描述面积和严重程度)。

2. 至少在两个断层平面上看到的缺损要比仅在一个平面上看到的缺损更可能代表真正的异常。

3. 比较同一个心肌灌注区域静息和负荷试验时的影像

(1)缺血的区域在静息显像时灌注正常,但在负荷过程中吸收的闪烁计数减少。

(2)梗死灶在静息和负荷显像时灌注均减少。

(3)如果有持续性的缺损(提示梗死),一定要注意梗死相邻的心肌。有些区域在静息和负荷显像时均表现为灌注缺损,但是负荷试验可以发现静息显像并不能发现的近梗死的缺血灶。

4. 灌注异常的范围和严重程度是其后发生不良事件风险的独立因素。

5. 短暂性缺血性扩张(TID)是指与静息图像相比,负荷显像会出现左心室腔扩大。

(1)此现象提示左心室有弥漫性心内膜下缺血是严重和广泛冠状动脉疾病的一个标志。短暂性缺血性扩张提示该患者可能有多支血管病变。

(2)在肺部检测出放射性示踪剂的摄取也提示有多支血管疾病。

(五)伪影

1. 乳房组织可以减少记录在 γ 相机上的闪烁计数。可能会导致前壁和前侧壁的轻度至中度的固定性缺损。

2. 心电图门控可以评估室壁运动的异常。室壁运动异常的评估与固定缺损的区域相关。

3. 如果缺损区的室壁运动正常,固定性缺损是由乳房衰减的伪影所致,而不是真正的梗死。

4. 下壁的衰减伪影可以由影响闪烁计数测量的心外结构导致。

(1)膈肌与下壁重叠,可以导致该区域的固定性缺损。

(2)患者取俯卧位,可将膈肌与下壁分开。

二、应　用

(一)稳定性胸痛综合征

1. 心肌灌注显像(MPI)的目的是确定灌注正常、缺血和梗死的心肌。

2. SPECT 心肌灌注显像最常用的方法是负荷试验(见下页)。

3. 心肌缺血的范围与心源性死亡或心肌梗死(MI)的风险密切相关,缺血的范围越大,风险越高。

4. SPECT 心肌灌注显像可为心源性死亡或非致死性心肌梗死的风险提供更多的预后信息。

5. SPECT心肌灌注显像正常的患者,心源性死亡或非致死性心肌梗死发生的可能性非常低,在长期随访(13～89个月)中,每年≤1%。

(二)疑似急性冠脉综合征

1. 症状提示为急性冠脉综合征的急诊患者(但没有诊断性心电图和心肌生物标志物的异常),可进行^{99m}Tc-心肌灌注显像。

(1)在患者休息状态下注射^{99m}Tc,然后在45～60min时进行扫描。

(2)由于放射性示踪剂的再分布很少,所以,因活动性缺血而有症状的患者的图像可以反映注射时心肌血流的情况。

2. 在疼痛发作时注射^{99m}Tc所获得的图像中如有灌注缺损,提示有活动性缺血或梗死,应立即将患者列入冠心病高风险人群。

(三)急性心肌梗死后的评估

1. ST段抬高型心肌梗死(STEMI)后稳定的患者,SPECT心肌灌注显像有助于对患者未来心脏事件的风险分级。

2. 一项SPECT心肌灌注显像的研究显示,不能证明可逆性缺损与心源性死亡和非致死性心肌梗死风险较低相关。

(四)心肌存活的评估

1. 可以用^{201}Tl或^{18}F-脱氧葡萄糖(FDG)评估心肌的存活性。

2. ^{201}Tl是一种评估心肌存活很好的制剂,因为它的半衰期长,并有重新分配的性能。

(1)最好在注射^{201}Tl后24h评估心肌存活性,这样可以检测到更多存活的心肌节段,而这些节段可能在仅做1d静息-负荷SPECT心肌灌注显像中被遗漏。

(2)再分配后^{201}Tl的存在意味着心肌细胞有活性。

3. ^{18}F-FDG是正电子发射断层扫描(PET)的放射性示踪剂,也可用于SPECT。

(1)两项研究证明在检测存活心肌的作用上,FDG SPECT与静息^{201}Tl SPECT的灵敏性相似,但FDG SPECT的特异性更高。

(2)虽然PET的图像质量和分辨率明显优于SPECT,但是有一些研究已经表明FDG PET和FDG SPECT在评价心肌存活性上有很好的相关性(图30-7)。

(3)示踪剂摄取的多少与组织存活性成正比。

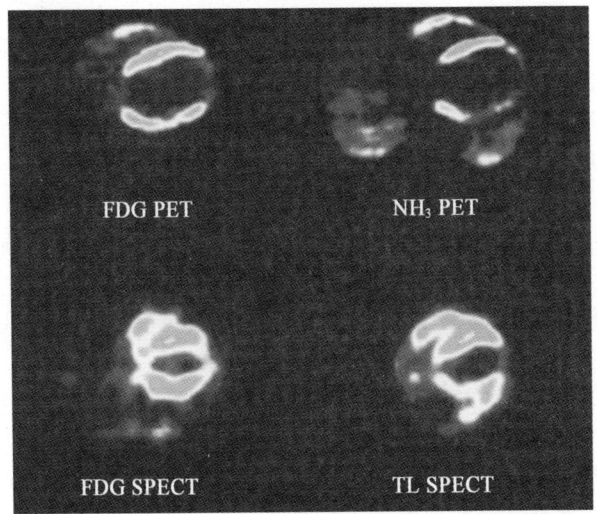

图 30-7　正电子发射断层扫描(PET)和单光子发射计算机断层显像(SPECT)两种方法显示心肌存活性的比较。两种方法均显示心肌梗死,及在其他壁有代谢活跃的存活心肌。注意 PET 的空间分辨率优于 SPECT

(引自:Schiepers C, ed. Diagnostic Nuclear Medicine, 2nd ed. New York, NY:Springer;2005, with permission.)

三、适 应 证

(一)运动负荷试验

1. 运动负荷测试已在第 10 章中详细讨论。

2. 能够进行足够运动量的患者(至少 85%的经年龄调整的最大预测心率和 5 代谢当量),跑步机(或自行车)负荷是优选的方法。

(二)药物负荷试验

1. 药物负荷试验已在第 10 章中详细讨论。

2. 使用药物负荷测试的适应证如下。

(1)不能进行充足的运动(例如,肺疾病、外周血管疾病及骨骼肌肉系统或精神疾病)。

(2)基础心电图异常,包括左束支传导阻滞(LBBB)、心室预激和永久性心室起搏。

(3)临床情况稳定的急性心肌梗死后极早期(超过 1d)或在急诊疑似有急性冠脉综合征的患者,风险分为低-高水平。

3. 目前使用的血管扩张药有 3 种:双嘧达莫(dipyridamole)、腺苷(adenosine)和瑞加德松(regadenoson)。

(1)腺苷和瑞加德松是通过 A2A 受体使冠状血管扩张。

(2)对正常的冠状动脉的扩张作用比对有动脉粥样硬化病变冠状动脉的扩张作用更大。

(3)腺苷的不良作用是通过其激活 A1(房室传导阻滞)、A2B(外周血管扩张)和 A3(支气管痉挛)受体介导。

(4)瑞加德松对 A2A 受体有较高的亲和力,对 A1、A2B 和 A3 受体的亲和力少,其不良反应比腺苷少。

4. 甲基黄嘌呤(例如,咖啡因、茶碱和可可碱)是腺苷和瑞加德松的竞争性抑制药,在检查之前必须停用。可用氨茶碱 50～250mg 静脉注射逆转血管扩张药的支气管痉挛不良反应。

(三)合理应用的准则

1. 按照合理应用的准则应用心脏核素显像。

(1)恰当的成像研究是期望增加信息量并结合临床判断,通过广泛定义的特定指征超出预期的负面后果,进而这一程序可以被普遍接受并合理应用。

(2)预期的负面后果包括检查过程的风险(即辐射或造影剂)和测试性能差引起的不良影响,如延误诊断(假阴性)或不合理的诊断(假阳性)。

2. 在这些指南中有 52 个标准。

(1)标准分为 A(适宜的)、I(不适宜)和 U(不确定或可能适宜)。

(2)为有症状的患者检测冠心病是合理应用标准的一个例子。

(3)合理使用心肌灌注显像(MPI):冠心病的预测概率低(ECG 无法解释的)或无法进行运动的患者。

(4)不合理使用心肌灌注显像:冠心病的预测概率低(ECG 能解释)和能进行运动的患者。

(5)详细说明和完整的标准列表可在网上查阅(my. americanheartorg, last accessed9/5/2013)。

(四)局限性

1. 心肌灌注显像不能定量心肌绝对血流量。

(1)可能低估那些有均衡缺血患者的冠心病的严重程度。

(2)对三支冠状动脉均存在病变的冠心病患者，其心肌灌注分布均匀，负荷试验可能会出现假阴性的结果。

2. 容易发生衰减伪影。

(1)发射的光子在体内组织穿越的过程中是向不同方向散射，而不是按照初始的轨道移动。

(2)可导致心肌灌注显像的空间分辨率降低。

(五)辐射的安全性

1. 最具决定性作用的心脏核素显像应用准则是辐射暴露。

2. 医生应以“尽可能低的”的原则(ALARA)为指导，以减少辐射暴露对人身的生物学风险。

3. 各种心脏显像方法的相对辐射暴露量列于表 30-1。

表 30-1　各种心脏显像方法的辐射暴露量

显像方法	估计有效剂量(mSV)
起搏器置入	1.5
美国自然环境辐射本底水平	≤3.0
心脏 CT(为评价冠脉钙化情况，无对比增强)	3.0
综合性电生理评估	5.7
诊断性冠状动脉造影	7
门控均衡性心脏血池显像，静息或负荷时的平面单一研究	7.8
经皮冠状动脉介入治疗	15
射血分数心肌灌注显像	15.6
心脏 CT(增强扫描，评价冠状动脉，而不评价冠脉钙化情况)	16

(原著者　Chirayu Gor and Sudhir K. Jain)

第 31 章

Chapter 31

超声心动图

一、一般原则

(一)定义

1. 超声心动图是心脏的超声成像。

2. 通过将超声探头放在胸部(经胸超声-TTE)或将改进后的探头插入食管而获得(经食管超声-TEE)的影像。

(二)物理学

1. 经身体修正的传感器发射高频率的声波(20 000 Hz),并反射回到传感器。

2. 超声波很容易穿过液体,但很难穿过骨骼和空气。

3. 强回声的结构

(1)超声波衰减的区域为黑色。

(2)血液、胸腔积液、心包积液。

4. 低回声的结构

(1)不同亮度的灰色区域。

(2)往往取决于结构反映超声波的程度如何。

(3)心肌、瓣膜、血管壁、肿块、血栓和赘生物。

(三)模式

1. 彩色多普勒

(1)显示血流的图形。

(2)流向传感器的血流被显示为红色。

(3)背离传感器的血流显示为蓝色。

2. 脉冲多普勒

(1)显示在选择的区域内血流的流量、速度和时间。

(2)可用于评估瓣膜病变的严重程度和压力阶差。

3. 连续多普勒

(1)显示从传感器沿着单一个轨迹记录到的所有血流的速度、流量和时间。

(2)不同于在固定的区域内记录到的脉冲多普勒频谱。

4. 对血流动力学的评估中,连续和脉冲多普勒有互补性。

5. 组织多普勒

(1)评估心肌运动的速度,而不是血流的速度。

(2)用于评估舒张性功能。

(3)也可用于评估收缩性/限制性心肌病和心脏再同步化治疗的疗效。

6. 应变成像

(1)测量在一个心动周期内心肌的形变。

(2)用于定量评估局部心肌的多轴向功能。

(3)可用于某些心肌疾病(即肥厚型梗阻性心肌病和高血压性心脏疾病)的诊断。

7. 超声造影心动图

(1)超声造影剂是一种充满全氟化碳气体的脂质微球,可以很好地描绘出心内膜的边界。

(2)用途

①用于采集图像困难的患者。

②评估室壁运动异常。

③检测左心室(LV)的血栓。

8. 静脉注射经振荡的生理盐水后进行超声心动图检查。

(1)将生理盐水与少量的空气混合后振荡。

(2)静脉注射含微泡的生理盐水后,在右侧心腔可很好地看到微泡。

(3)因为微泡比红细胞大,不能跨越肺微血管系统。

(4)如果静脉注射含微泡的生理盐水后的 3 个心动周期内,在左心腔内出现盐水微泡,则可肯定有心内分流。

(5)经过 3 次心跳后仍可看到盐水微泡可能提示有肺内分流。

9. 三维超声心动图(图 31-1～图 31-7)

(1)随着技术的改进,现在可以采集和显示实时三维立体图像。

(2)可详细测量左心室的容积和重量，右心室(RV)的容积和功能，先天性畸形和心脏瓣膜病变(尤其是累及二尖瓣的病变)。

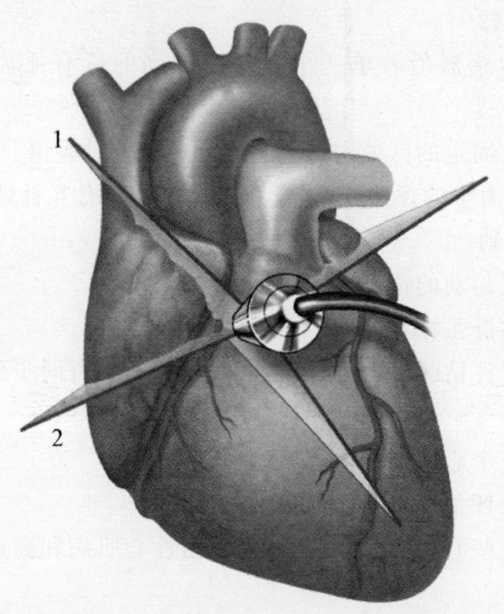

图 31-1 用于采集胸骨旁切面的传感器取向。平面 1 表示胸骨旁长轴切面。扫描平面 2 是将传感器旋转 90°，以获得一系列的心脏短轴切面

(引自：Feigenbaum H. Echocardiography，4th ed. Malvern，PA：Lea & Febiger，1986，with permission.)

二、应　用

1. 美国超声心动图学会已经制订应用超声心动图的标准，见 http://www.asecho.org/clinical-information/guidelines-standards/(last accessed 9/6/2013).

2. 经胸超声心动图(TTE)常用的适应证。

(1)呼吸困难。

(2)休克。

(3)呼吸衰竭。

(4)心脏杂音。

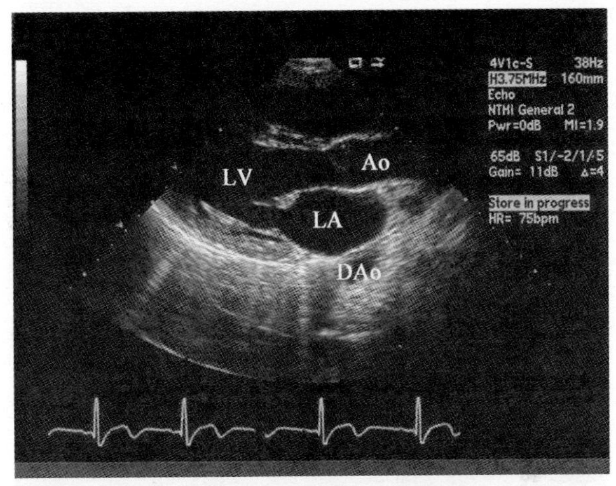

图 31-2　胸骨旁长轴切面

Ao. 主动脉根部；LA. 左心房；LV. 左心室；DAo. 降主动脉

(5)发热。

(6)胸痛。

(7)先天性心脏疾病。

(8)卒中。

(9)对心力衰竭患者的左心室功能，或置入式心律转复除颤器(ICD)安置的评估。

3. 经食管超声心动图(TEE)常用的适应证(除了有与 TTE 类似的适应证之外，还有以下的适应证)。

(1)主动脉病理学的评估。

(2)左心耳血栓的评估。

(3)心脏瓣膜病变的评估。

4. 经胸超声心动图的优点(图 31-8～31-9)

(1)便于携带，非介入性，经济实惠，并能回答临床上多数的心脏问题。

(2)可提供结构，血流动力学和生理学的准确评估。

5. 经胸超声心动图的缺点

(1)受体型的限制。

(2)肥胖和慢性阻塞性肺疾病可影响图像的质量。

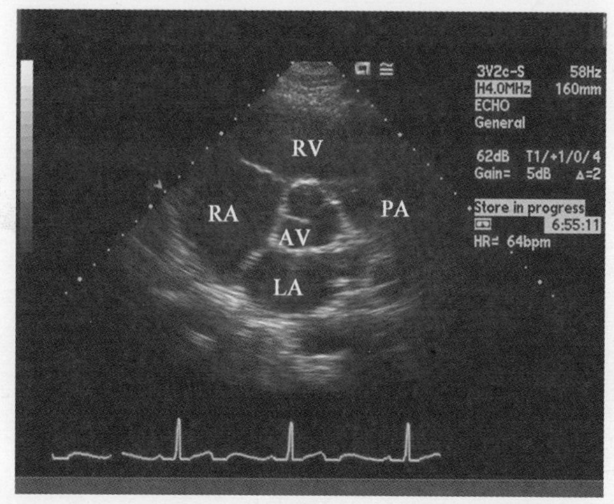

图 31-3 二维超声心动图在主动脉瓣水平的短轴切面

AV. 主动脉瓣；LA. 左心房；PA. 肺动脉；RA. 右心房；RV. 右心室

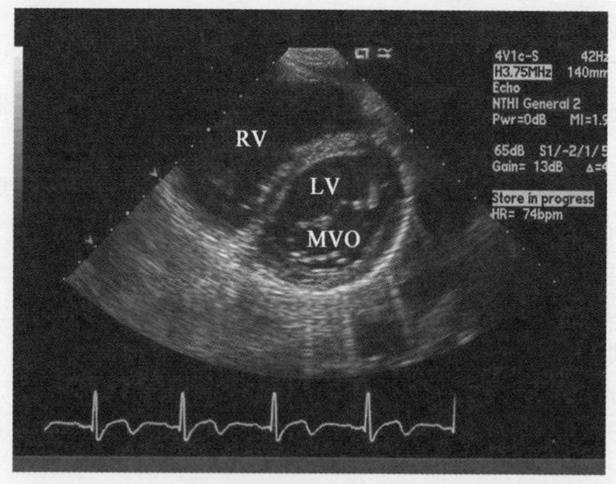

图 31-4 二维超声心动图在二尖瓣水平短轴切面

LV. 左心室；MVO. 二尖瓣口；RV. 右心室

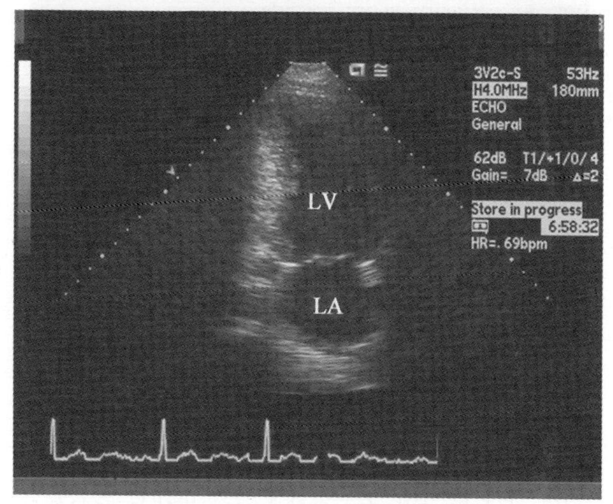

图 31-5　左心室的心尖两腔心切面

LA. 左心房;LV. 左心室

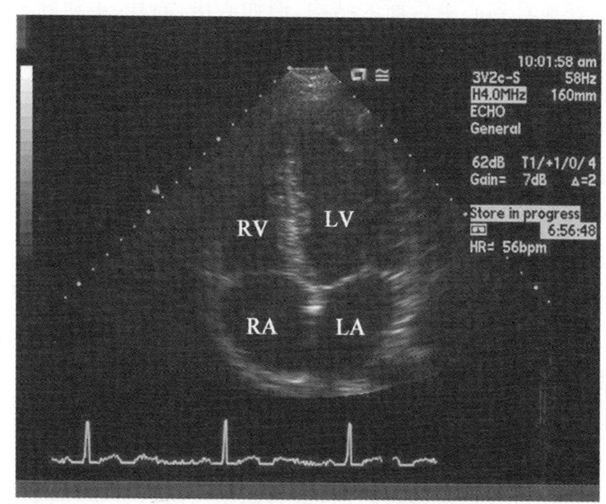

图 31-6　心脏的心尖四腔心切面

LA. 左心房;RA. 右心房;LV. 左心室;RV. 右心室

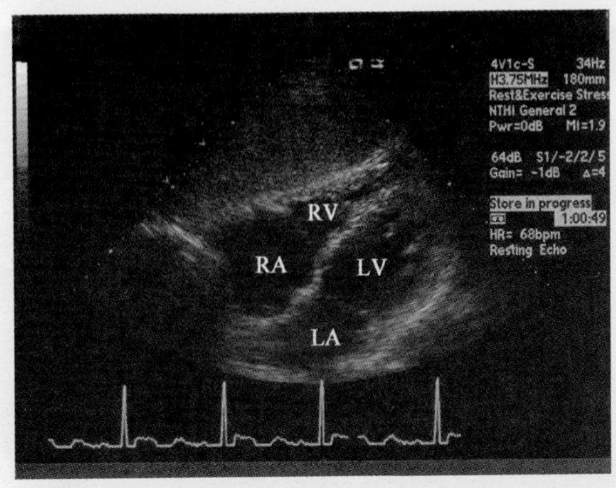

图 31-7 剑突下四腔心切面

RA. 右心房；RV. 右心室；LA. 左心房；LV. 左心室

6. 经食管超声心动图的优点(图 31-8～31-9)

(1)能更好地看到心脏后面的结构,例如心房、心耳、主动脉瓣与二尖瓣。

(2)可有效的评估主动脉。

(3)传感器的频率更高,可以更好地看到瓣膜和非生物结构(即起搏器电极)。

7. 经食管超声心动图的缺点

(1)半介入性的操作。

(2)远端结构如左心室的心尖可视性差。

8. 经胸超声心动图是评估心脏血流动力学和功能非常好的工具,而经食管超声心动图是评估心脏结构和解剖学的极好工具。

9. 经食管超声心动图可为狭窄的主动脉瓣提供优异的图像,而经胸超声心动图可提供更准确的瓣膜压力阶差。

10. 负荷超声心动图

(1)在进行心血管负荷试验之前,试验期间与之后,以经胸超声心动图检测新的或加重的局部心肌室壁运动异常。

(2)运动试验或化学药品,如多巴酚丁胺的负荷试验。

(3)更具特异性,但比核素心肌灌注显像的敏感性差(参见第 30 章),与灌注性缺损相比较,更大程度的心肌缺血是需要看到室壁运动的异常。

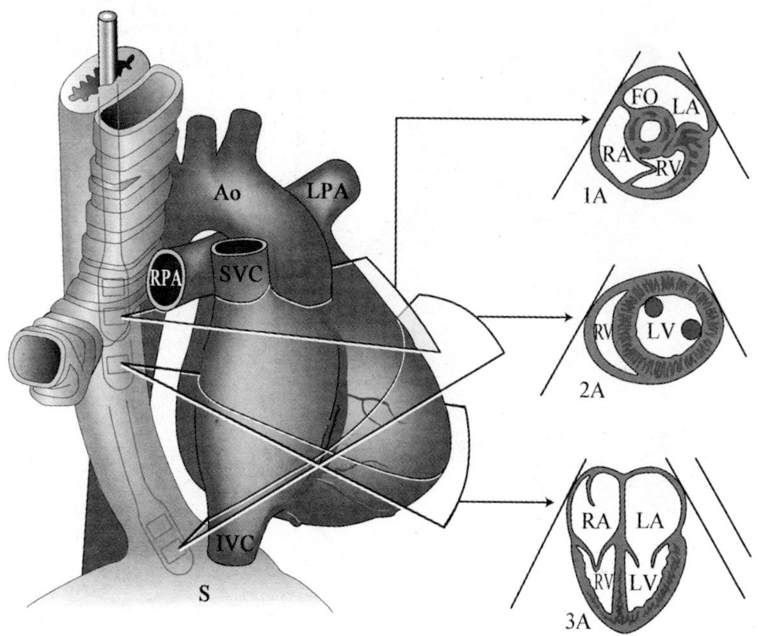

图 31-8　经食管超声心动图：传感器处于水平位置获得的各个切面的图像

3A 是从食管的中部；2A 是在胃的位置；1A 从食管的上部记录。Ao. 主动脉；IVC. 下腔静脉；LA. 左心房；LV. 左心室；RA. 右心房；RPA. 右肺动脉；LPA. 左肺动脉；RV. 右心室；S. 胃；SVC. 上腔静脉

（引自：Feigenbaum H. Echocardiography，4th ed. Malvern，PA：Lea & Febiger，1986，with permission.）

（4）用低和高剂量的多巴酚丁胺负荷试验，可评估存活的心肌。

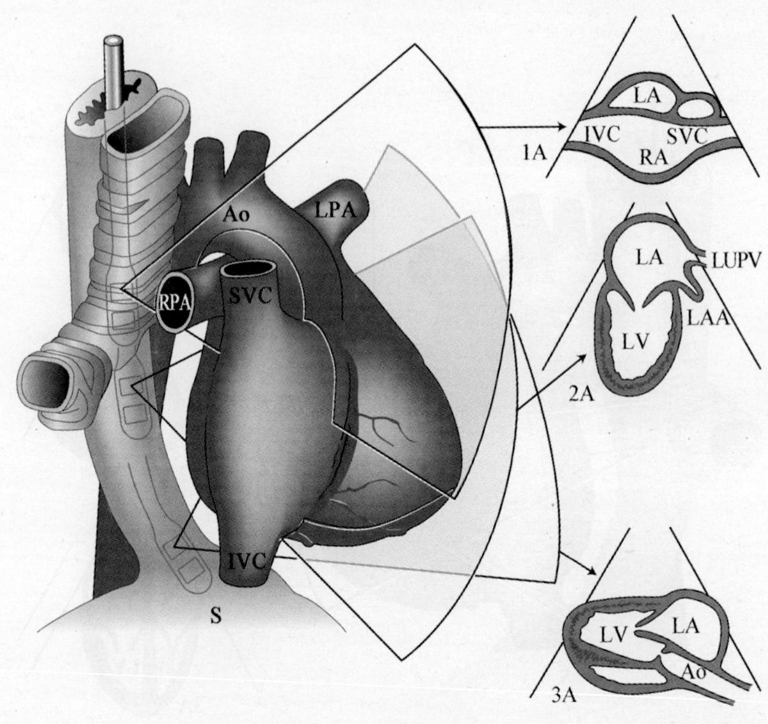

图 31-9　经食管超声心动图的传感器处于纵向位置获得的各个切面的图像

3A 是在胃位置的记录、2A 是从食管中部、1A 从食管上部的记录　Ao. 主动脉；IVC. 下腔静脉；LA. 左心房；LAA. 左心耳；LUPV. 左上肺静脉；LV. 左心室；RA. 右心房；RPA. 右肺动脉；LPA. 左肺动脉；RV. 右心室；S. 胃；SVC. 上腔静脉

（引自：Feigenbaum H. Echocardiography，4th ed. Malvern，PA：Lea & Febiger；1986，with permission.）

（原著者　Majesh Makan and Mohammed Saghir）

第 32 章

Chapter 32

心脏计算机断层扫描和磁共振成像

第一节 心脏计算机断层扫描(CT)

一、一般原则

(一)定义

1. 计算机断层扫描冠状动脉造影(CTCA)包括对冠状动脉进行成像。

2. 同时可评估心腔和其周围的结构。

3. 对冠状动脉钙化的筛查,可用于冠状动脉疾病一级预防的风险分层。

(二)物理学

1. 多排探测器技术的应用使 CT 球管转动一圈即可获得多层 CT 图像,从而达到更精细的空间分辨率。

2. 基于原始扫描数据所能重建的最薄图像由 CT 的扫描层厚决定。

3. 与传统的 CT(4 或 16 层探测技术)相比,64 层 CT 能够获得更薄的扫描层厚。冠状动脉系统的亚毫米级成像需要非常高的空间分辨率。

4. 因为 CT 的电离辐射源围绕身体旋转,其产生的辐射不同于标准的 X 线检查。

5. 潜在的辐射效应和剂量的大小取决于诸多因素。

6. 有效辐射剂量或剂量当量的单位为希沃特或希弗(Sieverts,Sv),是衡量身体组织受到辐射剂量的加权总和(表 32-1)。

表 32-1 心脏成像的有效辐射剂量(mSv)比较

年本底辐射	1
标准胸片	0.1
诊断性心导管检查	5
负荷试验核素心肌灌注	10～35
非门控胸部 CT 扫描	8
冠状动脉钙化积分扫描	1～1.5
回顾性心电门控冠脉成像(64 层)	18～22
前瞻性心电门控剂量调制冠状动脉成像(64 层)	2～5

(三)图像分析及解释

1. 采集图像必须与心动周期同步。

2. 图像的采集用心电图触发技术。

3. 回顾性门控

(1)整个心动周期中连续曝光。

(2)选取所需要的时相进行图像后处理。

(3)导致辐射计量的增加。

4. 前瞻性门控

(1)仅在心动周期中特定时相曝光。

(2)能够最大限度地减少辐射剂量,是首选的扫描方法。

(3)门控经常设定在舒张末期和收缩末期,此时心脏相对静止,可减少运动伪影。

5. 全心动周期心脏扫描能够进行电影成像,用于评估射血分数、室壁运动及瓣口面积。

二、应 用

(一)冠状动脉 CT 血管造影(CTCA)

1. 评价心脏的解剖

(1)先天性异常。

(2)肺静脉的形态。

(3)冠状动脉搭桥的位置。

(4)肿瘤/血栓。

(5)冠状动脉异常。

(6)静脉或动脉的结构图。

2. 心电图不能确诊或运动能力受限、有中度风险的胸痛综合征患者。

(1)16 和 64 排 CT 的多项研究均已证实,CT 冠状动脉成像对动脉粥样硬化的严重程度和病变范围的评估优于常规造影。

(2)计算机断层扫描冠状动脉成像具有很高的阴性预测值,阴性的检查结果可以排除明显的冠状动脉狭窄。

3. 能够同时显示管腔和管壁,从而进行正性重构和斑块易损性的评估。

(1)正性重构

①随着斑块负荷的增大,为维持管腔面积而出现的血管横截面的扩张。

②传统的血管造影则不能很好地评价(图 32-1)。

(2)斑块的易损性

①大多数与心肌梗死相关的斑块并非阻塞性斑块。

②通常,非钙化、非梗阻性的斑块比钙化、阻塞性的斑块更容易破裂。

4. 对于心电图正常、酶谱检测阴性的具有中度风险的急性胸痛患者,CT

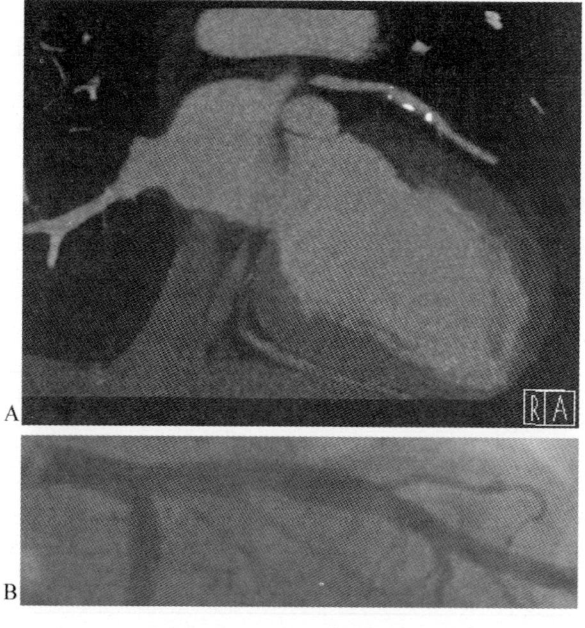

图 32-1　左前降支近段动脉粥样硬化并正性重构

A. CT 冠状动脉成像;B. 传统血管造影

冠状动脉成像未发现冠状动脉病变，对排除急性冠状动脉综合征(ACS)有极高的阴性预测价值。

5. 现已制订冠状动脉CT成像的适用标准。

(二)冠状动脉钙化

1. 冠状动脉钙化(CAC)成像可用于评估特定的狭窄或计算钙化积分。

2. 动脉粥样硬化斑块的总负荷与冠状动脉钙化相关。

3. 动脉粥样硬化斑块负荷与冠状动脉钙化有非常显著的相关性。

(1)预测远期心血管事件。一项研究对6000多人的随访，随访时间的中位数为3.8年，其结果列于表32-2。

(2)动脉粥样硬化的总负荷对于预测远期心血管事件很重要，而对特定的狭窄则无明显的预测作用。

4. 对冠状动脉钙化的定量分析通常采用冠状动脉钙化积分或Agatston积分。

(1)计算机用钙化斑块的密度(Hounsfield number)乘以钙化斑块的面积(mm^2)得出积分。

(2)冠状动脉钙化的积分高能够提示冠状动脉斑块负荷较重及心血管事件风险较高，并不等于有严重的狭窄性病变。

5. 对于Framingham标准中具有"中危"心血管事件风险的无症状患者，冠状动脉钙化积分可对其进行风险分层。

6. 冠状动脉钙化积分超过75%的患者，可能需要更积极的心血管治疗。

7. 冠状动脉钙化评估的不足之处：对显著的冠状动脉病变的预测只有相对中等的特异性。

表32-2 冠状动脉钙化积分与心血管风险[a]

冠状动脉钙化评分	主要冠状动脉事件[b](HR)	任何冠状动脉事件(HR)
0	1.00	1.00
0～100	3.89	3.61
101～300	7.08	7.73
>300	6.84	9.67

HR. 风险比；a. 标准的冠心病危险因素调整后；b. 冠心病引起的死亡或心肌梗死

(改编自：Detrano R, Guerci AD, Carr JJ, et al. Coronary calcium as a predictor of coronary events in four racial or ethnic groups. N Engl J Med 2008;358:1336-1345.)

(三)局限性

1. 禁忌证

(1)血肌酐>1.5mg/dl。

(2)妊娠期。

(3)哺乳期。

(4)对静脉用造影剂有严重的过敏史。

2. 有以下情况的患者图像质量将降低。

(1)心律不齐[心房颤动/扑动和(或)频发房/室性期前收缩]导致非正常的心电图触发,可导致图像错层和(或)辐射剂量调节有误。

(2)在心率过快(>70次/分),并不能适应减慢速率的药物的患者中,可引起运动性伪影。

(3)极度肥胖(体重指数>40 kg/m^2)者,引起射线过度衰减,导致信-噪比降低。

3. 金属物体(如手术夹、心脏机械瓣或起搏器/置入式心脏自动复律除颤器的导线)很容易发生辐射散射,产生条纹状硬射线伪影。可用于评估冠状动脉支架的通畅性,但并非完全准确。

第二节　心脏磁共振成像

一、一般原则

(一)定义

1. 高分辨率心血管磁共振(CMR)成像能对心脏解剖进行详细的检查和测量。

2. 采用强的磁场和射频脉冲获得人体内部器官和组织的详细影像。

(二)物理学

1. 当暴露于电磁场中时,氢原子核校准磁力矩。

2. 校准氢原子核的数量取决于所采用电磁场的持续时间和强度。

3. 当磁野失活时,氢原子核返回到其正常状态,并释放可检测到的与其共振频率相关的光子。

4. 磁共振利用软组织中水含量的差异提供极为详细的图像。所用的电磁场强度与检测到的频率之间的关系,可以为含水量高,相应地氢原子比例高的软组织成像。

5. 因为没有辐射，对于需要多次随访研究的病例显得尤为重要。

6. 简单的屏气技术和心脏门控技术可提高影像的质量，减少心脏和冠状动脉成像过程中的运动性伪影。

二、应　用

（一）先天性心脏病

1. 能显示复杂的心脏解剖，没有辐射，对于年轻且需要连续观察的患者有利。

2. 可对心内分流做定量分析，有助于治疗和预后评估。

3. 特别适用于术后随访，尤其对右心室的评估及二维超声心动图难以评价的术后复杂解剖结构。

（二）心肌疾病

1. 心血管磁共振是公认的评估左心室（LV）和右心室（RV）容量和功能的检查方法。

2. 用钆剂增强磁共振成像可鉴别的缺血性和非缺血性心肌病如下。

（1）致心律失常性右室发育不良（ARVD）。

（2）浸润性心肌疾病。

①淀粉样变性心脏疾病。

②血色病。

③结节病。

（3）心肌炎的局灶性炎症改变。

（4）心脏移植后排斥反应的一系列评估。

（5）对缩窄性心包炎患者，评估心包增厚（图 32-2）。

3. 识别纤维化区与心源性猝死和发生心力衰竭风险的相关性。

4. 为心肌梗死做定量分析，确定缺血性心肌病的存活心肌。

5. 高分辨率的磁共振（MR）研究对左心室心肌致密化不全的认识日益增多，此种心肌病是当胚胎发育时，不能将松散排列的肌纤维形成成熟致密的心肌所致。

6. 鉴别累及心包的各种肿瘤：囊性肿瘤、脂肪瘤、黑色素瘤转移、出血和血管瘤（图 32-3）。

（三）心脏瓣膜病

1. 可以评估心脏瓣膜的形态和功能。

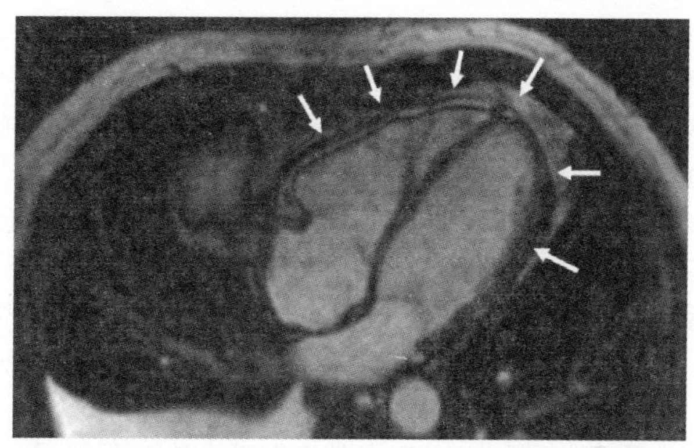

图 32-2　心包缩窄：向心性心包增厚，并有围绕左、右心室的缩窄（白色箭头）

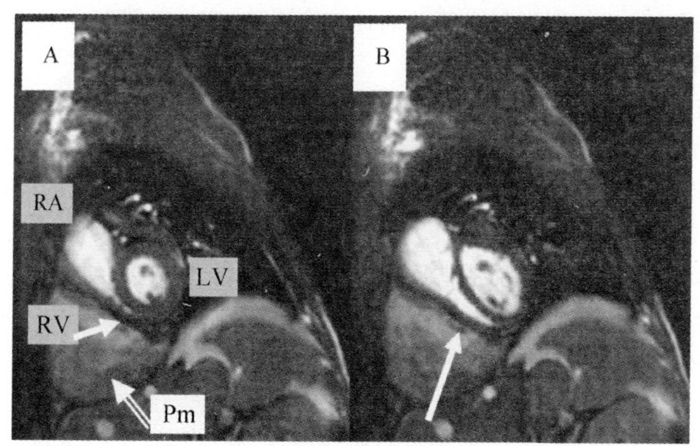

图 32-3　右心室受压

A. 收缩期，心包肿瘤（Pm. 双箭头）压迫右心室（白色箭头），右心房（RA）增大；B. 舒张期，右心室（RV）的充盈显著受损（白色箭头）；LV. 左心室

（1）经胸超声心动图可能遇到超声窗差的困难，而磁共振成像很少有此问题。

（2）不愿接受经食管超声心动图检查的患者，可用磁共振成像替代。

2. 可测量峰值速度。

3. 可估测压力阶差，以评估狭窄的严重程度。

4. 容量定量分析可更准确地评估瓣膜的反流量。

5. 大多数人工瓣膜成像是安全的，但局部伪影可能影响图像质量。

(四)血管疾病

1. 心血管磁共振(CMR)可以对血管壁进行多方面的成像，包括评估夹层、血栓、炎症和动脉粥样硬化斑块。

2. 成像方法包括：无须注射造影剂的"时间飞跃法"成像技术和需要静脉注射钆造影剂的磁共振血管造影(MRA)。可用于对X射线造影剂有禁忌的患者。

3. 肾源性系统性纤维化(NSF)是钆造影剂的罕见、但严重的不良反应，已有在严重肾功能不全患者中发生的报道；因此，对肾功能不全患者应慎用(见下文)。

4. 磁共振血管造影与血管壁成像结合对胸、腹主动脉瘤的检测和连续监控非常有价值。

(五)冠状动脉疾病

1. 最近几年，磁共振冠状动脉造影直接显示冠状动脉有所改善，但由于存在运动伪影，目前仍面临着技术性挑战。CT或心导管是优选的检查。

2. 缺血

(1)钆增强的心血管磁共振可与药物，诸如腺苷相结合。

(2)造影剂流经心肌后，可显示出低灌注的心肌缺血区。

3. 梗死：延迟扫描出现心肌晚期钆强化对检测心肌纤维化有高度的敏感性。

4. 这两种技术的结合能确定心肌存活性，并能预测血供重建后心肌恢复情况。

(六)造影增强扫描

1. 使用造影剂可提高磁共振成像的效能。

2. 造影剂产生的作用是由于可改变局部的磁场和成像组织内的松弛参数。

3. 最常用的造影剂是钆螯合物。

(1)钆是一种细胞外造影剂，通常不保留在心肌内。

(2)可滞留于梗死的心肌内，影像中表现为高信号。

4. 已经观察到，对这些试剂的过敏反应概率<0.1%。

5. 肾源性系统性纤维化(NSF)

(1)一种罕见的严重并发症。

(2)曾报道发生于应用某些钆螯合物的患者中。

(3)有下列情形者应避免使用钆造影剂，除非非造影增强磁共振不能使用而为了诊断信息不得不使用的患者。

①急性或慢性重度肾功能不全。

②由肝肾综合征引起的任何程度的肾功能不全。

③在肝脏移植的围术期。

④透析患者，应该在确有必要时才接受钆制剂，且应在扫描后尽快进行透析。

(七)禁忌证

1. 绝对禁忌证

(1)有心脏起搏器、置入式心脏除颤器及其他电子置入物者。主要因为磁场会干扰这些置入物的电子功能，而非磁场对置入物的影响。

(2)眼睛里有未被瘢痕组织固定的金属碎片。如果怀疑眼内有金属碎片，在做 MRI 之前，应先行眼部的 X 线透视检查。

(3)大脑中无瘢痕保护的动脉瘤夹。

2. 相对禁忌证

(1)人工耳蜗的置入、胰岛素泵和神经刺激器。

(2)机械性心脏瓣膜，如疑有机械瓣开裂。

(3)心脏的导联线。

(4)骨科置入物，如果内置已几个星期通常是稳定的，但在邻近检查区域的置入物会导致伪影。

(5)认为嵌入皮肤已有数周的缝合钉是安全的。

3. 噪声是由存在于梯度磁场导线中的电流所致。

(1)在 3T 扫描仪中，根据成像技术不同，噪声可以达到 130 分贝以上。

(2)必须适当地保护耳朵。

4. 妊娠

(1)没有足够的数据证明磁共振对发育中的胎儿有影响。

(2)目前的指南建议，妊娠妇女应该只在必要时才能接受磁共振检查，最好的是在器官形成完成之后的头 3 个月。

(3)虽然已证明对胎儿没有不良影响,但胎儿可能对热效应和噪声的影响更加敏感。

(4)钆螯合物能穿过胎盘,在怀孕期间不推荐使用。

(原著者 Mohammed Saghir and Ravi Rasalingam)

第 33 章

Chapter 33

正电子发射断层显像 (PET)

一、一般原则

(一)定义

在临床实践中,单光子发射计算机断层扫描(SPECT)已经是主要的核素检查方法,正电子发射断层扫描(PET)也从有价值的研究技术转变为一种重要的临床检查方法。

(二)物理学

1. 正电子发射是一种 β-衰变的不稳定型的放射性核素。

2. 在这种不稳定的放射性核素中,质子会自发衰变成为中子、中微子和 β^+ 粒子(正电子)。

3. 从核辐射高能量正电子之后,在组织中行进几毫米即失去动能,直到最终与电子(带负电荷的 β 粒子)发生碰撞。

4. 此碰撞的结果是正电子和电子两者均完全毁灭,转化为两个高能 γ 射线组成的电磁辐射能量,每个 γ 射线有 511keV 的能量。

5. 释放的 γ 射线向相反的方向运行(彼此相距 180°)。

6. 这些 γ 射线可以同时通过正电子发射断层扫描仪检测(PET scanner detects),被称为重合探测(coincidence detection)。

7. 正电子发射断层扫描仪包括环绕胸部的多个静止探测器组成,并且可以被编程为仅记录与光子时间相巧合的事件,使电子瞄准器直接对着探测器(图 33-1)。

8. 通过确定这些 γ 射线的起源处,正电子发射断层扫描仪可以创建被检测身体的图像。

9. 重合探测可提供比单光子发射计算机断层扫描仪灵敏度和空间分辨

率更高的图像。

10. FDA已被批准可用于心血管检查的3个PET显像剂有：应用于灌注的铷-82(^{82}Rb)、^{13}N-合成氨及使用于代谢的氟-18放射性标记的氟脱氧葡萄糖(^{18}F-FDG)。

11. 铷-82(Rubidium-82-^{82}Rb)

(1)铷是一种动力学与铊-201类似的钾模拟物，其摄取与血流量相关。

(2)在范围广泛的冠状动脉血流量中，心肌对铷的摄取分数很高。

(3)铷-82的半衰期为75s，半衰期短提示任何摄取的铷-82，通过心肌时的物理性衰减，可迅速从心肌中消失。

(4)^{82}Rb是从锶-82(strontium-82)生产的，可以通过市场买到锶-82的发生器。

(5)锶-82的发生器的成本大约是每单位3万美元，由于锶-82的半衰期，每年需要13个单位锶-82。

12. ^{13}N-氨合成物(^{13}N-ammonia)

(1)氮-13是回旋加速器产生的，可用放射性标记的氨生产^{13}N-ammonia。

(2)^{13}N-ammonia是一种可部分提取的灌注示踪剂，其摄取量与心肌的灌注量成正比例。

(3)其半衰期为9.9min，有良好的心肌动力学。

(4)通常，^{13}N-ammonia的图像质量优于用半衰期较短的铷-82所获得的图像。

(5)用^{13}N-氨合成物的主要限制是现场需要有一台回旋加速器。

13. 氟-18放射性标记的氟脱氧葡萄糖(^{18}F-FDG)

(1)氟-18由回旋加速器生产，可用放射性标记的氟脱氧葡萄糖产生^{18}F-FDG。

(2)氟-18的半衰期约为110min。

(3)注射5～10mCi后，^{18}F-FDG迅速经毛细血管和细胞膜交换。

(4)然后它被己糖激酶磷酸化为氟脱氧葡萄糖(FDG)-6-磷酸，而不是进一步代谢，或用于糖原合成。

(5)因为^{18}F-FDG的脱磷酸化速率慢，可滞留在心肌，使得正电子发射断层扫描(PET)或单光子发射计算机断层扫描(SPECT)在有葡萄糖代谢的区域显像。

(三)图像分析及解读

1. 与单光子发射计算机断层扫描相似，X线可对心脏的水平和垂直断层，发射的数据显示心脏的长轴和短轴切面。

2. 如果数据需要以动态模式显示，则采用适当的数学建模，心肌灌注和代谢的数据可以用绝对数量显示。

(1)每分钟每克的毫升数[ml/(g · min)]用于血流。

(2)每分钟每克分子数用于新陈代谢。

二、应　用

临床上可用正电子发射断层扫描的心脏放射性示踪剂有两大类：心肌灌注显像(MPI)和心肌代谢。

(一)心肌灌注显像

1. 心肌灌注显像需要在休息时和负荷之后注射放射性示踪剂。每次注射后获取影像。

2. 通常用于负荷试验为引起血管扩张的药物，如腺苷(adenosine)、双嘧达莫(dipyridamole)或瑞加德松(regadenoson)。

3. 因放射性示踪剂的半衰期短，通常不能用于运动负荷试验。

4. 临床用途

(1)检测心肌缺血和梗死。

(2)评估左心室(LV)的收缩功能。

(3)通过 PET 放射性示踪剂在摄取的区域相对差异，可检测到缺血或梗死的区域，并可做定量分析(类似于 SPECT)。

(4)可以获得休息时和负荷时，绝对的局部冠状动脉血流量[ml/(g · min)]。

①检测和评估广泛多支病变有均衡缺血的冠心病患者的定性图像。

②评估病变的意义。

③监控治疗策略。

(5)在患者中，应选用适当的诊断性测试，有些患者，如严重肥胖很可能会有伪像，可能导致 SPECT 测试的结果不确定。

5. 优点

(1)与单光子发射计算机断层扫描相比，正电子发射断层扫描的敏感性和特异性较好。

(2)提供缺血程度的数据，诊断的准确率较高。

(3)增加了方法的效率，患者所经历的负荷和休息的灌注测试比与单光

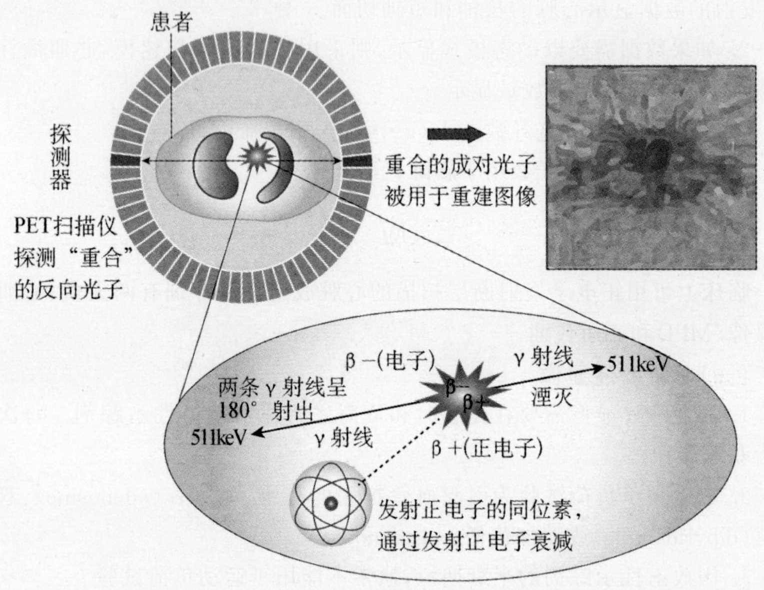

图 33-1 正电子和电子β粒子发射示意图,由重合摄像机检测,作为正电子发射断层成像的基础

(引自:Udelson JE, Dilsizian V, Bonow RO. Nuclear Cardiology. In: Libby P, Bonow RO, Mann DL, Zipes DP, eds. Braunwald's Heart Disease: A Textbook of Cardiovascular Medicine, 8th ed. Philadelphia, PA: Elsevier,2008:345-391, with permission.)

子发射计算机断层扫描所需的时间更短。

(4)与单光子发射计算机断层扫描相比,辐射暴露的程度较低。

6. 局限性

(1)扫描仪和放射性药物的费用较高。但是,一些研究提示在特定的患者人群中,可以节省成本。

(2)不能用于常规的跑步机负荷试验。

(二)检测存活的心肌

1. 氟-18 放射性标记氟脱氧葡萄糖(^{18}F-FDG)是评估存活心肌最常用的制剂。

2. 缺血的心肌是存活的心肌,仍然有代谢活动(能利用葡萄糖)。

3. 可以用^{13}N-氨合成物的^{18}F-FDG 或^{82}Rb 或者利用 SPECT 心肌灌注显像(MPI)测试评估存活的心肌。

(三)心肌代谢

1. 心肌需要氧气和代谢底物的持续供应,以满足其能量的需求。

(1)在正常情况下,脂肪酸是所有需氧代谢首选的能量来源。

(2)在缺血的心肌中,脂肪酸不能被氧化,而葡萄糖成为首选的能量。

(3)这种代谢现象出现在低灌注,但仍存活的心肌中。

①这种低灌注组织,通常是运动减弱或无运动,但如果血流恢复,可使功能得到改善。

②用 PET 或 SPECT 的心肌灌注显像,同时进行^{18}F-FDG 心脏 PET 成像,可确定灌注不足的区域。

(4)可用负荷心肌灌注显像确定可逆性灌注缺损的区域和程度,除非患者有负荷测试的禁忌证。

(5)^{18}F-FDG PET 显像应在禁食 6～12h 后,给患者用负荷量的葡萄糖同时补充胰岛素,以利于心脏需要的糖代谢多于脂肪酸的代谢。

(6)对^{18}F-FDG 的图像与休息时的心肌灌注显像进行比较。

2. 临床意义

(1)已认为,心脏^{18}F-FDG PET 显像是评估存活心肌的金标准。

(2)可用于有左心室功能不全,有静息性心肌灌注缺损的冠状动脉疾病患者中,区分不同程度存活心肌(即休眠或震撼)和非存活心肌(即瘢痕),以确定是否需要进行冠状动脉血供重建。

(3)可以看到 3 种主要的灌注代谢模式,做比较和定量分析(图 33-2)。

①正常的心肌灌注,对^{18}F-FDG 的摄取正常或增强。

②心肌灌注减少但仍可摄取^{18}F-FDG,代表主要为存活的心肌。

③心肌灌注和^{18}F-FDG 摄取都减少,代表主要为非存活心肌或瘢痕。

(4)血供重建后心力衰竭症状可能的改善与 PET 不匹配模式的大小相关。

3. 存活心肌是心血管风险增加的标志之一。

4. 有存活心肌的患者,接受血供重建,可减少心源性死亡的风险。

5. 在没有大量存活心肌的患者中,接受血供重建后,没有改变自然病史的优势。

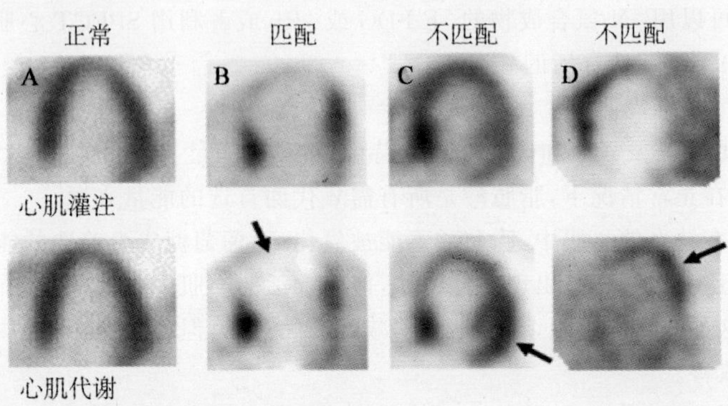

图 33-2 心肌灌注(上图)和心肌代谢(^{18}F-FDG 下图)的模式

(引自:Schelbert HR. Positron emission tomography for the noninvasive study and quantitation of myocardial blood flow and metabolism in cardiovascular disease. In: Fuster V, O'Rourke R, Walsh R, Poole-Wilson R. eds. Hurst's the Heart. 12th ed. New York, NY: McGraw Hill, 2007, with permission.)

6. 优点

(1)在肥胖患者中,此检测方案也能获得高质量的图像。

(2)比铊-201 SPECT 更精确,比多巴酚丁胺超声心动图更敏感,并可以用于对铁磁性物体如磁共振成像禁忌的病例。

(3)此检测方法对重症缺血性心肌病患者的经验最丰富。

7. 缺点

(1)为了成功的结果,测试前需用负荷量的葡萄糖和胰岛素。

(2)昂贵。

(原著者 Jiafu Ou and Robert J. Gropler)

第 34 章

Chapter 34

冠状动脉造影术、血管内超声和心内超声心动图

第一节　心导管检查术和血管造影

一、一般原则

(一)定义

心导管检查术/血管造影是使用最广泛的检查方法,可提供心脏的综合性影像。

1. 为可视性的信息。

2. 可做压力的测量和血氧饱和度的检测。

3. 可对冠状动脉及瓣膜病变直接进行机械性干预。

(二)物理学

1. 以导管为基础,用 X 线电影照相系统的血管造影(图 34-1)。

(1)X 线系统产生 X 射线束,可以按所希望的角度投射穿过患者的身体。

(2)然后可检测到穿过患者身体之后投影的 X 射线束。

(3)光束被转换成可视性的光图像。

2. X 线电影照相系统的基本部件是一台发生器,一个 X 射线管和一个图像增强器(Ⅱ)。

(1)发生器控制并发送电功率到 X 射线管。

(2)X 射线管包含由发电机加热到最终形成 X 射线束的灯丝。

(3)当 X 射线束穿过组织时即衰减。

(4)衰减的程度随组织的密度、投影角度和距离而异。

(5)穿过患者身体之后，衰减的X射线进入图像增强器(Ⅱ)。

(6)图像增强器(Ⅱ)将衰减的X射线束转换为可见光图像。

(7)影像X射线管和图像增强器被定位在旋转台架上，两者相隔180°，因此，在各种角度图像增强器总是保持对着X射线管。

(8)为方便起见，以图像增强器作为相机拍照。

3. X线电影照相系统的运行模式有两种：透视和采集。

(1)X线透视模式(通常被称为"荧光")为引导导管的操作提供了质量很好的实时X射线图像。

(2)采集模式(称为"电影")产生更好的视觉效果图像，并做记录。

(3)大多数X线电影照相系统被测量的X射线剂量，比透视应时X射线剂量要大15倍。

(4)使用X线透视帮助导管定位，导管放置后，然后用电影记录注射造影剂后的影像。

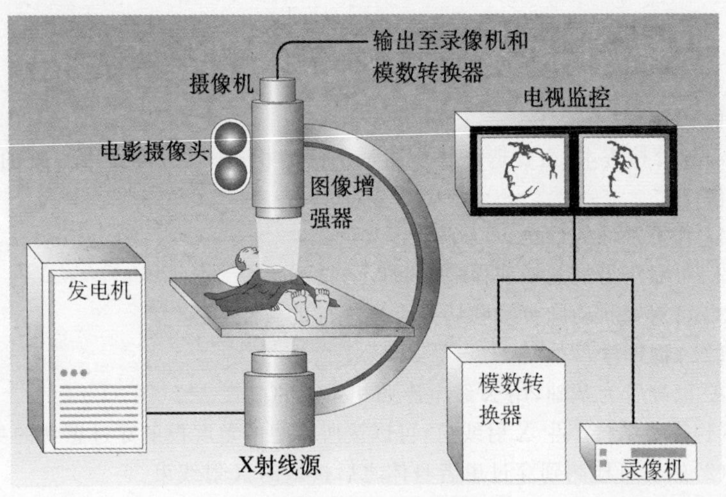

图34-1　X-光电影照相系统

(引自：Zipes DP，Libby P，Bonow RO，Braunwald E，eds. Braunwald's Heart Disease：A Textbook of Cardiovascular Medicine，7th ed. Philadelphia，PA：Elsevier，2004，with permission.)

(三)技术

1. 导管的放置需经动脉或静脉的途径。

(1)动脉途径,一般通过股、桡或肱动脉。

(2)静脉途径,一般通过股、颈内静脉或锁骨下静脉。

2. 典型的做法是用一根 18 号(0.048inches)注射针头,以 45°的角度插入血管,看到有血液回流之后,用一根顶端为"J"形的导引导丝,与其外的鞘-扩张器一起进入血管,然后将针头取出。再取出扩张器;鞘保留在原位,并固定于穿刺点,作为入口以便导管的插入和移除。

3. 为注射造影剂目标的解剖结构不同,应用各种不同的导管。

4. 常见的目标包括

(1)左主干(LM)冠状动脉(Judkins left and Amplatz left catheters)。

(2)右冠状动脉(Judkins right, Amplatz right, and WRP catheters)。

(3)左心室(猪尾导管)。

(4)主动脉-冠状动脉的静脉移植物(Judkins right, Amplatz right,右冠状动脉旁路移植,左冠状动脉旁路移植和多用途导管)。

(5)左内乳动脉(LIMA)(LIMA catheter and Judkins right catheter)和主动脉(猪尾导管)。

5. 不常见的目标包括右内乳动脉、右心室、肺动脉、肺静脉,为治疗先天性心脏疾病的手术导管。

6. 导管成功的放入目标器官之后,注入造影剂。

(1)造影剂是不透射线的物质,在白色 X 线透视背景下观察呈现暗黑色。

(2)造影剂使组织暂时变得不透明,目的是描绘出心脏的结构。

(3)所有现代的 X 射线造影剂完全是以碘为基础。

(4)虽然,现代的造影剂相当安全,但仍存在风险。

(5)用造影剂最常见的两种风险是造影剂诱发的肾病(CIN)及对造影剂的过敏性反应,将在下面详细讨论。

7. 从不同角度获得的造影影像,可以看到完整的 3D 结构(图 34-2 和图 34-3)。

8. 所用的命名法描述了图像增强器与患者的相对位置。

(1)前后(AP)位表示图像增强器是直接对着患者的身体。

(2)头颅(Cranial)位表示图像增强器的角度向上倾斜。

(3)尾(Caudal)位表示图像增强器的角度向下方倾斜。

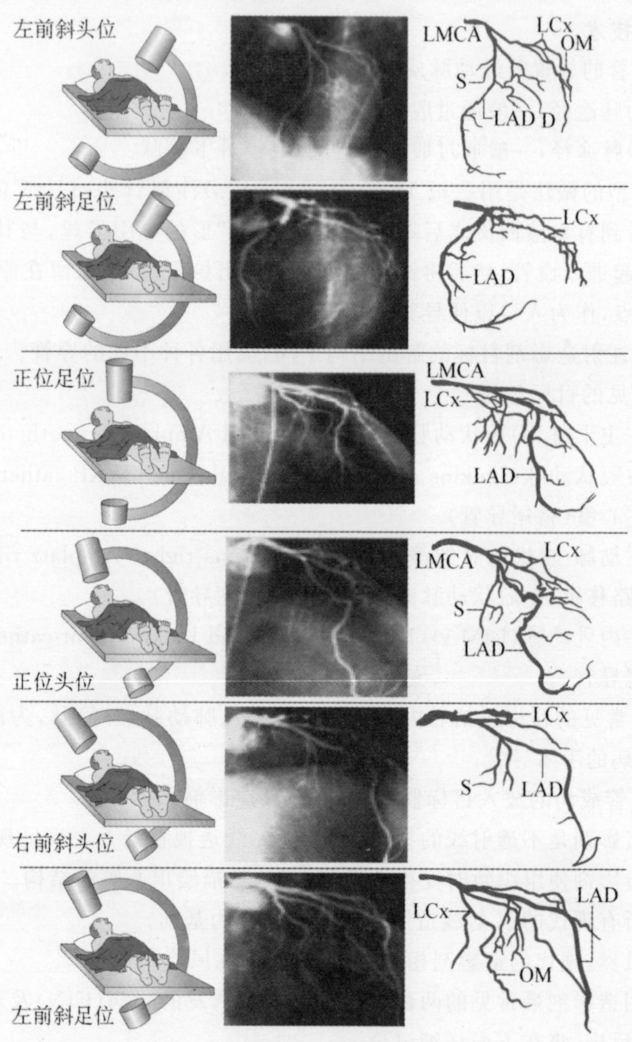

图 34-2 左冠状动脉血管造影

LMCA. 左主冠状动脉；LAD. 左冠脉前降支；LCx. 左冠脉回旋支；OM. 对角支

（引自：Zipes DP，Libby P，Bonow RO，Braunwald E，eds. Braunwald's Heart Disease：A Textbook of Cardiovascular Medicine. 7th ed. Philadelphia，PA：Elsevier，2004，with permission. ）

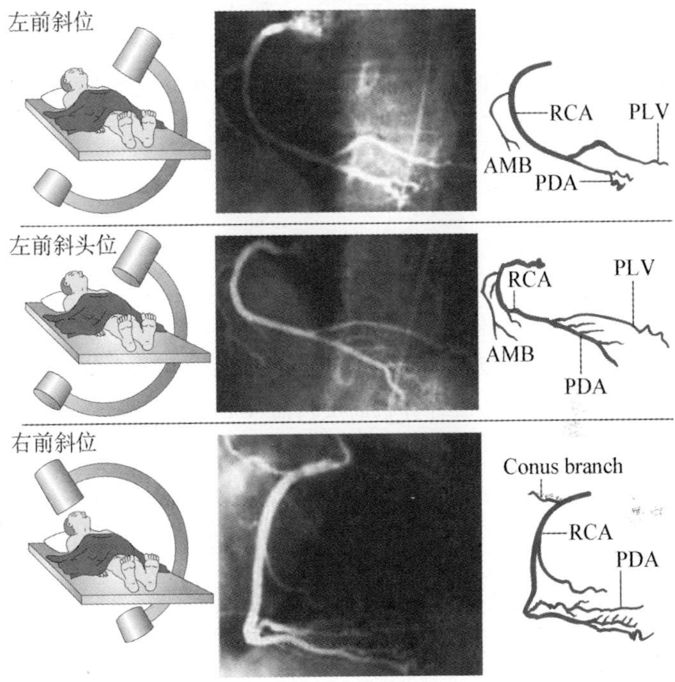

图 34-3　右冠状动脉血管造影

RCA. 右冠状动脉；PDA. 右冠脉后降支；AMB. 锐缘支；PLV. 左室后支；Conus branch. 圆锥支

（引自：Zipes DP，Libby P，Bonow RO，Braunwald E，eds. Braunwald's Heart Disease：A Textbook of Cardiovascular Medicine，7th ed. Philadelphia，PA：Elsevier，2004，with permission. ）

（4）LAO（角度向左前倾斜）表示图像增强器的角度向患者的左前侧倾斜。

（5）RAO（角度向右前倾斜）表示图像增强器的角度向患者的右前侧倾斜。

（6）侧（Lateral）位是指图像增强器完全置于患者的侧面。

二、应　用

1. 心导管的主要用途是对下列疾病进行诊断和(或)严重程度的评估。

(1)冠状动脉疾病(CAD)。

(2)心脏瓣膜病。

(3)心肌病。

(4)先天性心脏疾病。

(5)肺动脉高压。

(6)主动脉疾病(动脉瘤和夹层)。

2. 心导管检查被认为是前面5种疾病诊断的金标准。用于这些疾病的空间和时间分辨率优于心脏计算机断层扫描(CT)和磁共振成像(MRI)。

三、局 限 性

1. 重要并发症罕见

(1)死亡(0.10%～0.14%)。

(2)心肌梗死(0.05%～0.07%)。

(3)造影剂反应(0.23%～0.37%)。

(4)局部血管并发症(0.2%～0.43%)。

(5)造影剂肾病(CIN)(5%)

①造影剂肾病是冠状动脉造影后血清肌酐一过性升高所致。

②其机制尚不清楚，但可能涉及血管收缩引起的急性肾小管坏死和(或)毒素直接对肾小管上皮细胞的作用。

③是医院获得性肾衰竭第三最常见的原因。

④风险因素包括血容量不足，先前有慢性肾病、糖尿病、心力衰竭、低血压、ST段抬高型心肌梗死、大剂量的造影剂和使用高渗造影剂。

⑤大多数肌酐升高的患者并非少尿型，肌酐在1～2d达峰值，7d返回到基线。

⑥需要长期透析的患者罕见。

⑦与其相关的是住院时间增长和住院死亡率。

⑧预防造影剂肾病(CIN)的主要措施是限制造影剂的使用量和给予患者充分的液体。

⑨在没有充分给予水分的情况下，用利尿药会导致更坏的预后。

⑩用碳酸氢钠补液可能有利，而不是生理盐水。

⑪用自由基清除剂 N-乙酰半胱氨酸可能有益处，然而，个别的研究和荟萃分析的数据有矛盾。

(6)可引起过敏反应的 3 种物质：局部麻醉药、碘化造影剂和鱼精蛋白。

①由造影剂引起的过敏性反应(<1%)最常见。

②有不同的症状，包括打喷嚏、荨麻疹、血管神经性水肿、支气管痉挛，甚至过敏性休克。

③对有严重反应的患者，应静脉推注 10μg 的肾上腺素进行治疗。

④术前使用泼尼松[20mg 口服，每天 3 次(TID)×24～48h]，苯海拉明(25mg 口服 TID×24～48mg)，以及 H_2 阻滞药(西咪替丁或雷尼替丁)，可以减少 5%～10%继发性反应的风险，严重的反应(支气管痉挛或休克)降至 1%以下。

⑤可用于已知或怀疑有造影剂反应史的患者。

2. 冠状动脉造影的另一个局限性是不能评估冠心病的腔外表现。

(1)累及管腔的病变往往是冠心病发展的最后阶段。

(2)此缺点可以通过血管内超声(IVUS)，心导管检查评估腔外的病变加以克服。

(3)然而，心脏 CT 和心脏 MRI 都可评估冠状动脉管腔外病变而无须额外增加成本。

第二节　血管内超声(IVUS)

一、一般原则

(一)定义

1. 血管内超声是以导管为基础的超声检查方法，可提供高清晰度的冠状动脉和其他动脉的断层影像。

2. 典型的血管内超声设置显示于图 34-4。

3. 超声数据重建成二维(2D)图像的可以评估。

(1)对血管做圆周的评估。

(2)评估管腔的直径和面积。

(3)斑块的大小及组成。

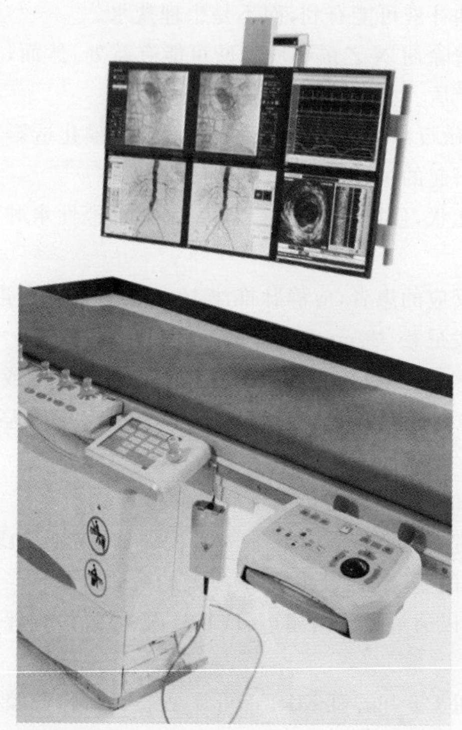

图 34-4　典型的心脏导管实验室内设置血管内超声显示和调控的例子

（此图由 Volcano 公司提供）

4. 此项技术补充了血管造影的不足，而且可能用于确认、否认或补充血管造影的数据。

5. 并能够提供血管壁额外的特征。

（二）物理学

1. 采用导管内的微型超声探头。超声波设备以 20～40MHz 的范围发射并由一个固定的或旋转的阵列接收。

2. 导管通过血管后向后拉，数据被重建成横截面图像，并以实时影像显示。

3. 导管大小的范围是 2.9～3.2Fr，可以在 5～75Fr 的引导导管中应用。

4. 分辨率为 150～250μm。

5. 通常，导管利用固态或者机械旋转的传感器(图 34-5)。

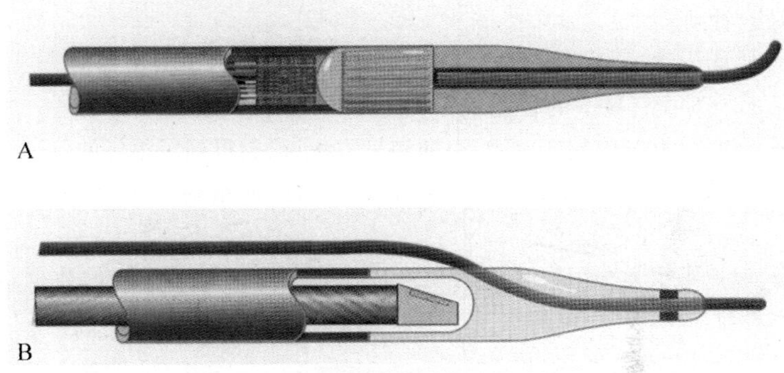

图 34-5　导管的类型

A. 固体/相控阵传感器；B. 机械传感器

(此图由 Volcano 公司提供)

(1)固态传感器

①激活的环形相控阵传感器，连续提供实时横截面的图像。

②环形伪影：紧靠导管周围的一个区域，由干扰产生基本上没有信息的区域。

③固态装置增加了灵活性，并且可能比机械性系统更容易追踪通过弯曲的血管。

(2)机械旋转传感器

①可沿着连接到外部电机驱动器的中心驱动电缆，旋转导管尖端的单传感器。

②导丝伪影：运行在导丝周围的血管内超声导管，产生的影像中，出现导丝的伪影。

③机械性导管已经改善了近场的分辨率。

(三)图像分析及解读

1. 血管内超声(IVUS)-产生的图像

(1)导管在同轴 2D 图像的中心占据的区域内无信号。

(2)导管占据区域的周围为环形黑暗(无回声)区代表动脉内腔。

(3)血管壁可以亮-暗-亮的特征确定为3层,因为内膜和外膜层比中层有相对较高的反射率。

2. 没有显著粥样硬化斑块的正常血管,由于它可见的厚度有限,内膜不能很好地看到。

3. 临床上主要相关分化的区别,在于确定从管腔至内膜的转变。根据此特征而能对血管狭窄的程度及斑块的特征,做定量分析。

4. 横断面血管内超声(IVUS)的测量方法,已经得到了很好的验证。

5. 将电动传感器在静止的影像鞘内回撤,而能精确的测量长度和容量(图34-6)。

6. 虚拟组织学利用在血管内超声成像时的后向散射射频的数据,改进组织的特征。

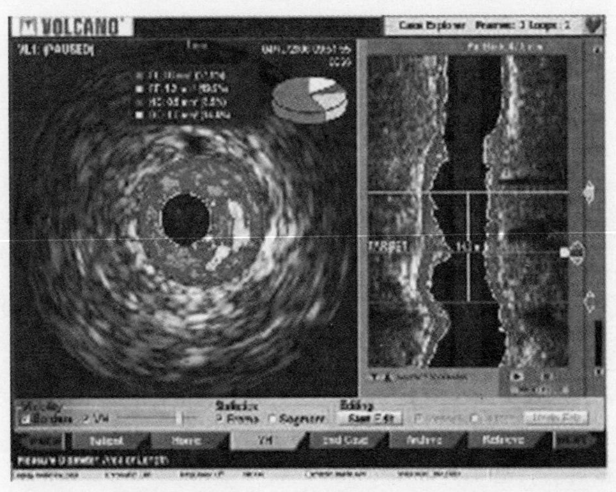

图34-6 A. 冠状动脉血管内超声图像;B. 在血管内回撤的血管二维图像可以选择合适的支架节段,测量目标节段的长度

(引自:Volcano Corporation. Volcano and the Volcano Logo are registered trademarks of Volcano Corporation.)

二、应　用

血管内超声可以用于评估病变的大小和形态，作为经皮冠状动脉病干预和动脉粥样硬化病变特征的辅助方法。

(一)冠状动脉病变的评估

1. 经常用于血管造影评估冠状动脉狭窄程度的结果不可靠，或不明确的病例中。

(1)左主干狭窄。

(2)冠状动脉开口处的病变。

(3)分叉病变。

(4)重叠的节段。

(5)中间型的病灶。

2. 可以用几项简单的测量和计算确定病变的意义(图 34-6)。

3. 管腔面积狭窄百分比：在病变部位管腔的横截面积与该血管管腔面积之比。

4. 最小管腔面积(MLA)

(1)在病变管腔最窄部位的面积。

(2)缺血性最小管腔面积的临界值，是指所测得的最小管腔面积认为有意义。

①该值因受累的动脉而异。

②在心外膜动脉为 4mm^2 以下。

③在左主干为 6～7mm^2。

5. 动脉粥样硬化的斑块

(1)血管的横截面积(中层到中层)减去管腔的横截面积。

(2)即使没有显著阻塞的证据，也可能有大块的斑块。

(3)血管内超声已经发现，在斑块已占据 35%～51%的横截面积的血管节段，做血管造影仍可能认为是正常。

6. 重塑

(1)血管内超声可用于区分正性和负性重塑。

(2)正性重塑最初描述为 Glagov 现象。

①血管对动脉粥样硬化斑块的反应是为了保持管腔的直径，而有局部的扩张。

②经常伴有大、柔软、充满脂质的斑块和炎症。

(3)负性重塑意味着在粥样硬化斑块部位的管腔有显著缩窄。

(4)意味着动脉粥样硬化血管的某些节段显示为向外扩张，而另一些有斑块的部位表现为缩窄。

(5)已知，表现为正性重塑的病变与急性冠脉综合征有关。

(6)在血管内超声发现为正性重塑的表现，预示着于预后病变部位的血供重建率。

(二)为经皮冠状动脉介入治疗的辅助检查

1. 用于经皮冠状动脉介入治疗(PCI)前评估复杂的病变。

(1)测量病变的长度和血管的大小，可用以确定需用支架的大小。

(2)作为动脉粥样消融手术，如切割式球囊血管成形术和旋转或定向旋切术的辅助检查，可能需要根据血管内超声的评估选择治疗方法。如：血管内超声检查的斑块内的表面有明确的钙化，可能会选择用旋转型动脉斑块旋切术，而不是用定向旋切术。

2. 确定侧支受累或不寻常的病变形态。

(三)保证支架置入的质量

1. 血管内超声可以看到支架是否紧贴血管壁，确认支架在血管内的位置。

2. 如果，支架置入后完全展开，其所在管腔的面积，应该至少是近端或远端基准点的90%。如果支架没有紧贴在血管壁上，被认为没有充分的展开，预示再狭窄和血栓形成的风险增加。

3. 已经证明，在经皮冠状动脉介入治疗中，应用血管内超声引导，可减少病变处需要再次的血供重建率，并可减少支架内血栓形成率。

4. 血管内超声可用于识别支架展开后发生的支架边缘撕裂。已证明，支架边缘的撕裂，可增加心脏不良事件的风险。

(四)斑块组成与特征

1. 钙化

(1)钙化区出现明亮(回声)的阴影，回声从病变向周围延伸。

(2)可能是浅表或较深的，由从管腔中心至钙化的距离确定。

(3)用圆周弧的百分比定量，包括围绕血管的管腔，并测量其轴向的长度。

(4)透视见到的显著钙化，可能为覆盖在圆周弧周围的不太广泛的病变。

(5)对确定钙化性斑块,比传统方式的灵敏度更高。

2. 纤维 纤维成分似乎是更亮,或比外膜(高回声)更亮,有些类似钙化的性质。

3. 脂肪

(1)主要是充满脂质的斑块比纤维性斑块的回声低。

(2)斑块区比外膜更暗(低回声)则更提示是脂肪。

(3)要注意,因为这些低回声区也可能是附近的钙化,或分支血管的伪影生成。

4. 血栓与软斑块

(1)血栓和软斑块比外膜暗(低回声)。

(2)血栓更可能有不规则的形态,其活动与其血管壁无关。

三、局限性

围术期的并发症如下。

1. 夹层。
2. 壁内或壁外血肿。
3. 心包积液/心脏压塞。

第三节 心内超声心动图(ICE)

一、一般原则

(一)定义

心内超声心动图(ICE)可用于在结构性心脏疾病介入手术时,提供心内结构的影像。

(二)物理学

1. 心内超声心动图包括一个在导管内小的传感器,利用一个固定的,相控阵或机械旋转的传感器。

2. 相控阵还能够提供多普勒数据,对心脏结构进行更深入的评估。

3. 有 5~10MHz 的频率,可提供进一步的组织穿透力,长达 15cm,这是评估心血管结构所必要的穿透力。

(三)图像分析及解读

1. 房间隔穿刺是在各种结构性心脏疾病的手术中必需的,特别是在房间隔缺损(ASD)和卵圆孔未闭(PFO)的封堵术及一些电生理消融手术中。

2. 将探头向前、向后或侧至侧弯曲，类似经食管超声心动超声图的操控。

二、应 用

为提供进一步的解剖学评估，心内超声心动图可以作为其他成像方式的辅助方法。

1. 瓣膜成形术的手术。
2. 评估人工瓣膜。
3. 房间隔缺损(ASD)和卵圆孔未闭(PFO)的封堵术。

三、局 限 性

1. 费用

(1)血管内超声导管的费用为每根 600～900 美元。

(2)血管内超声成像操纵台的费用为每台 150 000～200 000 美元。

2. 手术的时间：心内超声心动图增加的额外步骤，增加总的手术时间。

3. 安全

(1)冠状动脉痉挛的发生率为 2.9%。

(2)其他显著并发症(如夹层、血栓形成和突然闭合)的风险约为 0.4%。

4. 可用性会受到一定限制，因为此种手术主要是由做介入的心脏病专家施行。

5. 为缩短学习曲线，需要频繁应用。

(原著者　Alok Bachuwar and John M. Lasala)

第 35 章

Chapter 35

成人先天性心脏病

第一节　概　述

一般原则

1. 先天性心脏疾病(CHD_S)是出生时就已经存在的心脏或大血管畸形。

2. 当负责照顾先天性心脏疾病患者时,有 3 个因素要特殊考虑。

(1)原有的先天性心脏病变。

(2)患者已经施行的特殊手术修复。

(3)与疾病和修复相关的预期自然史。

(一)分类

先天性心脏疾病的分类见表 35-1。经选择的一些疾病将会在本章的后部分详细描述。

表 35-1　先天性心脏疾病的分类

· 间隔缺损 　· 房间隔缺损 　　· 继发孔型 　　· 原发孔型 　　· 静脉窦型 　　· 无顶冠状静脉窦 　· 室间隔缺损 　· 房室间隔缺损	· 大动脉转位(TGA) 　· 右旋大动脉转位[a] 　· 左旋大动脉转位("先天性矫正型")

续表

·动脉导管未闭(PDA)	·永存主动脉干(arteriosus[a])
·部分性(PAPVC)和完全性肺静脉异位连接(TAPVC)[a]	·内脏异位综合征(多脾、无脾) ·冠状动脉异常 ·右位心
·心脏左侧梗阻性病变 ·主动脉瓣狭窄 ·主动脉二叶瓣 ·主动脉瓣下狭窄(SubAS) ·主动脉瓣上狭窄 ·主动脉缩窄(CoA) ·主动脉弓中断(IAA)	·单心室 ·左心室双入口(DILV) ·右心室双出口(DORV) ·左心发育不全综合征(HLHS) ·右心发育不全综合征(HRHS) ·三尖瓣闭锁[a]
·右室流出道梗阻 ·肺动脉闭锁 ·肺动脉瓣狭窄	·多病变综合征 ·法洛四联症 ·Shone 综合征(先天性二尖瓣瓣上膜、降落伞型二尖瓣,SubAS,和 CoA) ·Williams 综合征 ·Noonan 综合征
·肺动脉高压和艾森门格综合征	·埃勃斯坦(Ebstein)畸形
·法洛四联症(TOF)[a]	

a. 发绀型病变

(二)流行病学

1. 85%的先天性心脏病患者能存活到成年。

2. 在美国,有先天性心脏病的成年人约为 100 万。

3. 先天性心脏病的性别差异因心脏病变而异。

(三)病因

1. 遗传

(1)大约 20%先天性心脏缺陷的患者有染色体异常和先天性综合征。

(2)在 21 三体综合征(即唐氏综合征)的患者中,有 40%～50%的患者有先心病。

(3)在法洛四联症(TOF)或圆锥动脉干畸形症的患者中,有染色体

22q11.2 缺失者为 15%。

(4)其他遗传性疾病有 DiGeorge 综合征、软腭-心-面综合征(velocardiofacial syndrome)和圆锥动脉干异常面容综合征(conotruncal anomaly face syndrome)。

2. 环境

(1)产妇的感染(如,风疹)。

(2)医疗/药物[如,锂、沙利度胺(thalidomide),乙醇]。

(3)产妇的情况(如,糖尿病、狼疮)。

第二节　房间隔缺损(atrial septal defect)

一、一般原则

(一)分类

房间隔缺损(ASDs)的类型显示于图 35-1 中。

1. 继发孔型房间隔缺损(Secundum ASD)

(1)是由于扩大的继发孔或继发隔组织不足所致的真正卵圆窝缺损。

(2)是最常见的房间隔缺损类型,约占 75%。

(3)多见于女性。

(4)可同时伴有二尖瓣脱垂。

2. 原发孔型房间隔缺损(Primum ASD)

(1)缺损在房间隔的下部,是由于原发隔与心内膜垫的融合有缺陷。

(2)占房间隔缺损的 15%。

(3)伴有 21 三体综合征、房室管缺损及二尖瓣裂。

3. 静脉窦型房间隔缺损(Sinus venosus ASD)

(1)缺损在上腔静脉(SVC)或下腔静脉(IVC)进入右心房(RA)的房间隔上。

(2)通常是由于在右心房后面到左心房途中的肺静脉无顶所致。

(3)占房间隔缺损的 10%。

(4)同时伴有部分性肺静脉回流(PAPVR)。

4. 无顶冠状静脉窦(1%)伴有永存的左上腔静脉。

5. 其他伴有的缺损有肺动脉瓣狭窄(PS)和冠状动脉异常。

(二)病理生理学

1. 在正常情况下,由左至右(L-to-R)的分流是从压力较高的左心房到压

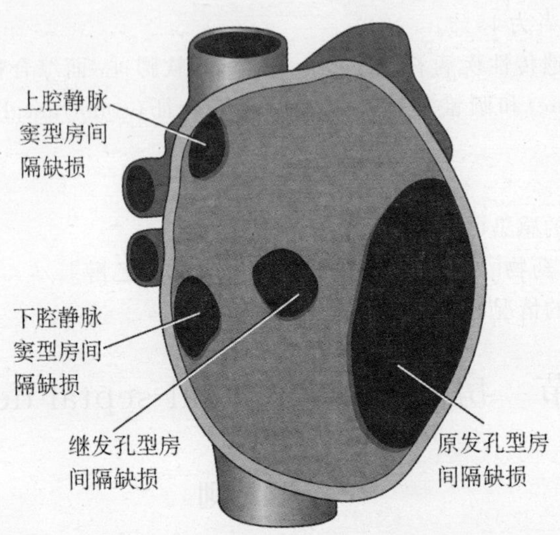

图 35-1　常见的房间隔缺损的解剖位置

力较低的右心房。

2. 随着时间的推移，继发于容量超负荷的右侧腔室扩张，而导致房性心律失常。

3. 在少部分患者（10%～15%，主要是女性），右心持续的容量过度负荷，可导致肺动脉高压，最终出现逆向分流。

二、诊　断

（一）临床表现

【病史】

1. 大部分患者无症状。
2. 症状的逐渐出现，往往导致延误诊断。
3. 早期症状：劳力性呼吸困难和（或）疲劳。
4. 晚期症状：房性心律失常（30—40 岁）。
5. 终末期症状：少部分患者发展为肺动脉高压和艾森门格综合征。

【体格检查】

1. 固定性的肺动脉瓣第 2 音分裂。
2. 肺动脉瓣第 2 音响亮，表明有肺动脉压增高。

3. 继发于经右心室流出道(RVOT)和肺动脉瓣(PV)血流量的增加,在胸骨左上缘可听到柔和的收缩期杂音。

4. 右心室的抬举性搏动,或肺动脉舞踏征表明有大量分流,或肺动脉高压。

5. 大量分流可导致胸骨左下缘听到舒张期隆隆性杂音。

(二)诊断性测试

1. 心电图(ECG)

(1)不完全性右束支传导阻滞(RBBB)的心电图(rSR′)和房室传导阻滞。

(2)除原发孔型之外,任何房间隔缺损的患者都可能有电轴右偏和右心房扩大(RAE)及右心室肥厚(RVH),并可能有房室传导阻滞。

(3)原发孔型房间隔缺损的患者,可能有电轴左偏(或极度右偏)和一度房室传导阻滞。

(4)静脉窦型房间隔缺损的患者可能有 P 波电轴异常(向左倾斜)。

2. 胸片:右心房与右心室增大的心脏阴影扩大,并有肺血管纹理增多。

3. 经胸超声心动图(TTE)

(1)房间隔的二维影像(胸骨旁、心尖、肋下的切面),采用彩色多普勒显示分流。

(2)在彩色多普勒的结果为阴性/不能确定时,可用振荡的生理盐水作为超声造影剂(微气泡研究)确认右至左的分流。

(3)应该用三尖瓣反流(TR)的流速,估测肺动脉压。

4. 经食管超声心动图(TEE),特别是对静脉窦型和冠状静脉窦型缺损的病例,可提高病变的清晰度。

5. 磁共振成像(MRI):应用于经胸超声心动图的结果不清楚或不确定的患者中。

6. 心导管检查

(1)如果已进行非介入性的成像检查,单纯是房间隔缺损通常不需要做心导管检查。

(2)用于测量肺血管阻力、伴有的心瓣膜病患者的肺-体血流量比(Qp∶Qs),以及在需做房缺封堵术的患者,评估冠状动脉。

(3)常常是在做经皮封堵术时进行。

三、治　疗

(一)药物治疗

1. 在有心房颤动的患者中,应用抗心律失常的治疗和电复律。

2. 有心房颤动的患者，需用抗凝治疗。

3. 不能维持窦性心律的患者，可同时用控制速率与抗凝治疗。

(二)外科治疗

1. 封闭房间隔缺损的适应证

(1)由于心房水平的分流导致的右心房或右心室增大(有或没有症状)，可由下列的参数证明。

①肺流量与体流量比＞1.5∶1(Qp∶Qs＞1.5∶1)(Ⅰa类，Ⅱa类等)。

②超声心动图证明房缺大于10mm(Ⅰa类)。

③有反常栓塞的证据(Ⅱa类)。

(2)直立型低氧血症-平卧呼吸(Orthodeoxia-platypnea)(如从卧位改为坐位/站立位即引起呼吸困难和缺氧)(Ⅱa类)。

(3)肺动脉高压和肺动脉压或阻力＜2/3体血压，或对肺血管扩张药或试验性封闭房间隔缺损有反应(Ⅱb类)。

(4)为房性心律失常同时进行迷宫手术(Ⅱb类)。

2. 封闭房间隔缺损的禁忌证：不可逆的重度肺动脉高压(PAH)，并没有左至右(L-到-R)的分流。

3. 以导管为基础的干预与手术治疗(Ⅰ类适应证)。

(1)简单的继发孔型房间隔缺损的患者，如缺损的大小合适，应施行以导管为基础的封堵。

(2)原发孔型房间隔缺损、静脉窦型和冠状静脉窦型房间隔缺损应行手术封闭。

(三)生活方式/风险的改进

1. 预防心内膜炎　在有右至左分流的患者关闭后起初的6个月，和用于封堵的人工材料有退行性变的患者，是预防心内膜炎的指征。

2. 妊娠　一般耐受良好，在散发性房间隔缺损患者中，遗传的风险是8%～10%。

3. 活动

(1)小的缺损，右心体积正常，无肺动脉高压的患者：活动不受限制。

(2)大的缺损，但肺动脉压正常：活动不受限制。

(3)有轻度肺动脉高压：可行低强度的竞技性运动(ⅠA类；第36届Bethesda会议，表35-2)。

(4)发绀或大的右至左分流：不能参与竞技性运动。

(5)症状性心律失常:参与前应进行筛查。

(6)房缺封闭后:肺动脉压正常,没有任何心律失常的证据,没有二或三度房室传导阻滞,和无心肌功能不全的患者,活动则没有任何限制。

4. 血栓栓塞的预防

(1)手术或用装置封闭房缺后的最初 6 个月,应该用阿司匹林。

(2)证明有脑血管血栓栓塞事件发生后,应用华法林。

表 35-2　BETHESDA 运动分级

静态	A. 低(< 40% $MaxO_2$)	B. 中(40%～70% $MaxO_2$)	C. 高(> 70% $MaxO_2$)
Ⅰ低(<20% MVC)	ⅠA:台球、保龄球、板球、冰壶、高尔夫射击	ⅠB:棒球、垒球、击剑、乒乓球、排球	ⅠC:羽毛球、越野滑雪(典型的方法)、曲棍球、定向越野、竞走、手球式墙球、墙网球、跑步(长途)、足球、网球
Ⅱ中(20%～50%MVC)	ⅡA:射箭、赛车、潜水、马术、摩托车	ⅡB:美式足球,场地运动(跳)、花样滑冰、竞技、橄榄球、跑步(冲刺)、冲浪、花样游泳	ⅡC:篮球、冰球、跨国家滑雪(滑冰技术)、曲棍球、跑步(中距离)、游泳、手球
Ⅲ高(>50% MVC)	ⅢA:鲍勃雪橇、无舵雪橇、场地运动(投掷)、体操、武术、帆船、攀岩运动、滑水、举重、帆板	ⅢB:健美、下坡滑雪、滑板、滑雪、摔跤	ⅢC:拳击、赛艇、皮划艇、自行车、十项全能运动、速度滑冰、三项全能运动

$MaxO_2$. 最大摄氧量;MVC. 最大随意收缩

[改编自:Mitchell JH, Haskell W, Snell P, Van Camp SP. Task Force 8:Classification of sports. J Am Coll Cardiol,2005(45):1364-1367, with permission]

第三节 室间隔缺损(ventricular septal defect)

一、一般原则

1. 室间隔缺损(VSD)是婴儿中最常见的先天性心脏缺损(0.5%～5%)。

2. 大多数室间隔缺损都可自发性闭合(约80%)。

(一)分型

1. 1型又称管道型、肺动脉瓣下、漏斗部、嵴上、双动脉近动脉室间隔缺损(doubly committed juxta-arterial)。

(1)室间隔缺损在非亚裔人中占6%,但在亚洲人中则高达33%。

(2)位于近右心室流出道处。

(3)经常伴有主动脉瓣关闭不全(AI)。

2. 2型(又称膜部、膜周型、嵴下型)。

(1)是室缺最常见的类型,约占80%

(2)位于室间隔膜部的邻近三尖瓣隔瓣处。

(3)可能伴有主动脉瓣关闭不全。

(4)可能因邻近三尖瓣(TV)的隔瓣,导致"间隔瘤"。

(5)很少见的可能是左心室和右心房之间的Gerbode缺损。

(6)可能伴有肺动脉瓣下狭窄。

3. 3型又称入口、房室通道型。

(1)占室间隔缺损的5%～8%。

(2)患者常有唐氏综合征(21三体)。

(3)位于在右心室邻近三尖瓣较低的部位。

4. 4型又称肌肉型。

(1)占婴儿室缺的20%,在成年人中较少。

(2)位于室间隔中央、心尖或在室间隔的边缘和右心室的游离壁。

(3)童年期自发性闭合常见。

(4)通常没有其他缺损。

(5)也可能是多病变综合征的一部分[即法洛四联症,大动脉转位(TGA)]。

(二)病理生理学

1. 血流从压力高的左心室流至压力低的右心室。

2. Qp∶Qs 比值高的大量分流,可导致左心室容量超负荷和心力衰竭。

3. 久而久之,未纠正的室缺左向右的分流,可能会导致肺血管重塑和最终导致逆向分流(艾森门格综合征)。

4. 小室缺:小于主动脉瓣环 1/3 的室缺,伴有小量左向右分流,没有左心室的容量过度负荷,也没有肺动脉高压。

5. 中度室缺:为主动脉内径的 1/3～2/3,伴有小至中度的左向右分流,轻度至中度的左心室容量过度负荷,有轻度/无肺动脉高压。Qp∶Qs 比值为 1.5～1.9。

6. 大的室缺:为主动脉内径 2/3 大的室缺,有大量左向右的分流导致左心室容量过度负荷,以及右心室的压力过度负荷,有典型的肺动脉高压。Qp∶Qs 比值＞2.0。

二、诊 断

(一)临床表现

1. 临床表现从无症状性杂音至暴发性心力衰竭,差异极大。

2. 显著的劳力性呼吸困难和疲劳是常见的症状。

3. 检查中,响亮而粗糙的全收缩期杂音(在右心室的压力低时听到)是特征性的体征。在右心室的压力升高后,杂音变得较为柔和。

(二)诊断性检查

1. *心电图* 左心房(LA)和左心室增大/单纯的左心室容量过度负荷导致的肥厚;与渐进性肺动脉高压导致的右心室肥厚。

2. *胸片* 在中度至重度的缺损,和 Qp∶Qs＞1.5 的患者中,有心脏扩大和肺血管阴影增加。

3. *经胸超声心动图*

(1)是确定室缺的诊断及其位置、大小和评估分流应选择的诊断方法。

(2)可评估肺动脉压。

(3)确认伴有的病变(即主动脉瓣关闭不全)。

4. *磁共振扫描* 评估解剖学和并存的其他病变。

5. *心导管检查*

(1)评估 Qp∶Qs,肺血管压力和阻力,比其他成像的方式更为准确。

(2)用于手术前确定室缺的解剖和数量,冠状动脉解剖和并存的瓣膜病变。

三、治 疗

(一)外科治疗

1. 开放性手术封闭

(1)适应证:Qp:Qs>2.0,有左心室容量过度负荷或有感染性心内膜炎病史的证据(Ⅰ类适应证)。

(2)合理的适应证:Qp:Qs>1.5,并有下列肺动脉高压的情况。

①肺动脉压<2/3 体动脉压。

②肺血管阻力(PVR)<2/3 系统性血管阻力(Ⅱa 类适应证)。

(3)如果有左室收缩性或舒张性功能不全,Qp:Qs>1.5,开放性手术封闭也是合理的(Ⅱa 类适应证)。

2. 经皮封堵术

(1)可以考虑用于有显著左侧心腔扩大的 4 型室缺或有肺动脉高压,和缺损部位远离主动脉和三尖瓣的室缺(Ⅱb 类适应证)。

(2)有严重、不可逆肺动脉高压的患者是室缺封堵术的禁忌证。

3. 在没有上述发现的患者,称为"限制性"室缺,可以继续观察。

(二)生活方式/风险的改进

1. *预防心内膜炎的指征* 室缺封闭后的 6 个月,用于封堵的人工材料有退行性变和有右至左的分流,如艾森门格综合征。

2. *妊娠* 一般耐受性良好,如果出现艾森门格综合征应避免妊娠,遗传的风险 1%~5%。

3. *活动*

(1)肺动脉压正常的患者没有任何限制。

(2)室缺修复后

①修复后有小的残余缺损,无肺动脉高压,心律失常或心肌功能不全症状的患者,修复后 3~6 个月可以恢复正常的活动。

②如果有持续严重的肺动脉高压,应避免竞争性的运动。

第四节　房室间隔缺损(atrioventricular septal defect，AVSD)

一、一般原则

(一)定义

房室间隔缺损(AVSD)也称为房室通道缺损及心内膜垫缺损或共同房室通道。

(二)病因

1. 由于心内膜垫与原发隔融合的缺损。

(1)完全型:原发孔型房间隔缺损、3 型室间隔缺损、共同房室瓣。

(2)不完全型:原发孔型房间隔缺损、无室间隔缺损和二尖瓣前叶裂。

(3)部分型:二尖瓣前叶裂。

2. 经常伴有 21 三体综合征(房室间隔缺损的 1/3)。

3. 部分性房室间隔缺损的患者,没有 21 三体综合征。

4. 伴有的缺损:法洛四联症、圆锥动脉干畸形、内脏异位综合征和主动脉瓣下狭窄(SubAS)。

(三)病理生理学

1. 心房和心室之间异常的连接,使心脏左右两侧的血液汇合,导致全身性的血氧饱和度低和发绀。

2. 共同房室瓣往往是无功能的,导致血液反流回到心房,增加肺淤血和压力。

3. 最初,由于肺血管阻力低导致 Qp∶Qs 增加;久之,容量超负荷和左心室衰竭。

4. 非限制性室间隔缺损导致右心室压力超负荷和衰竭。

二、诊　断

(一)临床表现

1. 大多数房室间隔缺损在童年期已修复,但在未修复房室间隔缺损的成年人,典型表现为艾森门格综合征和心力衰竭的症状、发绀或房性心律失常。

2. 未修复的房室间隔缺损的体检所见，与房间隔缺损和室间隔缺损的体征相似。也可能有肺动脉高压，艾森门格综合征的心脏表现和发绀。

3. 在修复房室间隔缺损的患者中，通过二尖瓣裂产生的持续性二尖瓣关闭不全(MR)，导致心尖部有收缩期杂音。

(二)诊断性检查

1. 心电图：电轴左偏，有或没有一度房室传导阻滞，心腔增大的征象。

2. 经胸超声心动图：是确定缺损位置、大小和严重程度应选择的诊断性研究。通常有完全的特征性图像。

3. 磁共振扫描：评估伴存的病变。

4. 当考虑施行手术/再次手术时，应用心导管评估肺动脉压。

三、治　疗

(一)手术治疗

1. 通常手术在婴儿期完成，但可能需要再次手术。

2. 推荐再次手术的适应证(所有Ⅰ类的适应证)。

(1)有左房室瓣关闭不全/狭窄导致的症状、心律失常、左室内径增加，或左心室功能下降。

(2)有左室流出道(LVOT)梗阻，和平均压力阶差＞50mmHg或峰值＞70mmHg，或者如果伴有二尖瓣或主动脉瓣关闭不全，即使压力阶差较低者。

(3)有显著左向右分流的残余房间隔或室间隔缺损(如前所述)。

3. 在已手术修复的患者中，需要定期评估房室传导系统(用心电图和动态心电图监测)，因为手术修复时可导致房室结和传导系统疾病。

(二)生活方式/风险的改进

1. *预防心内膜炎的指征*　有人工瓣膜、发绀或人工补片附近有残余的缺损(从而抑制了移植物的内皮化)的患者，在修复后的6个月内，和有人工瓣膜或发绀患者的围生期。

2. *妊娠*　已修复而无残留肺动脉高压的患者，通常耐受良好；有21三体综合征的患者，遗传给后代的风险为50%。

3. *活动*　已修复的患者如果没有瓣膜关闭不全、心律失常或左心室流出道阻塞，活动没有任何限制。

第五节　动脉导管未闭
(patent ductus arteriosis，PDA)

一、一般原则

(一)定义

1. 在降主动脉近端和肺动脉顶部之间的永久性连接。

2. 伴有的缺陷：房间隔缺损和室间隔缺损、母体风疹感染、胎儿丙戊酸钠综合征和染色体异常。

(二)病理生理学

1. 左侧血液经过未闭的动脉导管(PDA)流至右侧。

2. 经未闭动脉导管的分流，可导致左心腔容量的过度负荷及肺血流量增加。

3. 可能引起重塑和继发的肺动脉高压/艾森门格生理学。

二、诊　断

(一)临床表现

1. 临床表现很大程度取决于未闭动脉导管的大小，包括呼吸困难和疲劳至发绀/杵状指-艾森门格生理学。

2. 特征性的体检发现是在左锁骨下区有连续的机械样杂音。

3. 脉搏增强，如果动脉导管伴有大量的左向右分流，则有脉搏压宽。

4. 当肺动脉压达到或超过体动脉压时，可能出现差异性发绀与足的杵状趾/发绀，是由于有右至左的分流使缺氧的血先进入下肢所致。

(二)诊断性检查

1. 心电图检查　左心房正常或扩大(LAE)，如果有显著的由左向右分流则有左心室肥厚；肺动脉高压伴有右心室肥厚。

2. 经胸超声心动图　用于动脉导管未闭的诊断，评估分流的方向及估测肺动脉压。

3. 胸片　通常表现为左心扩大和肺血管阴影增加，直至发生艾森门格综合征。

三、治 疗

(一)手术治疗

1. 封堵动脉导管的Ⅰ类适应证。

(1)左心房或左心室扩大。

(2)以前有动脉内膜炎。

(3)首选的治疗是经导管的封堵,除非与成人先天性心脏病介入治疗专家讨论后认为不可能。

2. 封堵动脉导管的Ⅱa类适应证。

(1)无症状、小的未闭动脉导管,通过导管封堵。

(2)有肺动脉高压和净左向右分流的患者。

3. 封堵动脉导管的Ⅲ类适应证:肺动脉高压和净右向左分流的患者,不是封堵的适应证。

(二)生活方式/风险的改进

1. *心内膜炎的预防* 不推荐,除非患者有发绀。

2. *妊娠* 一般耐受性良好,除了分流量大和有肺动脉高压者。

3. *活动* 小的或动脉导管未闭封堵后的患者,一般不受限制;较大的动脉导管未闭,需要限制活动。

第六节 部分性异常肺静脉回流 (partially anomalous pulmonary venous return, PAPVR)

一、一般原则

(一)定义

1. 当部分肺静脉异常引流入体静脉结构或至右心房,称为部分性异常肺静脉回流(PAPVR)。

2. 连接的典型部位

(1)左侧部分性异常肺静脉回流的病例,是无名静脉。

(2)右侧部分性异常肺静脉回流的病例,是上腔静脉或下腔静脉,常伴有静脉窦型房间隔缺损。

(3)永久性左上腔静脉的病例可能连接到冠状静脉窦。

(4)可能有与膈下静脉的异常连接。

3. 弯刀综合征

(1)部分肺静脉异常引流入下腔静脉、肝静脉或膈下静脉。

(2)伴有肺隔离症,主肺动脉到右肺有侧支和右肺动脉狭窄。

(二)病理生理学

1. 病理生理学与房间隔缺损类似,主要是由于血液自左至右的分流。艾森门格综合征的生理学不会导致右至左分流。

2. 通常是一种单一的先天性缺陷,但可能伴有许多其他先天性畸形,如多脾型内脏。

二、诊　断

(一)临床表现

【病史】

1. 分流量很小的部分性肺静脉异常引流,通常无症状。

2. 分流量较大的部分性肺静脉异常引流,患者的运动耐力受限及发生水肿。

3. 症状与右心室衰竭、重症三尖瓣反流和(或)可能发生的肺动脉高压有关。

【体格检查】

1. 分流量大的患者,有右心室抬举性搏动。

2. 右侧心力衰竭的病例有右侧第 3 心音(S_3)。

3. 可扪及肺脉动搏动,有肺脉动瓣开瓣音。

4. 肺动脉高压的患者有右侧第 4 心音(S_4)。

5. 有右心室衰竭或严重三尖瓣反流(TR)的病例可能出现水肿。

6. 三尖瓣反流的病例有三尖瓣收缩期杂音。

7. 分流量大的病例,有三尖瓣舒张期血流杂音。

(二)诊断性检查

1. 心电图　右心房和右心室扩大,肺动脉高压的患者有右心室肥厚(RVH)。

2. 胸片　右心房和右心室扩大和肺血管纹理增加。

3. 经胸超声心动图　可发现右心房和右心室扩大、三尖瓣反流和肺动脉高压。

4. 电子计算机X射线断层扫描(CT)/磁共振成像　可确定异常肺静脉回流的解剖。

5. 心导管　对分流做定量测定,并确定分流的位置,以及肺动脉高压及其程度。

三、治　疗

(一)外科治疗

1. 手术治疗标准与继发孔型房间隔缺损修补术类似。

2. 经过手术修复后,10%的患者可能发生再吻合术部位的肺静脉狭窄,如果生理学上的影响显著,则可能需要置入支架或者再次手术。

(二)生活方式/风险的改进

1. 心内膜炎的预防　只用于其他相关的病变。

2. 妊娠　耐受性良好,除非有严重的三尖瓣反流或右心室功能不全。

3. 活动　没有限制。

第七节　完全性异常肺静脉回流 (totally anomalous pulmonary venous return，TAPVR)

一、一般原则

(一)定义

1. 完全性异常肺静脉回流(TAPVR)是由于肺静脉未能与左心房后壁的汇合处融合。

2. 为减少引流入体静脉,与右心房后面融合的结构有:如下腔静脉、上腔静脉、无名静脉、冠状静脉窦和膈肌下静脉。

3. 三房心:在肺静脉汇合处和左心房之间有残留多孔膜的部分融合。

(二)流行病学

1. 80%～90%无脾型内脏的患者有完全性异常肺静脉回流。

2. 完全性异常肺静脉回流的患者,也可伴有其他先天性心脏病变。

(三)病理生理学

1. 所有的肺静脉回流经过全身的静脉,然后到右心房和右心室。

2. 患者的生存依赖于心房、心室或未闭动脉导管水平的右至左分流。

3. 必须在童年期进行修复或采取缓解的措施，否则会很快死亡，除非在右至左分流的水平有足够混合的血液。

4. 有可能在肺静脉及体静脉间的吻合处发生狭窄。

5. 与膈下结构连接的患者的总体情况更差。

二、诊　断

(一)临床表现

1. 几乎都在童年期得到诊断。

2. 连接肺和体静脉的减压静脉无梗阻，并有足够解剖学性的右至左分流的患者有发绀。

3. 术后的吻合静脉有狭窄，或者右至左分流不足的病例可能出现休克。

4. 成年患者几乎都做过修复或缓解的手术。

5. 如果患者以前已进行过修复，体检中可能没有任何发现。

6. 如果修复后仍有肺静脉梗阻，可有肺动脉高压的症状和体征，并可能发生右心室压力过度负荷。

7. 进行过缓解措施的患者(有房间隔缺损或室间隔缺损未完全修复的患者)，可能发生右心室容量过度负荷和衰竭，三尖瓣反流的症状和体征及水肿。

(二)诊断性检查

1. 胸片　在未修复或进行过缓解措施的患者中，有右心房和右心室扩大与肺血管过多；经修复的患者则可能正常。

2. 心电图　在未修复或进行过缓解措施的患者中，有右心房和右心室扩大；经修复的患者则可能正常。

3. 经胸超声心动图

(1)右心房和右心室容量超负荷。

(2)未修复或未进行过缓解措施的患者，在心房、心室或未闭动脉导管水平有右至左分流的证据。

(3)已修复的患者可能正常。

4. 计算机断层扫描/磁共振成像　手术修复之前，有助于确定肺静脉和体静脉之间的吻合口。

5. 心导管检查　有助于确定已修复患者的肺静脉狭窄。

三、治　疗

(一)生活方式/风险的改进

1. 预防心内膜炎　如果已完全修复,适应证只是为了其他相关的病变;如果修复是姑息性的,有发绀则是预防心内膜炎的适应证。

2. 妊娠　如果已完全修复而且没有肺静脉狭窄,则能很好耐受妊娠,如果仅进行了缓解的手术,妊娠则是禁忌。

3. 活动　已完全修复的患者可进行正常的活动。

(二)外科治疗

1. 通常,完全性异常肺静脉回流的患者,在童年期已进行修复。

2. 术后应定期监测是否有肺静脉狭窄,特别是运动耐力差或有肺动脉高压,但无症状的患者。

3. 在修复的患者中,肺静脉狭窄是手术或支架置入术的指征。

4. 已进行缓解手术的患者,应该考虑给予完全修复。

第八节　二叶主动脉瓣 (bicuspid aortic valve, BAV)

一、一般原则

(一)流行病学

1. 二叶主动脉瓣(BAV)是最常见的先天性心脏畸形,每80名成人中就有1人。

2. 男性多于女性(4∶1)。

3. 外显率降低的常染色体显性遗传。

4. 伴有主动脉夹层的风险增加。

5. 伴发缺陷:主动脉瓣下狭窄(SubAS),降落伞样二尖瓣、室间隔缺损、动脉导管未闭及主动脉缩窄。

6. 脑动脉瘤的风险增加(高达10%)。

(二)病理生理学

1. 有/无冠窦的融合的二叶主动脉瓣,发生主动脉瓣狭窄(AS)和关闭不全(AI)的风险较高。

2. 主动脉组织的异常与马方综合征的囊性中层坏死类似。

二、诊　断

(一)临床表现

1. 2/3的患者在50岁以上发生主动脉瓣狭窄的症状。

2. 由于瓣膜的开放有收缩期喷射音(通常,由于钙化喷射音在40岁左右消失)。

3. 有主动脉瓣狭窄的患者,在胸骨上缘听到渐强-渐弱性收缩中期杂音,并向颈部辐射。

4. 主动脉瓣狭窄的日益严重,杂音的高峰延迟,外周的脉搏减弱和延迟(细迟脉)。

(二)诊断性检查

1. 心电图　可能有或没有左心室肥厚,左心房增大或ST-T复极。

2. 经胸超声心动图(TTE)

(1)描述病变(瓣尖融合的解剖学)。

(2)对主动脉瓣狭窄的程度做定量分析。

(3)评估主动脉根部。

(4)如果经胸超声心动图取像困难,可能需要经食管超声心动图(TEE)。

(5)在主动脉瓣狭窄的平均压差>30mmHg或峰值压差>50mmHg的患者,应每年复查一次,如果压差较低,每2年复查一次。

(6)经胸超声心动图筛查:应该用胸超声心动图对二叶主动脉瓣患者的直系亲属,所有二叶主动脉瓣孕妇的胎儿(在孕中期)进行筛查。

3. 磁共振/计算机断层扫描

(1)可有效的评估胸主动脉。

(2)如果患者主动脉的内径<40mm,应该每2年做一次系列性主动脉成像,如果>40mm则应每年做一次。

三、治　疗

(一)药物治疗

有主动脉扩张的二叶主动脉瓣患者是用β受体阻滞药治疗的适应证(Ⅱa类指征)。

1. 他汀类药物可以延迟瓣膜硬化症(Ⅱb类指征)。

2. 目前正在评估血管紧张素受体阻滞药的作用;可能降低主动脉扩张的速度。

(二)外科治疗

1. 球囊瓣膜成形术:在没有瓣膜钙化和无主动脉瓣关闭不全的年轻成人/青少年,并有下列情况者是球囊瓣膜成形术的指征。

(1)患者有症状(心绞痛,呼吸困难和晕厥)和峰-峰值压差>50mmHg(Ⅰ类指征)。

(2)休息或运动时有ST或T波异常和峰-峰值压差>60mmHg(Ⅰ类指征)。

(3)峰-峰值压差>50mmHg,准备怀孕或准备参加竞技性运动的患者(Ⅱa类指征)。

(4)在老年人,瓣膜成形术可以作为主动脉瓣置换术(Ⅱb类指征)的桥梁,否则是瓣膜成形术的禁忌者。

2. 手术修复/置换的适应证与正常主动脉瓣的狭窄或关闭不全相似(见第19章)。

3. 历史说明,Ross手术包括切除主动脉瓣,肺静脉的自身移植和肺动脉干置入主动脉瓣的位置,冠状动脉再置入和置入一根同种异体的肺静脉。

(三)生活方式的改变

1. 预防心内膜炎　除非先前有瓣膜置换,不然没有必要。

2. 妊娠　一般耐受良好,除非有主动脉瓣狭窄或主动脉根部扩张。

3. 活动　活动限制是根据主动脉瓣狭窄的程度;严重主动脉瓣狭窄和(或)主动脉扩张的患者,应避免竞技性体育和等长运动。

第九节　主动脉瓣下狭窄
(subaortic stenosis, SubAS)

一、一般原则

1. 主动脉瓣下狭窄,男性较多,为2∶1,通常为独立的病变。

2. 其他并发的异常包括室间隔缺损(37%)、二叶主动脉瓣(23%)和房室间隔缺损。

3. 主动脉瓣下狭窄是由于在左室流出道一个纤维环或纤维肌环导致。

4. 瓣下加速的湍流导致以梗阻或主动脉瓣关闭不全的形式损伤主动脉瓣。

5. 如果主动脉瓣下狭窄严重,其生理学可能与瓣膜性主动脉瓣狭窄相似。

二、诊 断

(一)临床表现

1. 患者在早期无症状,但随着病情的发展,可能出现主动脉瓣狭窄(瓣膜或瓣下)或主动脉瓣关闭不全的症状。

2. 主动脉瓣下狭窄常常有杂音,是一种渐强-渐弱性杂音,可在胸骨左缘心尖处听到。

3. 也可能有主动脉瓣关闭不全的杂音。

(二)诊断性检查

经胸超声心动图(TTE)是确定解剖、压力阶差和发现并发病变(即主动脉瓣关闭不全、二尖瓣受累情况和收缩功能等)的诊断性研究。

三、治 疗

(一)手术治疗

1. 手术的Ⅰ类指征

(1)平均压差>30mmHg或峰值压差>50mmHg。

(2)进行性加重的主动脉瓣关闭不全和左室舒张末期内径>50mm,或左室射血分数<55%。

2. 手术的Ⅱb类指征

(1)平均压差30mmHg伴有进行性的主动脉瓣关闭不全或狭窄。

(2)峰值压差<50mmHg和平均压差<30mmHg,以及左心室肥厚。

(3)至少有1/3的患者,在手术后有复发的纤维肌带。

(二)生活方式的改变

如要妊娠和参与竞技性体育,应有计划,需与主治医生讨论。

第十节　主动脉瓣上狭窄
(supravalvular aortic stenosis)

一、一般原则

1. 主动脉瓣上狭窄是指紧靠主动脉窦(Valsalva 窦)远端的固定性梗阻。

2. 冠状动脉起源于梗阻的近端(因此,接受高收缩压和低舒张压的血流)。

3. 通常见于 Williams 综合征(7 号染色体弹性蛋白基因的常染色体显性遗传突变):小精灵的面容、认知障碍、关节异常和行为有问题。

4. 应对患者所有的一级亲属进行筛查。

5. 在 50%的患者中,发现有主动脉瓣膜异常。

6. 也可见到肺动脉异常(外周型肺动脉狭窄)。

7. 病理生理学与主动脉瓣狭窄类似,除非有冠状动脉受累。

二、诊　断

(一)临床表现

1. 临床表现可能包括流出道梗阻(呼吸困难、心绞痛和晕厥)、高血压和冠状动脉缺血的症状。

2. Coanda 效应:升主动脉优先向上流至右侧部分,可导致颈动脉和上肢动脉的脉搏幅度不一致。此外,双上肢的血压可能有差异。

3. 胸骨上切迹可能有震颤。

4. 胸骨左上缘可听到渐强-渐弱性杂音,并向颈部右侧放射。

(二)诊断性检查

1. 经胸超声心动图:用于诊断近端主动脉的解剖、梗阻和伴有的缺陷。

2. 磁共振扫描/计算机断层扫描:可能需要用来确定解剖和伴有的缺陷。

3. 应对肾动脉的近端和主肺动脉及其分支进行评估。

4. 如果怀疑有冠状动脉缺血,可以使用心肌灌注显像检查。可能需要定期检查。

三、治　疗

(一)手术治疗

手术的Ⅰ类指征如下。

1. 有症状和(或)平均压差>50mmHg 和峰值压差>70mmHg 的患者。

2. 压差较低但有症状,左心室肥厚,计划怀孕或竞技性体育,或左心室收缩功能不全的患者。

(二)生活方式/风险的改进

1. 妊娠　不建议。

2. 活动　应避免竞技性运动和等长运动。

第十一节　主动脉缩窄
(Coarctation of the Aorta,CoA)

一、一般原则

1. 主动脉缩窄是指在靠近动脉韧带水平处狭窄。

2. 患者也有与二叶主动脉瓣(BAV)类似的固有的主动脉壁异常;容易发生主动脉扩张和破裂。

3. 并发的缺陷

(1)二叶主动脉瓣、头臂血管畸形、主动脉瓣下狭窄、室间隔缺损、主动脉弓发育不良、Willis 环脑动脉瘤(10%)。

(2)有 1/3 Turner 综合征患者,有主动脉缩窄。

4. 取决于狭窄的程度,在梗阻部位的远端可能有低灌注的证据。

二、诊　断

(一)临床表现

1. 主动脉缩窄具有典型的系统性高血压的特征,但上肢与下肢的脉搏不一致(股动脉脉搏弱)。

2. 其他症状包括头痛、鼻出血和跛行。

3. 应评估所有高血压患者的(Ⅰ级)肱-股动脉脉搏延迟。

(1)评估肱和股动脉脉搏的时间和振幅。

(2)需测量肱动脉和腘动脉的血压。

4. 在左肩胛下区有典型的杂音。

(二)诊断性检查

1. 胸片　有"3"字形征，是由于主动脉缩窄处的凹进和梗阻后的扩张形成；有肋骨切迹(出现于肋缘下)。

2. 经胸超声心动图　在胸骨上切迹超声窗，用彩色和连续多普勒，可能显示降主动脉内的湍流和连续向前的舒张性血流。

3. 负荷试验　确定休息和运动时的压力阶差，以及休息/运动时的高血压。

三、治　疗

(一)手术治疗

1. 手术置换或球囊瓣膜成形术的Ⅰ类指征。

(1)跨主动脉缩窄处的峰-峰值压差＞20mmHg。

(2)跨主动脉缩窄处的峰-峰值压差＜20mmHg，但有显著侧支血流的解剖和影像学证据。

(3)复发的主动脉缩窄，峰-峰值压差＞20mmHg。

2. 球囊血管成形术后的复发率为7%。

3. 长段的主动脉缩窄，可以考虑支架置入(Ⅱb类)。

(二)生活方式/风险的改进

1. 预防心内膜炎　施行修复或支架置入术后6个月的患者是指征。

2. 妊娠　妊娠的风险是根据并发的病变，和有无主动脉根部扩张有所不同。

(三)运动

1. 未修复的主动脉缩窄应避免接触性运动、等长运动和最有竞争力的运动。

2. 如果没有并发的病变以及压力阶差也低，在进行低到中等强度运动之前应该进行负荷测试。

四、监测/随访

1. 所有主动脉缩窄的患者应做一次胸主动脉和脑血管的磁共振或计算机断层扫描检查。

2. 对主动脉缩窄修复的部位，应至少每 5 年评估一次（不论其修复的状态如何）。

第十二节 肺动脉高压（pulmonary hypertension）/艾森门格（Eisenmenger）生理学

一、一般原则

1. 肺动脉高压（PAH）：先天性心脏疾病并发的肺动脉高压是由于下列病变的一种或组合导致。

（1）肺循环过度。

（2）肺血管处于系统性压力状态。

2. 艾森门格生理学

（1）是许多先天性心脏缺陷的一种终末期的并发症。

（2）肺循环的血流跨过在右和左心室或动脉水平的缺损处逆向流入体循环，导致血液自肺至体循环的分流。

（3）当肺动脉血压达到或超过系统的血压时，则发生艾森门格生理学。

（4）并发症有室性心律失常（50%）、咯血（20%）、肺栓塞（10%）、晕厥（10%）和心内膜炎（10%）。

（5）高黏滞综合征是由于红细胞增多症所致（乏力、头痛、头晕）。低氧症诱发细胞再生增加，导致红细胞增多症。

（6）细胞再生的增加也导致尿酸增高（痛风）和胆色素结石（结石症）。尿酸清除率下降可导致肾病。

（7）神经系统疾病（脑出血、栓塞、脓肿）。

3. 肺动脉高压可由多种类型的先天性心脏疾病引起：左至右的分流（房间隔缺损，室间隔缺损，房室间隔缺损，动脉导管未闭）、完全性异常肺静脉回流、部分性异常肺静脉回流、永存动脉干、大动脉转位和单心室病变。

二、诊 断

（一）临床表现

1. 症状可能包括劳力性呼吸困难（最常见）、心悸、水肿、咯血、进行性发绀。

2. 体检所见可能包括中央性发绀，杵状指和右侧心力衰竭的体征（颈静脉搏动增强、a-波增高、腹水、右心室搏动、肺动脉搏动、肺动脉第2音增强，以前有的分流杂音消失）。

(二)诊断性检查

1. 最初的检查应该是针对肺动脉高压的原因，如肺功能的检查、胸部CT检查以识别肺栓塞等。

2. 心电图：右心房增大、右心室增厚和电轴右偏。

3. 经胸超声心动图：显示双向性缺损或肺至体的分流及肺动脉高压。振荡的生理盐水微泡试验可导致空气栓塞，应禁用。

4. 建议每年进行血细胞计数、铁、肌酐和尿酸水平的测定。

5. 每年进行数字血氧饱和度的测定，如有需要给予氧气治疗。

三、治　疗

1. 肺血管扩张药可能提高生活质量。

2. 华法林可能用于预防肺栓塞/脑栓塞（有咯血，则属禁忌）。

3. 缺铁性贫血应及时治疗。

4. 通常，不建议为红细胞增多症放血治疗。但是，如果血红蛋白在20g/dl以上且有高黏滞的血液而没有脱水，可以考虑用放血治疗。

5. 由于此种病变有发绀（Ⅱa类指征），是预防心内膜炎的指征。

6. 应避免怀孕，如已怀孕建议提前终止妊娠（Ⅰ类指征）。

7. 避免剧烈运动、暴露于过热的环境（如热水澡）和脱水。

第十三节　法洛四联症
（Tetralogy of Fallot，ToF）

一、一般原则

(一)定义

1. 法洛四联症（ToF）的主要缺陷是室间隔的漏斗部向前偏移。

2. 由4个主要的缺陷构成（图35-2）。

(1)肺动脉瓣下漏斗部狭窄。

(2)室间隔缺损(VSD)。

(3)主动脉骑跨(后排列错乱)。

(4)右心室肥大(RVH)。

3. 5%的患者并有房间隔缺损(ASD)(法洛五联症)。

4. 25%的患者有右侧主动脉弓,也可发生冠状动脉异常。

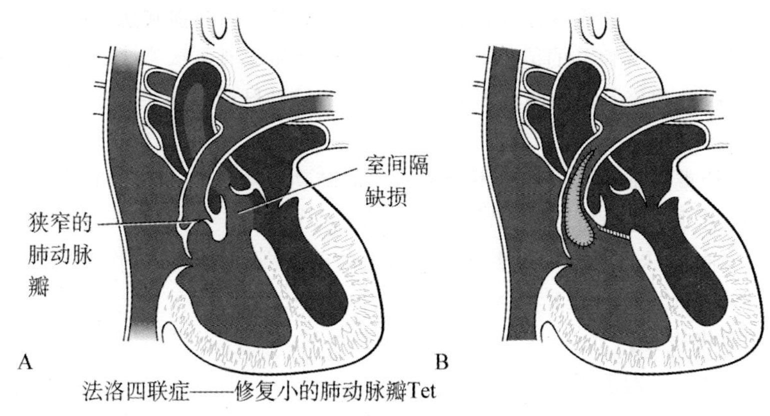

图 35-2 法洛四联症——stenotic PV. 肺动脉瓣狭窄

(引自:American Heart Association, with permission.)

(二)流行病学

1. 法洛四联症占所有先天性心脏疾病的 5%~10%,是最常见的发绀型心脏疾病。

2. 对已修复患者的随访,每 10 年发生的猝死率为 1.5%(认为是由室性心律失常所致)。

3. 并发的综合征有 22q11 微缺失、Alagille 综合征、CHARGE 综合征及 VACTERL 综合征(或 VATER 综合征)。

(三)病理生理学

1. 变窄的右心室流出道限制了体静脉血流入肺血管。

2. 当心肌收缩力增加期间,动态的肺动脉瓣下漏斗部狭窄加重。

3. 导致对肺血流阻力的进一步增加,更促使血液从右心室至左心室的分流,产生的发绀称为"tet 符咒"(在出生时婴儿可能没有发绀,但后来在哭泣或喂食物时,可能发生的发绀即谓"tet 符咒")。

二、诊 断

(一)临床表现

1. 大多数患者在出生后的第一年接受初次手术。

2. 姑息性修复根据修复完成的时间而异。

3. 修复通常包括对有右心室流出道增大的室间隔缺损和房间隔缺损(如果有)的修补。其修补的范围取决于梗阻的程度和范围。

4. 以前曾修补的患者通常遗留有严重的肺动脉瓣关闭不全。

【病史】

1. 严重的肺动脉瓣关闭不全或残留的肺动脉瓣狭窄可能导致劳力性呼吸困难、水肿或右侧心力衰竭的其他症状。

2. 通常,未修补成年患者的表现与无肺动脉高压的非限制性室间隔缺损相似,是通过肺动脉瓣下狭窄使肺血管得到保护。

【体格检查】

1. 修补后的患者

(1)由右心室流出道产生的收缩期杂音。

(2)可能有或没有肺动脉瓣关闭不全的舒张期杂音,或残留的肺动脉瓣狭窄。

(3)全收缩期杂音可能表现有室间隔缺损补片漏。

2. 体动脉至肺动脉分流(即 Blalock-Taussig 分流)可能导致同侧脉搏减弱/缺如。

(二)诊断性检查

1. 胸片 靴形心是未修补法洛四联症典型的形态;可能见到右侧主动脉弓;已修补的法洛四联症,可见到右心房和右心室增大。

2. 心电图检查 在 1990 年之前修补的患者,右心室肥厚和右束支阻滞很常见;如果 QRS 波群＞180ms,持续性室性心律失常和猝死的风险增加。

3. 经胸超声心动图 用于常规随访肺动脉瓣关闭不全,右心室肥厚/右心室增大和收缩期功能;以及对修补处退化情况的评估。

三、治 疗

(一)手术治疗

1. 重度肺动脉瓣关闭不全,有症状或运动耐力降低的患者,是Ⅰ类手术修复的指征。

2. 先前有法洛四联症，重度肺动脉瓣关闭不全和有任何以下情况者，是肺动脉瓣置换合理的指征（Ⅱa 类指征）。

(1)中度至重度右心室功能不全。

(2)中度至重度右心室增大。

(3)症状性或持续性房性或室性心律失常。

(4)中度至重度三尖瓣关闭不全。

3. 患者有残余的右心室流出道梗阻和任何以下情况（Ⅱa 类指征）。

(1)峰值压力阶差 50mmHg 以上。

(2)右心室/左心室压力比>0.7。

(3)功能不全的右心室进行性或重度的扩张。

(4)残余室间隔缺损由左至右的分流>1.5∶1。

(5)有症状的重度主动脉瓣关闭不全或有轻度以上的左心室功能不全。

(6)有多种剩余病变导致右心室增大或功能下降。

(二)生活方式/风险的改进

1. 心内膜炎的预防　已修补的患者没有指征，除非在修补的 6 个月内或以前的修补处有退行变的证据。

2. 妊娠

(1)修补后具有良好功能情况和无残留缺陷的患者可考虑。

(2)建议做产前遗传咨询。法洛四联症妇女的胎儿中，4%～6%有先天性心脏缺损（在没有 22q11 微缺失综合征的患者中）。

3. 运动

(1)已修补的法洛四联症患者，没有任何限制，但必须满足以下条件：右室的压力正常、无或仅有轻度右室容量超负荷、无残余分流，并在动态心电图或运动试验中，没有心律失常的证据。

(2)有肺动脉瓣关闭不全、右室压力高或心律失常的患者，可能仅可参加低强度的运动（第 36 届 Bethesda 会议所定的ⅠA 类运动，见表 35-2）。

四、监测/随访

1. 每年用经胸超声心动图或磁共振扫描随访心脏情况（Ⅰ类指征）。

2. 每年用心电图评估心律和 QRS 的时限。

3. 心律失常的预防。

(1)风险因素包括以前的姑息性分流，漏斗切开术/右心室瘢痕，QRS时限>180ms，电生理研究中诱发室性心动过速(VT)，在动态心电图监测中记录到非持续性室速，左室舒张末期压>12mmHg，胸片显示心胸比例>0.6和年龄>18岁。

(2)推荐将高风险的患者，转诊到电生理研究的专科就诊。

第十四节　大动脉转位(transposition of the great arteries，TGA)

一、一般原则

(一)分类

1. 大动脉转位有两种类型

(1)右旋大动脉转位(D-TGA)。

(2)左旋大动脉转位(1-TGA)，也称为先天性校正型大动脉转位(CCT-GA)或双转位。

2. 并发的缺陷　右旋大动脉转位：冠状动脉异常、动脉导管未闭(PDA)、室间隔缺损(45%)、左心室流出道梗阻(25%)和主动脉缩窄(CoA)(5%)。

3. 先天性校正型大动脉转位　室间隔缺损(70%，膜周型)、瓣膜下/瓣膜性肺动脉瓣狭窄(PS)(40%)、主动脉瓣关闭不全(AI)(90%，系统性半月瓣)、房室传导阻滞(2%的年增长率)、心室功能不全(几乎都是成年人)和三尖瓣的Ebstein-like异常。

(二)病理生理学

1. 右旋大动脉转位

(1)血流途径：自右心房到右心室到主动脉。

(2)因有室间隔缺损或动脉导管未闭，有缺氧血与氧合血的混合而能存活。

(3)婴儿期即出现发绀。没有干预性治疗的婴儿，出生后的第一周即有1/3死亡(没有干预性治疗的患者，90%在1年内死亡)。

2. 先天性校正型大动脉转位

(1)血流途径：自右心房到左心室(第一次转位)到肺动脉(第二次转位)

到左心房到右心室到主动脉。

(2)右心室作为左心室的功能。

表 35-3　成年人大动脉转位(TGA)通常施行的手术方法

手术名称	概述	优点	缺点	结果
Mustard 法(心房调转术)	心房内补片(用心包或PTFE)	死亡率低	心律失常,窦房结功能不全,补片漏或阻塞,心室衰竭	虽然由 ASO 取代,最常见于成人的 TGA
Senning 法(心房调转术)	心房内补片(用房间隔)	死亡率低	心律失常,窦房结功能不全,补片漏或阻塞,心室衰竭	由 ASO 取代
Jatene 法,大动脉调转术(ASO)	大动脉调转术,肺动脉和主动脉根部	建立左心室作为系统的心室,心律失常比心房调转术少	冠状动脉闭塞,新主动脉的根部扩张	选择手术修复大动脉转位
Rastelli 手术	心室调转术,(右室至 PA 的道管和左心室至主动脉的补片)	建立左心室作为系统的心室	高风险	用于 d-TGA,有室间隔缺损和肺动脉瓣狭窄的患者
Rashkind 手术	球囊房间隔造口术	快速创建 ASD 使动脉和静脉的血混合	姑息疗法	用在 d-TGA 生命的最初几天,以允许血液混合

续表

手术名称	概述	优点	缺点	结果
Blalock-Hanlon 手术	非体外循环手术房间隔造口术	非体外循环手术，使动脉和静脉的血混合	姑息疗法	用在 d-TGA Rashkind 术前，使血液早期混合

PTFE. 聚四氟乙烯；d-TGA. 右旋大动脉转位；PA. 肺动脉；ASD. 房间隔缺损；ASO. 大动脉调转术

二、诊　断

(一)临床表现

【右旋大动脉转位】

1. 在成年人中，临床表现通常是基于修复类型(表 35-3)相关的并发症。

2. 心房调转术(即，Mustard 和 Senning 手术)(图 35-3)。

(1)用一心房内的补片重新将血液定向跨过心房，从上腔静脉(SVC)和下腔静脉(IVC)进入二尖瓣。

①涤纶移植物或心包(Mustard 法)。

②房间隔(Senning 法)。

(2)常见的问题

①体循环的压力导致右侧心力衰竭和严重三尖瓣反流。

②25%的患者发生补片阻塞或漏，这可能引起反常的栓子。阻塞更多见于上腔静脉的肢体。

③心律失常：在 20 岁左右时，50%的人出现窦房结功能不全，30%发生心房内折返性心动过速(IART)。

④肺动脉高压。

(3)心房调转术产生响亮的主动脉瓣第 2 音。如果出现右侧心力衰竭有可能有三尖瓣关闭不全和右心室抬举性搏动。

3. 大动脉调转术(ASO 或 Jatene 手术)(图 35-3)。

(1)肺动脉和主动脉干横断，缝到对侧的根部，并将冠状动脉换位到新的主动脉。这样做的优势是左心室仍作为体循环的心室。

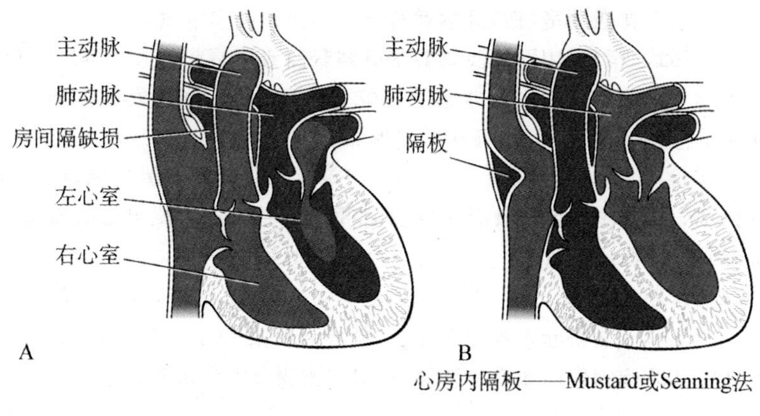

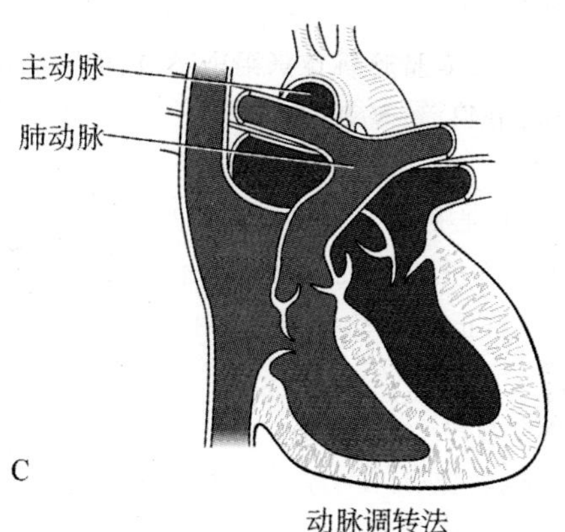

图 35-3　A. 右旋大血管转位(D-TGA),注意:体循环和静脉系统并联,仅通过房间隔缺损使动、静脉血液的混合;B. 心房调转术(即,Mustard and Senning 手术),使静脉血液进入形态学的左心室,由肺动脉流出。右心室是体循环的心室,此种修复有许多长期的后遗症;C. 大动脉调转术,保持左心室作为体循环的心室

(2)常见的问题:新主动脉根部的扩张导致主动脉瓣关闭不全吻合处附近的狭窄[导致肺动脉瓣狭窄(PS)或主动脉瓣狭窄(AS)],冠状动脉窦口狭窄,瓣膜上的主动脉瓣狭窄或肺动脉瓣狭窄。

(3)通常,在大动脉调转术后的患者,体格检查所见正常。

【先天性矫正型大动脉转位(CCTGA)】

1. 50%以上的患者在成年时确诊。

2. 临床表现各异,从无症状到严重的情况(心力衰竭、心律失常)。

3. 这些患者通常表现为体循环的房室瓣关闭不全和继发的体循环心功能不全。

4. 体检所见包括:最强心尖冲动点(PMI)在左锁骨中线内侧,说明旋转的心脏,单一的收缩期第2音和可能有室间隔缺损,主动脉瓣关闭不全或肺动脉狭窄的杂音。

(二)诊断性检查

1. 心电图

(1)心房转位:右心室肥厚、窦性心动过缓或交界性逸搏。

(2)大动脉转位:正常。

(3)先天性矫正型大动脉转位(CCTGA)。

①一度房室传导阻滞(50%)和心前区Q波呈反转型,是由于间隔呈逆方向激活所致。

②可能有完全性心脏传导阻滞(每年2%)。

2. 胸片　在未矫正的右旋大动脉转位的患者的胸片像“在心脏侧面有个鸡蛋”;在先天性矫正型大动脉转位,由于增大的右心室在左侧,使心脏影像扩大。

3. 经胸超声心动图

(1)右旋大动脉转位(D-TGA):大血管平行,主动脉位于前部、向右。

(2)大动脉调转可能识别大血管或冠状动脉窦的缝合线。

(3)矫正型大动脉调转(CCTGA):大动脉平行,主动脉位于前部、向左。

(4)识别心室的形态学可能困难,但有一些线索如下:右心室的心尖有肌小梁、调节束、三尖瓣距右心室心尖部较近;左心室连接双叶的房室瓣。

4. 磁共振扫描　为评估功能的标准检查。

5. 诊断性心导管检查

(1)进一步评估补片漏,可能在道管/补片/大血管的狭窄,或意料之外的心功能不全原因。

(2)评估 Jatene 术(大动脉调转术)后的冠状动脉解剖。

三、治 疗

(一)其他非药物疗法

介入性导管治疗(Ⅱa 类适应证)如下。

1. 封堵补片漏。

2. 上腔静脉或下腔静脉梗阻的扩张或置入支架。

3. 肺动脉梗阻的扩张或置入支架。

4. 如果 Rastelli 修补术后右心室压>50%的体循环压或峰-峰值阶差>30mmHg,可用导管扩张阻塞的管道或置入支架。

5. 应用于 Jatene 术后肺动脉狭窄或冠状动脉狭窄的扩张或置入支架。

(二)手术治疗

1. 右旋大动脉转位后-挡板(Mustard and Senning 修补术)(Ⅰ类适应证)

(1)中度至重度的系统性房室瓣关闭不全(形态学的三尖瓣关闭不全)。

(2)挡板漏与左至右分流>1.5∶1;右至左分流导致休息/运动时动脉血氧饱和度下降,有症状以及进行性左心室增大。

(3)不适合经皮介入治疗的上腔静脉或下腔静脉挡板狭窄。

(4)不适合用经皮介入治疗的肺动脉阻塞。

(5)有严重症状的肺动脉瓣下狭窄。

2. 大动脉调转术(Jatene 手术)后的右旋大动脉转位(Ⅰ类适应证)

(1)右心室流出道阻塞的峰-峰值压力阶差>50mmHg 或右心室/左心室压力比>0.7,不适合经皮介入治疗的患者。

(2)不适于经皮介入治疗的冠状动脉异常伴有心肌缺血。

(3)重度的新主动脉瓣膜关闭不全。

(4)重度的新主动脉根部扩张(>55ms)。

3. 右旋大动脉转位-Rastelli 手术后

(1)管道狭窄符合肺动脉瓣狭窄的手术治疗标准。

(2)管道反流符合肺动脉瓣关闭不全的手术治疗标准。

(3)残余室间隔缺损符合室缺手术的治疗标准。

(4)主动脉瓣下挡板狭窄的平均压差为 50mmHg 或以下,并有主动脉瓣关闭不全。

4. 先天性矫正型大动脉转位(Ⅰ类适应证)

(1)重度的房室瓣关闭不全。

(2)在左心室已经作为体血压的功能时,施行解剖学的修补(大动脉和心房的调转术)。

(3)如果在左心室至主动脉之间不可能用挡板,应施行室间隔缺损封堵术。

(4)有左心室功能不全和严重左心室流出道梗阻的病例,置入左心室至肺动脉管道。

(5)中度至渐进性房室瓣关闭不全。

(6)解剖学修补后,有右心室高压或右心室功能不全的管道阻塞。

(7)非解剖学矫正的患者,有管导阻塞和左室高压。

(8)中度至重度的主动脉关闭不全/主动脉的瓣膜关闭不全和心功能不全。

5. 电生理学/起搏

(1)右旋大动脉转位(D-TGA):症状性窦性心动过缓或病态窦房结综合征的患者,需要置入起搏器(Ⅰ类适应证)。

(2)先天性矫正型大动脉转位(CCTGA):常规心电图监测是否有心脏传导阻滞,在症状性心动过缓的患者,需要置入心脏起搏器。

(三)生活方式/风险的改进

1. 预防心内膜炎的适应证　有人工瓣膜、发绀性分流、以前修补用的人工材料有退行性变,以及修补后6个月内的患者。

2. 妊娠　如果有心功能不全或心律失常,在确定妊娠之前需要深入的评估。

3. 活动

(1)右旋大动脉转位(D-TGA)。

①心房挡板或Rastelli修补术后的患者:避免等长运动,如果没有心力衰竭、心律失常或晕厥病史,可以参加ⅠA类和ⅡA类运动。

②大动脉调转术后:一般没有限制,除非有血流动力学异常。

(2)先天性矫正型大动脉转位(CCTGA):无症状和没有显著心室腔扩大或心律失常的患者可以参与ⅠA和ⅡA类运动。

四、监测/随访

大动脉转位(TGA)的患者,应该每年做胸超声心动图和(或)磁共振扫描检查(Ⅰ类适应证)。

第十五节 埃勃斯坦畸形(Ebstein Anomaly)

一、一般原则

分类

1. 埃勃斯坦畸形罕见,仅占先天性心脏缺陷的1%。

2. 已证明,此畸形与母亲使用锂盐有关。

3. 此畸形的组成包括心尖移位、三尖瓣的畸形与右心室有“房化”的部分,其严重程度有很大的差异。

4. 埃勃斯坦畸形按手术分为4种类型。

(1)Ⅰ型:三尖瓣的前叶大并且可以活动。后叶和隔叶向心尖移位,发育不良或缺如。心室腔的大小不一。

(2)Ⅱ型:通常有前瓣、后瓣,并且常常有隔瓣,但都很小并以螺旋形向心尖移位。房化的心室很大。

(3)Ⅲ型:前瓣叶受限制、缩短、融合和腱索受束缚。乳头肌经常直接插入前叶瓣。后瓣和隔瓣移位,发育不良,不可能再重构。大的房化的右心室。

(4)Ⅳ型:前瓣叶变形和移位入右心室流出道。很少或没有腱索。乳头肌直接插入瓣叶很常见。后瓣缺失或发育异常。隔瓣是完全纤维化的皱褶。小的房化的右心室。

5. 并发的缺陷包括房间隔缺损或卵圆孔未闭(PFO)(80%的患者)、室间隔缺损、肺动脉瓣狭窄或肺动脉闭锁、动脉导管未闭、主动脉缩窄,20%有附加通道(沃-帕-魏预激综合征)和心律失常。

6. 病理生理影响取决于畸形的严重程度,三尖瓣反流或右心室流出道阻塞的程度及右心室腔/房化的右心室的大小。

二、诊 断

(一)临床表现

1. 在儿童中,出现症状较早与预后差有关。

2. 成人可在任何年龄出现症状,最常见的表现为心律失常、运动耐力受限或右心衰竭。

3. 可发生猝死,归因于通过附加通道传导导致的心房颤动,或室性心律失常。

4. 可能发生矛盾性栓塞，提示同时存在房间隔缺损。

5. 可能听到三尖瓣关闭不全的收缩期杂音（全收缩期杂音，在胸骨左下缘听到，吸气时加重）。

（二）诊断性检查

1. 胸片　可能显示心脏扩大的影像，也可能不大。

2. 心电图检查　有右心房扩大的征象，表现为高大而尖的 P 波，$V_1 \sim V_4$ 呈 QR 型，右束支阻滞，QRS 波群分裂；1/3 的患者有附加通道。

3. 经胸超声心动图（TTE）

（1）用超声心动图诊断（三尖瓣的隔瓣向心尖移位＞8mm/m²，有非常冗长的前叶瓣和隔瓣束缚于心室间隔）。

（2）并用于确定右心房增大、三尖瓣反流的程度，以及并存的缺陷。

三、治　疗

（一）药物治疗

如果有矛盾性栓子或心房纤维性颤动病史的记录，建议用华法林抗凝治疗（Ⅰ类适应证）。

（二）手术治疗

1. Ⅰ类适应证

（1）在埃勃斯坦畸形的患者中有以下情况时，应进行三尖瓣的修补或者更换（如果存在 ASD 同时进行封闭）。

（2）有症状或运动能力恶化。

（3）矛盾性栓子。

（4）胸片显示渐进性的心脏扩大。

（5）渐进性右心室扩张或右心室收缩功能下降。

（6）出现发绀。

2. 在有以下情况时，应重新修补/置换。

（1）有症状或运动能力恶化，或纽约心脏协会心功能Ⅲ或Ⅳ级。

（2）修补后有重度的三尖瓣关闭不全、有渐进性的右心室扩张，右心室收缩功能下降，房性或室性心律失常的出现/加重。

（3）如果有人工瓣膜，有显著人工瓣膜功能不全的证据。

（三）生活方式/风险的改进

1. 预防心内膜炎的指征　有发绀的患者或有人工瓣膜的患者。

2. 妊娠　一般耐受性良好，在怀孕之前需要进行评估，胎儿发生心血管病的风险在 6%左右。

3. 活动

(1)无发绀、右心室的大小正常、没有快速性心律失常的患者则没有限制。

(2)有中度三尖瓣关闭不全，但无心律失常的患者，可进行第 36 届 Bethesda 会议的ⅠA 类低强度的运动(表 35-2)。

(3)重度 Ebstein 畸形，完全修复之前必须限制运动(完全修复后，如果符合上面的限制可以参加ⅠA 类的运动)。

第十六节　单心室疾病(single ventricle disorders)和 Fontan 修复术

一、一般原则

1. 包括以单心室大小和功能为特征的多发性病变：三尖瓣闭锁、二尖瓣闭锁、左心室双入口、单心室、右心室发育不良、左心室发育不良和内脏异位综合征。

2. 通常，患者按生理学进行分组。

(1)肺血流不受限组

①出生后不久由左至右的分流。

②早发生的心力衰竭的症状。

③如果患者没有在儿童早期死于充血性心力衰竭，成年后出现肺血管疾病，终末期不能矫正。

(2)肺血流受限

①发绀。

②已作为增加肺血流的自体至肺分流术(即改良的 Blalock-Taussig，中央分流，Waterston，Potts)。

③通常已经进行了腔静脉-肺动脉连接术或 Fontan 手术。

④单心室患者常用的外科手术见表 35-4。

3. 并发多种缺陷包括，但不限于瓣膜异常、室间隔缺损、主动脉缩窄和大血管的解剖异常。

表 35-4 单心室患者常用的外科手术

修复的类型	解剖	结果	并发症
体肺分流术(例如,改良的Blalock-Taussig术)	锁骨下动脉或颈动脉连接到右或主肺动脉(现在经常用人工材料)	使缺氧的系统血液进入肺循环,在BDCPA和完成Fontan手术前缓和发绀	继发于系统心室的扩张房性心律失常 在以前修复附近的下肢有假性低血压
双向腔静脉-肺动脉吻合术(BDCPA,"双向Glenn"术)	在婴儿期/儿童早期SVC连接到右和左肺动脉	自上肢及头部的静脉血绕过右心室回流直接进入肺动脉。从下腔静脉的血继续进入右心室,以提高血氧饱和度	肺动-静脉瘘的发生,可引起发绀,由于IVC的血流相对多于SVC的血流
双向腔静脉-肺动脉吻合术+额外肺动脉血流	包括相伴的体至肺动脉的分流	用于进一步增加系统血的氧合(虽然增大了心室和SVC的压力)	致使心室容量过度负荷
单心室修复(Fontan术/完全的手术,直接的房-肺动脉连接)	右心耳连接到主肺动脉,分流SVC和IVC的血液到肺动脉	完成体循环的血流重新定向到肺动脉 大多数已达成人年龄的患者用这种类型的修复术	由于心房瘢痕引起房性心律失常,蛋白丢失性肠病,格鲁布性支气管炎,血栓栓塞事件,慢性充血肝病性心力衰竭,体循环的房室瓣关闭不全
改良的Fontan修复术	心外管道:IVC→RPA/主PA,通过在右心房外的合成移植物 房内(横向)管道:IVC→R PA/主PA,通过在RA内的隔离物 心内横向隧道:在腔静脉路径和LA之间开窗	建立右向左分流,以减少体系统的压力,但会导致缺氧 使用一次即会发生蛋白丢失性肠病	除了心律失常和血栓栓塞事件不常见外,其他与传统的Fontan手术相同

续表

修复的类型	解剖	结果	并发症
心室修复术	双向腔肺吻合＋IVC血液直接流入小的肺动脉,心室	降低从系统回流到小肺动脉，心室的血液	
心室修复术	心室内或 VSD 放置补片分隔开共同的心室（或大的VSD）	分隔开系统的和肺动脉循环	

IVC. 下腔静脉;SVC. 上腔静脉;RA. 右心房;R. 右;PA. 肺动脉;VSD. 室间隔缺损;BDCPA. 双向腔肺吻合

二、诊 断

1. 病理生理学和临床表现主要与特定的修复术有关(图 35-4 和表 35-4)。

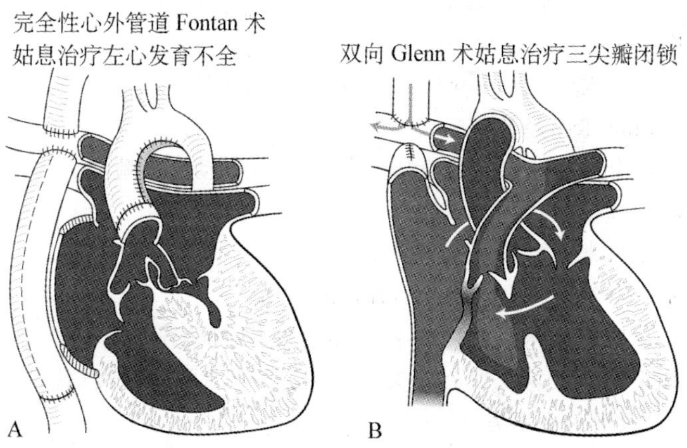

图 35-4 A. 心外 Fontan 手术治疗发育不良的左心，导致全部腔静脉-肺动脉分流(上腔和下腔静脉到肺动脉);B. 三尖瓣闭锁和房间隔缺损患者的双向 Glenn 分流术(上腔静脉到肺动脉)

2. 水肿、胸腔积液及腹水是诊断蛋白丢失性肠病(PLE)的线索,可以通过低血白蛋白和粪便中 α_1-抗胰蛋白酶增加确定诊断。有蛋白丢失性肠病的患者应该及时考虑心脏移植。

3. 心律失常(最常见的心房内折返性心动过速),应及时评估修复片,以及 Fontan 路径及心室功能,并需做电生理评估。

三、治 疗

(一)药物治疗

1. 华法林的适应证为心房分流、心房血栓、房性心律失常或血栓栓塞性事件史(Ⅰ级适应证)。

2. 利尿药和血管紧张素转化酶抑制药可用于治疗体循环的心室功能不全(Ⅱa 类适应证)。

(二)外科手术

1. 以前 Fontan 术后的再次手术(Ⅰ类适应证)。

(1)残余的房间隔缺损,有右至左的分流和症状/发绀。

(2)血流动力学显示有显著体动脉至肺动脉的分流,手术残余的分流,或残余的心室至肺动脉的分流,而不适合以导管为基础的干预者。

(3)中度至重度的体循环的房室瓣反流。

(4)峰-峰值阶差>30mmHg 的主动脉瓣下梗阻。

(5)Fontan 术路径的梗阻。

(6)不适合用导管关闭的静脉侧支循环,或肺动静脉畸形。

(7)肺静脉梗阻。

(8)心律失常需要心外膜起搏器。

(9)不适合经导管介入治疗的开窗或封闭。

2. 以前 Fontan 术后的再次手术(Ⅱa 类适应证)。

(1)如果患者有复发性心律失常,心房至肺动脉的连接(传统的 Fontan 手术),用修改后的手术方法。

(2)应同时完成迷宫手术。

3. 以前 Fontan 术后的再次手术(Ⅱb 类适应证):严重的体循环心室功能不全或蛋白丢失性肠病的患者,应考虑心脏移植。

(三)生活方式/风险的改进

1. 预防心内膜炎的指征　如果有人工瓣膜,近期的修复(6 个月内),以前有心内膜炎，以及在自身或人工移植物尚没有发生内皮化的病例。

2. 妊娠

(1)在怀孕前，应咨询成人心血管病专科的医生(Ⅰ类适应证)。

(2)受孕前进行全面的评估。

(3)妊娠的风险在很大程度上取决于有无心律失常、心功能不全，是否存在蛋白丢失性肠病。

3. 活动　参与前要进行诊断性评估，如没有评估，建议参与ⅠA类低强度的运动。

4. 血栓栓塞的预防　如果已做开窗手术，需终身抗凝治疗。

（原著者　Elisa A. Bradley and Ari M. Cedars）

第 36 章

Chapter 36

老年人的心血管疾病

第一节　概　述

一、一般原则

(一)流行病学

1. 2010 年在美国,65 岁或以上的人数大约为 4000 万,至 2030 年大约将增加至 7200 万。美国人口增长速度最快的是≥75 岁人群。

2. 心血管疾病(CVD)的患病率随年龄增大而逐渐增加。年龄≥80 岁的男性和女性,其患病率超过 75%(图 36-1)。

3. 在美国,≥65 岁人群总死亡数的 84%归因于心血管疾病,而 68%发生在≥75 岁的人群中。

4. 在美国,≥65 岁的人占所有因心血管疾病住院患者的 63%。

(1)经皮和手术血供重建者的 50%。

(2)除颤器置入者的 55%。

(3)动脉内膜切除术者的 80%。

(4)永久性起搏器置入者的 86%。

(二)病理生理学

1. 老龄化对心血管系统的影响　见表 36-1。

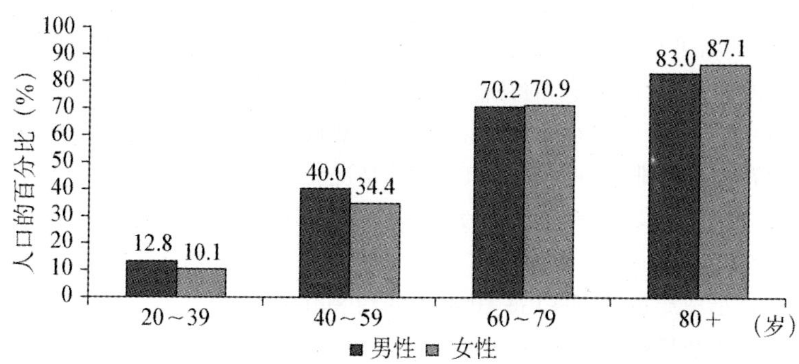

图 36-1　在≥20 岁的成年人中，不同性别的心血管疾病患病率(National Health and Nutrition Examination Survey:2007-2010)。数据包括冠状动脉心脏疾病、心力衰竭、卒中和高血压[引自:Go AS, Mozaffarian D, Roger VL, et al. Heart disease and stroke statistics—2013 update: a report from the American Heart Association. Circulation, 2013(127):e6-e245, with permission.]

表 36-1　老龄化对心血管系统的主要影响

影响	临床意义
动脉僵硬度增加	增加后负荷，收缩压和脉压
心肌舒张受损和心肌僵硬度的增加	舒张期充盈受损；增加心脏舒张期心力衰竭和心房颤动的风险
窦房结功能受损，房室结和结下传导系统的传导速度降低	增加病窦综合征，束支传导阻滞，室上性和室性心律失常的发病率
对β肾上腺素能刺激的反应能力受损	最大心脏速率和心排血量下降，体温调节受损
内皮介导的血管扩张受损	减小最大的冠脉血流，增加心脏缺血，动脉粥样硬化的风险
压力感受器的反应下降	增加体位性低血压、跌倒和晕厥的风险

(1)老龄化伴随着整个心血管系统的广泛改变(表 36-1)。

(2)通常，健康的老年人，休息时心脏功能(即，收缩和心排血量)保存完好，但心血管的储备能力逐渐下降。

(3)其结果是心脏对负荷，如生理(如，运动)和病理[如，急性冠状动脉综合征(ACS)、肺炎或手术]的补偿性反应能力下降。

(4)老年患者并发症的风险增加包括：缺血、心力衰竭、心律失常和死亡，可发生在心脏和非心脏性疾病和手术的情况。

2. 老龄化对其他器官系统的重要影响

(1)肾

①肾小球滤过率下降(每10年下降约8ml/min)。

②浓缩和稀释能力降低。

③电解质平衡受损。

(2)肺

①肺活量下降。

②通气/血流灌注的不匹配增加。

(3)血液

①血栓形成和在血栓形成中有利的纤溶之间的平衡发生改变。

②动脉(卒中、心肌梗死)和静脉血栓形成[深静脉血栓形成(DVT)和肺栓塞]的风险增加。

③出血的风险增加，特别是用抗血小板、抗凝或溶栓治疗者。

(4)神经系统

①中枢神经系统(CNS)的自身调节能力(对低灌注的易感性增加)降低。

②反射反应性(立位耐力降低，跌倒的风险增加)的改变。

③口渴机制受损(增加脱水的风险)。

(5)肌肉骨骼系统

①骨质疏松。

②肌肉衰减症(肌肉重量和力量的丧失)。

③关节僵硬/丧失灵活性。

(6)胃肠道

①药物的吸收和排除的改变。

②药物在肝脏中代谢的改变。

(三)心血管风险因素

1. 年龄本身是发生心血管疾病潜在风险因素。

2. 高血压

(1)年龄>70岁的男性和女性,患病率超过70%。

(2)75岁之后,单纯收缩压高的占高血压患者总数的90%以上。

(3)收缩压是年龄>65岁人群心血管疾病最强的独立风险因素。

3. 糖尿病(DM)

(1)患病率随年龄上升,直至80岁。

(2)在美国,所有患糖尿病的患者,年龄≥65岁的人群约占50%。

(3)糖尿病作为心血管疾病的促发风险,年龄≥65岁的患者比年轻人更高。

(4)女性高于男性。

4. 血脂异常

(1)在男性,总胆固醇水平随年龄增长而增加,直到约70岁。

(2)女性

①绝经后总胆固醇水平快速升高。

②60岁后,比男性平均高15~20mg/dl。

③在整个成年期,高密度脂蛋白(HDL)胆固醇平均水平要比男性大约高10mg/dl。

(3)在年龄≥80岁的人中,总胆固醇与高密度脂蛋白胆固醇的比例高,仍然是与冠脉事件有关的独立因素。

(4)随着年龄的增长,血脂异常与心血管疾病的相关程度下降。

5. 烟草

(1)吸烟率随年龄增长而下降,部分原因是由于与吸烟有关的过早死亡。

(2)戒烟后心血管疾病的风险显著降低。

6. 其他风险因素

(1)中老年人,肥胖和心血管疾病风险之间的关系尚不清楚。有冠状动脉疾病(CAD)或心力衰竭(HF)的老年患者,轻度至中度肥胖(BMI30~40kg/m^2)对预后有利,即所谓肥胖悖论。

(2)所有年龄的人,缺乏体力活动与心血管疾病风险的增加和预后差有关。

(3)目前,在老年人中,用C反应蛋白、B-型钠利尿肽、冠状动脉钙化评分、踝肱指数和颈动脉内膜中层厚度,作为常规评估心血管疾病风险的临床效用,仍然不能确定。

二、诊　断

心血管疾病的诊断，将根据具体的情况，在以下章节中讨论。

三、治　疗

1. 处理有心血管疾病老年患者的证据非常有限，因为对这一人群的随机临床试验和观察性研究的文献明显不足。

2. 由于并发疾病的患病率高，影响诊断性方法和治疗干预的效益/风险比，使问题进一步复杂化。

3. 处理必须个体化，应考虑患者的心脏和非心脏情况的性质和严重程度，心理因素和个人的偏好，包括患者对生活质量和生命长度重要性的看法。

4. 年龄并不是为合理的提高生活质量和(或)延长寿命，实施可能干预治疗的禁忌。

第二节　慢性冠状动脉疾病

一、一般原则

1. 关于慢性冠状动脉疾病(CAD)的讨论参见第 10 章中。

2. 尸检研究表明，在≥70 岁的成年人中，有高达 70％的患者有显著的冠状动脉疾病，一支或多支主要冠状动脉有明确≥50％的阻塞。

3. 在≥75 岁的成年人中，临床上有显著冠状动脉病的患病率，男性约为 22％，女性约为 13％。

4. 在美国，大约 2/3 的心肌梗死发生在≥65 岁的人群，40％～45％的心肌梗死发生在≥75 岁的人。

5. 在女性，45～64 岁年龄组，心肌梗死的发生率为 26％，65～74 岁年龄组为 35％，在≥75 岁年龄组为 55％。

6. 在 65～74 岁年龄组发生的心肌梗死的死亡率超过 80％，其中约有 60％发生在≥75 岁年龄组。

二、诊　断

1. 在老年患者中，典型的心绞痛症状更可能是劳力性呼吸短促或疲劳。

2. 老年患者，在诊断时就已经有比较广泛的冠心病，左主干和多支血管疾病的发病率较高。

3. 症状稳定的老年患者，运动或药物负荷试验是初步诊断过程中的首选。能够运动的患者，首选的方法应是运动试验。

4. 冠状动脉造影的风险随着年龄略有增加。即使是 90 多岁的患者，有经验中心的主要并发症在 2%以下。

三、治　疗

(一)药物治疗

1. 高血压、血脂异常和糖尿病应按照公布的指南进行治疗。

2. 在所有无禁忌证的冠心病患者中，应服用阿司匹林 75～325mg/d。

3. 可用 β 受体阻滞药、钙通道拮抗药、长效硝酸盐、雷诺嗪的单独或组合制剂控制心绞痛症状。

4. β 受体阻滞药的指征：曾有心肌梗死的患者，或有心力衰竭的症状，与左室射血分数(LVEF)≤40%的患者。

5. 即使在 85 岁以上高龄、有明确冠心病和估计肾小球滤过率(GFR)≥30ml/min，左心室射血分数≤40%的患者中，也是用血管紧张素转化酶(ACE)抑制药，或在 ACE 抑制药不能耐受的患者中用的血管紧张素受体阻断药(ARBs)的指征。

6. 戒烟和(或)需要时应给予药理学的支持。

(二)外科治疗

1. 经皮冠状动脉介入治疗(PCI)和冠状动脉旁路移植术(CABG)的适应证，在老年人和年轻患者相似。

(1)药物治疗未能控制症状的老年患者，为了提高生活质量。

(2)发生与手术相关并发症的风险随着年龄的增长而增加。

2. 接受冠状动脉旁路移植术的老年患者，在手术后有多达 50%的人有认知能力下降，术后可能会持续 3～6 个月。一小部分老年患者有持续的认知障碍。

3. 应在出院之前启动心脏康复治疗，出院后由有组织的康复计划指导继续心脏康复治疗。

第三节 急性冠脉综合征(ACS)

一、一般原则

1. 其他患者有关冠心病的一般原则,见慢性冠心病部分。

2. 关于急性冠脉综合征和急性心肌梗死的详细讨论,参见第11和第12章。

二、诊 断

1. 胸痛作为发作时主诉的可能性,随年龄的增长而下降。

(1)在80岁以上的患者,发作时最常见的症状是气短。

(2)在≥85岁的患者,约有20%的人,发作时表现为精神状态改变、意识模糊、头晕或晕厥。

2. 由于传导异常,左心室肥厚,以前的心肌梗死或起搏节律的患病率在老年患者中的发生率较高,可能多数患者的最初心电图不能获得诊断。

3. 在老年患者中,呈现为非ST段抬高型心肌梗死(NSTEMI)患者的比例随年龄增长而增加。

4. 出现症状晚和诊断的延误导致结果不良。

三、治 疗

1. 一般而言,与年轻患者的治疗类似。

2. 年龄相关的心血管变化和合并的疾病,几乎改变了所有干预措施的效益/风险分析。

(一)药物治疗

1. 除非有禁忌证,应用阿司匹林、β受体阻滞药治疗。

2. 有明显的肾功能(GFR≥30ml/min)受损和心力衰竭或左心室收缩功能不全的老年患者,应合理地加用血管紧张素转化酶抑制药或血管紧张素受体阻断药。

3. 早期开始应用他汀类药物是合理的治疗。

4. 使用辅助性的抗血栓制剂的适应证(如肝素、低分子肝素、比伐卢定、氯吡格雷、普拉格雷、糖蛋白Ⅱb/Ⅲa抑制药和抗血栓的药物)与年轻患者类似。

(1)必须根据体重和肾功能调整剂量，以尽量减少出血风险。

(2)出血的风险随着使用抗血栓药物数量的增多，逐步增加。

(二)其他非药物疗法

1. ST段抬高型心肌梗死患者，最好是早期得到再灌注治疗(即，在6～12h)。

2. 与溶栓治疗相比，原发性介入治疗的效果更好(≥85岁)。

3. 非ST段抬高型心肌梗死(NSTEMI)/不稳定型心绞痛的患者，早期介入治疗，比最佳药物治疗患者的死亡率和再梗死率低。在这些临床试验中，年龄≥80岁有显著合并疾病的患者相对较少。

4. 如果可行，应建议患者加入心脏康复计划。

第四节　瓣膜性心脏病

一、一般原则

1. 有关瓣膜性心脏病的详细讨论，请参见第19和第20章。

2. 瓣膜性心脏病的发病率和患病率随着年龄的增长而增加。

3. 主动脉瓣置换术和二尖瓣修复或置换术分别是老年患者开胸手术的第二和第三个最常见的适应证。

4. 正常的主动脉瓣的纤维化和钙化是主动脉瓣狭窄(AS)最常见的原因。

5. 二尖瓣环和瓣下结构的非风湿性钙化是二尖瓣狭窄(MS)最常见的原因。

6. 原发性瓣膜病(例如，主动脉瓣狭窄或并发感染性心内膜炎)和升主动脉疾病(如主动脉瘤或夹层)是急性或慢性主动脉瓣关闭不全(AR)最常见的病因。

7. 瓣膜的黏液变性，局部缺血性乳头肌功能不全，由缺血性或非缺血性扩张型心肌病导致的瓣环扩张，可能是临床上急性或慢性显著二尖瓣关闭不全(MR)的最常见病因。

二、诊　断

1. 老年患者心脏瓣膜病的表现与年轻患者类似。

2. 老年患者的症状往往出现在高龄阶段。

3. 与年轻患者相比，有严重主动脉瓣狭窄的老年患者，由于大血管的僵硬度增加，往往保留颈动脉上行波。

三、治　疗

1. 主动脉瓣置换术和二尖瓣修复或更换的适应证与年轻患者类似。

2. ≥65 岁的患者推荐用生物瓣膜。

3. 二尖瓣修复优于二尖瓣置换术。

4. ≥80 岁患者的手术死亡率

(1)择期主动脉瓣手术为 3%～10%。

(2)择期二尖瓣手术为 5%～15%。

5. 围术期并发症的风险增加。

6. 住院和恢复的时间要长。

7. 总体而言，长期效果良好，尤其是严重主动脉狭窄的瓣膜置换术后。

8. 最近的研究表明，有手术高风险的老年患者，经皮主动脉瓣置换术的效果良好。

第五节　心力衰竭(HF)

一、一般原则

心力衰竭的讨论见第 14 章和第 15 章。

(一)流行病学

1. 心力衰竭的发病率和患病率随年龄递增，预计每 20 年将翻一番。

2. 心力衰竭为老年人住院和再住院的主要原因。

3. 心力衰竭是老年人慢性残疾和生活质量受损的一个重要原因。

4. 在美国，因心力衰竭住院患者年龄的中位数为 75 岁。

5. 在≥75 岁，死亡的患者中，约有 2/3 是死于心力衰竭。

6. 在≥80 岁的人群中，10%的人有心力衰竭，其中 50%是女性。

7. 心力衰竭的 1 年死亡率为 25%～30%。生存的中位数是 2～3 年，5 年存活率为 20%～25%。

(二)病因

1. 在老年患者，心力衰竭经常有多因素的病因。

2. 最常见的先行病变是高血压。

(1)高血压是 60%～70%老年女性的主要原因。

(2)高血压是 30%～40%老年男性的主要原因,与冠心病病因的百分比类似。

3. 其他常见的原因包括心脏瓣膜病和非缺血性扩张型心肌病。

4. 不太常见的原因包括:肥厚型心肌病、限制性心肌病(如淀粉样变)和心包疾病。

5. 保留射血分数心力衰竭(HFPEF)的患病率随年龄的增长而增加。

(1)大约占所有≥70 岁有心力衰竭患者的 50%。

(2)女性比男性多见。

二、诊　断

1. 老年心力衰竭患者,更可能出现不典型的症状,如困惑、嗜睡、烦躁、厌食或胃肠道功能异常。

2. 心力衰竭典型的体征和胸部 X 线片表现的敏感性和特异性都低。

3. B-型钠利尿肽(BNP)和 N-末端前 BNP(NT-proBNP)的水平随着年龄增长而增高,因此,在老年患者中,对诊断心力衰竭的特异性降低。

4. 新诊断的心力衰竭,或不明原因的临床状态恶化的患者,是经胸彩色超声心动图和频谱多普勒的适应证。

5. 为确定冠心病患者是否适合做血供重建,是做负荷试验及其后经冠脉造影的适应证。

三、治　疗

1. 老年患者更可能有多种并发症,因而可能使治疗复杂化。

2. 对心力衰竭晚期和预期寿命 6 个月以内的患者,应提供姑息性治疗和临终关怀医疗服务。

3. 应鼓励所有、预后不良的老年患者,为医疗决策预立医疗遗嘱或持久授权委托律师。

(一)药物治疗

1. 射血分数降低心力衰竭(收缩性心力衰竭)的药物治疗,与年轻患者相似。

2. 在老年患者中,药物不良影响和相互作用的风险增加,必须小心较慢地递增药物剂量和小心地加用新的药物。

3. 已证实，对舒张性心力衰竭(HFPEF)的患者，无药物制剂可以改善患者的预后。治疗应注重于高血压，减少缺血，控制节律或速率(心房颤动)，以及适当地应用利尿药，以保持最佳的容量状态。

4. 对所有心力衰竭的患者，应避免使用非甾体抗炎药(NSAIDs)，对肾功能有不良影响，以及有促进钠和水潴留趋势的药物。

(二)其他非药物治疗

1. 适度限制饮食中的钠(每天 1500mg)。

2. 限制过多的液体摄入量(每天摄入 48～64 盎司，1 盎司＝28.35g)。

3. 若能耐受，有规律的运动(包括灵活的，张力和有氧运动)。

4. 心力衰竭的自我护理教育(如每天测定体重，坚持药物治疗和推荐的其他生活习惯)。

5. 如果可能，建议心力衰竭晚期(纽约心脏协会心功能分级为Ⅲ～Ⅳ级)的患者，转诊到有心力衰竭治疗计划的机构治疗。

6. 高达 80 岁以上有收缩性心力衰竭的患者，经适当选择，也可应用置入式心脏复律除颤器(ICD)，但心脏除颤器的效用不确定。

7. 尽管使用了最佳药物治疗，仍有持续症状的高龄患者(包括≥80 岁)，经适当选择后，心脏再同步化治疗(CRT)仍是合理的选择。

第六节 心房颤动(AF)

一、一般原则

1. 心房颤动(AF)的详细的讨论见第 26 章。

2. 患病率及发病率随年龄增长，显著增加。

(1)在美国，心房颤动患者年龄的中位数为 75 岁。

(2)年龄≥80 岁人的患病率约为 10%

3. 心房颤动导致脑卒中的风险也随着年龄增长而增加，≥80 岁的人群，有脑卒中的患者为 25%～30%。

4. 有心房颤动的老年患者，女性脑卒中的风险高于男性 1.8 倍。

5. 心房颤动也是所有原因死亡率的一个独立风险因素。

二、诊　断

1. 老年心房颤动患者最常见的症状包括心悸、气短和运动耐力差。

2. 许多患者无症状，在发生急性心力衰竭和肺水肿的患者中，常伴有肌钙蛋白水平升高。

3. 脑卒中、短暂性脑缺血发作或其他栓塞事件可能是症状的表现。

4. 诊断性评估应包括心电图、血清电解质、甲状腺功能检查和经胸超声心动图。

三、治　疗

1. 治疗的主要目标是缓解症状，减少血栓栓塞性事件的风险。

2. 有轻度症状的心房颤动患者，恢复窦性心律对减少脑卒中或死亡率的疗效不优于控制心率的作用。

3. 宽松的控制速率使休息时的心率高达 110 次/分，与更严格的控制心率，休息时的心率达到 80 次/分以下，同样可有效地控制症状和减少不良事件风险；并有不良反应较少的优势。

(一)药物治疗

【控制节律】

1. 尽管已用了控制心率措施，仍持续有中度或明显症状的患者，应控制节律。

2. 胺碘酮是维持窦性心律最有效的制剂，但在老年患者中，有多种限制性不良反应。

3. 决奈达隆(Dronedarone)不良反应比胺碘酮少，是心房颤动患者减少住院治疗和死亡率唯一的抗心律失常药。但有显著心力衰竭的患者属禁忌。最近的试验数据令人怀疑其在永久性心房颤动患者中的作用。

【抗凝】

1. 在≥75 岁的患者，是脑卒中的一个独立风险因素。

2. 所有没有禁忌证的阵发性或持续性心房颤动患者，是抗凝治疗的指征。

3. 有非瓣膜性心房颤动的患者，华法林可使脑卒中的风险减少 60%～70%。

4. 达比加群(Dabigatran)是一种直接凝血酶抑制药，对减少缺血性脑卒中风险的疗效至少与华法林一样，并且有颅内出血的风险较低的优势。

(1)它不需要常规监测 INR 和显著的改变饮食，或通过 CYP(细胞色素 P450)微粒体酶系统代谢的药物的相互作用。

(2)在肌酐清除率<30ml/min 的患者中，需要调整剂量。

5. 利伐沙班和阿哌沙班(Rivaroxaban and apixaban)是直接Ⅹa 因子抑制药，批准用于非瓣膜性心房颤动。

6. 75 岁以下的心房颤动患者，服用阿司匹林可使风险降低 20%～25%，但在≥75 岁心房颤动患者疗效欠佳。

7. 在老年患者，跌倒的风险是拒绝给予华法林治疗最常见的原因。在大多数病例中，使用华法林对脑卒中风险的好处，远远超过潜在跌倒出血的风险。

(二)其他非药物疗法

1. 有关老年心房颤动患者，用经皮导管消融(即肺静脉电隔离)的资料很有限。似乎是不太有效，而且与较年轻患者比较，并发症发生率较高。

2. 对有其他心脏直视手术适应证(例如，冠状动脉旁路移植术和二尖瓣手术)，并有心房颤动症状的老年患者，进行迷宫手术是合理的选择。

第七节　室性心律失常

1. 室性心律失常的详细讨论见第 25 章。

2. 有结构性心脏病的老年患者，快速性室性心律失常与死亡率增加有关。

3. 老年患者室性心律失常的诊断和处理，与年轻的成年人相似。

4. 置入式心律转复除颤器(ICD)的适应证与年轻患者相似，可应用于高达 80 岁的老年患者。

5. 但在 80 岁以上患者，置入式心律转复除颤器的价值尚未确定。

第八节　缓慢性心律失常

1. 缓慢性心律失常和传导障碍的发病率和患病率随着年龄增长而增加。是由于窦房结，房室结和结下传导系统发生与年龄相关的变化。

2. 在美国，置入心脏起搏器患者，75%以上是≥65 岁，其中约 50%是≥

75 岁的老年人。

3. 病态窦房结综合征的表现有：静止性的窦性心动过缓、变时性无能（未能随需求的增加相应的增加心率）、窦暂停和（或）窦性停搏。

（1）老年人眩晕、跌倒、近似晕厥和晕厥常见的原因（见第 6 章）。

（2）起搏器置入的患者中，高达 50% 为老年人。

4. 一般情况下，缓慢性心律失常和传导障碍的诊断和处理，老年人和年轻患者（见第 25 章）相似。

5. 病态窦房结综合征常伴有阵发性室上性快速性心律失常，对快速性心律失常的治疗，可能会加剧缓慢性心律失常（心动过速-心动过缓综合征），而需要置入起搏器。

6. 症状性房室（AV）-结传导异常，可能需要置入起搏器。

7. 与单心腔起搏（VVI）相比，双心室起搏可降低心房颤动和心力衰竭的发病率。

8. 但对死亡率和脑卒中的有益作用没有得到证实。

（原著者　Michael W. Rich）

第37章

Chapter 37

糖尿病与心血管疾病

第一节　糖尿病(DM)与冠状动脉疾病(CAD)

一、一般原则

(一)流行病学

1. 糖尿病(DM)影响10%以上的美国人。

2. 糖尿病患者，发生冠状动脉疾病(CAD)的年龄约早15年。

3. 糖尿病患者发生急性冠脉综合征(ACS)可能是无糖尿病患者的2～4倍。

4. 对37项研究的荟萃分析表明，糖尿病患者的致命性冠心病风险，明显高于无糖尿病的患者(5.4%∶1.6%)。

5. 无心肌梗死病史的糖尿病，与有心肌梗死无糖尿病的患者，发生冠心病死亡的风险(男性和女性)类似。

(二)病理生理学

1. 内皮损伤和动脉粥样硬化形成的机制包括：血管内皮功能障碍及血栓形成的增强，与细胞炎症的相互作用、胰岛素抵抗和其他遗传/环境因素。

2. 进行性的糖基化终末产物导致高密度脂蛋白(HDL)功能失调，后者又促进动脉粥样硬化。

3. 斑块破裂富含脂质组织及巨噬细胞浸润的冠状动脉粥样斑块中血栓形成的风险增加。

4. 血小板聚集和激活增强。

5. 冠状动脉侧支循环的发生差。

二、诊　断

(一)临床表现

1. 冠心病症状的差异极大,从没有症状到稳定型心绞痛、不稳定型心绞痛或没有先兆症状的急性心肌梗死。

2. 有些糖尿病患者,由于自主神经损伤,因而对心肌缺血性疼痛的感觉迟钝。

3. 因为无症状,可能延误有效的治疗时机。

4. 在糖尿病患者,急性心肌梗死(AMI)的临床严重程度和并发症,比非糖尿病患者更为显著,导致预后更差。

5. 糖尿病患者,心力衰竭(HF)、急性肺水肿、心源性休克、心肌梗死的复发、心律失常和急性肾损伤的发生率增加。

(二)诊断性检查

1. 美国心脏病学院基金会/美国心脏协会(ACCF/AHA)关于对无症状的糖尿病患者,冠心病的诊断指南如下。

(1)静息心电图是用于评估无症状的糖尿病成人心血管病风险的合理检查(Ⅱa 类,证据等级:C)。

(2)在≥40 岁的无症状糖尿病患者中,评估心血管风险,测量冠状动脉钙化(CAC)是合理的检查(Ⅱa 类,证据级别:B)。

(3)在经风险评估提示有冠心病的高风险,如 CAC 评分为≥400,应考虑做负荷心肌灌注显像检查(MPI)(Ⅱb 类,证据水平:C)。

2. 运动心电图试验、运动或药物负荷心肌灌注显像及运动/多巴酚丁胺超声心动图诊断的敏感性和特异性,在糖尿病患者和非糖尿病患者相似。

3. 在糖尿病患者中,心肌灌注显像或超声心动图负荷试验,比单纯心电图运动试验的敏感性和特异性及评估预后的价值均较高。

4. 运动负荷对评估预后的价值较高,是首选。

三、治　疗

(一)药物治疗

1. 药物治疗与非糖尿病患者类似(见第 11 章和第 12 章)。

2. 血管紧张素转化酶抑制药(ACE)和血管紧张素受体阻断药(ARB 类)。

(1)ACC/AHA 指南中是Ⅰ类适应证。

(2)可缩小梗死面积,限制心室重构,降低死亡率。

3. 醛固酮拮抗药:在急性冠脉综合征(ACS)、左心室射血分数(LVEF)≤40%和血清肌酐≤2.5mg/dl 的男性患者(或≤2.0mg/dl 的女性)和血清钾≤5.0mg/dl,在 ACC/AHA 指南中是Ⅰ类适应证。

4. 阿司匹林。

5. 控制血糖

(1)在有或无并发症的 ST 段抬高型心肌梗死(STEMI)患者中,以胰岛素为基础的治疗方案,应保持血糖水平<180mg/dl,避免发生低血糖。

(2)继续严格控制血糖,出院后,糖化血红蛋白(HgbA1c)的目标≤7%。

(3)有急性心肌梗死的非糖尿病患者,住院期间,应常规测量空腹血糖和糖化血红蛋白。

①测量值高,但不符合糖尿病标准的患者出院后应重复测定。

②如果糖尿病的诊断明确,应尽早开始降糖治疗。

6. 糖蛋白(GP)Ⅱb/Ⅲa 抑制药可能对糖尿病患者有特殊效益。

7. β受体阻滞药

(1)以前,因为考虑β受体阻滞药可能掩盖低血糖的症状,或对控制血糖不利,而不用此类药物。

(2)现在已发现,糖尿病患者用β受体阻滞药的总体效益,至少≥非糖尿病患者。

8. 他汀类制药

(1)是降低低密度脂蛋白胆固醇(LDL-C)的首选药物。

(2)治疗目标值是使 LDL-C 达到<70mg/dl,或比基础值减少 50%。治疗 3 个月后,应再次测定胆固醇水平。

(3)如果需要进一步降低,另外加用第二种非他汀类药物。

9. 噻吩并吡啶(Thienopyridine)

(1)氯吡格雷或普拉格雷(Clopidogrel or Prasugrel)。

(2)在糖尿病患者中,普拉格雷似乎比氯吡格雷的疗效更好,而安全性相似。

(二)血供重建

1. ST 段抬高型心肌梗死(STEMI)

(1)与溶栓治疗比较,经皮介入治疗(PCI)的死亡率(5.9%对 9.4%),复发性心肌梗死和卒中的发生率均较低。

(2)在 ST 段抬高型心肌梗死的糖尿病患者中,虽然进行了血供重建,但糖尿病使致命性的结果,再梗死和支架血栓形成的发生率可能更高。

2. 不稳定型心绞痛(UA)/非 ST 段抬高型心肌梗死(NSTEMI)

(1)如果有适应证,血供重建后应早期进行介入性的评估。

(2)死亡、心力衰竭、心肌梗死复发或卒中的发生率较高。

3. PCI 术后支架内再狭窄与血管内径较小,支架置入段较长和患者的身体体重指数低有关。

4. 药物洗脱支架(DES_S)内狭窄的发生率低于裸金属支架(BMSs)。与不需要用胰岛素的糖尿病患者相比,需要用胰岛素治疗的糖尿病患者,用 PCI/DES 的预后较差。

5. 经皮腔内冠状动脉成形术(PTCA)和冠状动脉旁路移植术(CABG)的最初比较研究表明,随访 4 年后,各种原因的死亡率在接受 CABG 的患者显著低于接受 PTCA 者。

6. 旁路血管成形术血供重建在 2 型糖尿病患者的试验(BARI 2D)[The Bypass Angioplasty Revascularization Investigation 2 Diabetes (BARI 2D) trial]中,对有稳定型缺血性心脏疾病的糖尿病患者评估的结果如下。

(1)有稳定型缺血性心脏疾病的糖尿病患者,分为血供重建后延迟血供强化药物治疗(IMT)组,与重建后就开始使用强化药物治疗组,并对两组的结果进行了比较。

(2)用 PCI 或 CABG 做血供重建由接收患者的医生判断确定。

(3)存活率和无主要心血管事件(死亡,心肌梗死或脑卒中)的患者,在血供重建和强化药物治疗(IMT)组间,无显著差异。

(4)PCI 组需要再次手术的患者,比 CABG 组多。

(5)此项研究的目的不是比较血供重建的方法。

7. 随机的 CARDia 临床试验发现,对有多支或复杂的单支病变、并有症状的糖尿病患者,随访 1 年后,死亡/脑卒中/心肌梗死发生率的复合终点,在 PCI 和 CABG 两组间,没有显著差异。

8. SYNTAX 的临床试验 [Synergy Between Percutaneous Coronary Interventions (PCI) With Taxus and Cardiac Surgery]中,随访 5 年后发现,在 PCI 和 CABG 之间,所有原因死亡/卒中/心肌梗死复合终点的发生率没有显著差异。

(1)PCI 治疗的糖尿病患者,需要重复血供重建率显著高于用 CABG 治疗组(35.3%对 14.6%)。

(2)SYNTAX 评分(基于冠脉病变的复杂性)高的糖尿病患者,在 PCI 组不良事件发生率,比冠状动脉旁路移植术组高。

9. 在 FREEDOM 临床试验中发现,随访 5 年后,心肌梗死发生率(13.9%对 6.0%),所有原因的死亡率(16.3%对 10.9%)在 PCI 组均显著高于 CABG 组。但在 CABG 组,脑卒中的发生率较高(2.4%对 5.2%),但复合终点(死亡/卒中/心肌梗死)的发生率,仍然是冠状动脉旁路移植术组(26.6%对 18.7%)更低。与 SYNTAX 的评分没有显著相关性。

第二节　糖尿病患者的心力衰竭

一、一般原则

(一)定义

糖尿病性心肌病的术语是由 Rubler 在 30 年前提出的,是指没有阻塞性冠心病,但有心肌损伤导致心脏收缩功能不全和舒张功能不全的糖尿病患者。

(二)流行病学

1. 心力衰竭的风险在糖尿病患者比无糖尿病的男性患者高 2.4 倍,女性高 5 倍。

2. 糖尿病是预示并发高血压或冠心病心力衰竭的独立风险因素。

3. 血供重建后心力衰竭的发病率在糖尿病患者也更高。

(三)病理生理学

1. 左心室的重量和室壁厚度增加。

2. 舒张期内径随着年龄老化增加,但射血分数下降。

3. 舒张功能不全。

4. 包括心肌纤维化的病理改变。

5. 与血脂和三酰甘油升高相关的脂质沉积(脂质毒性)导致心肌功能减退、代谢脂肪酸的能力降低。

6. 一氧化氮和血管内皮生长因子(VEGF)的功能受损。

二、诊　断

临床表现

1. 糖尿病心衰的临床表现与其他类型心肌病导致的心力衰竭类似。

2. 可能有由于心脏舒张或收缩功能不全导致的症状和体征。

3. 尿中微量白蛋白的水平与舒张功能不全成正比。在尿中有微量白蛋白的糖尿病患者，即使无症状，也需要用脉冲多普勒超声心动图评估心脏的舒张功能。

三、治　疗

1. 控制血糖非常重要，以防止早期的舒张功能不全发展为明显的心力衰竭。

2. 在糖尿病患者中，不论左心功能不全的程度如何，都用给予血管紧张素转化酶抑制药(ACE)或血管紧张素Ⅱ受体拮抗药(ARB)治疗。

3. β受体阻滞药可防止重塑的过程，将心肌脂肪酸代谢转变为葡萄糖，以减少对心肌细胞的毒性。卡维地洛(Carvedilol)对控制血糖的影响较美托洛尔(Metoprolol)低。

4. 噻唑烷二酮类(Thiazolidinediones)可降低心肌脂肪酸的含量和毒性代谢产物，并能改善心功能。

(1)但此类药物可引起液体潴留，因此，纽约心脏协会(NYHA)心功能Ⅲ或Ⅳ级的心力衰竭患者禁用。

(2)罗格列酮(Rosiglitazone)应限于不能服用吡格列酮(Pioglitazone)的患者。

5. 醛固酮拮抗药在心肌病的发展中有抗纤维化的作用。

6. 基于肠促胰岛素治疗的初步数据提示，可能会降低心脏病的风险。

7. 糖尿病一直被认为是心脏移植的相对禁忌证，但不可在做检查之前就将糖尿病患者定为不适合移植之列，特别是对没有显著糖尿病性并发症的患者。

降低糖尿病患者的心脏风险因素

1. 处理糖尿病患者风险因素的方法，与已知有冠心病患者一样。

2. 糖尿病患者的冠心病和心力衰竭的可改变风险因素包括：肥胖、高血压、血脂异常、吸烟及控制血糖。

3. 许多证据已表明，减少多种心脏风险因素，可大幅度地降低心血管疾病死亡率。

4. 建议在所有已知有冠状动脉疾病的患者中，用阿司匹林（75～162mg/d），作为心血管风险增加者（10 年的心血管事件风险＞10％）的一级预防。

5. 高血压：在≥18 岁的糖尿病，并有高血压（收缩压≥140mmHg，或舒张压≥90mmHg）的患者中，应开始用药物治疗，目标为收缩压＜140mmHg 和舒张压＜90mmHg。

6. 血脂异常

（1）至少每年测定一次空腹血脂。

（2）AHA/ACC 的新指南推荐，在＞40 岁的糖尿病患者，即使没有冠心病，也应该用最大耐受程度的中度和强化他汀类药物治疗。他汀类药物治疗强度根据动脉粥样硬化性心血管病（ASCVD）的整体风险调整。

（3）美国糖尿病协会（ADA）建议：对所有糖尿病，即使无冠心病的患者，治疗的目标使 LDL-C 将达到＜100mg/dl。

（4）在＞40 岁的没有明显心血管疾病的糖尿病患者，应该开始他汀类药物治疗，目标是使 LDL-C 降低 30％～40％，不论基础 LDL-C 水平。

7. 控制血糖的目标是使糖化血红蛋白（HgbA1c）≤7％。在控制后，血糖稳定的患者，应每年至少检查 2 次 HgbA1c，血糖控制不佳的患者每季度检查 1 次。

（原著者　Ilia G. Halatchev and Ronald J. Krone）

第 38 章

Chapter 38

特殊人群的心血管疾病

第一节　女性心血管疾病

一、一般原则

（一）流行病学

1. 心血管疾病(CVD)是女性死亡的首要原因，在美国，占女性所有死亡人数的 1/3。美国有 4200 万女性(34%)有心血管疾病。

2. 女性在绝经后，心血管疾病的发病率急剧上升到几乎与男性相等。女性发生心血管疾病的年龄，大约要比男性晚 10 年。

3. 临床表现的不同常常导致延误诊断，甚至漏诊。女性(和她们的医生)经常将其胸痛归因于焦虑、紧张等心理问题，而导致进一步延误诊断的时间。

（二）风险因素

1. 男性和女性心血管病风险因素相同。

2. 某些风险因素包括糖尿病、高密度脂蛋白低、胆固醇(HDL-C)、三酰甘油升高和抑郁症，与女性的不良结果相关。

（三）预防

1. 女性心血管疾病的预防措施与男性相似(第 13 章)。

2. 建议在 10 年风险＞10%的男性和＞20%的女性中，用阿司匹林作为一级预防，但必须根据个体情况而定。研究提示，可使严重血管事件的发生率降低，但心血管死亡率似乎没有显著减少。

3. 整体的风险评分越高，阿司匹林的效益越高，然而，服用阿司匹林(胃肠道或颅内出血)的风险也随着整体的风险评分的增高而增加。

二、诊　断

(一)临床表现

1. 胸痛对男性比女性更能预示有冠状动脉疾病(CAD)。一位60多岁有典型心绞痛的男子,有阻塞性冠状动脉疾病的概率高达90%,而同样有胸痛的女性,其概率为60%。

2. 女性更多表现为不典型的症状,包括背部、下颌、颈部疼痛,恶心和(或)呕吐,呼吸困难,心悸,消化不良,头晕,乏力,食欲缺乏和晕厥。

(1)女性往往表现为稳定型心绞痛,而不是急性ST段抬高型心肌梗死(STEMI)。

(2)女性患者在血供重建后,并发症的发生率较高,ST段抬高型心肌梗死的院内死亡率较高。

(二)诊断性检查

1. 很大程度上,诊断性检查在女性患者与一般人群(第10章)相同,但实际上为患者提请检查的数量,在女性较少。

2. 在女性,平板心电图运动试验的假阳性率较高,但假阴性率较低。

3. 核负荷成像有乳腺组织的衰减伪影,可能被误认为提示缺血有关的灌注缺损。

三、治　疗

(一)药物治疗

1. 通常,在冠心病新疗法的随机临床试验中,女性的人数不足。

2. 用于冠心病的治疗,对男性和女性同样有效。

3. 在女性,用抗血小板药、抗凝药、溶栓治疗发生出血性并发症的风险较高。很可能是与未能随体形较小、年龄较大及调整剂量有关。

4. 激素替代治疗(HRT)。

(1)早期的观察性研究及心脏和绝经后妇女的雌激素/孕激素替代研究(Heart and Estrogen/Progestin Replacement study,HERS)的原始数据提示,绝经后有明确冠状动脉疾病的女性,激素替代治疗对冠状动脉性心脏病的风险有保护作用。

(2)在HERS Ⅱ研究中发现:对患者随访2.7年后,在HERS临床研究中,所见到的保护性作用,在随访期不能再持续。

(3)妇女健康方案(The Women's Health Initiative)的一项随机临床试验,包括 27 347 女性,其结果证明,单独用雌性激素或雌性激素加孕激素类(progestin)治疗,有增加冠心病事件的风险。

(4)最后的结论:激素替代治疗不应该作为减少女性冠心病风险的方法。

(二)血供重建

1. 冠状动脉支架置入及经皮腔内斑块旋切术的成功率在男性和女性相似。

2. 女性接受冠状动脉旁路移植术(CABG)者少于男性,可能更多的是接受经皮血管重建术(PCI)。可能与在有冠心病的女性,冠状动脉旁路移植术并发症的发病率较高及患者的年龄较大,围术期的风险较高有关。

四、结果/预后

1. 女性冠心病的预后较差,与男性相比,心肌梗死后一年内的死亡率较高。

2. 女性冠心病患者,慢性心力衰竭(HF)、糖尿病和(或)高血压的发生率较高,发病年龄较大。

第二节 妊娠期的生理变化

1. 妊娠时发生许多正常的生理变化。

2. 在妊娠的第 5 至第 6 周,因为血容量增加 40%~50%,心排血量上升,与左心室舒张末期容量增加和心房拉伸有关。

3. 在妊娠后 3 个月,心排血量约是 7L/min,分娩过程进一步增加至 10~11L/min。尽管血管阻力显著下降,动脉血压和心室收缩保持不变。

4. 妊娠期间药物的药动学,受血清蛋白浓度的降低,蛋白结合亲和力的改变,以及肾灌注和肝代谢增加的影响。

5. 血浆儿茶酚胺和肾上腺素受体敏感性的增加,进一步增加对心脏的需求。

6. 大多数健康的女性没有困难,都能够满足这些不断增长的需求。

第三节 妊娠期的心律失常

一、一般原则

1. 有或无心脏疾病的妇女，妊娠过程中可发生任何心律失常。

2. 潜在的内源性风险因素包括：贫血、甲状腺功能亢进症、电解质失衡。

3. 外源性因素包括：烟草、咖啡因、药物的不良反应（如宫缩抑制药和催产素）和非法药物。

4. 这些因素可能会加剧以前已确定的心律失常，或发生新的心律失常。

5. 胎儿心律失常也有发生，可使发病率和死亡率的风险显著增加，但此主题超出了本章的讨论范围。

二、诊　断

1. 表现症状：心悸、乏力、呼吸困难、胸闷、头晕、晕厥先兆或晕厥。

2. 发病的情况、症状的严重程度、频率和持续时间，以及全面的体格检查和基本心电图对正确的诊断非常重要。

3. 鉴别诊断

(1)窦性心动过速常见，与血管阻力的改变有关。

(2)房性期前收缩常见，通常为良性。

(3)阵发性室上性心动过速(SVT)常见，通常预后良好。

(4)心房颤动/扑动(AF/AFL)罕见。

(5)室性心动过速(VT)和心室颤动(室颤)罕见，主要发生在有心脏结构异常的女性。

(6)症状性心动过缓罕见，通常与妊娠卧位低血压综合征有关。子宫压缩下腔静脉，引起窦房结的矛盾性减慢。

(7)完全性心脏传导阻滞少见，分娩时可能需要置入临时起搏器。

三、治　疗

(一)药物治疗

1. 在妊娠期间可安全地用抗心律失常药物，但所有药物均可穿过胎盘。

2. 仅在有血流动力学异常、严重症状或持续性心律失常的患者中，给予治疗。

(二)其他非药物治疗

1. 药物治疗之前,应尝试用刺激迷走神经、颈动脉按摩和 Valsalva 动作等方法。

2. 如果需要,妊娠期间可置入永久性心脏起搏器和除颤器;应该在超声心动图或 X-线透视的指引下进行,并需给胎儿加防护罩。

3. 窄和宽的复杂性心律失常的管理流程见图 38-1。

第四节　妊娠期高血压

一、一般原则

(一)定义

1. 妊娠妇女可能发生妊娠高血压,也可能原先已有高血压。

2. 原先已有高血压的定义是怀孕前 20 周,或产后 12 周有持续性收缩压≥140mmHg 和(或)舒张压≥90mmHg。

3. 妊娠期高血压是在怀孕 20 周后确诊的高血压。

4. 妊娠期高血压伴有蛋白尿及水肿是先兆子痫。

5. 子痫的定义是有先兆子痫的孕妇,发生全身性抽搐和(或)昏迷,无论有无生产的情况,均需要紧急药物治疗。

6. 无并发症的妊娠高血压孕妇,可以由妇科医生或家庭医生治疗。

7. 对于高危的患者,例如,有先天性心脏疾病、心律失常、难以控制的高血压或其他先前存在心脏病者,应该咨询心脏病或高血压专科医生。

(二)病理生理学

1. 妊娠高血压和先兆子痫是受母体、胎儿和胎盘因素的影响。

2. 在妊娠过程中,遗传的易感性、肾素-血管紧张素系统敏感性的改变,胎盘血管系统发育的异常,妊娠中的炎症状态、饮食的改变及细胞因子和免疫调节机制都有作用。

二、治　疗

1. 已证明,在怀孕期间,可合理和安全地用多类降压药物。

2. β受体阻滞药是一线的制剂,通常用拉贝洛尔(Labetalol),但其他每日

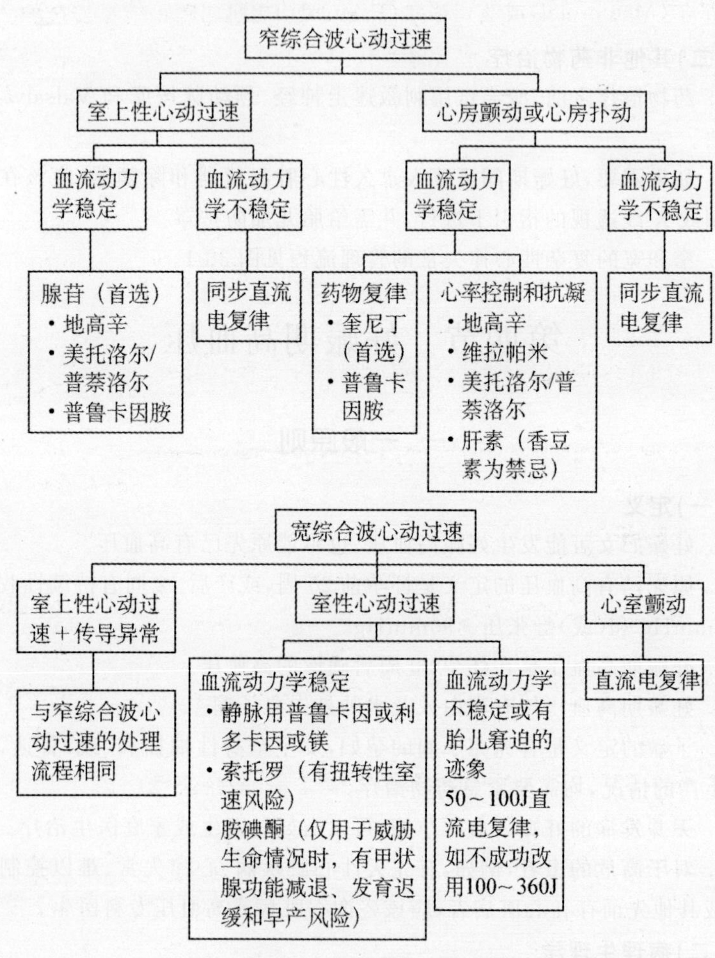

图 38-1 妊娠期快速性心律失常的处理

一次的β受体阻滞药，如延长释放的卡维地洛（Carvedilol）和美托洛尔（Metoprolol）也可安全地应用。

3. 通常，妊娠期间，钙通道阻滞药（CCB_S）是安全的。

4. 甲基多巴（Methyl-dopa），在怀孕期间也非常安全。虽然，现在已不常用。

5. 需要立即降低血压时，静脉给予β受体阻滞药[拉贝洛尔（Labetalol）、美托洛尔(Metoprolol)或艾司洛尔(Esmolol)]或肼屈嗪可能是安全的。

6. 应该避免的药物包括血管紧张素转化酶(ACE)抑制药、血管紧张素受体阻断药(ARBs)、直接肾素抑制药和硝普钠(可能使胎儿氰化物中毒)。

第五节　围生期心肌病(PPCM)

一、一般原则

(一)定义

1. 围生期心肌病(PPCM)的定义是在妊娠的最后 1 个月,或产后的前 5 个月发生左心室收缩功能不全。

2. 围生期心肌病的诊断标准,必须是以前没有左室功能不全和无心力衰竭的其他病因。

3. 美国,在 3000～4000 妊娠妇女中有 1 例。

(二)病因

1. 潜在的病毒病因学,包括柯萨奇病毒、细小病毒 B19、腺病毒和疱疹病毒。

2. 有证明提示,胎儿微嵌合体是一种病因,其中胎儿细胞进入母体循环,诱发自身免疫性心肌炎。

3. 妊娠期间儿茶酚胺的释放增加,可能是围生期心肌病的发病机制。

4. 有可能是氧化应激异常的潜在作用。

(三)风险因素

1. 风险因素包括高龄产妇、多次生产、多胎妊娠、先兆子痫和妊娠期高血压。

2. 非裔美国黑种人妇女的风险较高,因为在这一人群中的高血压和其他心脏合并症的发病率较高。

二、诊　断

(一)临床表现

1. 因为在妊娠后期,劳力性呼吸困难和下肢水肿常见,可能导致对围生期心肌病诊断的困难。

2. 咳嗽、端坐呼吸和夜间阵发性呼吸困难是预警信号。

3. 患者经常表现为纽约心脏协会(NYHA)Ⅲ级和Ⅳ级的心力衰竭，但初发的表现，可从仅有轻微的症状到心源性猝死。

4. 可能会发生血栓栓塞性事件(体和肺栓塞)。

5. 体检所见包括心尖冲动移位和二尖瓣关闭不全(MR)的杂音。

(二)诊断性检查

1. 超声心动图

(1)左室收缩功能不全，射血分数<45%。

(2)短轴缩短率<30%。

(3)左心室扩张，4个腔室可能都扩张。

(4)功能性二尖瓣关闭不全比较常见。

(5)在左室射血分数<35%的患者，左心室血栓常见。

2. 心电图　左心室肥厚和ST-T波异常。

三、治　疗

1. 降低后负荷：妊娠期间用肼屈嗪和硝酸盐，产后的患者使用血管紧张素转化酶抑制药。

2. β受体阻滞药可减少儿茶酚胺、心率、心律失常的发生率和心源性猝死的风险。其中，β_1选择性阻断药(metoprolol and atenolol)有避免周围血管扩张和子宫松弛的作用，优于β_2受体阻断药。

3. 在妊娠期间可安全地应用地高辛，可增强收缩力和控制速率。但是，必须密切监测地高辛的浓度。

4. 可用利尿药减轻前负荷和缓解症状。

5. 有血栓栓塞症的患者，应用抗凝治疗。

(1)需要用肝素，随后用华法林(产后)。

(2)新的可逆的直接凝血酶抑制药达比加群(dabigatran，妊娠C类)在动物的研究中已证明，对胎儿有不利影响，但没有对人的研究，生产前应该避免应用。

四、结果/预后

1. 围生期心肌病的预后比非缺血性心肌病好。

2. 可完全恢复的患者接近50%。

3. 在生产后6个月时，心室的恢复程度，可预测整体的恢复情况，已经观察到，有些患者在诊断 2～3 年后，仍持续有改善。

4. 在围生期心肌病的患者，发病后的再次怀孕，与左心室功能显著恶化相关，甚至可导致死亡。

5. 如计划再生育，需要咨询专科医生，在左心室功能未恢复的患者，应鼓励考虑放弃再次妊娠。

第六节　有先天性心脏病的妊娠妇女

一、一般原则

1. 有关此主题的讨论参见第 35 章。

2. 医学和手术治疗的进步，已帮助更多有先天性心脏疾病的患者，可活到生育的年龄。

3. 母亲和胎儿都有风险。

4. 为确保安全和成功的妊娠和分娩，需要心脏科、产科和麻醉科医生的多学科的合作。

5. 妊娠妇女的心血管风险包括心律失常、卒中、心力衰竭、肺水肿，甚至死亡。

(1)风险决定于妊娠妇女在妊娠期间对心血管系统生理压力的适应能力。

(2)有不同先天性心脏病妊娠妇女的风险(表 38-1)与先天性心脏病的解剖学、既往手术及血流动力学的状态相关。

6. 胎儿出现不良事件的风险高于一般人群。

(1)不良事件包括：胎儿宫内发育迟缓、早产、颅内出血和死胎。

(2)心功能差、发绀型心脏疾病、左心室流出道梗阻(LVOT)妊娠妇女的风险更高。

(3)总体而言，在普通人群中，胎儿的基础风险为 0.8%；在有先天性心脏疾病的妊娠妇女，胎儿的风险将近 3%～7%，但需取决于具体的情况。

二、治　疗

1. 妊娠期间需要的医疗等级，取决于患者疾病的严重程度(表 38-1)。

表 38-1　妊娠妇女的先天性心脏疾病

病变	潜在风险	建议
低风险		
室间隔缺损	心律失常，心内膜炎（如果有残留缺损）	如有残留的缺损，用抗生素预防
房间隔缺损	心律失常，血栓栓塞性事件	如果卧床休息，应预防血栓；考虑用低剂量的阿司匹林
修复的主动脉缩窄	先兆子痫，主动脉夹层，心力衰竭，动脉内膜炎	β受体阻滞药控制血压，如有主动脉瘤或难控制的高血压，择期剖宫产；用抗生素预防
法洛四联症	心律失常，右侧心力衰竭，心内膜炎	如有右侧心力衰竭，考虑早产；用抗生素预防
中等风险		
二尖瓣狭窄	心房颤动，血栓栓塞症，肺水肿	β受体阻滞药；小剂量阿司匹林；妊娠后期考虑卧床休息与预防血栓；抗生素预防
主动脉瓣狭窄	心律失常，心绞痛，心内膜炎，左侧心力衰竭	妊娠后期卧床休息与预防血栓；严重的AS考虑球囊成形术；不适合球囊成形术的病例考虑手术AV置换；如有心功能不全，考虑剖宫早产；抗生素预防
系统性右心室（矫正型大动脉转位）	右心室功能不全，心力衰竭，心律失常，血栓栓塞症，心内膜炎	定期监测心律；如是心房扑动进行复律；停止ACE抑制药，考虑β受体阻滞药；小剂量阿司匹林；抗生素预防
发绀型病变（无肺动脉高压）	血栓性栓塞症，出血，发绀恶化，心力衰竭，心内膜炎	考虑卧床休息，并补充氧气；预防血栓形成；抗生素预防
丰唐式循环	心力衰竭，心律失常，血栓性栓塞症，心内膜炎	在整个妊娠期间考虑低分子量肝素和阿司匹林；在分娩期间保持良好的充盈压；抗生素预防

续表

病变	潜在风险	建议
高风险		
主动脉根扩张的马方综合征	升主动脉夹层，与妊娠相关的死亡率为30%～50%	β受体阻滞药；如主动脉根部>4.5cm，选用剖宫产
艾森门格综合征	心律失常，心力衰竭，心内膜炎	考虑终止妊娠；心血管监测；早期卧床休息；肺血管扩张药和补充氧气；产后需继续检测 10d

ACE. 血管紧张素转化酶；AV. 主动脉瓣；AS. 主动脉瓣狭窄

［改编自：Uebing A，Steer PJ，Yentis SM，Gatzoulis MA. Pregnancy and congenital heart disease. BMJ，2006(332)：401-406，with permission］

2. 低危患者可以在本地接受治疗，中至高风险的患者，需要到有三级医疗设施的机构治疗。

3. 高风险的患者，在妊娠后期可能需要住院卧床休息，密切监视，如果需要给予氧气。

(1)此类患者包括：艾森门格综合征(或其他类型的肺动脉高压)、主动脉根部内径>4cm 的马方综合征或左心室流出道严重梗阻的患者。

(2)应让这些患者了解，产妇的发病率和死亡率高的风险，并考虑终止妊娠。

第七节　妊娠期常用心脏药物的安全性

一、相当安全的药物

1. 腺苷

(1)作用迅速、半衰期短、代谢迅速，因而减少进入胎盘的量。

(2)为急性室上性心动过速发作的首选药。

(3)在妊娠的第 2 个和第 3 个 3 个月期间无致畸性作用(在第 1 个 3 个月期间，其安全性不明)。

(4)建议监测胎儿的心率。

2. β受体阻滞药

(1)广泛用于妊娠期高血压、肥厚性心肌病、甲状腺功能亢进症、二尖瓣狭窄和胎儿心动过速的治疗。

(2)可减少脐带血流量和增强子宫收缩。

(3)β_1 选择性制药[阿替洛尔(Atenolol)、美托洛尔(Metoprolol)]可能是外周血管扩张和子宫松弛的优选药物。

3. 钙通道阻滞药(CCBs)

(1)广泛用于治疗胎儿室上性心动过速,预防早产和先兆子痫。

(2)维拉帕米(Verapamil)是母亲和胎儿室上性心动过速(急性和慢性)的首选药物。

(3)氨氯地平(Amlodipine)与硝苯地平(Nifedipine)常用于治疗孕妇的高血压。

(4)无致畸性的作用,但有导致妊娠妇女/胎儿低血压、心动过缓、房室-结阻滞和左心室收缩力降低的报道。

(5)静脉用维拉帕米可导致妊娠妇女低血压,降低子宫血流量。

(6)可经母乳排泄。

4. 地高辛

(1)广泛用于产妇/胎儿的心律失常,治疗剂量是最安全的抗心律失常药。

(2)最易穿过胎盘。

(3)由于肾的排泄增加,可使地高辛的水平降低高达50%。

(4)死胎与地高辛中毒有关。

5. 氟卡尼

(1)没有广泛应用,没有致畸性或胎儿不利影响的证据。

(2)可穿过胎盘,妊娠妇女但通过胎儿的肾功能可有效的排泄。

(3)可经母乳排泄。

6. 肝素

(1)用于心房颤动/心房扑动心脏复律前的3周和复律后4周。

(2)也用于机械瓣膜或血栓性栓塞症。

(3)普通肝素皮下注射优于低分子量肝素,因为较大的分子量可减少进入胎盘的量。

7. 利多卡因

(1)可穿过胎盘,但不知道是否增加胎儿畸形。

(2)可引起子宫肌张力的增加、减少胎盘血流和使胎儿心动过缓。

(3)如果胎儿有酸中毒,对新生儿有心脏和中枢神经系统(CNS)的毒性。

(4)少量经母乳排泄。

8. 美西律　与利多卡因相似。

9. 普鲁卡因胺　经常用,妊娠的前 3 个月内无致畸性的报道,但数据有限。

10. 奎尼丁

(1)自 1930 年后,用于妊娠妇女。

(2)不良事件罕见,但包括轻度的子宫收缩,早产和新生儿血小板减少症。

(3)中毒剂量时,可引起流产和第Ⅷ对脑神经损伤。

(4)少量经母乳排泄。

二、妊娠期应用不安全的心脏药物

1. 血管紧张素转化酶抑制药Ⅰ和血管紧张素受体拮抗药:有新生儿肾功能不全、低血压、肾小管发育不全、胎儿宫内发育迟缓的风险,并且可减少颅骨骨化。

2. 胺碘酮:在危及生命的情况下可能考虑应用,但有甲状腺功能减退症和潜在脑损伤的风险。

3. 达比加群(Dabigatran)。

4. 决奈达隆(Dronedarone)。

5. 苯妥英钠(Phenytoin)。

6. 螺内酯(Spironolactone):如果需要保钾利尿药,阿米洛利(amiloride)为优选。

7. 华法林:关于是否可用于孕妇有争议,其风险包括骨骼和中枢神经系统畸形和颅内出血。

第八节　少数民族的心血管问题

1. 在过去的几十年里,美国的人口日益多样化,根据 2010 年美国人口普查的数据显示如下。

(1)白种人/美国白种人72.4%。

(2)西班牙裔/拉丁美洲人16.4%。

(3)非洲裔美国人12.2%。

(4)亚裔美国人4.8%。

(5)美洲印第安人/阿拉斯加原住民0.9%。

(6)两个以上种族2.9%。

2. 研究证明,在各种族间,接受的医疗水平和结果存在差异。例如,少数族裔很少接受经皮冠状动脉介入、冠状动脉旁路移植或接受血栓溶解剂的治疗。

3. 很多因素造成患者医疗方面的差距。

(1)卫生保健服务系统缺乏文化意识。

(2)通信和资金的障碍。

(3)患者的选择。

(4)疾病的表现不同。

(5)医师的偏见。

(6)在非法移民案中,驱逐出境的问题。

第九节　非裔美国人

一、一般原则

(一)流行病学

1. 在非裔美国人中,心血管疾病是死亡的首要原因。因非裔美国人的高血压死亡率要比美国白人高得多。

2. 在此人群中,风险因素(高血压、糖尿病、肥胖)的发生率较高。

3. 非裔美国人获得的照顾不足,可能是此人群心血管病死亡率的比一般人群高的原因。

(二)风险因素

1. 将近有45%的非洲裔美国人有高血压(是世界上比例最高的),而且平均血压明显较高。

(1)高血压的发病较早,并且往往更为严重。

(2)导致脑卒中,心血管疾病,死于心血管疾病,左心室肥厚,心力衰竭和终末期肾病的风险较高。

(3)在此人群中,已有高血压的患者,未能很好地治疗,高血压得到良好的控制的患者只有 45%,而白种人有 56%。

2. 血脂异常,同白种人一样非洲裔美国人也常见,但他们的平均 LDL-C 水平,低密度 LDL-C 的水平往往较低,而 HDL-C 的水平较高。

二、治 疗

1. 鉴于终末器官疾病发病率较高,用多种药的方案是合理的。

2. 在无并发症的高血压患者,初始治疗应选择的药物是噻嗪类利尿药和钙通道阻滞药。

3. 血管紧张素转化酶抑制药Ⅰ和血管紧张素受体拮抗药具有肾和心脏的保护作用。

4. β受体阻滞药可减少心律失常和心源性猝死,尤其是在心肌梗死后。

(1)不同的β受体阻滞药可能在非洲裔美国人中有不同的效果。

(2)美托洛尔(Metoprolol)、卡维地洛(Carvedilol)和普萘洛尔(Propranolol)可降低死亡率,减少住院率。

(3)在非洲裔美国人中,没有显示布新洛尔(Bucindolol)有降低死亡率的作用。

5. 在非洲裔美国人心力衰竭临床试验(AHeFT)中,发现固定剂量的复方硝酸异山梨酯/肼屈嗪(isosorbide dinitrate/hydralazine)可使Ⅲ级或Ⅳ级心力衰竭的非洲裔美国患者(血管紧张素转化酶抑制药-Ⅰ或血管紧张素受体拮抗药除外)的任何原因的死亡减少 43%,因慢性心力衰竭住院的相对风险减少 33%,而且可改善生活质量。

【西班牙裔美国人】

1. 心血管疾病是西班牙裔美国人致死的首要原因,约占死亡的 40%。

2. 在西班牙裔女性,代谢综合征中的过于肥胖的发病率最高。

3. 西班牙裔人心血管疾病发病率较高的风险因素包括糖尿病、高血压和缺乏体育锻炼。

4. 因为对高血压的意识较低,因而不太可能被诊断,治疗和控制。

5. 尽管在此人群中,风险因素的发生率增加,但在急性失代偿性心力衰竭患者中,西班牙裔只有很小的比例。他们的预后比白种人差,但比非裔美国人的预后好。

【亚裔美国人】

1. 亚裔美国人的心血管疾病发病率比白种人低。在亚洲人和太平洋岛民中,心脏疾病是仅次于癌症的死亡的主要原因,约占所有死亡数原因的1/4。

2. 与白种人相比,亚洲人接受心脏手术的患者较少。

3. 根据美国心脏协会(AHA)2013 年公布的数据显示,7.4%的亚裔美国人有心脏疾病,4.3%有冠心病和 18.7%有高血压。

4. 在亚裔美国人中,烟草的使用率较低(9.9%)。

5. 根据 2008 年的数据,亚裔美国人超重(体重指数 25~30kg/m²)和肥胖(体重指数 30kg/m² 以上)的发生率为 38%。

6. 亚裔美国人中,心血管疾病的类型和遗传学有实质性差异。

(1)印度裔美国人的葡萄糖不正常,糖尿病和冠心病的发病率较高。

(2)生活在夏威夷的日本男性,糖耐量受损的风险增加,并有血栓性栓塞症和出血性卒中、冠心病、心源性猝死及所有原因死亡率的明显增加。

7. 亚裔美国人中川崎病的发病率最高,且易于发生心肌炎、心包炎和心脏瓣膜病。

【土著美国人(美洲印第安人)】

1. 心血管疾病是土著美国人(美洲印第安人)和阿拉斯加原住民死亡的首要原因。

2. 土著美国人和阿拉斯加人对心血管疾病的了解最少。

3. 在美国的 500 多个部落之间有很大的差异。

4. 根据美国心脏协会 2013 的数据,土著美国人或阿拉斯加原住民有心脏疾病者为 12.7%,非西班牙裔白种人为 11.1%。

5. 美洲印第安人或阿拉斯加原住民男性吸烟者,略多于非西班牙裔白种人(24.6%比 23.9%),女性的吸烟率则相同(20.7%对 20.9%)。

6. 根据 2011 年国家健康调查统计,美洲印第安人,阿拉斯加原住民肥胖者为 40.8%,非西班牙裔白种人为 27.2%。

7. 强心研究(Strong Heart Study)

(1)创建于 20 世纪 80 年代,分为 5 个阶段的纵向人口研究,调查土著美国人血管疾病的患病率和基因。5 个阶段中的 3 个已经完成。

(2)在土著美国人中,糖尿病和肥胖的发生率都高,糖尿病是所有种族群体中发病率最高的,比非西班牙裔白种人高 2.3 倍。

(3)在土著美国人中,突发性心血管死亡和代谢综合征后遗症的发生率不成比例的升高。

(4)心血管疾病风险的计算与伯明翰风险评分类似,见于(http://strongheart.ouhsc.edu/CHDcalculator/calculator.html, last accessed 10/9/13)。

(5)强心脏研究的第 4 和 5 阶段将着眼于遗传相关的分析和相关的影像学研究(如颈动脉的多普勒和超声心动图)。

第十节 化疗引起的心肌病

一、一般原则

(一)分类

1. 蒽环类药物(Anthracyclines)(如阿霉素,Doxorubicin;表柔比星,Epirubicin;伊达比星,Idarubicin;柔红霉素,Daunorubicin)早期(≤ 1 年)和晚期(治疗后 1 年以上)的心脏毒性。

2. 曲妥珠单抗(赫赛汀)[Trastuzumab (Herceptin)]:人源化单克隆抗体单独或结合蒽环类药物用于治疗人类表皮受体 2(HER-2)阳性的转移性乳腺癌。

3. 其他化疗:BCR-ABL 蛋白激酶抑制药(如,伊马替尼,Imatinib);微管靶向药物(如紫杉醇,Taxane);米托蒽醌(Mitoxantrone);长春花生物碱(Vinca Alkaloids);烷化剂(如环磷酰胺,Cyclophosphamide)。

4. 一些已知可导致心肌梗死或心肌炎的其他类化疗制剂,包括抗代谢物如 5-氟尿嘧啶和抗血管生成剂,例如贝伐单抗(Bevacizumab)。

(二)流行病学

1. 根据报道,与蒽环类药物治疗相关的慢性心力衰竭的发病率为 1.6%~2.8%。在长期存活者中,已发现有心脏异常者高达 57%,包括有/无症状的左心室功能不全。

2. 在国家乳腺与肠道手术研究(NSABP)中,与曲妥珠单抗加蒽环类药物加环磷酰胺联合紫杉醇治疗(标准治疗)相关的心脏事件,心力衰竭和心源性死亡的发生率为 4.1%,相比之下没有使用曲妥珠单抗制剂而只有后面几种药物联合治疗的仅有 0.8%。

3. 在曲妥珠单抗随机试验的荟萃分析中,心力衰竭的发生率高达 5 倍。

(三)病理生理学

1. 蒽环类药物引起心脏毒性的机制,涉及从亚铁复合物形成的自由基导致心肌细胞的损伤。

2. 与曲妥珠单抗相关心肌病的机制尚不清楚,可能与药物的累积或剂量无关。

(四)风险因素

1. 蒽环类药物引起心肌病的风险因素包括:年龄在 50 岁以上及用阿霉素(Doxorubicin)治疗的剂量达 200 mg/m^2 以上。

2. 与曲妥珠单抗相关心肌病的风险因素包括:年龄较大,与蒽环类药物联合用,既往有心脏疾病、心力衰竭、左心室功能不全和高血压。

(五)预防

1. 随机试验已表明,与右雷佐生(Dexrazoxane),一种铁螯合剂共同用有保护心脏的作用,可能干扰蒽环类药物的疗效。但是,汇集的结果并没有确切证据证明此药的疗效。

2. 已有脂质体封装的阿霉素,此种制剂可将药物与心脏紧密连接的毛细管隔离,可能会提供一些保护心脏的作用。

3. 减慢输注的速率,可能会降低心肌病的发病率。

二、诊　断

1. 蒽环类药物

(1)开始治疗前,用心电图和放射性核素门控心血池显像评估休息时的左心室功能。

(2)治疗期间和治疗后需要常规监测左心室功能。

2. 曲妥珠单抗

(1)治疗前,应评估患者左心室功能,最好用放射性核素显像。

(2)左心室射血分数<40%的患者,开始治疗之前应进行风险/效益分析。

(3)治疗期间,每 4～6 周应监测左心室射血分数。

①如果左心室射血分数下降超过 10%,或低于 40%或发生心力衰竭的症状,应停用曲妥珠单抗。

②只有在左心室射血分数提高到≥40%,症状缓解后才能恢复用药。

3. 通常,化疗引起心肌病之前或之后,都不是心肌活检的指征。

三、治　疗

1. 与其他原因导致的心力衰竭类似，适当的处理可能改善预后。

2. 伴有心动过速的发病率高。

3. 曲妥珠单抗诱导的心肌病可能比蒽环类药物导致的心肌病易于逆转。

【化疗患者支架内血栓形成】

1. 冠状动脉支架内管腔的内皮化是必要的，以防止支架内血栓性的闭塞。

2. 接受化疗和需要放置支架的患者，可能会推迟新生内膜的形成。

3. 重要的问题

(1)因化疗推迟新生内膜形成的情况，抗血小板药物停药的时间应延迟。

(2)接受药物洗脱支架的患者，会因化疗引起血小板减少。

(3)与癌症相关的亚急性或晚期支架内血栓形成的风险，与其高凝状态有关。

4. 做经皮冠状动脉血供重建之前，应请肿瘤学专家会诊。

5. 裸金属支架需要双重抗血小板治疗的时间减短，应该是优于药物洗脱支架。

第十一节　艾滋病病毒和冠心病(CAD)

1. 在服用抗反转录病毒治疗(ART)的艾滋病患者中，冠心病和心肌梗死的发病率较普通人群高。

2. 某些抗反转录病毒治疗加重动脉粥样硬化。

3. 艾滋病毒本身与发生代谢紊乱，包括血脂异常、胰岛素抵抗和向心性肥胖有关。

4. 目前尚不清楚发病率较高是否是由于：①病毒感染和炎症反应；②由于抗反转录病毒治疗引起的代谢紊乱；③环境和行为因素。

5. 由艾滋病病毒引起的动脉粥样硬化的变化包括：内皮功能不全、炎症[C 反应蛋白(CRP)、肿瘤坏死因子(TNF)及 γ 干扰素水平的增加]、由于血管性假血友病因子(von Willebrand factor)升高导致的血小板黏附力的增加及继发于蛋白 S 水平下降引起的高凝状态。

6. 艾滋病患者更可能出现单支血管病变。

7. 治疗与没有艾滋病的患者类似，但药物之间的相互作用更多(表 38-2)。

表 38-2　艾滋病患者的药物之间的相互作用

药物	机制/不良反应	避免的药物	替代性药物
蛋白酶抑制药(利托那韦，Ritonavir；阿扎那韦，Atazanavir；沙奎那韦，Saquinavir)	抑制经细胞色素 P450 系统代谢。有肌病，横纹肌溶解症的风险	他汀类药物辛伐他汀(Simvastatin)和洛伐他汀(Lovastatin)	普伐他汀(Pravastatin)或氟伐他汀(Fluvastatin)(不是由 P450 代谢)
蛋白酶抑制药	降低血浆中的浓度	圣约翰麦芽汁	阿托伐他汀(Atorvastatin)，需降低剂量
磷酸二酯酶 5 抑制药(西地那非，Sildenafil；他达拉非，Tadalafil；伐地那非，Vardenafil)	增加的不良反应包括低血压，视力变化，阴茎异常勃起	蛋白酶抑制药	
阿扎那韦(Atazanavir)	延长 PR 间期	注意如果有传导疾病，避免用 β 受体阻滞药，非二氢吡啶类 CCBs 和地高辛	
蛋白酶抑制药(福沙那韦，Fosamprenavir，奈非那韦；Nelfinavir，利托那韦，Ritonavir；沙奎那韦，Saquinavir)	抑制细胞色素 CYP3A	抗心律失常药物(胺碘酮，Amiodarone；奎尼丁，Quinidine；氟卡尼，Flecainide；普罗帕酮，Propafenone)	

续表

药物	机制/不良反应	避免的药物	替代性药物
蛋白酶抑制药	增加麦角中毒的风险,包括外周血管痉挛和肢体缺血	麦角	

(一)心包炎、心肌炎和艾滋病病毒

1. 在出现抗反转录病毒疗法(ART)之前,艾滋病患者的心包疾病很常见。在用抗反转录病毒治疗之后,心包积液及心包炎的发病率降低。大量的积液导致心脏压塞者罕见。

2. 心包炎的病因包括肺结核、葡萄球菌和链球菌和淋巴瘤及卡波西肉瘤(Kaposi sarcoma)。

3. 为了诊断和指导治疗,需要进行心包穿刺,如果有血流动力学异常,是心包穿刺的明确指征。治疗取决于病因。皮质类固醇可能适用于某些患者。某些心包积液的患者可能需要进行心包引流。

4. 在抗反转录病毒治疗之后,心肌炎的发生率显著减少。心肌炎的原因不明,可能是由于艾滋病本身。其他原因包括弓形体病、曲霉菌病、组织胞质菌病、肺结核、隐球菌病、巨细胞病毒和单纯疱疹病毒。

(二)艾滋病病毒相关性心肌病

1. 在艾滋病患者中,超声心动图检测到左心室收缩功能不全常见。大多数无症状,但少数患者会有心肌病的显著临床表现。

2. 自有抗反转录病毒治疗后,艾滋病相关性心肌病的发病率降低。

3. 确切的机制还不清楚,但可能包括艾滋病病毒的直接心脏毒性,抗反转录病毒治疗的心脏毒性(特别是 Zidovudine 通过心脏线粒体毒性,现在已不常用),静脉注射毒品和其他物质的滥用(尤其是乙醇),细胞因子的活性增加、营养缺乏和机会性感染。

4. 可能由于机会性感染,对艾滋病病毒的自身免疫反应及抗反转录病毒治疗的心脏毒性,使艾滋病性心肌病的治疗反应变得更复杂。

(三)艾滋病患者的心内膜炎

1. 艾滋病本身不是感染性心内膜炎(IE)的风险因素,但静脉注射毒品是感染性心内膜炎的独立风险因素。

2. 长期留置中心静脉、CD4 计数较低和病毒负荷较高是风险因素。自从用抗反转录病毒治疗后,发病率已下降。

3. 金黄色葡萄球菌是最常见的致病微生物,草绿色链球菌也常见。

4. 一年的复发和死亡率相对较高,分别为16%和52%。

5. 治疗与没有艾滋病的患者基本相同。

6. 非感染性血栓性心内膜炎,也可能出现在艾滋病患者中。

(四)艾滋病患者的心脏肿瘤

1. 艾滋病患者中,最常见的心脏肿瘤是卡波西肉瘤和B细胞淋巴瘤。

2. 卡波西肉瘤可引起广泛的皮肤黏膜疾病,但通常无症状。可累及心包、心外膜和心肌。也可能有积液。在抗反转录病毒治疗后,发病率已明显下降。

3. B细胞淋巴瘤可以引起原发或继发性心脏肿瘤,通常位于右心房。可能是浸润性的肿瘤。症状和体征包括心力衰竭、房室阻滞或心肌细胞浸润所致的其他传导异常、室速和心包积液。

4. 有心脏B细胞淋巴瘤的患者,应监控化疗引起肿瘤坏死的心律失常。

(五)艾滋病病毒和肺动脉高压

1. 在艾滋病患者,原发性肺动脉高压发病率(PPH)为0.5%;而在普通人群则为1%~2%。

2. 人类疱疹病毒8(HHV-8)作为卡波西肉瘤病原体的作用仍有待验证。

3. 静脉注射毒品的肺动脉高压及既往有肺部感染的患者或异物(如滑石粉)可能是肺动脉高压混杂的原因之一。

4. 超声心动图,右心导管检查是诊断的工具。

5. 组织病理学显示致有丛性肺血管病,与非艾滋病肺动脉高压患者类似。

6. 治疗与非艾滋病的患者相似,包括:钙通道阻滞药(CCB)、利尿药、抗凝药、前列环素类似物、磷酸二酯酶抑制药和内皮素拮抗药——波生坦。

7. 预后较差,抗反转录病毒治疗的效果不明,但可能改善预后。

(原著者　Angela L. Brown and Jeffrey M. C. Lau)